Diabetes e Doença Cardiovascular

DIABETES E DOENÇA CARDIOVASCULAR

Editor da Série

Roberto Kalil Filho

Professor-Titular da Disciplina de Cardiologia do Departamento de Cardiopneumologia pela Faculdade de Medicina da Universidade de São Paulo (FMUSP).
Diretor Geral do Centro de Cardiologia do Hospital Sírio-Libanês.
Diretor da Divisão de Cardiologia Clínica do Instituto do Coração (InCor) do Hospital das Clínicas da FMUSP.
Chefe do Departamento de Cardiopneumologia da FMUSP.
Presidente do Conselho Diretor do InCor-HCFMUSP.

Editor do Volume

Luiz Antonio Raio Granja

Doutor em Medicina pela Faculdade de Medicina da Universidade de São Paulo (FMUSP).
Área de Atuação em Endocrinologia, Metabologia, Diabetologia.
Especialista em Endocrinologia e Metabologia pela Sociedade Brasileira de Endocrinologia e Metabologia (SBEM).
Médico Coordenador-Pesquisador da Unidade de Aterosclerose do Instituto do Coração (InCor) do Hospital das Clínicas da FMUSP.

InCor HCFMUSP
Ciência e Humanismo

Atheneu
Rio de Janeiro • São Paulo
2023

EDITORA ATHENEU

São Paulo — Rua Maria Paula, 123, 18º andar
Tel.: (11) 2858-8750
E-mail: atheneu@atheneu.com.br

Rio de Janeiro — Rua Bambina, 74
Tel.: (21) 3094-1295
E-mail: atheneu@atheneu.com.br

Produção editorial: Efe Pê Editoração Ltda.

Capa: Paulo Verardo

Produção gráfica: Equipe Atheneu

Especificações gráficas: *papel offset 75g, papel cartão 250 g, lombada quadrada, reserva de verniz*

O conteúdo dos capítulos é de responsabilidade dos autores.

CIP-BRASIL. CATALOGAÇÃO NA PUBLICAÇÃO
SINDICATO NACIONAL DOS EDITORES DE LIVROS, RJ

D525

Diabetes e doença cardiovascular / editor Luiz Antonio Raio Granja ; editor da série Roberto Kalil Filho. - 1. ed. - Rio de Janeiro : Atheneu, 2023.
24 cm. (InCor de cardiologia)

Inclui bibliografia e índice
ISBN 978-65-5586-684-1

1. Diabetes - Complicações e sequelas. 2. Cardiologia. 3. Sistema cardiovascular - Doenças - Fatores de risco. I. Granja, Luiz Antonio Raio. II. Kalil Filho, Roberto. III. Série.

23-83448 CDD: 616.1071
CDU: 616.1

Meri Gleice Rodrigues de Souza - Bibliotecária - CRB-7/6439

13/04/2023 13/04/2023

Granja LAR, Kalil Filho R.
Diabetes e Doença Cardiovascular – Série InCor de Cardiologia

Sobre os Colaboradores

Alexandre Soares

Médico, PhD, atuando no Laboratório de Biologia Vascular e Aterosclerose da Faculdade de Ciências Médicas da Universidade Estadual de Campinas (FCM Unicamp-Campinas) e do Departamento de Cardiologia da Faculdade de Medicina da Universidade de Brasília (UnB).

Alfredo José Mansur

Médico pela Universidade de São Paulo (USP). Residência Médica em Medicina Interna e Cardiologia no Hospital das Clínicas da Faculdade de Medicina da Universidade de São Paulo (HCFMUSP). Doutor em Cardiologia pela USP. Professor Livre-Docente em Cardiologia da USP. Diretor de Corpo Clínico e Diretor da Unidade Clínica de Ambulatório Geral do Instituto do Coração (InCor) do HCFMUSP. Dedicação à assistência, ao ensino e à pesquisa em Medicina, com ênfase em Cardiologia, atuando principalmente nos seguintes temas: Endocardite Infecciosa, Insuficiência Cardíaca, Avaliação da Saúde Cardiovascular em Pacientes Ambulatoriais.

Allan Garms Marson

Médico pela Faculdade de Medicina da Universidade de São Paulo (FMUSP). Residência em Cirurgia Geral e Cirurgia do Aparelho Digestivo na FMUSP. Médico Assistente do Hospital das Clínicas (HC) da FMUSP. Médico do Hospital Israelita Albert Einstein e do Instituto do Câncer do Estado de São Paulo (ICESP).

Ana Paula Chacra

Médica pela Faculdade de Medicina de Sorocaba da Pontifícia Universidade Católica (PUC-Sorocaba). Médica Assistente do Instituto do Coração do Hospital das Clínicas da Faculdade de Medicina de São Paulo (InCor-HCFMUSP). Experiência na área de Medicina, com ênfase em Cardiologia, atuando principalmente nos seguintes temas: Dislipidemias, Hipercolesterolemia Familiar, Síndrome Metabólica, Doença Arterial Coronária e Emulsões Lipídicas.

Andrei Carvalho Sposito

Médico, PhD, atuando no Laboratório de Biologia Vascular e Aterosclerose da Faculdade de Ciências Médicas da Universidade Estadual de Campinas (FCM Unicamp-Campinas).

Antonio Carlos Pereira Barreto

Médico pela Faculdade de Medicina da Universidade de São Paulo (FMUSP). Mestre pela FMUSP. Doutor pela FMUSP. Professor Livre-Docente da FMUSP. Professor Associado do Departamento de Cardiopneumologia da FMUSP. Médico do Instituto do Coração (InCor) do Hospital das Clínicas (HC) da FMUSP. Diretor do Serviço de Prevenção e Reabilitação Cardiovascular do InCor-HCFMUSP, atuando na área de Cardiologia, com ênfase em: Insuficiência Cardíaca, Miocardiopatias, Hipertensão Arterial, Doenças Cardiovasculares.

Antonio de Pádua Mansur

Professor Associado da Faculdade de Medicina da Universidade de São Paulo (FMUSP). Médico Assistente da Unidade Clínica de Coronariopatias Crônicas do Instituto do Coração (InCor) do Hospital das Clínicas (HC) da FMUSP. Coordenador do Núcleo de Estudos e Pesquisas no Coração da Mulher do InCor-HCFMUSP.

Antonio S. de Santis

Médico pela Universidade Estadual de Campinas (Unicamp). Doutor em Ciências da Saúde pela Universidade de São Paulo (USP). Médico Assistente do Instituto do Coração do Hospital das Clínicas da Faculdade de Medicina da Universidade de São Paulo (InCor-HCFMUSP). Coordenador da Pós-Graduação em Medicina de Urgência e Emergência do Hospital Israelita Albert Einstein. Experiência na área de Medicina, com ênfase em Cardiologia.

Carlos Alexandre Wainrober Segre

Doutor em Ciências na Área de Saúde pela Universidade de São Paulo (USP). Professor Colaborador do Departamento de Cardiopneumologia da Faculdade de Medicina da USP (FMUSP). Médico Assistente da Unidade Clínica Aterosclerose do Instituto do Coração (InCor) do Hospital das Clínicas (HC) da FMUSP.

Cesar Higa Nomura

Diretor do Serviço de Radiologia do Instituto do Coração do Hospital das Clínicas da Faculdade de Medicina da Universidade de São Paulo (InCor-HCFMUSP). Superintendente de Medicina Diagnóstica do Hospital Sírio-Libanês.

Cristiano Roberto Grimaldi Barcellos

Médico pela Faculdade de Ciências Médicas de Santos (FCMS). Residência em Clínica Médica no Hospital Professor Edmundo Vasconcelos (São Paulo). Residência em Endocrinologia e Metabologia na Pontifícia Universidade Católica de São Paulo (PUC-SP). Especialista em Endocrinologia e Metabologia pela Sociedade Brasileira de Endocrinologia e Metabologia (SBEM). Doutor em Endocrinologia pela Faculdade de Medicina da Universidade de São Paulo (FMUSP). Professor do Curso de Medicina da PUC-SP.

Desiderio Favarato

Doutor em Medicina pela Universidade de São Paulo (USP). Médico Assistente da Unidade Clínica Aterosclerose do Instituto do Coração do Hospital das Clínicas da Faculdade de Medicina da USP (InCor-HCFMUSP).

Elaine dos Reis Coutinho

Professora da disciplina de Cardiologia da Faculdade de Medicina do Centro de Ciências da Vida da Pontifícia Universidade Católica de Campinas (PUC-Campinas).

Fábio Antonio Gaiotto

Médico pela Faculdade de Medicina da Universidade de São Paulo (FMUSP). Residência Médica em Cirurgia Geral no Hospital das Clínicas (HC) da FMUSP. Residência Médica em Cirurgia Cardiovascular no Instituto do Coração (InCor) do HCFMUSP. Preceptoria Médico-Acadêmica em Cirurgia Cardiovascular no InCor-HCFMUSP. Doutor em Ciências Médicas na FMUSP. Pós-Doutorado no Departamento de Cardiopneumologia pela FMUSP. Médico Assistente da disciplina de Cirurgia Cardiovascular no InCor-HCFMUSP. Cirurgião Cardiovascular responsável pelo transplante cardíaco dos adultos do Hospital Israelita Albert Einstein.

Fábio Fernandes

Médico Assistente do Grupo Miocardiopatias do Instituto do Coração do Hospital das Clínicas da Faculdade de Medicina da Universidade de São Paulo (InCor-HCFMUSP). Professor Livre-Docente de Cardiologia da FMUSP.

Germano Emílio Conceição Souza

Doutor em Ciências pela Faculdade de Medicina da Universidade de São Paulo (FMUSP). Responsável Técnico em Transplante Cardíaco do Hospital Alemão Oswaldo Cruz. Coordenador do Serviço de Cardiologia do Hospital Regional de São José dos Campos. Membro da Comissão Julgadora do Título de Especialista em Cardiologia (CJTEC) da Sociedade Brasileira de Cardiologia (SBC).

Giordana Maluf da Silva

Especialista em Endocrinologia e Metabologia pela Sociedade Brasileira de Endocrinologia e Metabologia (SBEM). Colaboradora do Serviço de Endocrinologia e Metabologia do Hospital das Clínicas da Faculdade de Medicina da Universidade de São Paulo (HCFMUSP).

Gustavo Arruda Braga

Médico pela Universidade Federal do Paraná (UFPR). Residência em Clínica Médica no Hospital de Clínicas da UFPR. Residência em Cardiologia no Instituto Nacional de Cardiologia (INC). Residência em Transplante Cardíaco/Insuficiência Cardíaca no Instituto do Coração do Hospital das Clínicas da Faculdade de Medicina da Universidade de São Paulo (InCor-HCFMUSP). Médico da Unidade de Pronto Atendimento do Hospital Israelita Albert Einstein. Médico Cardiologista do Centro de Obesidade e Diabetes do Hospital Alemão Oswaldo Cruz. Médico do Núcleo de Insuficiência Cardíaca e Transplante Cardíaco do Hospital Alemão Oswaldo Cruz. Instrutor do Curso de Suporte Avançado de Vida em Cardiologia (ACLS) em Centro Certificado pela American Heart Association (AHA). MBA de Gestão em Saúde.

Hilton Telles Libanori

Cirurgião do Aparelho Digestivo. Médico pela Faculdade de Medicina da Universidade de São Paulo (FMUSP). Residência em Cirurgia Geral e Cirurgia do Aparelho Digestivo no Hospital das Clínicas (HC) da FMUSP. Doutor em Cirurgia Gastrenterológica pela FMUSP. Cirurgião do Corpo Clínico do Hospital Israelita Albert Einstein. Membro Titular do Colégio Brasileiro de Cirurgia Digestiva (CBCD) e da Sociedade Brasileira de Cirurgia Bariátrica e Metabólica (SBCBM).

Jeane M. Tsutsui

CEO Grupo Fleury. Professora Livre-Docente da Faculdade de Medicina da Universidade de São Paulo (FMUSP).

João Carlos Ramos-Dias

Professor Titular da Pontifícia Universidade Católica de São Paulo (PUC-SP). Responsável pelo Ambulatório de Neuroendocrinologia e pelo Ambulatório de Crescimento da disciplina de Endocrinologia no Conjunto Hospitalar de Sorocaba.

João César Nunes Sbano

Médico Supervisor do Setor de Ecocardiografia do Instituto do Coração do Hospital das Clínicas da Faculdade de Medicina da Universidade de São Paulo (InCor-HCFMUSP).

João Henrique Rissato

Médico Pesquisador do Grupo de Miocardiopatias do Instituto Coração do Hospital das Clínicas da Faculdade de Medicina da Universidade de São Paulo (InCor-HCFMUSP). Pós-Graduando em Cardiologia pela FMUSP.

Joaquim Barreto

Médico, atuando no Laboratório de Biologia Vascular e Aterosclerose da Faculdade de Ciências Médicas da Universidade Estadual de Campinas (FCM Unicamp).

José Antonio Franchini Ramires

Professor Titular de Cardiologia. Professor Sênior de Cardiologia do Instituto do Coração do Hospital das Clínicas da Faculdade de Medicina da Universidade de São Paulo (InCor-HCFMUSP).

José Augusto Monteiro

Diretor Técnico na Alliance Gestão de Segurança e Saúde no Trabalho Ltda. Médico Assistente do Hospital das Clínicas da Faculdade de Medicina da Universidade de São Paulo (HCFMUSP).

José Carlos Nicolau

Diretor da Unidade Clínica de Coronariopatia Aguda e Supervisor da Residência em Cardiologia do Instituto Coração do Hospital das Clínicas da Faculdade de Medicina da Universidade de São Paulo (InCor-HCFMUSP). Professor Associado nível 3 da FMUSP.

José de Arimateia Batista Araujo-Filho

Doutor em Radiologia pela Universidade de São Paulo (USP). Visiting Scholar do Memorial Sloan Kettering Cancer Center, Nova Iorque, EUA. Médico Radiologista do Hospital Sírio-Libanês.

José Francisco Kerr Saraiva

Professor Titular da disciplina de Cardiologia da Faculdade de Medicina do Centro de Ciências da Vida da Pontifícia Universidade Católica de Campinas (PUC-Campinas).

Karla Fabiana Brasil Gomes

Doutora em Endocrinologia pela Faculdade de Medicina da Universidade de São Paulo (FMUSP). Especialista em Endocrinologia e Metabologia pela Sociedade Brasileira de Endocrinologia e Metabologia (SBEM). Colaboradora do Serviço de Endocrinologia e Metabologia do Hospital das Clínicas (HC) da FMUSP.

Layara Fernanda Lipari Denardi

Médica pela Faculdade de Medicina da Universidade de São Paulo (FMUSP). Residência em Clínica Médica no Hospital das Clínicas (HC) da FMUSP. Residência em Cardiologia no Instituto do Coração (InCor) do HCFMUSP. Preceptora de Cardiologia no InCor-HCFMUSP, Especialista em Doenças Valvares e Endocardite. Pesquisadora Voluntária na Unidade Clínica das Valvopatias do InCor-HCFMUSP. Médica da Unidade de Check-up do Hospital Israelita Albert Einstein. Plantonista da UTI Cardiológica do Hospital Nove de Julho.

Lucas Figueiredo Cardoso

Médico pela Universidade Federal de Alagoas (UFAL). Residência Médica em Cirurgia Geral no Hospital das Clínicas da Universidade Federal de Minas Gerais (UFMG). Residência Médica em Cirurgia Cardiovascular no Instituto do Coração do Hospital das Clínicas da Faculdade de Medicina da Universidade de São Paulo (InCor-HCFMUSP). Preceptor da Residência Médica de Cirurgia Cardiovascular do InCor-HCFMUSP.

Luciano Moreira Baracioli

Médico Assistente da Unidade Clínica de Coronariopatia Aguda do Instituto do Coração do Hospital das Clínicas da Faculdade de Medicina da Universidade de São Paulo (InCor-HCFMUSP). Professor Médico Colaborador do Departamento de Cardiopneumologia da FMUSP.

Luis Cuadrado Martin

Médico pela Universidade Estadual Paulista "Júlio de Mesquita Filho" (Unesp). Mestre em Fisiopatologia em Clínica Médica pela Unesp. Doutor em Fisiopatologia em Clínica Médica na Unesp. Residência Médica na Unesp. Professor Adjunto da Unesp. Médico da Fundação para Desenvolvimento Médico e Hospitalar. Membro da Sociedade Brasileira de Hipertensão (SBH). Membro do corpo editorial da *Brazilian Journal of Nephrology*. Membro do corpo editorial da *Revista Brasileira de Hipertensão*. Experiência na área de Medicina, com ênfase em Clínica Médica.

Luiz Antônio Machado César

Professor Associado de Cardiologia da Universidade de São Paulo (USP). Diretor da Unidade de Coronariopatia Crônica do Instituto do Coração do Hospital das Clínicas da Faculdade de Medicina da USP (InCor-HCFMUSP). Membro do Conselho de Departamento e da Comissão de Avaliação de Docentes do Departamento de Cardiopneumologia da FMUSP.

Luiz Aparecido Bortolotto

Diretor da Unidade de Hipertensão do Instituto do Coração do Hospital das Clínicas da Faculdade de Medicina da Universidade de São Paulo (InCor-HCFMUSP). Professor Livre-Docente do Departamento de Cardiopneumologia da FMUSP.

Maria Elizabeth Rossi da Silva

Chefe da Unidade de Diabetes do Serviço de Endocrinologia e Metabologia do Hospital das Clínicas da Faculdade de Medicina da Universidade de São Paulo (FMUSP). Responsável pelo Laboratório de Carboidratos e Radioimunoensaios da FMUSP.

Nilson Tavares Poppi

Professor Titular no Módulo Interação Clínica do curso de Medicina do Centro Universitário São Camilo. Médico Assistente da Unidade Clínica de Coronariopatias Crônicas do Instituto do Coração do Hospital das Clínicas da Faculdade de Medicina da Universidade de São Paulo (InCor-HCFMUSP).

Paulo Rizzo Genestreti

Doutor em Ciências (Programa de Cardiologia) pelo Instituto do Coração do Hospital das Clínicas da Faculdade de Medicina da Universidade de São Paulo (InCor-HCFMUSP). Especialista em Endocrinologia, Residência Médica (CNRM-MEC) no Hospital Naval Marcílio Dias (RJ). Coordenador da Equipe de Endocrinologia do Grupo Hospitalar LeForte-DASA, do Hospital São Luiz – Rede DOr e da Telemedicina Hospitalar do Grupo Hapvida-NDI.

Raul Dias dos Santos

Diretor da Unidade Clínica de Lípides do Instituto do Coração do Hospital das Clínicas da Faculdade de Medicina da Universidade de São Paulo (InCor-HCFMUSP). Professor Associado da FMUSP.

Roberto Jorge S. Franco

Médico pela Universidade Estadual Paulista "Júlio de Mesquita Filho" (Unesp). Doutor em Medicina (Nefrologia) pela Universidade Federal de São Paulo (Unifesp). Pós-Doutorado na área de Hipertensão Arterial na Boston University School of Medicine sob chefia do Dr. Haralambos Gavras. Professor Titular de Nefrologia da Unesp. Nefrologista e Membro das Sociedades Brasileiras de Nefrologia (SBN), Cardiologia (SBC) e Hipertensão (SBH). Presidente da SBH (2015-2016). Experiência na área de Medicina, com ênfase em Nefrologia, atuando principalmente nos seguintes temas: Hipertensão Arterial, Insuficiência Renal, Hipertensão Clínica e Experimental. Orientador da Pós-Graduação do Departamento de Clínica Médica para mestrado e doutorado, tendo orientado até o momento 18 alunos, 9 de cada nível. Larga experiência em estudos clínicos, como Investigador Principal, atualmente, faz parte dos investigadores dos estudos brasileiros patrocinados pelo Ministério da Saúde, PREVER e ReHOT.

Rosa Ferreira dos Santos

Médica Coordenadora da Liga de Síndrome Metabólica da disciplina de Endocrinologia e Metabologia do Hospital das Clínicas da Faculdade de Medicina da Universidade de São Paulo (HCFMUSP). Médica da Unidade de Diabetes do HCFMUSP.

Samuel Padovani Steffen

Médico da Divisão de Cirurgia do Instituto do Coração do Hospital das Clínicas da Faculdade de Medicina da Universidade de São Paulo (InCor-HCFMUSP).

Walid El Andere

Doutor pela Faculdade de Medicina da Universidade de São Paulo (USP). Mestre pela Universidade Federal do Rio de Janeiro (UFRJ). Área de atuação em Endocrinologia e Metabologia. Pesquisador no Instituto do Coração do Hospital das Clínicas da Faculdade de Medicina da USP (InCor-HCFMUSP). Especialista pela Sociedade Brasileira de Endocrinologia e Metabologia (SBEM) e Associação Médica Brasileira (AMB).

Wilson Mathias Junior

Professor Livre-Docente na Faculdade de Medicina da Universidade de São Paulo (FMUSP). Diretor da Unidade de Ecocardiografia do Instituto do Coração (InCor) do Hospital das Clínicas (HC) da FMUSP. Professor Titular de Cardiologia, junto ao Departamento de Cardiopneumologia, da FMUSP.

Agradecimentos

Prezados colegas médicos e colaboradores,
é com enorme prazer e gratidão que me dirijo a todos vocês neste momento especial, na conclusão de nossa obra *Diabetes e Doença Cardiovascular*. Como editor, sinto-me honrado com a colaboração de profissionais tão talentosos e dedicados, que empenharam seus conhecimentos e experiências para a elaboração dos diversos capítulos que compõem esta obra.

O livro que temos em mãos é resultado do árduo trabalho e da dedicação incansável de cada um de vocês. Ao compartilharem suas representações e vivências clínicas, vocês enriqueceram o conteúdo do livro e chegaram a uma referência valiosa para médicos, estudantes e profissionais de saúde que atuam no campo do diabetes e das doenças cardiovasculares.

A cada capítulo, os autores apresentaram informações e conhecimentos de forma clara e objetiva. Este livro é um marco na Medicina e na literatura científica, e sua qualidade é reflexo direto da competência e *expertise* dos profissionais que se uniram em prol deste projeto.

Ao encerrar esta mensagem, quero reiterar minha consideração e respeito por todos os colegas que tornaram este projeto possível. Que este livro seja apenas o começo de uma série de colaborações futuras, em benefício do avanço científico e da melhoria da qualidade de vida de nossos pacientes.

Com sinceros agradecimentos,

Luiz Antonio Raio Granja

Apresentação

Diabetes *mellitus* (DM) é uma das afecções mais comuns não infecciosas e a quarta causa de morte nos países desenvolvidos. Em 2020, calculou-se que 9,3% dos adultos entre 20 e 79 anos, ou seja, 463 milhões de pessoas já viviam com diabetes. Além disso, 1,1 milhão de crianças e adolescentes com menos de 20 anos apresentam diabetes tipo 1. Há uma década, em 2010, a projeção global do IDF para diabetes, em 2025, era de 438 milhões.[1]

O DM compreende um grupo heterogêneo de alterações metabólicas que cursam com hiperglicemia e afetam o metabolismo de lipídios, proteínas e, principalmente, dos hidratos de carbono. Trata-se de uma deficiência relativa ou absoluta da secreção de insulina associada ou não a uma ação menor de insulina em seus órgãos-alvo, o que resulta em hiperglicemia. Com base na apresentação clínica e na etiopatogenia, o DM apresenta, entre outras, as duas formas clínicas espontâneas predominantes: o DM tipo 1 e o DM tipo 22. O DM tipo 1 ocorre especialmente em jovens, caracterizando-se por deficiência de secreção de insulina consequente à destruição imunológica da célula betapancreática, com a velocidade de destruição da célula betavariàvel. Já o DM tipo 2 ocorre frequentemente em indivíduos obesos, após a quarta década de vida, e se observam graus variáveis da secreção de insulina, geralmente associada a uma resistência periférica maior à ação do hormônio.[2]

O DM é uma doença crônica grave, porque se associa tanto ao desenvolvimento de alterações metabólicas agudas como ao desenvolvimento de complicações crônicas responsáveis pela grande mortalidade e morbidade da doença. As complicações crônicas têm como base fisiológica alterações neurológicas (neuropatia) e vasculares: microangiopáticas (retinopatia e nefropatia) e macroangiopáticas (doença coronariana e alterações vasculares periféricas), caracterizadas pela aterosclerose, fenômenos tromboembólicos e suas consequências.

A relação entre hiperglicemia e desenvolvimento das complicações crônicas do DM já foi estabelecida inequivocamente[3,5,6,7,8], estando também relacionada ao aumento da permeabilidade capilar[8,9] e à disfunção das células endoteliais[5,8-12]. A lesão endotelial tem sido implicada na gênese da micro e da macroangiopatia diabética[4,5,10,12,13]. Embora a doença microvascular seja também comum em pacientes com DM do tipo 2, a doença macrovascular, particularmente a coronariana, é a maior complicação, e mais de 50% dos pacientes portadores de DM do tipo 2 morrem de doença aterosclerótica coronariana.[20,21]

A doença cardiovascular aterosclerótica (DCVA) – definida como doença cardíaca coronária (DAC), doença cerebrovascular ou doença arterial periférica presumivelmente de origem aterosclerótica – é a principal causa de morbidade e mortalidade em indivíduos com diabetes e resulta em cerca de US$ 37,3 bilhões em gastos cardiovasculares por ano associados ao diabetes[17]. Condições comuns que coexistem com diabetes tipo 2 (p. ex., hipertensão e dislipidemia) são fatores de risco claros para DCVA, e o próprio diabetes confere risco independente. Numerosos estudos mostraram a eficácia do controle de fatores de risco cardiovascular individuais na prevenção ou retardamento da DCVA em pessoas com diabetes. Além disso, grandes benefícios são observados quando vários fatores de risco cardiovascular são abordados simultaneamente. Sob o paradigma atual de modificação agressiva de fatores de risco em pacientes com diabetes, há evidências de que as medidas de risco de DAC em 10 anos entre adultos norte-americanos com diabetes melhoraram significativamente na última década[18] e que a morbidade e mortalidade diminuíram[19,20].

A insuficiência cardíaca é outra causa importante de morbidade e mortalidade por doença cardiovascular. Estudos recentes demonstraram que as taxas de hospitalização por insuficiência cardíaca (ajustadas por idade e sexo) foram duas vezes maiores em pacientes com diabetes em comparação com aqueles sem a doença.[21,22] Pessoas com diabetes podem ter insuficiência cardíaca com fração de ejeção preservada (ICFEp) ou com fração de ejeção reduzida (ICFEr). A hipertensão é frequentemente um precursor da insuficiência cardíaca de qualquer tipo, e a ASCVD pode coexistir com qualquer um dos tipos de diabetes,[23] enquanto o infarto do miocárdio (IM) prévio é frequentemente um fator importante na ICFEr. As taxas de hospitalização por insuficiência cardíaca melhoraram em estudos recentes, incluindo pacientes com diabetes tipo 2, a maioria dos quais também tinha DCVA, com inibidores do cotransportador sódio-glicose 2 (SGLT2).[24,25] Para prevenção e tratamento tanto da DCVA quanto da insuficiência cardíaca, os fatores de risco cardiovascular devem ser avaliados sistematicamente pelo menos uma vez por ano em todos os pacientes com diabetes. Esses fatores de risco incluem tempo de diabetes, obesidade/sobrepeso, hipertensão, dislipidemia, tabagismo, história familiar de doença coronariana prematura, doença renal crônica e presença de albuminúria. Os fatores de risco modificáveis devem ser tratados conforme descrito nessas diretrizes. Notavelmente, a maioria das evidências que apoiam as intervenções para reduzir o risco cardiovascular no diabetes vem de ensaios de pacientes com diabetes tipo 2. Poucos estudos foram projetados especificamente para avaliar o impacto das estratégias de redução do risco cardiovascular em pacientes com diabetes tipo 1.

O diabetes é uma doença crônica complexa que requer cuidados médicos contínuos com estratégias multifatoriais de redução de risco, além do controle glicêmico. A educação e o apoio contínuos para o autogerenciamento do diabetes são fundamentais para prevenir complicações agudas e reduzir o risco de complicações a longo prazo. Existem evidências significativas que apoiam uma série de intervenções para melhorar os resultados do diabetes e suas comorbidades. Portanto, é recomendada uma abordagem abrangente para a redução do risco de complicações relacionadas ao diabetes. A terapia que inclui várias abordagens de cuidados baseados em evidências proporcionará redução complementar nos riscos de complicações microvasculares, renais, neurológicas e cardiovasculares. O manejo da glicemia, da pressão arterial e dos lipídios e a incorporação de terapias específicas com benefícios cardiovasculares e renais (conforme apropriado individualmente) são considerados elementos fundamentais na redução do risco global de diabetes e suas complicações.

Em vista disso, neste texto pretendemos demonstrar a intimidade existente entre DM e doença cardiovascular, que otimiza a identificação e possibilita estratégias intervencionais justificáveis nos pacientes de alto risco, buscando reduzir a morbiletalidade.

Luiz Antonio Raio Granja

Referências

1. IDF (ATLAS 2019).
2. Expert Committee on the Diagnosis and Classification of Diabetes Mellitus. Report of the expert committee on the diagnosis and classification of diabetes mellitus. Diabetes Care 2003; 26(Suppl 1):S5-20.
3. The Diabetes Control and Complications Trial Research Group. The effect of intensive treatment of diabetes on the development and progression of long-term complications in insulin-dependent diabetes mellitus. N Engl J Med 1993; 329(14):977-86.
4. Calles-Escandon J, Cipolla M. Diabetes and endothelial dysfunction: a clinical perspective. Endocr Rev 2001; 22(1):36-52.
5. King GL. The role of hyperglycaemia and hyperinsulinaemia in causing vascular dysfunction in diabetes. Ann Med. 1996; 28(5):427-32.

6. Haller H, Drab M, Luft FC. The role of hyperglycemia and hyperinsulinemia in the pathogenesis of diabetic angiopathy. Clin Nephrol 1996; 46(4):246-55.
7. Partanen J, Niskanen L, Lehtinen J, Mervaala E, Siitonen O, Uusitupa M. Natural history of peripheral neuropathy in patients with noninsulin-dependent diabetes mellitus. N Engl J Med 1995; 333(2):89-94.
8. Koya D, King GL. Protein kinase C activation and the development of diabetic complications. Diabetes 1998; 47(6):859-66.
9. Valensi P, Behar A, Attalah M, Cohen-Boulakia F, Paries J, Attali JR. Increased capillary filtration of albumin in diabetic patients--relation with gender, hypertension, microangiopathy, and neuropathy. Metabolism 1998; 47(5):503-7.
10. Stehouver CDA, Lambert J, Donker AJM, van Hinsbergh VWM. Endothelial dysfunction and pathogenesis of diabetic angiopathy. Cardiovasc Res 1997; 34:55-68.
11. Willians B. Factors regulating the expression of vascular permeability/vascular endothelial growth factor by human vascular tissue. Diabetologia 1997; 40:S118-20.
12. Cosentino F, Lüscher TF. Endothelial dysfunction in diabetes mellitus. J Cardiovasc Pharmacol 1998; 32(Suppl 3):S54-61.
13. Yue DK, McLennan SV, Turtle JR. Pathogenesis of diabetic microangiopathy: the roles of endothelial cell and basement membrane abnormalities. Diabet Med 1992; 9(3):218-23.
14. Pÿörälä K, Laakso M, Uusitupa M. Diabetes and atherosclerosis: an epidemiologic view. Diabetes Metab Rev 1987; 3(2):463-524.
15. Haffner SM, Lehto S, Ronnemaa T, Pÿörälä K, Laakso M. Mortality from coronary heart disease in subjects with type 2 diabetes and in nondiabetic subjects with and without prior myocardial infarction. N Engl J Med 1998; 339(4):229-34.
16. Coutinho M, Gerstein HC, Wang Y, Yusuf S. The relationship between glucose and incident cardiovascular events. A metaregression analysis of published data from 20 studies of 95,783 individuals followed for 12.4 years. Diabetes Care 1999; 22(2):233-.
17. Associação Americana de Diabetes Custos econômicos do diabetes nos EUA em 2017. Cuidados com diabetes 2018; 41:917-28.
18. Gaede P, Lund-Anderson H, Parvin HH, Pedersen O. Effect of a multifactorial intervention on mortality in type 2 diabetes. N Engl J Med. 2008; 358: 580-1.
19. Bus JB, Ginsberg HN,Bakris GL, et al.; Associação Americana do Coração; Associação Americana de Diabetes.Prevenção primária de doenças cardiovasculares em pessoas com diabetes mellitus: uma declaração científica da American Heart Association e da American Diabetes Association. Cuidados com diabetes 2007;30:162-72.
20. Gaede P, Lund-Andersen H, Aparar HH, Pedersen O. Efeito de uma intervenção multifatorial na mortalidade em diabetes tipo 2. N Engl J Med 2008; 358:580-91.
21. Cavender MA, Steg PG, Smith SC Jr et al.; Investigadores do Registro REACH. Impacto do diabetes mellitus na hospitalização por insuficiência cardíaca, eventos cardiovasculares e morte: resultados em 4 anos do Registro de Redução de Aterotrombose para Saúde Continuada (REACH). Circulação 2015; 132:923-31.
22. McAllister DA, Leitura SH, Kerssens J et al. Incidência de internação por insuficiência cardíaca e letalidade entre 3,25 milhões de pessoas com e sem diabetes mellitus. Circulação 2018; 138:2774-86.
23. Lam CSP, Voors AA, de Boer RA, Solomon SD, van Veldhuisen DJ. Heart failure with preserved ejection fraction: from mechanisms to therapies. Eur Heart J. (2018) 39:2780–92. 10.1093/eurheartj/ehy301.
24. Insuficiência cardíaca com fração de ejeção preservada: dos mecanismos às terapias. Eur Cor J 2018; 39:2780-92.
25. Zinman B, Waner C, Lachin JM, et al.; Investigadores de RESULTADOS EMPA-REG. Empagliflozina, desfechos cardiovasculares e mortalidade no diabetes tipo 2. N Engl J Med 2015; 373:2117-28.

Prefácio

"... a vida é doce, apesar de tudo que ocorre com os anos;
o Diabetes, apesar da glicose em excesso é salgada para
o coração e vasos, trazendo muitas complicações..."
Ramires JAF, 2022

Há cerca de 20 anos, numa reunião entre cardiologistas e diabetologistas, discutíamos pontos em comum entre as duas especialidades. Nesse dia, Bernardo Leo Wajchenberg e eu, vislumbrávamos sobre o quanto existia em comum entre o coração, os vasos e outros órgãos-alvo. Cerca de 35% dos cardiopatas possuem diabetes como fator de risco isolado e/ou associado e, paralelamente, 30% a 40% dos pacientes diabéticos apresentam ou morrem com cardiopatia. Portanto, muito teríamos que discutir e levar avante para o ensino e a pesquisa visando à proteção dos pacientes. Nesse dia, nasceu em nosso meio a cardio-diabetologia com muitas ideias.

Alguns anos depois, o Prof. Bernardo Leo Wajchenberg aposentou-se como Professor Titular de Endocrinologia da FMUSP e combinamos que ele viria para o InCor, com a concordância do Prof. Éder Quintão, então Professor Titular de Endocrinologia da FMUSP. Assim, iniciou-se o embrião desse novo ramo de duas especialidades: Cardiologia e Endócrino-Diabetologia.

Com a vinda do Beleleo (forma carinhosa como era chamado) para o InCor vieram com ele os Drs. Granja, Betti e Lerário, se formando, assim, um grupo que desenvolvia trabalhos científicos e orientações terapêuticas dos nossos pacientes, além de participar de protocolos internacionais de grande repercussão, como BARI 2D e FREEDOM.

Alguns anos depois, infelizmente, mais uma vez, reinou voz de discordância da vinda do tema diabetes para cá e o grupo deixou de existir. Mas, a semente continuou, e ainda hoje mantemos estudos e pesquisas sobre diabetes no InCor. Do grupo original permaneceu o Granja, responsável pelo tema diabetes e Editor deste volume.

Para externar essa experiência da cardio-diabetologia, Granja contou com a colaboração de vários colegas experientes e estudiosos sobre o tema. Ao todo são 22 capítulos que revelam a importância do tema e que, certamente, contribuirão para a prática clínica dos colegas leitores e, em especial, para os pacientes diabéticos e/ou cardiopatas que necessitam do melhor tratamento possível na atualidade.

Jose Antonio Franchini Ramires

*Professor Titular de Cardiologia
do Instituto do Coração do Hospital
das Clínicas da Faculdade de Medicina
da Universidade de São Paulo*

Sumário

CAPÍTULO 1

Diabetes e Aterosclerose – Fisiopatologia da Aterosclerose do Paciente Diabético

José Antonio Franchini Ramires

Introdução

A aterosclerose é uma doença que afeta todo ser humano. Alguns morrem das complicações ocasionadas pela aterosclerose (infarto do miocárdio, acidente cérebro vascular, doença vascular periférica) e outros, morrem com a aterosclerose, mas de doenças de outras causas.

Contudo, ninguém morre sem aterosclerose.

Uma explicação lógica para seu aparecimento/desenvolvimento pode ser pela extensão e interligação do sistema vascular com todos os órgãos e tecidos do corpo humano. O sistema circulatório macrovascular (transporte de sangue e micronutrientes) e o microvascular (irrigação e nutrição teciduais), tem uma área maior que dois campos de futebol. Por isso, qualquer órgão acometido com processo inflamatório, infeccioso ou imunológico lançará na circulação citocinas, quimiocinas e mobilização de células inflamatórias que circularão por todo o organismo mantendo contato e agredindo o endotélio vascular.

Essa agressão resultará em disfunção endotelial (DE), modificando a capacidade de produção e liberação de óxido nítrico (NO) e prostaciclina (PGI_2), dois compostos fundamentais para a proteção da integridade da parede vascular.

Doença milenar

A primeira descrição da aterosclerose ocorreu a mais de 3.500 anos[1], além de múmias egípcias com placas ateroscleróticas datadas de 1580 a.C.[2].

Além dessas descrições, ao longo dos séculos várias outras ocorreram: Hipócrates (460-370 a.C.)[3], Erasístrato (300 a.C.)[4] e outros.

Aterogênese

A primeira hipótese da aterogênese foi proposta por Karl Rokitansky[5], após observar a presença de cristais de colesterol, células espumosas e necrose em placas arteriais. Rudolf Virshow[6], contrapondo-se a Rokitansky, admitiu que a aterosclerose seria decorrente de três fatores: 1) alteração da parede vascular; 2) alteração do fluxo sanguíneo (estase); e 3) alteração dos constituintes do sangue (hipercoagulabilidade). Nessa época, ele comparou a rotura da placa com um abscesso.

Visão atual

Atualmente admite-se que a integridade do endotélio seja um aspecto fundamental para proteção vascular. O endotélio está envolvido com: homeostase vascular, regulação do tônus vascular, proliferação de célula muscular lisa vascular, migração de leucócito transendotelial, trombose e trombólise[7,8]. Assim, a DE pode ser definida como alteração do equilíbrio, parcial ou total, entre vasoconstrição/vasodilatação, fatores que promovem/bloqueiem o crescimento, fatores pró-anticoagulantes e fatores pró-antiaterogênicos[9]. Por esse motivo, a DE tem papel basal no desenvolvimento da aterosclerose e comprometimento dos grandes vasos. No diabetes *mellitus* (DM), essa disfunção é responsável pelo desenvolvimento das complicações microvasculares[10].

De acordo com a presença da DE, observa-se o envolvimento celular de diferentes classes de leucócitos; células mononucleares; monócitos, fagócitos mononucleares, macrófagos, linfócitos (T, Th1, Th2, CD4, CD8, B, células plasmáticas), polimorfonucleares (granulócitos e eosinófilos) e mastócitos.

A base molecular para explicar a interação e adesão, entre células mononucleares e células endoteliais, envolve a expressão de moléculas de adesão na superfície endotelial, promovendo a atração e ligação dos leucócitos.

As principais moléculas de adesão são: membros da superfamília de IgG (ICAM-1 e VCAM-1), (selectinas, p-selectina) e (integrinas, alfa-5 e beta-3).

As citocinas, mediadores proteicos inflamatórios e de imunidade, presentes na placa aterosclerótica, como fatores de necrose tumoral (TNF), podem induzir a expressão de moléculas de adesão leucocitária na superfície endotelial[11,12].

Um aspecto clínico a ser ressaltado é que na presença de fatores sistêmicos como: hipertensão arterial, hipercolesterolemia (LDL, VLDL, IDL, TG, quilomícron e Lp(a)) e fibrinogênio sérico elevado, podem exercer seu efeito ao longo de toda a circulação arterial.

No entanto, existem localizações mais predisponíveis: regiões de grande impacto pressórico (aorta ascendente, torácica e abdominal), regiões de grande desgaste energético (artérias coronárias), bifurcações, locais de maior estresse arterial e alto fluxo.

O LDL parece exercer seu papel na aterogênese como a via final comum para todos os fatores de risco cardiovascular. Outro ponto importante é que, independentemente do nível sérico do LDL ou de outras lipoproteínas aterogênicas, o acúmulo local e permanência da lipoproteína num segmento arterial promove alteração local na composição dos proteoglicanos. Neste caso, as partículas de LDL se ligariam, preferencialmente, a certas classes de proteoglicanos como heparan sulfato, elaborados pelas células musculares lisas e células endoteliais[13]. A alteração da síntese de proteoglicanos em regiões de hemodinâmica arterial alterada ou liberação de mediadores inflamatórios localizados em pontos arteriais, podem promover retenção de lipoproteínas, em especial o LDL, na região subendotelial da íntima[14]. Portanto, tanto com colesterol elevado como em níveis normais, há possibilidade de se desenvolver uma placa aterosclerótica. A apo B-100 ligada ao LDL contém sítios específicos para ligação aos proteoglicanos.

As partículas de LDL ligadas aos proteoglicanos tem grande suscetibilidade à oxidação e assim influenciam na expressão gênica da produção de moléculas de adesão[15,16].

Durante a aterogênese vários antígenos podem participar da estimulação aos linfócitos T: lipoproteínas modificadas (LDL oxidada ou outras lipoproteínas oxidadas, Lp(a)), proteínas de liberação de calor (Heat Scholz Protein – HSP 65,60); outros antígenos (crípticos ou antígenos induzidos) e agentes infecciosos (herpes vírus humano, citomegalovírus, clamídia, pneumonia, micoplasma pneumonia, arqueia, helicobacter)[17,19].

No diabetes, além dos fatores expostos, existem fatores intrínsecos à doença, como:

a) Dependentes da menor produção ou ação insulínica:
   - Maior produção de endotelina.
   - Menor produção de membrana basal.
   - Aumento do inibidor do plasminogênio.
   - Redução da síntese proteica.
   - Maior proliferação celular.

b) Efeitos adversos da hiperglicemia:
   - Ativação da via dos polióis.
   - Aumento dos produtos da glicação.
   - Ativação da cascata de diacilglicerol-proteína.
   - Aumento do estresse oxidativo.

Deste modo, todos esses fatores no diabetes podem exercer efeitos endoteliais, levando à DE e estimulando o aparecimento ou a evolução da placa aterosclerótica. Associadamente, o diabetes pode estimular o sistema renina angiotensina local tecidual, estimulando as alterações aterogênicas, como: maior estresse arterial, liberação de fatores autócrinos e parácrinos, aumento de migração e crescimento celular e aumento de expressão gênica para inibidor 1 do plasminogênio, aumento de fator tecidual, aumento de citocinas e de proteases e proteínas de matriz extracelular.

Se por um lado, a obstrução vascular é a maior expressão da aterosclerose; por outro, existem duas formas menos discutidas, mas quando presentes são de grande importância.

A primeira é a lesão dependente do grande aumento da espessura da parede arterial, difusa ao longo do trajeto da artéria. Nessa condição, a avaliação da luz arterial aparenta ser normal em todo o trajeto, sem obstrução, mas seu diâmetro pode estar reduzido de forma significativa, aparentando ser normal (Figura 1.1).

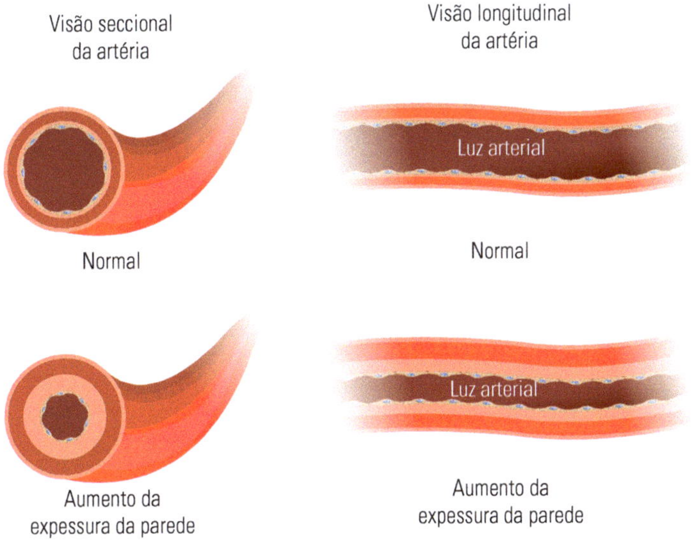

Figura 1.1 Alteração da luz arterial pelo aumento na espessura da parede arterial.

Os mecanismos envolvidos são vários, predominando a proliferação celular e maior produção de matriz celular e hiperplasia de músculo liso.

Outro fator que pode ser importante é o aumento da gordura perivascular, em todo o trajeto da artéria, mesmo em situações de processos agudos.

A segunda forma, é a dilatação da parede arterial formando ectasia e/ou aneurisma parietal[20]. A ectasia[21] é uma dilatação difusa (mais extensa) isolada ou múltipla e o aneurisma uma dilatação focal, também, isolada ou múltipla. O achado angiográfico da ectasia tem baixa prevalência variando de 0,3% a 5%.

Nesta forma, a complicação mais comum é a trombose arterial e em casos mais graves, menos comuns, a rotura da parede que produz hemorragias, geralmente fatais.

No aneurisma há destruição das três túnicas da parede arterial, produzida por processo inflamatório intenso e, em nossos achados a processo infeccioso concomitante.

Finalmente, vale a pena ressaltar que as placas ricas em colesterol, onde ocorre intenso processo inflamatório, são denominadas de placa em risco de rotura, independentemente de seu tamanho e grau de obstrução. Histologicamente, apresentam capa fibrótica fina e sensível a rotura pela ação da metaloproteinase 9.

As placas fibróticas, com baixíssimo teor de colesterol, são mais resistentes a roturas e o grau da obstrução produzida será o responsável pela manifestação clínica.

As placas calcificadas, cuja calcificação é parcial ou pontual, pode ser de risco pela atividade inflamatória permanente.

No entanto, o grau de calcificação arterial, mensurado pelo escore de cálcio não é sinônimo de obstrução, mas, de risco de aterosclerose, refletindo a sensibilidade e a suscetibilidade arterial às agressões de fatores tóxicos, inflamatórios e/ou infecciosos sobre o endotélio arterial. Vale lembrar que medicamentos como a estatina ao reduzirem ou reverterem o processo inflamatório, induzem a maior formação de colágeno intraplaca e, consequentemente, pode aumentar a calcificação com a estabilização da placa.

Referências

1. Davies MJ, Woolf N. Atherosclerosis: what is it and why does it occur? Br Heart J. 1993;69(1 Suppl): S3-11.
2. Ruffer MA. On arterial lesions found in Egyptian Mummies. J Pathol Bacteriol, 1911; 15:453.
3. Graul EH. Environtologie – Fakten und spekylationen. Medicef, 1985; 1:1-24.
4. Kohn H. Zur Geschichte der Angina pectoris. Zsahr Klin Med, 1927; 106.
5. Rokitansky C. Pathologischen Anatomie Pumbeaebeitete Aufl., Bd I. Wien: Braumiller und Siedel, 1855.
6. Virchow R. Prebische Medicinal – Zeintung XV; 1846:137-246.
7. Gibbons GH, Dzau VJ. The emerging concept of vascular remodeling. N Engl J Med, 1990; 323:27-36.
8. Lüscher TF. Barton M Biology of the endothelium. Clin Cardiol, 1997; 20(11 Suppl 2): II-3-10.
9. Celermajer DS. Endothelial dysfunction: does it matter? Is it reversible? J Am Coll Cardiol, 1997;30(2):325-33.
10. Ross R. The pathogenesis of atherosclerosis: a perspective for the 1990s. Nature, 1993; 362(6423):801-9.

11. Cybulsky MI, Gimbrone MA. Endothelial expression of a mononuclear leukocyte adhesion molecule during atherogenesis. Science, 1991;15;251(4995):788-91.
12. Poston RN, Haskard DO, Coucher JR, Gall NP, Johnson-Tidey RR. Expression of intercellular adhesion molecule-1 in atherosclerotic plaques. Am J Pathol, 1992; 140:665-73.
13. Wight TN. The extracellular matrix and atherosclerosis. Curr Opin Lipidol, 1995; 6(5):326-34.
14. Skalen K, Gustafsson M, Rydberg EK, Hultén LM, Wiklund O et al. Subendothelial retention of atherogenic lipoproteins in early atherosclerosis. Nature 2002; 417(6890):750-4.
15. Lundstam U, Hurt-Camejo E, Olsson G, Sartipy P, Camejo G et al. Proteoglycans contribution to association of Lp(a) and LDL with smooth muscle cell extracellular matrix. Arterioscler Thromb Vasc Biol, 1999; 19(5):1162-7.
16. Witztum JL, Berliner JA. Oxidized phospholipids and isoprostanes in atherosclerosis. Curr Opin Lipidol, 1998; 9(5):441-8.
17. Higuchi ML, Sambiase N, Palomino S, Gutierrez P, Demarchi LM et al. Detection of Mycoplasma pneumoniae and Chlamydia pneumoniae in ruptured atherosclerotic plaques. Braz J Med Biol Res, 2000; 33(9):1023-6.
18. Higuchi ML, Castelli JB, Aiello VD, Palomino S, Reis MM et al. Great amount of C. pneumoniae in ruptured plaque vessel segments at autopsy. A comparative study with stable plaques. Arq Bras Cardiol, 2000; 74(2):149-51.
19. Ramires JA, Higuchi ML. Mycoplasma pneumoniae and Chlamydia pneumoniae are associated to inflammation and rupture of the atherosclerotic coronary plaques. Rev Esp Cardiol. 2002;55 (1):2-9.
20. Esposito L, Di Maio M, Silverio A, Cancro FP, Bellino M et al. Treatment and Outcome of Patients With Coronary Artery Ectasia: Current Evidence and Novel Opportunities for an Old Dilemma. Front Cardiovasc Med, 2022; 8:805727.
21. Fontes RD, Hueb WA, Moraes CF, Ramires JA, Arie S et al. Aneurysm of the coronary arteries. Arq Bras Cardiol, 1986; 47(5):317-22.
22. Góis J, Higuchi ML, Reis M, Diament J, Sousa J et al. Infectious agents, inflammation, and growth factors: how do they interact in the progression or stabilization of mild human atherosclerotic lesions? Ann Vasc Surg, 2006; 20(5):638-45.

CAPÍTULO 2

Evento Coronariano Agudo no Paciente Diabético

Paulo Rizzo Genestreti ▪ Luciano Moreira Baracioli ▪ José Carlos Nicolau

Introdução

Diabetes *mellitus* (DM) é uma doença crônica na qual o denominador comum é a hiperglicemia. Sua prevalência global está em contínuo crescimento, em paralelo ao aumento da expectativa de vida da população. Calculando-se que em 2019 existiam mundialmente aproximadamente meio bilhão de pessoas portadoras de DM, e estimando-se um aumento para cerca de 700 milhões de pessoas em 2045. Por outro lado, o DM é responsável por cerca de 11,3% da mortalidade total na faixa etária entre 20 e 79 anos, com cerca de 4 milhões de mortes ocorridas em 2019, o que equivale a uma morte a cada 8 segundos[1].

Em relação à doença cardiovascular (DCV), indivíduos com DM, comparados com não diabéticos, apresentam duas vezes maior risco de desenvolverem tal complicação. Além disso, essa associação guarda nítida relação com idade: a prevalência de DCV em portadores de DM na faixa etária entre 28 a 44 anos é de 16%, enquanto na faixa de 50 a 69 anos é de 41%. Aproximadamente dois terços das mortes na população diabética se deve à DCV, sendo a incidência anual de eventos cardiovasculares na população de 50 a 69 anos de 4,7%, com aproximadamente metade desses eventos atribuídos à doença arterial coronária[2].

Finalmente, e mais importante dentro do contexto da presente revisão, a hiperglicemia aumenta de forma significativa a mortalidade intra-hospitalar em pacientes portadores de coronariopatia aguda, independente da presença ou não de diagnóstico prévio de DM[3,4]. Entretanto, não existe unanimidade na literatura quanto à melhor abordagem da hiperglicemia nessa situação, qual o melhor alvo terapêutico, ou mesmo se intervenções para reduzir a glicemia melhorariam o prognóstico desses pacientes, assuntos que serão discutidos em maiores detalhes nesse capítulo.

Prevalência de diabetes e de hiperglicemia na coronariopatia aguda

No registro GRACE, que incluiu 31.982 pacientes com diagnóstico de coronariopatia aguda, a incidência de pacientes com DM foi de 26%[5]. No estudo TIGRIS, também um registro multicêntrico, em 8.968 pacientes pós-IAM, estáveis entre 1 e 3 anos após o episódio agudo, a incidência de DM foi de 33%[6]. Especificamente em relação à hiperglicemia, análise retrospectiva de banco de dados de hospitais americanos com 141.680 pacientes com idade acima de 65 anos hospitalizados por IAM, encontrou 33% da população com glicemia de entrada >110 mg/dL, 22% >140 mg/dL, e 25% >170 mg/dL[7].

Definição de hiperglicemia durante um evento coronariano agudo

Hiperglicemia durante um evento coronariano agudo é definida como qualquer valor maior que 140 mg/dL, segundo comitê norte-americano sobre DM[8].

Sabe-se que a correlação entre hiperglicemia e mortalidade é maior nos pacientes sem diabetes, logo, diferentes limiares de glicemia podem ser apropriados para diferentes perfis de pacientes[9]. A relação entre hiperglicemia aguda e crônica, e a variabilidade glicêmica também são descritas e correlacionadas com desfechos clínicos[10,11]. Independentemente da forma como a hiperglicemia é avaliada (primeira coleta, maior valor durante a internação, média das diversas coletas), a literatura demonstra correlação entre a presença da hiperglicemia e maior incidência de eventos, principalmente mortalidade[7,12,13].

Patogenia da hiperglicemia na coronariopatia aguda

No indivíduo portador de DM tipo 2 (que representa 90% dos diabéticos), a combinação de resistência insulínica (RI), hipertensão arterial sistêmica e dislipidemia, interagem entre si, perpetuando a hiperglicemia e propiciando um ambiente aterotrombótico[14]. Por outro lado, durante um evento coronariano agudo a hiperglicemia causada por hiperatividade do sistema nervoso simpático, levando à liberação de catecolaminas, corticoide e glucagon, tem também impacto desfavorável, independente da presença ou não de DM[15,16]. Os mecanismos envolvidos neste fenômeno serão detalhados a seguir. Especificamente a resistência insulínica, que pode estar presente antes do diagnóstico do DM, está relacionada a vários processos que culminam com a formação da placa aterosclerótica[17].

A hiperinsulinemia compensatória cronicamente leva ao esgotamento da célula β pancreática e, consequentemente, à hiperglicemia e posterior glicação de proteínas e formação dos produtos finais de glicação avançada (*advanced glycation end products* – AGEs), além de contribuir para o estímulo inflamatório da parede vascular[18]. Os AGEs se ligam a receptores encontrados na superfície de diferentes tipos (*receptor for advanced glycation end products* – RAGEs), sendo capazes de alterar vias sinalizadoras celulares. Além disso, os AGEs se correlacionam com expressão de enzimas da família das metaloproteinases, presentes na capa fibrosa, contribuindo dessa forma para a instabilização da placa aterosclerótica[18,19]. Por outro lado, a hiperglicemia ativa vias glicolíticas não oxidativas (*non-oxidative glucose pathways* – NOGPs), como a via dos polióis, hexosaminas, proteína quinase C e AGEs, aumentando a produção de espécies reativas de oxigênio (*reactive oxygen species* – ROS) e promovendo estresse oxidativo, o que leva a um quadro inflamatório com consequente dano celular[20]. As ROS, por sua vez, estão implicadas na oxidação de partículas de LDL-colesterol, que sofrem ação de macrófagos e dão origem às células espumosas. Essas partículas pequenas e densas de LDL levam à apoptose das células musculares lisas do endotélio vascular, contribuindo assim para a formação do núcleo necrótico lipídico da placa (Figura 2.1)[18].

O metabolismo do cardiomiócito é comprometido na RI e hiperglicemia, com menor expressão do transportador GLUT 4 (*glucose transporter type 4*), e menor captação e utilização de glicose[18]. Consequentemente, o miócito passa a utilizar como substrato preferencial os ácidos graxos livres cujo acúmulo pode levar à apoptose celular e disfunção contrátil. Adicionalmente, a presença de hiperglicemia acarreta maior atividade do NHE-1(*sodium/hydrogen exchanger-1*), "trocador" de Na^+/H^+, responsável pelo equilíbrio de sódio e hidrogênio intracelular e menor atividade da bomba de sódio/potássio. Como consequência, ocorre acúmulo nas concentrações de sódio e cálcio no miócito, sendo esse mecanismo também envolvido na gênese de arritmias e insuficiência cardíaca[21]. Além disso, ocorre aumento da expressão de receptores adrenérgicos nos miócitos fato que também contribui para as alterações metabólicas e estruturais observadas[16].

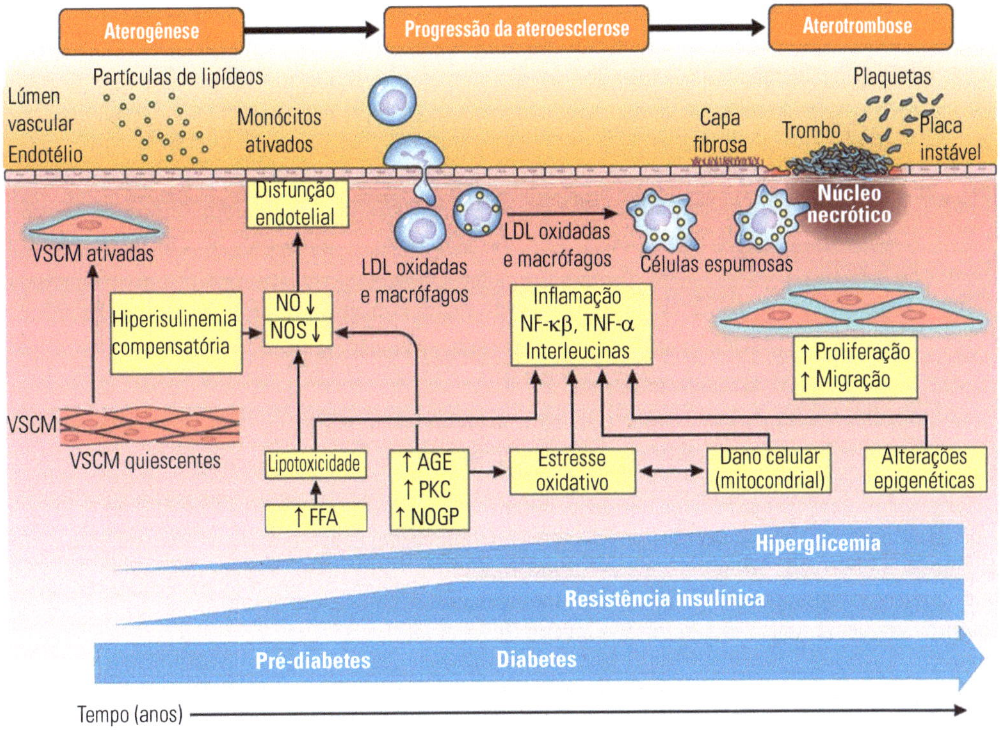

Figura 2.1 Desenvolvimento e Progressão da Aterosclerose na DM.
VSCM: células musculares lisas endoteliais; NO: óxido nítrico; NOS: NO sintetase; AGL: ácidos graxos livres; AGE: produtos finais de glicação avançada; PKC: proteína kinase C; NOGP: vias glicolíticas não oxidativas.

Fonte: Adaptada de Wang CL e cols., 2016.[18]

A função endotelial também é comprometida na presença de hiperglicemia, ocorrendo maior produção de endotelina-1 e angiotensina II, menor produção de óxido nítrico pela menor ativação da NOs (*nitric oxide synthase*), e maior adesão leucocitária. Ocorre maior migração de monócitos, bem como de outras células inflamatórias, com ativação de citoquinas como interleucina 1β, interleucina-6, NF-Kβ, TNF-α, que facilitam a progressão e a instabilização da lesão aterosclerótica[18].

Alterações da sensibilidade à insulina também estão associadas à mortalidade intra-hospitalar pós IAM. A sensibilidade à insulina foi avaliada por meio do HOMA-2S (*Homeostatic Model Assessment of Insulin Sensitivity*) um marcador substituto de RI sem necessidade de clamp euglicêmico-hiperinsulinêmico em 331 pacientes (cerca de 20% com glicemia maior que 140 mg/dL) no primeiro e no quinto dia pós IAM com elevação do segmento ST. Nesse estudo, foi demonstrado que a relação entre as variações na sensibilidade à insulina (Δ HOMA-2S) e eventos cardiovasculares é representada por uma curva em “U”, na qual pacientes com menor variação, bem como pacientes com grande incremento na sensibilidade à insulina tiveram pior prognóstico intra-hospitalar[22].

Como se sabe, o quadro clínico de coronariopatia aguda (com ou sem elevação do segmento ST) é geralmente desencadeado por ruptura ou erosão da placa aterosclerótica. Após a exposição do endotélio lesado, ocorre contato de material trombogênico da placa aterosclerótica (colágeno, fator de von Willebrand, fibrinogênio, fibronectina e laminina) com a circulação, dando início a uma série de eventos que podem culminar com rápida progressão da obstrução ou mesmo oclusão da luz arterial[23]. Na hiperglicemia, o inibidor do ativador do plasminogênio tipo 1 (PAI-1), e diversos outros fatores de coagulação (II, V, VII, VIII e X) se elevam, o que agrava ainda mais o quadro fisiopatológico. Além disso, a hiperglicemia causa uma série de alterações nas plaquetas, alterações essas que levam a um quadro de hiperagregabilidade plaquetária. As principais são descritas a seguir[23-27]:

a) Glicação não enzimática de moléculas de adesão plaquetária (glicoproteínas $II_{b/}$ $III_{a,}$ integrina $\alpha 2\beta 1$ e P-selectina), o que leva a importantes modificações na estrutura e função plaquetária.
b) Alteração de vias sinalizadoras, acarretando maior concentração de cálcio intracelular.
c) Peroxidação de ácido araquidônico com maior produção de tromboxano A_2.
d) Maior ativação da via do receptor P_2Y_{12}.
e) Aumento do *turnover* plaquetário com a presença de plaquetas jovens, que apresentam maior volume e têm maior capacidade agregadógena.

Em resumo, na coronariopatia aguda, o cenário pró-inflamatório e protrombótico pode ser potencializado por diversos mecanismos relacionados à hiperglicemia, o que por si só explicaria o pior prognóstico observado nesses pacientes, como será visto. Além disso, a hiperglicemia pode ainda levar à redução da resposta a determinados medicamentos, como por exemplo os antiplaquetários, comprovadamente úteis nessa situação clínica[28,29].

O impacto da hiperglicemia na coronariopatia aguda

Diversos estudos clínicos demonstraram forte associação entre hiperglicemia e morbimortalidade em pacientes com coronariopatia aguda. Metanálise de 15 estudos observacionais incluindo 10.673 pacientes sem diagnóstico prévio de DM, sugere que a hiperglicemia aumenta em 3,6 vezes o risco de óbito intra-hospitalar[30].

Por outro lado, a relação hiperglicemia aguda/crônica (A/C) e sua associação com desfechos intra-hospitalares foi analisada em estudo prospectivo observacional que incluiu 1.553 pacientes (27% diabéticos), com IAM com ou sem elevação do segmento ST. A presença de hiperglicemia aguda levou em conta a glicemia de admissão, e a presença de hiperglicemia crônica se baseou nos valores da hemoglobina glicada. Ao final, os autores encontraram que a relação A/C foi preditora independente de mortalidade intra-hospitalar, edema agudo de pulmão e choque cardiogênico[10]. Assim, em pacientes diabéticos com hiperglicemia à admissão, a relação A/C pode identificar pacientes com verdadeira hiperglicemia aguda, e deste modo auxiliar a estratificação de risco nos pacientes com IAM.

A variabilidade glicêmica representada pela amplitude média de excursões glicêmicas (MAGE), também foi identificada como preditor independente de mortalidade em 222 pacientes com IAM seguidos por 1 ano após o episódio agudo[31]. Na mesma linha, o estudo CARDINAL analisou o comportamento glicêmico considerando a glicemia de admissão e após 24 horas, em 1.469 pacientes com IAM. Nesse estudo foi observado inicialmente que a glicemia de admissão elevada era preditor independente de mortalidade, conforme já demonstrado previamente por outros autores. Entretanto, e mais importante, o comportamento da glicemia foi o fator mais impactante na evolução dos pacientes: em análise ajustada, demonstrou-se que para cada 10 mg/dL de queda da glicemia entre a admissão e 24 horas após, o risco relativo de morte em 30 e 180 dias foi reduzido em 9% e 8% respectivamente[13]. Finalmente, Kosiborod e cols. analisando os dados de 16.871 pacientes com IAM (29% diabéticos) demonstraram que a média glicêmica obtida durante a hospitalização é um preditor de mortalidade hospitalar mais impactante do que a glicemia obtida à admissão. Ademais, demonstraram que existe uma curva em "J", com nítido aumento de mortalidade quando da presença de hiperglicemia ou de hipoglicemia, independente da presença ou não de DM prévio[12].

Estudos realizados pelo grupo da Unidade Clínica de Coronariopatia Aguda do Instituto do Coração do Hospital das Clínicas da Faculdade de Medicina da Universidade de São Paulo (UCCA-InCor-HCFMUSP) avaliando a hiperglicemia como fator de risco no paciente com IAM, mostraram, entre outros, os seguintes dados:

a) Em pacientes com primo IAM com elevação do segmento ST de parede anterior, a presença de hiperglicemia na admissão se correlacionou de forma independente e significativa ($p < 0,001$) com pior remodelamento ventricular esquerdo analisado por ventriculografia radioisotópica (realizado nos primeiros 4 dias de hospitalização e após 6 meses)[32].

b) A presença de hiperglicemia quando da admissão se correlacionou de forma significativa e independente ($p < 0,001$) com mortalidade hospitalar em pacientes com IAM, mas não teve qualquer impacto na evolução de longo prazo (seguimento de até 11,7 anos) dos sobreviventes à fase intra-hospitalar. Esse dado reforça a hipótese que a hiperglicemia é um fator agressor, e não apenas um marcador de pior prognóstico na fase inicial do IAM, pois se assim não fosse continuaria a impactar na evolução de longo prazo dessa população. E, como esperado, a presença de diabetes previamente ao IAM impactou de forma significativa e negativa o prognóstico desses pacientes[33].

c) Apesar de piorar prognóstico em qualquer faixa etária, o impacto da hiperglicemia como fator de risco para mortalidade intra-hospitalar não é homogêneo, com maior impacto na população mais jovem. A comparação entre pacientes com ou sem hiperglicemia mostraram os seguintes *"odds ratio"*: 7,57 ($p = 0,004$) no grupo < 50 anos, 3,21 ($p = 0,046$) no grupo > 49 e < 60 anos, 3,50 ($p=0,003$) no grupo > 59 e < 70 anos, 3,20 ($p < 0,001$) no grupo > 69 e < 80 anos, e 2,16 ($p = 0,021$) no grupo > 79 anos[34].

d) Na mesma linha, o nível glicêmico como fator de risco para mortalidade intra-hospitalar tem também diferente impacto nas diversas formas de apresentação da coronariopatia aguda. Comparando-se pacientes que faleceram com os sobreviventes, as seguintes médias de glicemia foram obtidas: no IAM sem elevação do segmento ST (157 ± 89.5 mg/dL *vs.* 131,1 ± 62,7 mg/dL, $p = 0,001$); no IAM com elevação do segmento ST (179,8 ± 90,9 mg/dL *vs.* 142,7 ± 707 mg/dL, $p < 0,001$); na angina instável não foi encontrada diferença significativa entre as médias glicêmicas[35].

e) Níveis de glicose e de creatinina se correlacionam de forma direta e significativa entre si, mas ambos se correlacionam de forma significativa e independente com mortalidade intra-hospitalar em pacientes com IAM[36].

Finalmente, revisão recente recorda que a hiperglicemia se correlaciona a outros desfechos além de mortalidade, tais como fenômeno de *no-reflow* após intervenção percutânea, tamanho do IAM e piora de função ventricular esquerda, além de prolongamento do intervalo QT e precondicionamento isquêmico[37].

Tratamento da hiperglicemia na coronariopatia aguda

Estudos prévios sugerem que o uso de insulina reduz mediadores inflamatórios e de coagulação. Além disso, potencial efeito cardioprotetor pela melhor captação de glicose pelo miocárdio, além de efeito vasodilatador, foram descritos[15,38-40]. Esses achados serviram de base para uma série de estudos clínicos sumarizados na sequência.

O primeiro estudo clínico com o objetivo de avaliar o impacto de uma estratégia de controle glicêmico sobre a mortalidade foi o estudo DIGAMI-1[41]. Foram incluídos 620 pacientes nas primeiras 24 horas do início do IAM, portadores de DM de qualquer tipo ou com nível glicêmico à admissão ≥ 198 mg/dL, randomizados para "grupo tratamento intensivo" da glicemia ou "grupo tratamento padrão". Pacientes randomizados para o grupo intensivo receberam infusão de insulina endovenosa por 24 horas titulada para glicemia alvo entre 126 e 180 mg/dL, seguido pelo uso de insulina SC por três meses. Como esperado o grupo intensivo em relação ao grupo padrão apresentou nas primeiras 24 horas menor valor médio de glicemia (173 *vs.* 211 mg/dL, $p < 0{,}0001$) e maior taxa de hipoglicemia (15% *vs.* 0%, $p < 0{,}0001$). Os percentuais de óbitos foram significativamente menores no grupo intensivo nos seguimentos de 1 ano (18,6% *vs.* 26,1%, $p = 0{,}027$) e de 3,5 anos (33% *vs.* 44% HR = 0,82, $p = 0{,}011$); ao cabo de 20 anos, calculou-se um aumento significativo de 2,3 anos na sobrevida a favor do grupo intensivo[42].

Apesar dos resultados animadores, pela baixa taxa de eventos encontrada ter reduzido o poder do estudo e por não estar claro qual fator teria influenciado os desfechos, foi desenvolvido um novo estudo para responder a essas questões. O estudo DIGAMI-2[43] randomizou 1.253 pacientes com DM tipo 2 ou glicemia ≥198 mg/dL nas primeiras 24 horas do IAM, e comparou três diferentes estratégias de tratamento: a) infusão de insulina endovenosa por 24 horas titulada para glicemia alvo entre 126-180 mg/dL, seguido pelo uso de insulina SC por três meses (estratégia testada no DIGAMI-1); b) infusão de insulina endovenosa por 24 horas titulada para glicemia alvo entre 126-180 mg/dL, seguido por tratamento padrão de glicemia; c) tratamento padrão a critério do investigador, sem glicemia - alvo pré-especificada. Devido a várias limitações, tais como o fato de o grupo intensivo endovenoso e subcutâneo não atingirem a meta glicêmica preconizada durante o seguimento, ao baixo número de pacientes randomizados que diminuiu o poder estatístico do estudo para apenas 50% (talvez o mais importante), e a pequena diferença nos níveis glicêmicos entre os grupos, os percentuais de óbitos e outros desfechos analisados foram similares nas três intervenções. Metanálise incluindo 2.113 pacientes com DM não demonstrou benefício do tratamento intensivo da glicemia em pacientes com IAM no desfecho mortalidade, tendo sido observado um aumento significativo da taxa de hipoglicemia (RR = 13,40, $p < 0{,}01$)[44].

A infusão de glicose-insulina–potássio (GIK – "solução polarizante") em pacientes com IAM também foi avaliada em vários estudos. Metanálise que incluiu 28.374 pacientes em 16 estudos randomizados não demonstrou vantagem do uso de GIK quando comparado a um grupo controle (mortalidade de 9,6% em ambos os grupos)[45]. Essa mesma solução foi testada em estudo randomizado na fase pré-hospitalar em 871 pacientes (cerca de 30% portadores de DM) com suspeita de IAM. Esse estudo não tinha um alvo glicêmico, e não foram observadas diferenças significativas em relação ao placebo nos desfechos progressão para(?) IAM ou mortalidade aos 30 dias[46].

Em resumo, apesar da associação entre hiperglicemia e mortalidade em pacientes com coronariopatia aguda, não existem evidências robustas de que o tratamento intensivo da hiperglicemia, com qualquer das estratégias utilizadas, diminua a morbimortalidade dessa população, assim como para pacientes críticos em diferentes cenários clínicos e cirúrgicos[47,48]. Por outro lado, está claro que a hipoglicemia é tão ou mais prejudicial do que a hiperglicemia e, portanto, deve ser evitada ao máximo.

Novas perspectivas

Insulina é considerada o tratamento preferencial para pacientes clínicos ou cirúrgicos em ambiente hospitalar, estejam eles em unidades críticas ou não críticas, não sendo recomendado a priori, o uso de anti-hiperglicemiantes orais nessa população. Essa recomendação é baseada em dados de segurança, tais como maior risco de hipoglicemia com sulfonilureias, acidose láctica e insuficiência renal aguda pós contraste associado à metformina, ou risco de piora de insuficiência cardíaca por glitazonas[49].

Entretanto, o uso de novos agentes anti-hiperglicemiantes tem sido alvo de discussões. Um exemplo são os agentes que atuam no sistema incretina (análogos do receptor de GLP-1 e inibidores da DPP-4) que além do melhor controle glicêmico com baixo risco de hipoglicemia, possuem uma série de efeitos extraglicêmicos potencialmente benéficos em pacientes com coronariopatia aguda[50,51].

Especificamente em pacientes com IAM, o uso de análogos do receptor de GLP-1 (exenatide e liraglutide) mostrou melhora na função endotelial e ventricular, ação anti-inflamatória, e redução de isquemia de reperfusão e do fenômeno de *no-reflow*[52-55]. Por outro lado, os inibidores da enzima DPP-4 e os análogos do receptor do GLP-1 demonstraram ter ação antitrombótica[56,57], podendo atuar de forma sinérgica com os agentes antiplaquetários na vigência de um evento coronariano agudo.

Em relação aos inibidores do cotransportador de sódio-glicose tipo 2 (iSGLT2), pelo mecanismo de ação desses compostos na excreção de glicose pela via renal, podem também ter um papel benéfico em pacientes com coronariopatia aguda. Em favor dessa hipótese está o fato de que em pacientes crônicos, essa classe terapêutica mostrou diminuição de hospitalização por insuficiência cardíaca e redução de mortalidade, independentemente da faixa etária[58-61]. Esses achados abrem novas linhas de pesquisa para um melhor entendimento da ação desses medicamentos em pacientes com coronariopatia aguda, como o estudo de Shimizu e cols. que avaliaram o efeito da empagliflozina na atividade simpática e parassimpática cardíaca[62].

Conclusões e recomendações

Na vigência de um evento coronariano agudo, a presença de hiperglicemia, com ou sem o diagnóstico de diabetes *mellitus*, é fator independente de pior prognóstico. Nesse sentido, o controle glicêmico deve ser otimizado, almejando um alvo adequado da glicemia e, ao mesmo tempo, evitando ao máximo a ocorrência de hipoglicemia[63,64].

As diretrizes mais recentes sobre o assunto recomendam[65-68]:

a) Avaliação da glicemia na admissão e monitoramento durante a hospitalização.

b) Iniciar o tratamento da hiperglicemia com insulina a partir 180 mg/dL e manter os níveis entre 140 e 180 mg/dL.

c) Dosagem de hemoglobina glicada é útil para diagnosticar diabetes em pacientes com hiperglicemia sem diagnóstico prévio da doença, e auxilia no planejamento de alta dos pacientes com ou sem tratamento anterior.

d) Evitar ao máximo hipoglicemia, definida como glicemia $\leq$ 70 mg/dL (sinal de alerta) ou $<$ 54 mg/dL (clinicamente significante), pela sua associação com pior prognóstico[69,70].

e) No momento da alta hospitalar, otimizar o tratamento com a utilização de medicações anti-hiperglicemiantes com comprovado benefício cardiovascular[71].

A Unidade Clínica de Coronariopatia Aguda do InCor – HCFMUSP utiliza o *software insulinapp* na Figura 2.2, este desenvolvido pelo serviço de Endocrinologia e Metabologia do HCFMUSP[73].

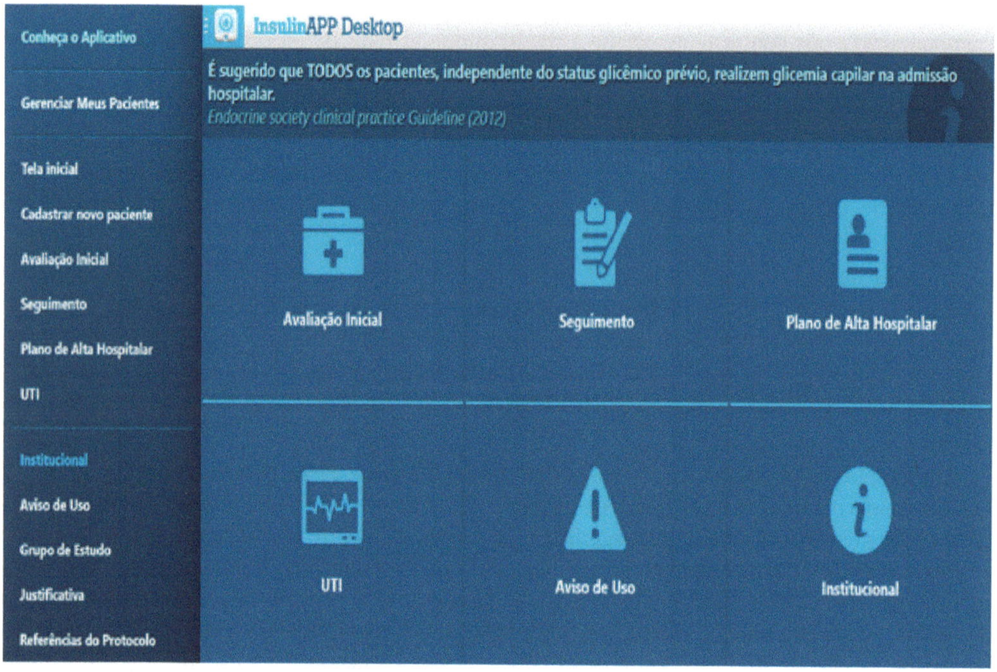

Figura 2.2 Tela inicial do aplicativo InsulinAPP.

Fonte: Disponível em www.insulinapp.com.br, acessado em: 28/5/2018.

Na prática clínica, em pacientes críticos tão logo seja identificada e confirmada glicemia > 180 mg/dL e/ou grave descompensação glicêmica (glicemia > 250 mg/dL, estado hiperosmolar ou cetoacidose), o protocolo de insulina endovenosa deve ser implementado de acordo com a rotina da instituição. Por outro lado, para pacientes com dieta oral e hemodinamicamente estáveis, a partir de glicemia maior que 140 mg/dL (jejum) é iniciado o esquema de correção de glicemia com insulina de ação rápida ou análogos de ação ultrarrápida administrada por via subcutânea. As doses de insulina de correção (*bolus*), assim como os horários, devem ser padronizados, devendo ser administradas no período pré-prandial, evitando-se correções na ceia ou madrugada pelo maior risco de hipoglicemia. Se o paciente estiver em jejum, a monitorização da glicemia deve ser realizada a cada 4 ou 6 horas, sendo recomendado aporte calórico endovenoso de glicose na dose de 2 g/Kg/dia. Entretanto, o uso exclusivo de escala de insulina deve ser utilizado pelo menor tempo possível, pois é uma forma de correção compensatória que mantém o paciente na maior parte do tempo em hiperglicemia e com grande variabilidade glicêmica. Além disso, não considera a fisiologia pancreática normal com a secreção de insulina basal e picos pós-prandiais. Desse modo, nos pacientes em transição de insulina endovenosa, ou que já utilizavam insulina basal (NPH ou análogos de longa ação), ou com glicemias fora da meta por mais de 24 horas, aplicamos o protocolo *basal-bolus* de correção[49,73,74] (Quadro 2.1).

Quadro 2.1 Esquema de insulinização basal-bolus

1	Confirmar a hiperglicemia e colher A1C
2	Calcular a dose total: 0,4 UI/kg de peso **a.** Idade > 70 anos, RFG < 60 mL/min: 0,3 UI/kg **b.** Corticoide ou glicemia > 200 mg/dL: 0,5 UI/kg
3	Prescrever 50% em insulina basal em dose única (análogo) ou fracionada (NPH)
4	Prescrever 50% em dose pré-prandial dividida: 1/3 antes do café, do almoço e do jantar
5	Prescrever escala de correção conforme padronização do hospital
6	Monitorar a glicemia antes das refeições e no período noturno (22 horas) e ajustar
7	Ajustes da insulina basal no dia seguinte: se houver hipoglicemia, reduzir 20%; se hiperglicemia persistir, aumentar 20%

A1c: hemoglobina glicada; **RFG**: taxa de filtração glomerular estimada.

Fonte: Adaptado de Neto AP e cols., 2020.[49]

Pontos-chave

- Em um evento coronariano agudo, hiperglicemia à admissão, assim como a variabilidade glicêmica, são preditores de morbimortalidade.
- Existem vários mecanismos que associam a hiperglicemia aguda a diferentes processos metabólicos que têm como via final a disfunção vascular e do cardiomiócito.
- Apesar de benefício limitado em desfechos, o controle da glicemia, seja com insulina endovenosa ou subcutânea (esquema *basal-bolus*) deve ser iniciado tão logo seja identificada a hiperglicemia.
- Manter os níveis de glicose entre 140 e 180 mg/dL minimiza a incidência de hipoglicemia, que deve ser evitada ao máximo por também piorar prognóstico.

Referências

1. International Diabetes Federation. IDF Diabetes Atlas. 9th. edition 2019. Brussels, Belgium. Disponível em http:// www.diabetesatlas.org. Acesso em 01/11/2020.
2. International Diabetes Federation. Diabetes and Cardiovascular Disease Brussels, Belgium IDF 2016. Disponível em: http:// www.idf.org/cvd. Acesso em 01/11/2020.
3. Brieger D, Fox K, Fitzgerald G, Eagle K, Budaj A, Avezum A et al. Predicting freedom from clinical events in non-ST-elevation acute coronary syndromes: the global registry of acute coronary events. Heart. 2009; 95(11):888-94.
4. Kadri Z, Danchin N, Vaur L,Cottin Y,Guéret P, Zeller M et al. Major impact of admission glycaemia on 30 day and one year mortality in non-diabetic patients admitted for myocardial infarction: results from the nationwide French USIC 2000 study. Heart. 2006; 92:910-15.
5. Goodman SG, Huang W, Yan AT, Budaj A, Kennelly BM, Gore JM et al Expanded Global Registry of Acute Coronary Events (GRACE2) Investigators. The expanded Global Registry of Acute Coronary Events: baseline characteristics, management practices, and hospital outcomes of patients with acute coronary syndromes. Am Heart J. 2009 Aug;158(2):193-201.e1-5.

6. Nicolau, JC, Brieger, D, Owen, R, Furtado RHM,Goodman SG,Cohen M et al. Diabetes association with self-reported health, resource utilization, and prognosis post-myocardial infarction. Clin Cardiol. 2020; 43: 1352-1361.
7. Kosiborod M, Rathore SS, Inzucchi SE, Massoudi FA, Wang Y, Havranek E et al. Admission glucose and mortality in elderly patients hospitalized with acute myocardial infarction: implications for patients with and without recognized diabetes. Circulation. 2005;111:3078-86.
8. Deedwania P, Kosiborod M, Barrett E, Ceriello A, Isley W, Mazzone T et al. Hyperglycemia and acute coronary syndrome: a scientific statement from the American Heart Association diabetes committee of the council on nutrition, physical activity, and metabolism. Circulation. 2008;117:1610-9.
9. Koracevic GP. Proposal of a new approach to study and categorize stress hyperglycemia in acute myocardial infarction. J Emerg Med. 2016;51:31-6.
10. Marenzi G, Cosentino N, Milazzo V, De Metrio M, Cecere M, Mosca S et al. Prognostic value of the acute-to-chronic glycemic ratio at admission in acute myocardial infarction: a prospective study. Diabetes Care. 2018;41:847-53.
11. Gerbaud E, Darier R, Montaudon M, Beauvieux MC, Coffin-Boutreux C, Coste P et al.Glycemic Variability Is a Powerful Independent Predictive Factor of Midterm Major Adverse Cardiac Events in Patients With Diabetes With Acute Coronary Syndrome. Diabetes Care. 2019 ;42(4):674-681.
12. Kosiborod M, Inzucchi SE, Krumholz HM, Xiao L, Jones P, Fiske S et al. Glucometrics in patients hospitalized with acute myocardial infarction-defining the optimal outcomes-based measure of risk. Circulation. 2008;117:1018-27.
13. Goyal A, Mahaffey KW, Garg J, Nicolau JC, Hochman J, Weaver WD et al. Prognostic significance of the change in glucose level in the first 24 h after acute myocardial infarction: results from the CARDINAL study. Eur Heart J. 2006;27:1289-97.
14. Libby P, Plutzky J. Diabetic macrovascular disease: the glucose paradox? Circulation. 2002;106:2760-3.
15. Angeli F, Reboldi G, Poltronieri C, Aita A, Bartolini C, Verdecchia P. Detrimental effects of hyperglycemia in acute coronary syndromes: from pathophysiological mechanisms to therapeutic strategies. Mini Rev Med Chem. 2015;15:1164-73.
16. De La Hoz R, Swieszkowski P, Cintora FM, Aladio JM, Papini CM, Matsudo M et al Neuroendocrine System regulatory mechanisms: Acute Coronary Syndrome and Stress Hyperglycaemia European Cardiology Review 2018;13(1):29-34.
17. Katz P, Leiter LA, Mellbin L, Rydén L. The clinical burden of type 2 diabetes in patients with acute coronary syndromes: prognosis and implications for short- and long-term management. Diab Vasc Dis Res. 2014;11(6):395-409.
18. Wang CL, Hess C, Hiatt WR, Goldfine AB. Clinical Update: cardiovascular disease in diabetes mellitus: atherosclerotic cardiovascular disease and heart failure in type 2 diabetes mellitus-mechanisms, management, and clinical considerations.Circulation 2016;133;2459-502.
19. Libby P. Mechanisms of acute coronary syndromes and their implications for therapy. N Engl J Med. 2013; 368:2004-13.
20. Mapanga RF, Essop MF. Damaging effects of hyperglycemia on cardiovascular function: spotlight on glucose metabolic pathways. Am J Physiol-Hear Circ Physiol. 2016;310:H153-73.
21. Kim EJ, Jeong MH, Kim JH, Ahn Th, Seung KB, Oh DJ et al. Clinical impact of admission hyperglycemia on in-hospital mortality in acute myocardial infarction patients.Int J Cardiol. 2017;236:9-15.
22. Moura FA, Cintra R, Carvalho LSF, Santos SN, Modolo R, Munhoz DB, et al. Adverse outcome has a U-shaped relation with acute phase change in insulin sensitivity after ST-Elevation Myocardial Infarction. Int J Cardiol. 2018 ;254:16-22.
23. Xu XR, Carrim N, Neves M, McKeown T, Stratton T, Coelho RM et al Platelets and platelet adhesion molecules: novel mechanisms of thrombosis and anti-thrombotic therapies Thrombosis Journal 2016,14(supp)1:29
24. Angeli F, Reboldi G, Poltronieri C, Lazzari L, Sordi M, Garofoli M et al. Hyperglycemia in acute coronary syndromes: from mechanisms to prognostic implications. Ther Adv Cardiovasc Dis. 2015;9:412-24.
25. Ferreiro JL, Angiolillo DJ. Diabetes and antiplatelet therapy in acute coronary syndrome. Circulation. 2011;123:798-813.

26. Droppa M, Tschernow D, Muller K, Tavlaki E, Karathanos A, Stimpfle F et al. Evaluation of clinical risk factors to predict high on-treatment platelet reactivity and outcome in patients with stable coronary artery disease (PREDICT-STABLE). PLoS One. 2015;10(3):e0121620.
27. Verdoia M, Pergolini P, Nardin M, Rolla R, Barbieri L, Schaffer A et al. Impact of diabetes on immature platelets fraction and its relationship with platelet reactivity in patients receiving dual antiplatelet therapy. J Thromb Thrombolysis. 2016;42(2):245-53.
28. Paven E, Dillinger JG, Bal Dit Sollier C, Vidal-Trecan T, Berge N, Dautry Ret al. Determinants of aspirin resistance in patients with type 2 diabetes. Diabetes Metab. 2020;46(5):370-376.
29. Russo I, Penna C, Musso T, Popara J, Alloatti G, Cavalot F et al. Platelets, diabetes and myocardial ischemia/reperfusion injury. Cardiovasc Diabetol 2017;16(1): 71.
30. Angeli F, Verdecchia P, Karthikeyan G, Mazzotta G, Del Pinto M, Repaci S et al. New-onset hyperglycemia and acute coronary syndrome: a systematic overview and meta-analysis. Curr Diabetes Rev. 2010;6(2)':102-10.
31. Su G, Mi SH, Tao H, Li Z, Yang HX, Zheng H et al. Impact of admission glycemic variability, glucose, and glycosylated hemoglobin on major adverse cardiac events after acute myocardial infarction. Diabetes Care. 2013;36(4):1026-32.
32. Nicolau JC, Maia LN, Vitola JV, Mahaffey KH, Machado MN, Ramires JA. Baseline Glucose and left ventricular remodeling after acute myocardial infarction. J Diabetes Complications. 2007;21(5):294-9.
33. Nicolau JC, Lima FG, Franken M, Serrano CV, Giraldez RR, Baracioli LM et al. The prognostic value of diabetes and of acute hyperglycemia is different during the in-hospital and chronic phases after myocardial infarction. J Am Coll Cardiol 2011;57 Suppl:14.
34. Nicolau JC, Serrano CV, Giraldez RR, Baracioli LM,Moreira HG, Lima FG et al. In patients with acute myocardial infarction, the impact of hyperglycemia as a risk factor for mortality is not homogeneous across age-groups. Diabetes Care 2012; 35(1):150-2.
35. Nicolau JC, Franken M, Lima FG, Baracioli LM, Serrano CV, Giraldez RR et al. Is the impact of hyperglycemia as a risk factor homogeneous across different presentations of acute coronary syndromes? Eur Heart J. 2009; 30 Suppl: 481.
36. Andrade MD, Nicolau JC, Baracioli LM, Giraldez RR, Serrano CV, Moraes RC et al. Glucose and creatinine as a risk factor in patients with acute myocardial infarction: importance and interactions. Eur Heart J. 2009; 30 Suppl:172.
37. Kosiborod M. Hyperglycemia in acute coronary syndromes. Endocrinol Metab Clin North Am. 2018;47:185-202.
38. Nam MCY, Byrne CD, Kaski JC, Greaves K. Insulin in acute coronary syndrome: a narrative review with contemporary perspectives. Cardiovasc Drugs Ther. 2016;30(5):493-504.
39. Chaudhuri A, Dandona P, Fonseca V. Cardiovascular benefits of exogenous insulin. J Clin Endocrinol Metab. 2012;97:3079-91.
40. Dandona P, Chaudhuri A, Ghanim H, Mohanty P. Insulin as an anti-inflammatory and antiatherogenic modulator. J Am Coll Cardiol. 2009;53 Suppl.:S14-20.
41. Malmberg K, Rydén L, Efendic S, Herlitz J, Nicol P, Waldestrom A et al Randomized trial of insulin--glucose infusion followed by subcutaneous insulin treatment in diabetic patients with acute myocardial infarction (DIGAMI study): effects on mortality at 1 year. J Am Coll Cardiol. 1995;26(1):57-65.
42. Ritsinger V, Malmberg K, Mårtensson A, Rydén L, Wedel H, Norhammar A. Intensified insulin-based glycaemic control after myocardial infarction: mortality during 20 year follow-up of the randomised Diabetes Mellitus Insulin Glucose Infusion in Acute Myocardial Infarction(DIGAMI1) trial. Lancet Diabetes Endocrinol. 2014; 2(8):627-33.
43. Malmberg K, Rydén L, Wedel H, Birkeland K, Bootsma A, Dickstein K et al. Intense metabolic control by means of insulin in patients with diabetes mellitus and acute myocardial infarction (DIGAMI 2): effects on mortality and morbidity. Eur Heart J. 2005;26(7):650-61.
44. Chartterjee S,Charma A, Lichstein E, Mukherjee D. Intensive glucose control in diabetics with an acute myocardial infarction does not improve mortality and increases risk of hypoglycemia: a meta--regression analysis. Curr Vasc Pharmacol. 2013;11(1):100-4.
45. Mamas MA, Neyses L, Fath-Ordoubadi F. A meta-analysis of glucose-insulin-potassium therapy for treatment of acute myocardial infarction. Exp Clin Cardiol. 2010;15(2): e 20-24.

46. Selker HP, Beshansky JR, Sheehan PR, Masaro JM, Griffith JL, D´Agostino RB et al. Out-of-hospital administration of intravenous glucose-insulin-potassium in patients with suspected acute coronary syndromes: the IMMEDIATE randomized controlled trial. JAMA 2012;307(18):1925-33
47. International Hypoglycaemia Study Group. Hypoglycaemia, cardiovascular disease, and mortality in diabetes: epidemiology, pathogenesis, and management. Lancet Diabetes Endocrinol. 2019 ;7(5):385-396.
48. The NICE-SUGAR Study Investigators.Intensive versus conventional glucose control in critical ill patients. N Eng J Med 2009;360:1283-97.
49. Neto AP, Genestreti PRR, Giacaglia LR, Sargaço R, Leite S, Raduan R et al Controle da glicemia no paciente hospitalizado Posicionamento Oficial da Sociedade Brasileira de Diabetes 03/2015. disponível em http://www.diabetes.org.br. Acesso em 20/5/2020.
50. Drucker DJ, Habener JF, Holst JJ. Discovery, characterization, and clinical development of the glucagon-like peptides. J Clin Invest. 2017;127:4217-27.
51. Nauck MA, Meier JJ, Cavender MA, Abd El Aziz M, Drucker DJ. Cardiovascular actions and clinical outcomes with glucagon-like peptide-1 receptor agonists and dipeptidyl peptidase-4 inhibitors. Circulation. 2017;136(9):849-70.
52. Woo JS, Kim W, Ha SJ, Kim JB, Kim SJ, Kim WS et al. Cardioprotective effects of exenatide in patients with st-segment-elevation myocardial infarction undergoing primary percutaneous coronary intervention: results of exenatide myocardial protection in revascularization study. Arterioscler Thromb Vasc Biol. 2013;33(9):2252-60.
53. Chen WR, Chen YD, Tian F, Yang N, Cheng LQ, Hu SY et al. Effects of liraglutide on reperfusion injury in patients with st-segment-elevation myocardial infarction. Circ Cardiovasc Imaging. 2016; 9(12):e005146.
54. Chen WR, Shen XQ, Zhang Y, Chen YD, Hu SY, Qian G et al. Effects of liraglutide on left ventricular function in patients with non-ST-segment elevation myocardial infarction. Endocrine. 2016;52(3):516-26.
55. Chen WR, Hu SY, Chen YD, Zhang Y, Qian G, Wang J et al Effects of liraglutide on left ventricular function in patients with ST-segment elevation myocardial infarction undergoing primary percutaneous coronary intervention. Am Heart J. 2015 ;170(5):845-54.
56. Gupta AK, Verma AK, Kailashiya J, Singh S, Kumar N Sitagliptin: antiplatelet effect in diabetes and healthy volunteers Platelets. 2012; 23(8): 565-70.
57. Cameron-Vendrig A., Reheman A., Siraj M.A., Xu X.R., Wang Y., Lei X. et al Glucagon-Like Peptide 1 Receptor Activation Attenuates Platelet Aggregation and Thrombosis. Diabetes. 2016;65:1714–23.
58. Zinman B, Wanner C, Lachin JM, Fitchett D, Bluhmki E, Hantel S et al. Empagliflozin, cardiovascular outcomes, and mortality in type 2 diabetes. N Engl J Med. 2015; 373(22):2117-28.
59. Furtado RHM, Bonaca MP, Raz I, Zelniker TA, Mosenzon O, Cahn A et al Dapagliflozin and Cardiovascular Outcomes in Patients With Type 2 Diabetes Mellitus and Previous Myocardial Infarction. Circulation.2019; 28;139(22):2516-27.
60. McMurray JJV, Solomon SD, Inzucchi SE, Køber L, Kosiborod MN, Martinez FA et al. DAPA-HF Trial Committees and Investigators. Dapagliflozin in Patients with Heart Failure and Reduced Ejection Fraction. N Engl J Med. 2019 Nov 21;381(21):1995-2008.
61. Martinez FA, Serenelli M, Nicolau JC, Petrie MC, Chiang CE, Tereshchenko S, et al. Efficacy and Safety of Dapagliflozin in Heart Failure With Reduced Ejection Fraction According to Age: Insights From DAPA-HF. Circulation. 2020 Jan 14;141(2):100-111.
62. Shimizu W, Kubota Y, Hoshika Y, Mozawa K, Tara S, Tokita Y et al. Effects of empagliflozin versus placebo on cardiac sympathetic activity in acute myocardial infarction patients with type 2 diabetes mellitus: the EMBODY trial. Cardiovasc Diabetol 2020;19(1):148.
63. Avogaro A, Bonora E, Consoli A, Del Prato S, Genovese S, Giorgino F. Glucose-lowering therapy and cardiovascular outcomes in patients with type 2 diabetes mellitus and acute coronary syndrome. Diab Vasc Dis Res. 2019; 16(5):399-414.
64. Sasso FC, Rinaldi L, Lascar N, Marrone A, Pafundi PC, Adinolfi LE, Marfella R. Role of Tight Glycemic Control during Acute Coronary Syndrome on CV Outcome in Type 2 Diabetes. J Diabetes Res. 2018; 4;2018:3106056.

65. Soeiro AM, Mansur AP, Schaan BD., Caramelli B, Rochitte CE, Serrano Jr. CV et al. I Diretriz sobre Aspectos Específicos de Diabetes (tipo 2) Relacionados à Cardiologia. Arq. Bras. Cardiol. 2014;102 (5 Suppl 1): 1-41.
66. Bertoluci MC, Moreira RO, Faludi A, Izar MC, Schaan BD, Valerio CM et al. Brazilian guidelines on prevention of cardiovascular disease in patients with diabetes: a position statement from the Brazilian Diabetes Society (SBD), the Brazilian Cardiology Society (SBC) and the Brazilian Endocrinology and Metabolism Society (SBEM). Diabetol Metab Syndr. 2017;9(53):1–36.
67. B Ibanez, S James, S Agewall, Antunes MJ, Bucciarelli-Ducci C, Bueno H et al 2017 ESC Guidelines for the management of acute myocardial infarction in patients presenting with ST-segment elevation European Heart Journal 2018;39(2): 119-177.
68. American Diabetes Association Diabetes care in the hospital Standards of Medical Care in Diabetes 2020. Diabetes Care 2020;43 (Suppl. 1):S193-S202.
69. Lee SA, Cho SJ, Jeong MH, Kim YJ, Kim CJ, Cho Mc et al Hypoglycemia at admission in patients with acute myocardial infarction predicts a higher 30-day mortality in patients with poorly controlled type 2 diabetes than in well-controlled patients Dabetes Care 2014;37(8):2366-73.
70. International Hypoglycaemia Study Group. Glucose Concentrations of Less Than 3.0 mmol/L (54 mg/dL) Should Be Reported in Clinical Trials: A Joint Position Statement of the American Diabetes Association and the European Association for the Study of Diabetes. Diabetes Care. 2017;40(1):155-7.
71. Cosentino F, Grant PJ, Aboyans V, Bailey CJ, Ceriello A, Delgado V, et al. ESC guidelines on diabetes, pre-diabetes, and cardiovascular diseases developed in collaboration with the EASD. Eur Heart J. 2020;41(2):255-323.
72. Toyoshima MT, de Souza ABC, Admoni SN, Cukier P, Lottemberg S, Latronico AC et al. New digital tool to facilitate subcutaneous insulin therapy orders: an inpatient insulin dose calculator. Diabetol Metab Syndr. 2015;7:114.
73. Christensen MB, Gotfredsen A, Nørgaard K. Efficacy of basal-bolus insulin regimens in the inpatient management of non-critically ill patients with type 2 diabetes: A systematic review and meta-analysis. Diabetes Metab Res Rev. 2017 Jul;33(5).
74. Umpierrez GE, Smiley D, Zisman A, Prieto LM, Palacio A, Ceron M, et al. Randomized study of basal--bolus insulin therapy in the inpatient management of patients with type 2 diabetes (RABBIT 2 trial). Diabetes Care. 2007 Sep;30(9):2181-6.

CAPÍTULO 3

Diabetes e Insuficiência Coronária Crônica

Luiz Antônio Machado César ▪ Nilson Tavares Poppi

Introdução

A doença arterial coronária crônica (DAC) é caracterizada pelo acúmulo de placas ateroscleróticas nas artérias coronárias epicárdicas. Síndrome coronária crônica (SCC) é um termo recentemente utilizado que define de forma mais abrangente as diferentes fases evolutivas da DAC, excluindo as situações nas quais a trombose coronariana aguda domina a apresentação clínica, isto é, as síndromes coronárias agudas (SCA). Os cenários clínicos mais frequentemente encontrados nos pacientes com SCC são[1]:

1) Pacientes com suspeita de DAC e sintomas anginosos estáveis e/ou dispneia.
2) Pacientes com início recente de insuficiência cardíaca ou disfunção ventricular e suspeita de DAC.
3) Pacientes assintomáticos ou sintomáticos com sintomas estáveis e uma SCA há menos de um ano ou com uma revascularização recente.
4) Pacientes sintomáticos ou assintomáticos com o diagnóstico inicial ou revascularização há mais de um ano.
5) Pacientes com angina e suspeita de doença microvascular ou vasoespástica; pacientes assintomáticos diagnosticados através de rastreamento[1].

O diabetes *mellitus* (DM) é fator de risco associado à doença arterial coronariana (DAC) crônica estável, e confere risco aumentado para eventos cardiovasculares e morte nos indivíduos afetados pela doença comparativamente aos não diabéticos. As taxas de mortalidade cardiovascular chegam a ser três vezes maiores em homens diabéticos e duas a cinco vezes maiores em mulheres diabéticas. Aproximadamente 20% a 30% dos pacientes com DAC apresentam DM conhecida, e dos restantes, 70% terão um diagnóstico recente de DM ou intolerância à glicose quando investigados com um teste oral de tolerância à glicose[1].

Os principais objetivos no tratamento da DAC crônica são:

1) Redução da mortalidade e a prevenção do infarto do miocárdio.
2) Redução dos sintomas e melhora da qualidade de vida.

Tais objetivos devem ser alcançados através do controle dos fatores de risco cardiovasculares, mudanças do estilo de vida, tratamento medicamentoso e em casos selecionados, intervenções coronárias.

A despeito dos avanços no tratamento clinico medicamentoso, milhares de pacientes continuam a realizar procedimentos de revascularização miocárdica para atingir tais objetivos em todo o mundo. Desses pacientes, ao menos 25% são diabéticos[2].

A cirurgia de revascularização miocárdica, introduzida em 1968, utiliza enxertos para as artérias coronárias, a partir da aorta ou da própria artéria nativa, o que revolucionou o tratamento da angina do peito a partir da década de 1970. Os primeiros ensaios clínicos, que compararam a cirurgia de revascularização miocárdica com o tratamento clínico medicamentoso evidenciaram melhores desfechos clínicos com o tratamento cirúrgico em grupos de elevado risco, como os pacientes com lesão de tronco de coronária esquerda e doença triarterial com disfunção ventricular esquerda. Desde então, outros estudos têm sido realizados em grupos de pacientes oligossintomáticos e de menor risco cardiovascular, para identificar outras situações clínicas que estariam implicadas em benefício adicional com a estratégia de tratamento cirúrgico.

Entre esses estudos, destaca-se o *Medicine, Angioplasty, or Surgery Study* (MASS) II, unicêntrico, realizado no Brasil, que randomizou 611 pacientes com doença arterial coronária multiarterial, angina estável e função ventricular preservada, para tratamento clínico medicamentoso, cirurgia ou angioplastia. No seguimento de 5 anos, os pacientes submetidos inicialmente ao tratamento cirúrgico obtiveram menores taxas de eventos cardiovasculares: infarto do miocárdio e necessidade de revascularização adicional, comparativamente aos outros dois grupos de tratamento. No entanto, as taxas de mortalidade nos três grupos foram semelhantes. Ressalte-se, que muitos pacientes no grupo clínico e no grupo angioplastia foram, ao longo do tempo, submetidos à revascularização do miocárdio cirúrgica.

No grupo de pacientes diabéticos, a comparação entre os procedimentos de revascularização miocárdica foi alvo de um número significativamente menor de ensaios clínicos randomizados e a escolha da melhor estratégia persistia como um desafio clínico.

Tratamento medicamentoso

As recomendações gerais para a prevenção secundária e tratamento farmacológico de pacientes com SCC e diabetes *mellitus* são as mesmas aplicadas para os pacientes não diabéticos, pois são baseadas em evidências extraídas de estudos clínicos que incluíram ambos os grupos de pacientes. Para reduzir o risco de eventos cardiovasculares, utilizamos ácido acetil-salicílico (AAS) ou clopidogrel se houver intolerância ao AAS, estatinas, e inibidores da enzima conversora de angiotensina. Adicionar uma segunda droga antitrombótica ao AAS para prevenção secundária de longo prazo pode ser considerada em pacientes que não apresentam alto risco de sangramento[1] como foi sustentado pelos estudos com o antiplaquetário Ticagrelor na dose de 60 a 90 mg em duas tomadas diárias (PEGASUS) e com o anticoagulante Rivaroxabana na dose de 2,5 mg também em duas tomadas diárias (COMPASS)[3]. Nos pacientes diabéticos tipo 2 com antecedente de angioplastia com *stents*, o uso de dupla antiagregação plaquetária com Ticagrelor reduziu em 15% o desfecho composto por morte cardiovascular, infarto do miocárdio e acidente vascular cerebral, durante um seguimento de cerca de três anos, como demonstrado no estudo THEMIS-PCI com mais de 11.000 pacientes[4]. Este benefício quando comparado ao placebo foi concentrado na redução de eventos isquêmicos, sem ter sido encontrada diferença de mortalidade quando esta variável foi analisada isoladamente. Embora tenha ocorrido um aumento na taxa de sangramentos graves, o benefício líquido foi favorável.

Com o intuito de melhorar a qualidade de vida utilizamos, para os pacientes sintomáticos, fármacos antianginosos tanto em monoterapia como em terapia combinada: betabloqueadores bloqueadores de canais de cálcio, nitratos, ivabradina, trimetazidina e ranolazina, sendo estas duas últimas, capazes inclusive, de melhorar o controle glicêmico.

Há evidências bem estabelecidas a respeito do papel protetor que o adequado controle glicêmico desempenha na prevenção e controle das complicações microvasculares do diabetes. No entanto, apenas na última década, conhecemos as evidências de grandes ensaios clínicos que avaliaram o impacto dos novos fármacos antidiabéticos nos principais desfechos cardiovasculares, alguns dos quais apresentaram efeitos neutros ou favoráveis. Anteriormente, alguns estudos foram incapazes de demonstrar redução de eventos cardiovasculares em pacientes diabéticos tipo 2 submetidos ao controle glicêmico mais rigoroso, ocasião na qual estavam disponíveis apenas sulfoniureias, metformina, tiazolinedionas, glinidas, acarbose e insulina[5]. No estudo ACCORD foi evidenciado aumento de mortalidade e hipoglicemia grave no subgrupo de pacientes submetidos ao tratamento intensivo com menor meta de hemoglobina glicada. Embora a metformina seja amplamente utilizada e recomendada pelas diretrizes, a redução de eventos cardiovasculares observada com tal droga é suportada apenas pelo estudo UKPDS publicado em 1998 com 753 pacientes diabéticos com sobrepeso e moderado risco cardiovascular. Após uma metanálise demonstrar aumento do risco cardiovascular com o uso de rosiglitazona em 2008, as agências regulatórias exigiram que todos novos fármacos para DM demonstrassem margens de segurança cardiovascular para que fossem aprovadas[1].

Os inibidores da DPP-4 (alogliptina, sitagliptina, linagliptina) demonstraram efeitos neutros quanto aos desfechos cardiovasculares em grandes ensaios clínicos randomizados realizados em pacientes diabéticos com diferentes perfis de risco cardiovascular, embora a saxaglitina tenha demonstrado um aumento do risco de hospitalização por insuficiência cardíaca[6].

Os agonistas do receptor GLP-1 também foram testados em ensaios clínicos randomizados em pacientes com DM tipo 2 e doença cardiovascular prévia ou com múltiplos fatores de risco cardiovasculares. Os fármacos que demonstraram redução na incidência do desfecho primário composto por morte cardiovascular, infarto do miocárdio não fatal e AVC não fatal, em comparação com o placebo foram: liraglutida, dulaglutida, semaglutida e albiglutida; a lixisenatida e a exenatida foram não inferiores ao placebo[7]. Uma metanálise demonstrou uma redução de 14% no desfecho composto apenas no subgrupo de pacientes com doença cardiovascular aterosclerótica estabelecida[8].

Inibidores do receptor SGLT2 reduzem a glicemia dos pacientes diabéticos através da redução da reabsorção renal da glicose e consequente efeito glicosúrico. A dapaglifozina foi não inferior ao placebo quanto ao desfecho composto por morte cardiovascular, infarto do miocárdio não fatal e acidente vascular cerebral isquêmico não fatal; a canaglifozina e a empaglifozina reduziram em 14% o mesmo desfecho composto quando comparadas ao placebo[9]. Os três fármacos demonstraram reduzir significativamente as internações por insuficiência cardíaca, porém não foram capazes de reduzir a incidência de infarto do miocárdio não fatal. Apenas a empaglifozina demonstrou redução de mortalidade cardiovascular (38%) e por todas as causas no estudo EMPA-REG, único dos três ensaios clínicos que incluiu apenas pacientes com doença cardiovascular aterosclerótica estabelecida[9].

As evidências destes grandes ensaios clínicos randomizados reforçam a recomendação para a utilização destes fármacos antidiabéticos em pacientes com elevado risco cardiovascular, em especial os agonistas GLP-1 e os inibidores da SGLT2. Os benefícios observados com os agonistas do receptor de GLP-1 foram provavelmente derivados da redução de eventos aterotrombóticos, enquanto os inibidores da SGLT2 reduziram especialmente os desfechos relacionados à insuficiência cardíaca[1], como foi reforçado pelo estudo DAPA-HF, que demonstrou redução de mortalidade com dapaglifozina em pacientes com insuficiência cardíaca e fração de ejeção reduzida, diabéticos e não diabéticos[10].

Revascularização miocárdica

A primeira evidencia que apontou para um benefício do tratamento cirúrgico de revascularização em comparação à angioplastia em pacientes diabéticos partiu de uma análise de subgrupo do estudo *Bypass Angioplasty Revascularization Investigation* (BARI). Nesse trabalho, 1.829 pacientes com doença multiarterial documentada por angiografia coronariana foram randomizados entre 1988 e 1991, para cirurgia de revascularização miocárdica ou angioplastia coronária por cateter balão, antes da introdução dos *stents* coronários. Após um seguimento médio de 5,4 anos, não houve diferença estatisticamente significativa na sobrevida ou incidência de infarto do miocárdio entre os dois grupos[11].

No subgrupo de 353 pacientes (19% do total) diabéticos no estudo BARI, a sobrevida em cinco anos foi de 65,5% no grupo tratado inicialmente por angioplastia e 80,6% nos pacientes tratados por cirurgia ($p = 0,003$)[11]. Essa diferença estatisticamente significativa na mortalidade direcionou as diretrizes subsequentes a recomendar a cirurgia de revascularização miocárdica como abordagem preferencial nos pacientes diabéticos com doença coronariana multiarterial.

No seguimento de 10 anos do estudo BARI, as taxas de mortalidade e infarto do miocárdio também não apresentaram diferenças estatisticamente significantes entre os grupos randomizados. No subgrupo de diabéticos, os pacientes randomizados para cirurgia de revascularização miocárdica apresentaram maior sobrevida do que os pacientes tratados por angioplastia (57,8% *vs.* 45,5% respectivamente, $p = 0,025$). Um dado interessante e que foi demonstrado nesse estudo foi que os pacientes diabéticos que receberam ao menos um enxerto arterial apresentaram sobrevida em 10 anos de 64,3% e os que receberam apenas enxertos venosos 39,4%[11], destacando a importância do enxerto arterial no prognóstico destes pacientes.

Uma metanálise de 10 ensaios clínicos randomizados que compararam a estratégia cirúrgica e percutânea de revascularização incluiu 7.812 pacientes em um seguimento mediano de 5,9 anos e não demonstrou diferença de mortalidade entre os grupos. Entretanto, no subgrupo de 1.233 pacientes diabéticos, a mortalidade foi de 23% naqueles randomizados para cirurgia e 29% nos randomizados para angioplastia ($p = 0,014$)[12]. Nos seis ensaios clínicos mais antigos incluídos, a angioplastia foi realizada apenas com balão e, nos quatro mais recentes, o procedimento foi realizado com *stents* convencionais. A forte evidência de maior sobrevida após cirurgia de revascularização miocárdica comparativamente à angioplastia nos pacientes diabéticos multiarteriais foi obtida em ambas as modalidades de angioplastia (balão e implante de *stent*) e permaneceu significativa após o ajuste para outras características clínicas e fatores de risco dos pacientes[12].

Pacientes com diabetes *mellitus* tipo 2 (DM2) e DAC foram avaliados no estudo BARI 2D. Todos eram candidatos a intervenção coronária percutânea ou cirurgia de revascularização miocárdica eletivas. Foram randomizados 2.368 pacientes para revascularização (percutânea ou cirúrgica) inicial associada ao tratamento clínico intensivo ou tratamento clínico intensivo isolado. A randomização foi estratificada de acordo com o método de revascularização (percutânea ou cirúrgica) considerado mais apropriado para cada paciente definido *a priori* pelo médico responsável[13].

Entre 765 pacientes submetidos à angioplastia, 34,7% receberam *stents* farmacológicos e 56,0%, convencionais; os demais 9,3% não receberam *stents*. Intervenção em mais de um vaso ocorreu em 20,7% dos pacientes. Os 347 pacientes submetidos à cirurgia de revascularização miocárdica receberam uma média de 3 enxertos, sendo 36% das cirurgias sem circulação extracorpórea e em 94,2% houve utilização de enxerto de artéria torácica interna (mamária). Em cinco anos, as taxas de sobrevida não foram significativamente diferentes entre o grupo submetido a revascularização (88,3%) e o que recebeu tratamento clínico isolado (87,8%, $p = 0,97$). As taxas de sobrevida livre de eventos cardiovasculares (morte, infarto do miocárdio e acidente vascular cerebral [AVC]) também não foram significativamente diferentes entre os grupos: 77,2% entre os pacientes submetidos a intervenção e 75,9% entre os não submetidos a intervenção (p = 0,70)[13].

O subgrupo de pacientes randomizados para cirurgia de revascularização miocárdica ou tratamento clínico, possuía doença coronariana mais extensa, maior comprometimento triarterial e da porção proximal da artéria descendente anterior, e mais oclusões coronárias crônicas, quando comparado ao subgrupo randomizado para angioplastia ou tratamento clinico. Não houve diferença significativa de mortalidade entre o grupo submetido à intervenção e o submetido ao tratamento clinico, realizada cirurgia ou angioplastia. Todavia, os pacientes submetidos a cirurgia de revascularização miocárdica apresentaram um número significativamente menor de eventos cardiovasculares comparativamente ao grupo de tratamento clínico isolado (p = 0,01)[13]. O mesmo não foi observado entre os pacientes randomizados para angioplastia comparativamente aos pacientes tratados apenas clinicamente.

Os achados do estudo BARI 2D sugeriram que os pacientes diabéticos, com evidência de isquemia miocárdica, e doença multiarterial extensa, poderiam beneficiar-se de revascularização miocárdica cirúrgica principalmente às custas de uma menor taxa de infarto do miocárdio não fatal. Vale ressaltar que este estudo foi desenhado para comparar revascularização miocárdica (cirúrgica ou percutânea) com tratamento clinico isolado, e não cirurgia com angioplastia.

Na era dos *stents* farmacológicos e perspectivas de menores taxas de reestenoses, a angioplastia com a utilização desses dispositivos foi encorajada e realizada em pacientes com doença multiarterial mais complexa. O estudo SYNTAX (*SYNergy between percutaneous coronary intervention with TAXus and cardiac surgery*) randomizou 1.800 pacientes com doença coronariana triarterial ou lesão de tronco de coronária esquerda para tratamento cirúrgico de revascularização ou percutâneo com paclitaxel[14].

A análise do subgrupo de diabéticos no estudo SYNTAX foi pré-especificada no protocolo, mas nenhuma hipótese havia sido definida *a priori*. Do total de pacientes randomizados, 452 eram diabéticos (40,3% tratados com insulina e 59,7% apenas com antidiabéticos orais). Estes pacientes apresentavam um perfil de risco significativamente maior do que os pacientes não diabéticos: Euroscore (uma ferramenta de avaliação de risco em coronariopatas) mais elevado, maior número de lesões coronárias e tendência à doença mais difusa e vasos de fino calibre, apesar do escore SYNTAX ser comparável nos dois grupos[14].

Na análise de um ano de seguimento, o desfecho primário composto de morte, infarto do miocárdio, necessidade de nova revascularização e AVC foi significativamente maior nos pacientes diabéticos tratados com angioplastia comparativamente ao grupo tratado com cirurgia, impulsionado pelas taxas mais elevadas de revascularizações repetidas no grupo de diabéticos, não havendo diferença nos demais desfechos clínicos neste subgrupo. A presença de diabetes foi associada com mortalidade significativamente maior após ambos os procedimentos de revascularização[14].

Pacientes diabéticos e não diabéticos com doença coronariana de maior complexidade anatômica (escore SYNTAX ≥ 33) apresentaram mortalidade significativamente maior com o tratamento percutâneo do que com o tratamento cirúrgico. Ao considerarmos o tratamento percutâneo com *stents* farmacológicos, os pacientes diabéticos apresentaram maiores taxas de revascularizações repetidas do que os pacientes não diabéticos. Esta diferença foi progressivamente maior, quanto maior o escore SYNTAX. No entanto, não foi encontrada diferença na ocorrência de novas revascularizações ao compararmos diabéticos e não diabéticos submetidos à cirurgia de revascularização miocárdica.

Na análise de seguimento de cinco anos no subgrupo de diabéticos do estudo SYNTAX resultados semelhantes foram encontrados. No entanto, no seguimento de cinco anos os pacientes submetidos à angioplastia passaram a apresentar taxas maiores de morte cardiovascular do que os pacientes submetidos à cirurgia, tanto em diabéticos quanto em não diabéticos. Outra evidência importante surgiu no seguimento de cinco anos: os pacientes diabéticos insulinodependentes submetidos à angioplastia apresentaram taxas significativamente maiores do desfecho primário, do desfecho composto por morte, infarto e AVC e de morte cardiovascular do que os pacientes diabéticos em uso apenas de antidiabéticos orais submetidos ao mesmo procedimento[14]. Portanto, de acordo com o estudo SYNTAX, a cirurgia de revascularização miocárdica deve permanecer como tratamento padrão-ouro para os pacientes com DAC complexa, especialmente para aqueles com diabetes.

O único estudo especificamente desenhado para comparar técnicas contemporâneas de angioplastia com *stents* farmacológicos e revascularização cirúrgica do miocárdio em diabéticos com doença coronariana multiarterial foi o FREEDOM (*Future Revascularization Evaluation in Patients with Diabetes Mellitus: Optimal Management of Multivessel Disease*), o qual randomizou 1.900 pacientes, 83% com doença triarterial. As taxas de eventos do desfecho primário em cinco anos, composto por óbito, infarto do miocárdio não fatal e AVC não fatal, foram de 26,6% nos pacientes do grupo designado para angioplastia e 18,7% naquele designado para cirurgia ($p = 0,005$). Houve maior mortalidade por todas as causas em cinco anos, no grupo designado para angioplastia (16,3%), quando comparado com o designado para cirurgia (10,9%), $p = 0,049$. Infarto do miocárdio não fatal também ocorreu mais frequentemente no grupo designado para angioplastia ($p < 0,001$). No entanto, a taxa de AVC em cinco anos foi maior no grupo cirúrgico (5,2%) *versus* 2,4% (angioplastia), $p = 0,03$[2].

A vantagem da cirurgia sobre o procedimento percutâneo com relação ao desfecho primário foi semelhante nos três subgrupos de pacientes classificados pelo escore SYNTAX (≤ 22, 23 a 32, ou ≥ 33) e também se manteve independentemente se os *stents* farmacológicos utilizados eram revestidos com sirolimus ou paclitaxel[2].

Diferentemente de estudos anteriores, em que as maiores taxas de eventos cardiovasculares nos pacientes com diabetes tratados por angioplastia foram impulsionadas pelas maiores taxas de novas revascularizações, no estudo FREEDOM o benefício da cirurgia foi resultado de menor incidência de infarto do miocárdio e óbito.

Uma metanálise com 3.052 pacientes diabéticos multiarteriais comparou a revascularização cirúrgica do miocárdio *versus* a angioplastia com *stents* farmacológicos de primeira geração e confirmou os resultados do estudo SYNTAX sobre a superioridade da modalidade de tratamento cirúrgico nessa população[15]. Quanto à escolha do stent, uma metanálise com mais de 8.000 pacientes diabéticos submetidos à angioplastia coronária, mostrou maior segurança e eficácia dos *stents* revestidos com everolimus em comparação com os *stents* de primeira geração (paclitaxel e sirolimus)[15].

No subgrupo de pacientes diabéticos multiarteriais do estudo BEST, o desfecho composto por morte, infarto do miocárdio, ou revascularização do vaso alvo foi significativamente maior no grupo de pacientes submetidos à angioplastia com everolimus do que no grupo submetido à revascularização miocárdica, diferente do que foi observado no subgrupo de pacientes diabéticos do estudo EXCEL, com pacientes com lesão obstrutiva do tronco da coronária esquerda e SYNTAX escore baixo ou intermediário, com taxas de eventos cardiovasculares semelhantes em ambos os grupos em três anos de seguimento[15].

No cenário da insuficiência cardíaca de origem isquêmica, com fração de ejeção ≤ 35%, o estudo STICH demonstrou redução de mortalidade no grupo submetido à cirurgia de revascularização miocárdica *versus* tratamento medicamentoso otimizado isolado, durante um seguimento médio de cerca de 10 anos. O benefício observado no grupo de pacientes diabéticos foi da mesma magnitude daquele observado nos não diabéticos.

Conclusão

1. Diabetes *mellitus* é uma comorbidade comum em pacientes com síndrome coronária crônica, e está associada com um pior prognóstico.
2. Novos fármacos antidiabéticos como os inibidores da SGLT2 e os análogos do GLP-1 reduzem eventos cardiovasculares em pacientes diabéticos com doença cardiovascular estabelecida, ou que apresentam risco cardiovascular alto ou muito alto.
3. De maneira geral, se a angioplastia pode ser considerada uma estratégia de revascularização adequada para pacientes diabéticos uniarteriais, o tratamento cirúrgico é superior nos pacientes diabéticos multiarteriais e deve ser o método preferencialmente utilizado, desde que o risco cirúrgico seja aceitável e o leito coronariano adequado ao procedimento.
4. Há evidências de que a cirurgia de revascularização miocárdica seja progressivamente superior à angioplastia nos pacientes diabéticos e coronariopatas, quanto maior for o perfil de risco destes pacientes, especialmente nos diabéticos em uso de insulina e quanto maiores forem a extensão e complexidade das lesões anatômicas. Nesse cenário, o tratamento cirúrgico de revascularização realmente faz a diferença na redução das taxas de mortalidade e de eventos cardiovasculares.
5. Atualmente, para multiarteriais com comprometimento da artéria interventricular anterior, a indicação passa a ser a revascularização direta do miocárdio cirúrgica, ficando a intervenção percutânea para situações especiais de alto risco para cirurgia ou preferência do paciente.

Referências

1. Cosentino F, Grant PJ, Aboyans V, Bailey CJ, Ceriello A, Delgado V, et al. 2019 ESC Guidelines on diabetes, pre-diabetes, and cardiovascular diseases developed in collaboration with the EASD. Eur Heart J 2020;41(2):255-323.
2. Farkouh ME, Domanski M, Sleeper LA, Siami FS, Dangas G, Mack M, et al. Strategies for multivessel revascularization in patients with diabetes. N Engl J Med 2012;367(25):2375-84.
3. Eikelboom JW, Connolly SJ, Bosch J, Dagenais GR, Hart RG, Shestakovska O, et al. Rivaroxaban with or without Aspirin in Stable Cardiovascular Disease. N Engl J Med 2017;377(14):1319-1330.
4. Bhatt DL, Steg PG, Mehta SR, Leiter LA, Simon T, Fox K, et al. Ticagrelor in patients with diabetes and stable coronary artery disease with a history of previous percutaneous coronary intervention (THEMIS--PCI): a phase 3, placebo-controlled, randomised trial. Lancet 2019;394(10204):1169-1180.
5. Duckworth W, Abraira C, Moritz T, Reda D, Emanuele N, Reaven PD, et al. Glucose control and vascular complications in veterans with type 2 diabetes. N Engl J Med 2009;360(2):129-39.
6. Rosenstock J, Perkovic V, Johansen OE, Cooper ME, Kahn SE, Marx N, et al. Effect of Linagliptin vs Placebo on Major Cardiovascular Events in Adults With Type 2 Diabetes and High Cardiovascular and Renal Risk: The CARMELINA Randomized Clinical Trial. JAMA 2019;321(1):69-79.
7. Marso SP, Daniels GH, Brown-Frandsen K, Kristensen P, Mann JF, Nauck MA, et al. Liraglutide and Cardiovascular Outcomes in Type 2 Diabetes. N Engl J Med 2016;375(4):311-22.
8. Zelniker TA, Wiviott SD, Raz I, Im K, Goodrich EL, Furtado RHM, et al. Comparison of the Effects of Glucagon-Like Peptide Receptor Agonists and Sodium-Glucose Cotransporter 2 Inhibitors for Prevention of Major Adverse Cardiovascular and Renal Outcomes in Type 2 Diabetes Mellitus. Circulation 2019;139(17):2022-2031.

9. Zinman B, Wanner C, Lachin JM, Fitchett D, Bluhmki E, Hantel S, et al. Empagliflozin, Cardiovascular Outcomes, and Mortality in Type 2 Diabetes. N Engl J Med 2015;373(22):2117-28.
10. McMurray JJV, Solomon SD, Inzucchi SE, Køber L, Kosiborod MN, Martinez FA, et al. Dapagliflozin in Patients with Heart Failure and Reduced Ejection Fraction. N Engl J Med 2019;381(21):1995-2008.
11. Investigators B. The final 10-year follow-up results from the BARI randomized trial. J Am Coll Cardiol 2007;49(15):1600-6.
12. Hlatky MA, Boothroyd DB, Bravata DM, Boersma E, Booth J, Brooks MM, et al. Coronary artery bypass surgery compared with percutaneous coronary interventions for multivessel disease: a collaborative analysis of individual patient data from ten randomised trials. Lancet 2009;373(9670):1190-7.
13. Frye RL, August P, Brooks MM, Hardison RM, Kelsey SF, MacGregor JM, et al. A randomized trial of therapies for type 2 diabetes and coronary artery disease. N Engl J Med 2009;360(24):2503-15.
14. Kappetein AP, Head SJ, Morice MC, Banning AP, Serruys PW, Mohr FW, et al. Treatment of complex coronary artery disease in patients with diabetes: 5-year results comparing outcomes of bypass surgery and percutaneous coronary intervention in the SYNTAX trial. Eur J Cardiothorac Surg 2013;43(5):1006-13.
15. Bavishi C, Baber U, Panwar S, Pirrotta S, Dangas GD, Moreno P, et al. Efficacy and safety of everolimus and zotarolimus-eluting stents versus first-generation drug-eluting stents in patients with diabetes: A meta-analysis of randomized trials. Int J Cardiol 2017;230:310-318.

CAPÍTULO 4

Mortalidade do Diabético com Doença Cardiovascular

Joaquim Barreto ▪ Alexandre Soares ▪ Andrei Carvalho Sposito

Introdução

A prevalência de diabetes é de 463 milhões de indivíduos, com projeções de que alcance 700 milhões até 2045[1]. Esses valores respondem por 4,2 milhões de óbitos relacionados à doença anualmente, assim colocando-a como responsável por até 10% do total de mortes anuais[1]. Esse cenário traduz-se em gastos estimados de US$1,2 trilhão, correspondentes a 1,8% do produto interno bruto global[2]. Nesse contexto, o Brasil contribui com 16,8 milhões de diabéticos, que geram despesas de US$ 52 bilhões todos os anos. Esses números colocam o país como a quarta nação em número de casos e terceira em gastos com o diabetes e suas complicações[3-5].

Do total de óbitos relacionados a diabetes, calcula-se que metade sejam atribuídos a doença cardiovascular (DCV). Esse cenário resulta, ao menos parcialmente, da maior prevalência de DCV em diabéticos. De fato, estima-se que 32% dos doentes com diabetes apresentem alguma DCV, sendo as mais frequentes a insuficiência cardíaca (IC) e a doença aterosclerótica[6]. Não obstante, verificou-se que a diabetes eleva em 3× o risco de internações por infarto agudo do miocárdio (IAM) e IC, além de ser fator de risco independente para maior tempo de hospitalização, piores desfechos clínicos e maior mortalidade de longo prazo[7-9]. Por fim, a presença de diabetes relaciona-se de forma independe a disfunção endotelial, hipertensão, dislipidemia e miocardiopatia, elementos que contribuem para o seu impacto sobre a mortalidade cardiovascular[10].

Nos últimos anos, o desenvolvimento de ensaios clínicos com medicações antidiabéticas orais com benefício sobre eventos cardiovasculares reavivou a busca por novos alvos terapêuticas na redução do risco cardiovascular residual de diabéticos[11]. Neste contexto, este capítulo propõe-se a reunir os principais estudos clínicos e epidemiológicos que apontam para a relação entre diabetes e mortalidade cardiovascular, bem como as bases fisiopatológicas que a justificam.

Diabetes e doença cardiovascular aterosclerótica

A doença aterosclerótica acomete 29% dos diabéticos, assim contribuindo para a maior prevalência de doença arterial coronariana (DAC) nesta população[6]. De fato, dados do registro CALIBER, com 1,9 milhões de indivíduos, identificou que a incidência de angina e IAM não fatal em diabéticos supera em 53% a verificada em não diabéticos. De forma similar, metanálise de estudos do *The Emerging Risk Factors Collaboration* indicou que a incidência de DAC em diabéticos supera em até 2,59× a verificada em controles, sendo mais incidente em mulheres em relação a homens diabéticos[12]. Estima-se que, a cada 1% de aumento de hemoglobina glicada (HbA1c) acima de 7%, aumente-se em 19% o risco de DAC[13]. Como resultado, as mortes atribuíveis à coronariopatia são 2,1× mais frequentes em diabéticos[14].

O impacto da diabetes sobre a mortalidade após um evento isquêmico é descrito. Nesse sentido, Bauters e cols.[15] obtiveram, a partir de revisão sistemática e metarregressão, que a mortalidade precoce (< 6 semanas) e tardia (6-12 meses) de diabéticos após uma síndrome coronariana aguda supera, em 66% e 86%, respectivamente, a verificada em controles[15]. No mesmo estudo, concluiu-se que o risco excedente de morte em diabéticos por IAM manteve-se estável ao longo das últimas décadas, apesar de redução significativa na mortalidade no mesmo período[15]. Resultados semelhantes foram obtidos quando a mortalidade de longo-prazo (> 12 meses) foi avaliada, obtendo-se risco de morte 82% superior entre diabéticos em relação aos controles[7]. Ao menos parcialmente, esses resultados refletem aqueles obtidos pelo estudo EXAMINATION, no qual, a partir de 1497 doentes com IAM com supradesnivelamento do segmento ST submetidos a angioplastia primária, diabéticos apresentaram risco 58% maior de novo evento e revascularização[16].

Em conjunto, esses resultados tornam evidente que a diabetes contribui para a o desenvolvimento da doença aterosclerótica e para a maior incidência de desfechos desfavoráveis a ela relacionadas. Do ponto de vista fisiopatológico, aceita-se que as principais vias responsáveis por esta interação são a formação de produtos finais da glicação avançada (AGE), a ativação das vias dos polióis e da proteína quinase C (PKC), e a resistência insulínica[17].

A hiperglicemia sustentada favorece que os grupamentos amina da glicose circulante liguem-se de forma não enzimática aos aminoácidos de proteínas séricas, promovendo a formação dos produtos de Amadori[18]. Por sua vez, estes produtos são submetidos a reações químicas complexas, tais como oxidação e condensação, dando origem a substâncias coletivamente denominadas AGE, que partilham da característica de ligarem-se a diferentes receptores celulares[18]. De fato, os AGE ligam-se a receptores específicos, denominados receptores de AGE (RAGE), mas também a *scavenger receptors, como* SR-BI, em células endoteliais, macrófagos e células musculares lisas[18].

Evidências robustas indicam que a ativação de RAGE pelos AGE estimula a progressão de placas ateroscleróticas. Nesse sentido, Bucciarelli e cols.[19] compararam a progressão da doença na aorta de camundongos diabéticos a de não diabéticos[19]. Nesse experimento, observou-se que a carga aterosclerótica na aorta dos diabéticos foi 2,7× superior em relação aos controles, assim como a expressão de proteínas de adesão celular (VCAM1) superou em 2,1× a dos controles[19]. Além disso, o pré-tratamento dos animais com inibidores de RAGE reverteu os efeitos mencionados, tornando a aorta dos animais diabéticos comparável a dos controles saudáveis[19]. Ademais, o uso do inibidor de RAGE cursou com redução de 2,6× no recrutamento de monócitos para a placa aterosclerótica, assim tornando bem estabelecida o papel do eixo AGE-RAGE na progressão da aterosclerose[19].

Aos efeitos acima descritos, uma miríade de ações tem sido descrita para os AGE na progressão da doença aterosclerótica. Por exemplo, identificou-se experimentalmente que os AGE ligam-se a receptores CD36 e SR-BI de *foam cells* de placas ateroscleróticas, estimulando a liberação de citocinas pró-inflamatórias, favorecendo a perpetuação de *foam cells* e inibindo o transporte reverso de colesterol[20,21]. Em células endoteliais, demonstrou-se que a exposição a AGE determina, de forma dose-dependente, a expressão de VCAM1, que favorecem o recrutamento de monócitos para o subendotélio, fornecendo o substrato inflamatório para o crescimento das placas[22]. Não obstante, a exposição do endotélio aos AGE inibe a síntese de óxido nítrico e favorece a formação de endotelina, dessa forma favorecendo vasoconstrição arterial, a qual contribui para menor reatividade vascular e consequente aumento do risco cardiovascular[23,24].

Não menos importante, a interação dos AGE com lipoproteínas favorece a glicação e posterior aumento dos níveis séricos de formas oxidadas de LDL. Estas, por sua vez, ligam-se a receptores *scavenger* – sobretudo, LOX1, SR-BI e RAGE – de células endoteliais promovendo sua transcitose para o espaço subendotelial, e a macrófagos favorecendo a formação de *foam cells*[25,26] Cumpre mencionar que as formas modificadas de LDL, em especial oxLDL, são sabidamente mais aterogênicas que as formas nativas. Nesse sentido, demonstrou-se experimentalmente que oxLDL liga-se a receptores LOX1, cuja expressão é potencializada na presença de oxLDL, determinando um feedback positivo que favorece a perpetuação do acúmulo de partículas aterogênicas na íntima vascular[27]. Não obstante, experimentalmente os AGE mostraram-se protrombóticos, na medida em que sua exposição determinou maior síntese de fator tecidual e inibidor do ativador de plasminogênio tipo 1 (PAI-1)[28,29].

A via dos polióis também está envolvida na interação da diabetes com a doença aterosclerótica. Em suma, sob condições fisiológicas em torno de 95% da glicose captada pela célula é submetida à fosforilação mediada pela glucoquinase. A glicose excedente é metabolizada pela via dos polióis, reação enzimática mediada pela aldose redutase que consiste na redução de glicose à sorbitol, que, por sua vez, é oxidado à frutose. Em diabéticos, a hiperglicemia determina maior ativação desta via, com consequente acúmulo de frutose e consumo de NADPH para formação de NAD, ambos relacionados a maior geração de AGE e indução de estresse oxidativo local[30]. Experimentalmente, Vedantham e cols.[31] demonstraram que o uso de inibidores da aldose redutase reduz a carga aterosclerótica em aorta de animais diabéticos. Ademais, Ruef e cols.[32] demonstraram participação desta via na proliferação de células musculares lisas em placas aterosclerótica.

De forma menos explorada, a ativação da via da proteína quinase C (PKC) também contribui para a aterogênese[33]. Em diabéticos, a hiperglicemia determina maior metabolização de glicose pelo sistema glicolítico, com consequente acúmulo de diacilglicerol (DAG) que, por sua vez, ativa diretamente a PKC. Experimentalmente, Lynch e cols.[34] demostraram que a ativação da PKC cursa com aumento da permeabilidade vascular, fenômeno crucial na perpetuação da aterogênese[35]. Da mesma forma, Inoguchi e cols.[36] demonstraram que a exposição de células endoteliais a ativadores da PKC cursa com síntese de espécies reativas de oxigênio (ROS) mediada pelo estímulo à ação da NADPH oxidase. Ademais, Harja e cols.[37] demonstraram que o uso de inibidores da PKC reduziu em 2× a carga aterosclerótica da aorta de camundongos diabéticos, assim como inibiu a expressão de metaloproteinases.

Para além das vias supracitadas, o papel da resistência insulínica na progressão da doença aterosclerótica é bem estabelecido. Primordialmente, sabe-se que a ligação da insulina aos seus receptores celulares – ISR 1 e 2 – determina a ativação de duas vias moleculares: a via da PI3K e a via da MAPK. No endotélio, a reatividade vascular é equilibrada pela ativação proporcional de ambas as vias, com a PI3K favorecendo a síntese de óxido nítrico e vasodilatação, contrabalançada pela síntese de endotelina-1 estimulada pela MAPK. Experimentalmente, demonstrou-se que, em diabéticos, a insulina tem reduzida sua capacidade de ativar a via da PI3K, o que, no entanto, ocorre sem comprometer a ativação da via da MAPK[38]. Como resultado, verifica-se o desbalanço na ativação dessas vias a favor da vasoconstrição e disfunção endotelial[38]. Da mesma maneira, a ativação da MAPK, sem a limitação da PI3K, experimentalmente favoreceu a migração de células musculares lisas (SMC) para a placa aterosclerótica e maior expressão de VCAM-1 em células endoteliais, ambos elementos fundamentais da etiopatogenia da aterosclerose[39,40].

Diabetes e Insuficiência cardíaca

A relação entre diabetes e insuficiência cardíaca é bem estabelecida. De fato, em metanálise recente com 12 milhões de indivíduos, demonstrou-se que o risco de desenvolver insuficiência cardíaca é 5 e 1,95× maior em doentes com DM1 e DM2, respectivamente, em relação a não diabéticos[41]. Para cada aumento de 1% dos níveis de HbA1c, corresponde uma elevação de 15% no risco de desenvolver insuficiência cardíaca[42]. Esse cenário condiz com os achados de prevalência. Nesse sentido, enquanto a prevalência de diabetes na população adulta é estimada em 10%, dentre doentes com insuficiência cardíaca atinge até 40%[4,6,43]. Da mesma maneira, a prevalência de insuficiência cardíaca, estimada em 1,4% da população adulta, acomete 14,9% dos diabéticos conforme metanálise recente[6].

Em doentes com insuficiência cardíaca, a associação com diabetes relacionou-se a pior capacidade aeróbica, maior prevalência de comorbidades – particularmente, DAC, IAM, hipercolesterolemia e hipertensão arterial -, bem como maior frequência de descompensações prévias da IC[44,45]. De fato, resultados dos estudos EVEREST e OPTIMIZE-HF indicam que, em comparação a não diabéticos, diabéticos internados por descompensação de IC com fração de ejeção reduzida (ICFER) apresentam risco até 19% maior de re-hospitalização e tempo mais prolongado até alta hospitalar[43,45]. De forma similar, análise do estudo CHARM demonstrou que, em comparação a não diabéticos, diabéticos com ICFER e IC com fração de ejeção preservada (ICFEP) apresentam risco de morte cardiovascular 1,54 e 1,93× superiores, respectivamente[8]. Ademais, o mesmo estudo demonstrou que as taxas de re-hospitalização foram superiores em 1,64 e 2,04× em doentes com ICFER e ICFEP, em relação aos controles[8]. Resultados similares foram obtidos por Tribouilloy e cols.[46], que encontraram uma mortalidade geral em 5 anos 1,77× superior entre diabéticos com ICFEP, em relação aos seus controles.

A etiologia da insuficiência cardíaca em diabéticos é multifatorial. Em parte, pode-se atribuir esta relação à maior prevalência de cardiopatia isquêmica e hipertensiva em diabéticos. Entretanto, diante de elevada incidência de insuficiência cardíaca mesmo em diabéticos sem outras comorbidades, propôs-se que a diabetes promove, de forma independente, alterações no miocárdio capazes de progredir com insuficiência cardíaca. Essas alterações, conjuntamente englobadas no conceito de cardiopatia diabética, compreendem primordialmente fibrose intersticial e perivascular, associada à hipertrofia ventricular e disfunção microvascular coronariana. Clinicamente, essas alterações cursam com disfunção inicialmente diastólica (ICFEP), com progressão em fases avançadas à ICFER[47].

Um volume crescente de evidências reforça a hipótese da cardiopatia diabética. Nesse sentido, resultados do Strong Heart, que comparou medidas ecocardiográficas de 1810 diabéticos a 944 controles, obteve que a diabetes foi fator de risco independente para maiores espessura e massa ventriculares, bem como para menor porcentual de encurtamento do ventrículo[48]. Em linha com este resultado, Frustaci e cols. verificaram, a partir de análise histopatológica de biópsia endomiocárdica de diabéticos sem cardiopatia isquêmica, que a diabetes relacionou-se com aumento de 42% de áreas de fibrose miocárdica, e de 38% de hipertrofia de cardiomiócitos. No mesmo estudo, demonstrou-se que as taxas de apoptose de miócitos encontrava-se aumentada em 85× dentre diabéticos em relação a controles saudáveis[49]. Da mesma forma, Mizushige e cols.[50] demonstraram experimentalmente que a indução de diabetes em ratos promove, em relação aos controles, maior tempo de enchimento ventricular, aumento da área de fibrose miocárdica e superexpressão de receptores de TGF-Beta.

Em conjunto, esses dados tornam inequívoca a relação independe entre diabetes e insuficiência cardíaca. Os mecanismos envolvidos nesta relação, no entanto, seguem como importante campo de investigação. Das hipóteses estabelecidas até o momento, acredita-se que a cardiopatia diabética seja atribuível, principalmente, a modificações do metabolismo energético, na homeostase do cálcio, ao estresse oxidativo, à disfunção endotelial e à ativação do sistema renina-angiotensina-aldosterona (SRAA). Esses mecanismos serão detalhados adiante.

Em condições fisiológicas, o metabolismo energético cardíaco ocorre a partir do consumo de oxigênio, lactato, corpos cetônicos e ácidos graxos livres (AGL) como substratos energéticos. Destes, a oxidação de glicose destaca-se como via preferencial, em vistas de sua maior eficiência energética. Em diabéticos, a resistência insulínica é responsável por dois fenômenos paralelos que modificam esse equilíbrio. Primeiramente, a hiperglicemia determina menor expressão miocárdica de proteínas transportadoras de glicose – em especial, GLUT1 e GLUT4[51]. Em segundo lugar, a menor sensibilidade à ação da insulina promove estímulo à lipólise com consequente elevação dos níveis circulantes de AGL. Esse conjunto de eventos favorece um deslocamento do metabolismo energético a favor da beta-oxidação de AGL[52]. Em conjunto, esses eventos cursam com aumento da demanda por oxigênio, do que decorre isquemia miocárdica relativa, associado à deflagração de vias apoptóticas e fibrose miocárdica[10].

O impacto da diabetes sobre a homeostase do cálcio e função contrátil é bem estabelecido. De forma simplificada, a abertura de canais de cálcio voltagem-sensíveis deflagra o influxo de cálcio para o intracelular, de onde liga-se a receptores rianodina promovendo a liberação dos estoques de cálcio do retículo sarcoplasmático para o citosol. Do citosol, o cálcio liga-se à troponina ativando a contração do miócito pelo complexo actina–miosina. Após realizada a contração, para que haja o relaxamento miocárdico e promoção da diástole, é fundamental que o cálcio do citosol seja recaptado para o retículo sarcoplasmático, fenômeno que é mediado pela proteína SERCA-2a. A disfunção de SERCA-2a é bem descrita em diabéticos e a ela atribui-se elevação dos níveis intracelulares de cálcio, do que resulta dificuldade no relaxamento miocárdico e disfunção diastólica[47]. Nesse sentido, Trost e cols.[53] demonstraram que a indução de diabetes em camundongos promove redução de 30% da expressão de SERCA-2a. No mesmo experimento, quando animais modificados para superexpressão de SERCA-2a foram utilizados, notou-se recuperação da função contrátil e redução significativa do tempo de relaxamento miocárdico. Em conjunto, esses achados corroboram com a hipótese de que a diabetes reduz a expressão de SERCA-2a, dessa forma comprometendo o relaxamento miocárdico em diabéticos.

Outro mecanismo envolvido na insuficiência cardíaca em diabéticos é o estresse oxidativo. Acredita-se que o acúmulo intracelular de AGL promove lipotoxicidade em cardiomiócitos, determinando lesão direta às membranas celulares com resultante disfunção mitocondrial. Esse fenômeno cursa com redução da eficiência energética, traduzida em desacoplamento das cadeias respiratórias e maior geração de espécies reativas de oxigênio (ROS). Por sua vez, as ROS desencadeiam lesão direta aos cardiomiócitos, com estímulo à ativação de vias pró-apoptóticas e pró-fibróticas, bem como prejuízo à síntese de óxido nítrico contribuindo com a disfunção microvascular coronária[54,55]. Em linha com o exposto, Cai e cols.[56] demonstraram que a administração do antioxidante metalotioneína a camundongos diabéticos atenuou a apoptose de cardiomiócitos, do que sucedeu a prevenção da cardiopatia diabética.

Um número crescente de evidências sugere o papel da endotelina-1 na cardiopatia diabética. Nesse sentido, experimentos conduzidos por Chen e cols.[57] demonstraram que a diabetes induz maior expressão de endotelina-1 no miocárdio e endotélio. No endotélio, Thengchaisri e cols.[58] mostraram que a endotelina-1 prejudica a vasodilatação óxido nítrico mediada contribuindo para disfunção microvascular coronária em diabéticos. Por sua vez, Recchia e cols.[59] demonstraram em cardiomiócitos que a ligação de endotelina-1 aos receptores de endotelina e ao receptor do fator de crescimento epidérmico (EGFR) desencadeia a ativação do fator de crescimento do tecido conjuntivo (CTGF) perpetuando a fibrose miocárdica.

A ativação do sistema renina-angiotensina-aldosterona (SRAA) também desempenha um papel na progressão da cardiopatia diabética. Nesse sentido, um crescente número de estudos sugere que a hiperglicemia, o estresse oxidativo e disfunção endotelial favorecem a hiperativação do SRAA em diabéticos, assim culminando terminalmente com elevação dos níveis de angiotensina 2 (Ang2)[60]. De fato, a partir do estudo histopatológico de fragmentos de biópsia de ventrículo esquerdo, Frustaci e cols. demonstraram aumento de 3× na expressão de Ang2 em cardiomiócitos e células endoteliais nas amostras de diabéticos, em relação aos controles[49]. Por sua vez, demonstrou-se experimentalmente a exposição de cardiomiócitos à Ang2 é responsável pela elevação da síntese de TGF-beta 1[61]. Da mesma forma, demonstrou-se que a glicação de p53 desencadeia vias pró-apoptóticas de cardiomiócitos, fenômeno que se mostrou susceptível à inibição de receptores AT1 de Ang2[62]. Não obstante, o bloqueio aos receptores de Ang2 atenuou a depressão miocárdica induzida por exposição de miócito à hiperglicemia[63]. Em conjunto, esses dados corroboram com a hipótese de que os elevados níveis de Ang2 verificados em diabéticos contribuem para a progressão de apoptose e fibrose miocárdicas.

Hipoglicemia e mortalidade cardiovascular

O papel desempenhado pela hiperglicemia na incidência de eventos CV influenciou a busca por metas de HbA1c progressivamente menores, com vistas a obtenção de maior benefício CV. Nesse sentido, o clássico estudo UKPDS demonstrou que diabéticos com média de HbA1c de 7% apresentam, em relação àqueles com média de HbA1c de 7,9%, redução de 6% do risco de morte, e de 25% de desfechos microvasculares. Diante desse benefício, outros estudos foram desenhados com vistas a metas ainda mais agressivas, abaixo de 7%[64].

Nesse contexto, o estudo ADVANCE incluiu 11.140 diabéticos e os dividiu em um grupo de tratamento convencional (meta de HbA1c < 7%), comparado a outro submetido a tratamento intensivo (meta de HbA1c < 6,5%)[65]. Ao final de 5 anos de seguimento, não houve benefício CV, mas verificou-se maior incidência de hipoglicemia severa. Da mesma forma, no estudo ACCORD 10251 diabéticos foram incluídos e alocados tratamento convencional (com alvo de HbA1c 7-7,9%) ou intensivo (HbA1c < 6%). Ao final de 3,5 anos de seguimento, o estudo foi interrompido por aumento de 22% de morte por todas as causas no grupo intensivo (HR 1,22; IC: 1,01-1,46; P = 0,04)[66].

A ausência de benefício CV em abordagens mais rígidas de controle glicêmica deve-se, ao menos parcialmente, ao maior risco de eventos CV atribuíveis aos episódios de hipoglicemia severa. Essa hipótese é amparada, principalmente, por duas metanálises. Em uma delas, Goto e cols. demonstraram, a partir da análise de 6 estudos, que a ocorrência de hipoglicemia severa aumenta em 2× a incidência de eventos cardiovasculares (HR 2,05; IC: 1,74-2,42; p = 0,002)[67]. De forma similar, Yeh e cols. observaram, que a ocorrência de hipoglicemia aumenta em 1,78× o risco de morte por todas as causas, e em 2,2× a mortalidade cardiovascular, em análise de 19 estudos[68].

A associação entre hipoglicemia e eventos cardiovasculares encontra respaldo em estudos experimentais. De fato, episódios de hipoglicemia desencadeiam ativação do sistema nervoso simpático, que por sua vez favorece liberação de citocinas pró-inflamatórias, aumento de frequência e contratilidade cardíaca, bem como redução dos níveis plasmáticas de potássio[69]. Essas mudanças, acrescidas da ativação do SRAA pelo aumento dos níveis séricos de aldosterona, em última análise favorecem disfunção miocárdica e alterações arritmogênicas, aumentando assim o risco de morte súbita cardiovascular (CV) por arritmia e eventos tromboembólicos[69].

Antidiabéticos e redução de mortalidade cardiovascular

Diante do elevado risco de morte observados na obtenção de metas mais intensivas de controle glicêmico e evidências de aumento de mortalidade cardiovascular com uso de certos hipoglicemiantes orais, em 2008 o FDA decretou que todos os antidiabéticos deveriam ser avaliados quanto a segurança cardiovascular. Essas determinações levaram ao desenvolvimento de *cardiovascular outcomes trials (CVOT)*, iniciando-se com os relativos aos inibidores de DPP4 saxagliptina, no estudo SAVOR-TIMI, e alogliptina, no estudo EXAMINE, mostrando efeito neutro sobre desfechos CV[70,71]. Em 2015, no entanto, o estudo EMPA-REG com a droga inibidora de SGLT2, empagliflozina, mudaria o curso desses estudos[72].

No estudo EMPA-REG, um total de 7020 indivíduos de alto risco CV foram selecionados para receber empagliflozina ou placebo[72]. Após três anos de seguimento, verificou-se redução de 38% de mortalidade cardiovascular [HR 0,62 (0,49-0,77)], redução de 32% na mortalidade por todas as causas [HR 0,68 (0,57-0,82)] e de 35% das hospitalizações por IC [HR 0,65 (0,50-0,85)][72]. De forma similar, no estudo DECLARE, 17160 indivíduos foram divididos para receber dapagliflozina, outro inibidor de SGLT2, ou placebo. Após *follow-up* de 4,5 anos, em relação ao placebo, o grupo dapagliflozina apresentou redução de 27% em hospitalizações por IC [HR 0,73 (0,61-0,88)]. No entanto, diferentemente do verificado com a empagliflozina, com a dapagliflozina não houve diferença significativa na mortalidade CV [HR 0,98 (0,81-1,17)], nem na mortalidade por todas as causas [HR 0,93 (0,82-1,04)][73].

Nesse mesmo contexto, resultados promissores foram obtidos com os análogos de GLP-1. Nessa classe, enquanto o estudo ELIXA[74] encontrou efeito neutro do lixisenatide sobre eventos CV, resultados distintos foram obtidos nos estudos LEADER[75] e SUSTAIN6[76]. No LEADER, em relação ao grupo placebo (n = 4.672), o grupo liraglutida (n = 4.668) apresentou redução de 22% de morte cardiovascular [HR 0,78 (0,66-0,93)] e de 15% de morte por todas as causas [HR 0,85 (0,74 – 0,97)][75]. Por sua vez, no SUSTAIN6, que envolveu 3.297 participantes, o uso de semaglutida reduziu em 26% desfecho primário composto por morte CV, IAM não fatal e AVC não fatal, porém não houve diferença significativa quando esses desfechos foram avaliados separadamente. Tampouco houve diferença entre os grupos relativo à hospitalização por IC ou morte por todas as causas[76].

Conclusão

A elevada mortalidade cardiovascular em diabéticos é resultante do impacto da doença sobre fatores de risco cardiovascular, mas também pela ação direta da hiperglicemia e resistência insulínica sobre as células da parede arterial e miocárdicas. Esses mecanismos, clinicamente refletem em maior incidência e gravidade de eventos cardiovasculares. Nos últimos anos, novas drogas antidiabéticas, particularmente inibidores de SGLT2 e análogos GLP-1, destacaram-se pelo seu potencial de redução do risco CV residual em diabéticos.

Pontos-chave

- Ocorrem 4.2 milhões de mortes relacionadas a diabetes anualmente, das quais metade atribuíveis a doença cardiovascular.
- Diabéticos apresentam 3× maior risco de internação e 2× maior risco de morte decorrente de infarto agudo do miocárdio.
- Insuficiência cardíaca é 2× mais frequente em diabéticos, nos quais verifica-se internações e mortalidade 2× superior à de não diabéticos.
- Nos últimos anos, a diferença de mortalidade por IAM entre diabéticos e não diabéticos manteve-se estável, apesar da redução da mortalidade geral.

Referências

1. Saeedi P, Petersohn I, Salpea P, Malanda B, Karuranga S, Unwin N et al. Global and regional diabetes prevalence estimates for 2019 and projections for 2030 and 2045: Results from the International Diabetes Federation Diabetes Atlas, 9. Diabetes Res Clin Pract. 2019;157:107843.
2. Bommer C, Sagalova V, Heesemann E, Manne-Goehler J, Atun R, Bärnighausen T et al. Global Economic Burden of Diabetes in Adults: Projections From 2015 to 2030. Diabetes Care. 2018;41(5):963-70.
3. (NCD-RisC) NRFC. Worldwide trends in diabetes since 1980: a pooled analysis of 751 population--based studies with 4.4 million participants. Lancet. 2016;387(10027):1513-30.
4. Federation. ID. IDF Diabetes Atlas, 9th edn. 2019.
5. Saeedi P, Salpea P, Karuranga S, Petersohn I, Malanda B, Gregg EW et al. Mortality attributable to diabetes in 20-79 years old adults, 2019 estimates: Results from the International Diabetes Federation Diabetes Atlas, 9. Diabetes Res Clin Pract. 2020;162:108086.
6. Einarson TR, Acs A, Ludwig C, Panton UH. Prevalence of cardiovascular disease in type 2 diabetes: a systematic literature review of scientific evidence from across the world in 2007-2017. Cardiovasc Diabetol. 2018;17(1):83.
7. Gholap NN, Achana FA, Davies MJ, Ray KK, Gray L, Khunti K. Long-term mortality after acute myocardial infarction among individuals with and without diabetes: A systematic review and meta-analysis of studies in the post-reperfusion era. Diabetes Obes Metab. 2017;19(3):364-74.
8. MacDonald MR, Petrie MC, Varyani F, Ostergren J, Michelson EL, Young JB et al. Impact of diabetes on outcomes in patients with low and preserved ejection fraction heart failure: an analysis of the Candesartan in Heart failure: Assessment of Reduction in Mortality and morbidity (CHARM) programme. Eur Heart J. 2008;29(11):1377-85.
9. Rawshani A, Franzén S, Eliasson B, Svensson AM, Miftaraj M, McGuire DK et al. Mortality and Cardiovascular Disease in Type 1 and Type 2 Diabetes. N Engl J Med. 2017;376(15):1407-18.
10. Low Wang CC, Hess CN, Hiatt WR, Goldfine AB. Clinical Update: Cardiovascular Disease in Diabetes Mellitus: Atherosclerotic Cardiovascular Disease and Heart Failure in Type 2 Diabetes Mellitus - Mechanisms, Management, and Clinical Considerations. Circulation. 2016;133(24):2459-502.
11. Vetrone LM, Zaccardi F, Webb DR, Seidu S, Gholap NN, Pitocco D et al. Cardiovascular and mortality events in type 2 diabetes cardiovascular outcomes trials: a systematic review with trend analysis. Acta Diabetol. 2019;56(3):331-9.
12. Sarwar N, Gao P, Seshasai SR, Gobin R, Kaptoge S, Di Angelantonio E et al. Diabetes mellitus, fasting blood glucose concentration, and risk of vascular disease: a collaborative meta-analysis of 102 prospective studies. Lancet. 2010;375(9733):2215-22.
13. Wan EY, Yu EY, Chen JY, Wong IC, Chan EW, Lam CL. Associations between usual glycated haemoglobin and cardiovascular disease in patients with type 2 diabetes mellitus: A 10-year diabetes cohort study. Diabetes Obes Metab. 2020;22(12):2325-34.
14. Schramm TK, Gislason GH, Køber L, Rasmussen S, Rasmussen JN, Abildstrøm SZ et al. Diabetes patients requiring glucose-lowering therapy and nondiabetics with a prior myocardial infarction carry the same cardiovascular risk: a population study of 3.3 million people. Circulation. 2008;117(15):1945-54.
15. Bauters C, Lemesle G, de Groote P, Lamblin N. A systematic review and meta-regression of temporal trends in the excess mortality associated with diabetes mellitus after myocardial infarction. Int J Cardiol. 2016;217:109-21.
16. Jimenez-Quevedo P, Brugaletta S, Cequier A, Iñiguez A, Serra A, Mainar V, et al. Long-term impact of diabetes in patients with ST-segment elevation myocardial infarction: Insights from the EXAMINATION randomized trial. Catheter Cardiovasc Interv. 2019;94(7):917-25.
17. Katakami N. Mechanism of Development of Atherosclerosis and Cardiovascular Disease in Diabetes Mellitus. J Atheroscler Thromb. 2018;25(1):27-39.

18. Yan SF, Ramasamy R, Naka Y, Schmidt AM. Glycation, inflammation, and RAGE: a scaffold for the macrovascular complications of diabetes and beyond. Circ Res. 2003;93(12):1159-69.
19. Bucciarelli LG, Wendt T, Qu W, Lu Y, Lalla E, Rong LL et al. RAGE blockade stabilizes established atherosclerosis in diabetic apolipoprotein E-null mice. Circulation. 2002;106(22):2827-35.
20. Ohgami N, Nagai R, Ikemoto M, Arai H, Miyazaki A, Hakamata H et al. CD36, serves as a receptor for advanced glycation endproducts (AGE). J Diabetes Complications. 2002;16(1):56-9.
21. Ohgami N, Nagai R, Miyazaki A, Ikemoto M, Arai H, Horiuchi S et al. Scavenger receptor class B type I-mediated reverse cholesterol transport is inhibited by advanced glycation end products. J Biol Chem. 2001;276(16):13348-55.
22. Schmidt AM, Hori O, Chen JX, Li JF, Crandall J, Zhang J et al. Advanced glycation endproducts interacting with their endothelial receptor induce expression of vascular cell adhesion molecule-1 (VCAM-1) in cultured human endothelial cells and in mice. A potential mechanism for the accelerated vasculopathy of diabetes. J Clin Invest. 1995;96(3):1395-403.
23. Bucala R, Tracey KJ, Cerami A. Advanced glycosylation products quench nitric oxide and mediate defective endothelium-dependent vasodilatation in experimental diabetes. J Clin Invest. 1991;87(2):432-8.
24. Williams SB, Cusco JA, Roddy MA, Johnstone MT, Creager MA. Impaired nitric oxide-mediated vasodilation in patients with non-insulin-dependent diabetes mellitus. J Am Coll Cardiol. 1996;27(3):567-74.
25. Sun Y, Chen X. Ox-LDL-induced LOX-1 expression in vascular smooth muscle cells: role of reactive oxygen species. Fundam Clin Pharmacol. 2011;25(5):572-9.
26. Jinnouchi Y, Sano H, Nagai R, Hakamata H, Kodama T, Suzuki H et al. Glycolaldehyde-modified low density lipoprotein leads macrophages to foam cells via the macrophage scavenger receptor. J Biochem. 1998;123(6):1208-17.
27. Yang HY, Bian YF, Zhang HP, Gao F, Xiao CS, Liang B et al. LOX-1 is implicated in oxidized low-density lipoprotein-induced oxidative stress of macrophages in atherosclerosis. Mol Med Rep. 2015;12(4):5335-41.
28. Yamagishi S, Adachi H, Takeuchi M, Enomoto M, Furuki K, Matsui T et al. Serum level of advanced glycation end-products (AGEs) is an independent determinant of plasminogen activator inhibitor-1 (PAI-1) in nondiabetic general population. Horm Metab Res. 2007;39(11):845-8.
29. Saishoji T, Higashi T, Ikeda K, Sano H, Jinnouchi Y, Ogawa M et al. Advanced glycation end products stimulate plasminogen activator activity via GM-CSF in RAW 264.7 cells. Biochem Biophys Res Commun. 1995;217(1):278-85.
30. Tsukushi S, Katsuzaki T, Aoyama I, Takayama F, Miyazaki T, Shimokata K et al. Increased erythrocyte 3-DG and AGEs in diabetic hemodialysis patients: role of the polyol pathway. Kidney Int. 1999;55(5):1970-6.
31. Vedantham S, Noh H, Ananthakrishnan R, Son N, Hallam K, Hu Y et al. Human aldose reductase expression accelerates atherosclerosis in diabetic apolipoprotein E-/- mice. Arterioscler Thromb Vasc Biol. 2011;31(8):1805-13.
32. Ruef J, Liu SQ, Bode C, Tocchi M, Srivastava S, Runge MS et al. Involvement of aldose reductase in vascular smooth muscle cell growth and lesion formation after arterial injury. Arterioscler Thromb Vasc Biol. 2000;20(7):1745-52.
33. Newton AC. Regulation of the ABC kinases by phosphorylation: protein kinase C as a paradigm. Biochem J. 2003;370(Pt 2):361-71.
34. Lynch JJ, Ferro TJ, Blumenstock FA, Brockenauer AM, Malik AB. Increased endothelial albumin permeability mediated by protein kinase C activation. J Clin Invest. 1990;85(6):1991-8.
35. Tabas I, Williams KJ, Borén J. Subendothelial lipoprotein retention as the initiating process in atherosclerosis: update and therapeutic implications. Circulation. 2007;116(16):1832-44.
36. Inoguchi T, Li P, Umeda F, Yu HY, Kakimoto M, Imamura M et al. High glucose level and free fatty acid stimulate reactive oxygen species production through protein kinase C--dependent activation of NAD(P)H oxidase in cultured vascular cells. Diabetes. 2000;49(11):1939-45.
37. Harja E, Chang JS, Lu Y, Leitges M, Zou YS, Schmidt AM et al. Mice deficient in PKCbeta and apolipoprotein E display decreased atherosclerosis. FASEB J. 2009;23(4):1081-91.

38. Cusi K, Maezono K, Osman A, Pendergrass M, Patti ME, Pratipanawatr T et al. Insulin resistance differentially affects the PI 3-kinase- and MAP kinase-mediated signaling in human muscle. J Clin Invest. 2000;105(3):311-20.
39. Wang CC, Gurevich I, Draznin B. Insulin affects vascular smooth muscle cell phenotype and migration via distinct signaling pathways. Diabetes. 2003;52(10):2562-9.
40. Potenza MA, Addabbo F, Montagnani M. Vascular actions of insulin with implications for endothelial dysfunction. Am J Physiol Endocrinol Metab. 2009;297(3):E568-77.
41. Ohkuma T, Komorita Y, Peters SAE, Woodward M. Diabetes as a risk factor for heart failure in women and men: a systematic review and meta-analysis of 47 cohorts including 12 million individuals. Diabetologia. 2019;62(9):1550-60.
42. Erqou S, Lee CT, Suffoletto M, Echouffo-Tcheugui JB, de Boer RA, van Melle JP et al. Association between glycated haemoglobin and the risk of congestive heart failure in diabetes mellitus: systematic review and meta-analysis. Eur J Heart Fail. 2013;15(2):185-93.
43. Greenberg BH, Abraham WT, Albert NM, Chiswell K, Clare R, Stough WG et al. Influence of diabetes on characteristics and outcomes in patients hospitalized with heart failure: a report from the Organized Program to Initiate Lifesaving Treatment in Hospitalized Patients with Heart Failure (OPTIMIZE-HF). Am Heart J. 2007;154(2):277.e1-8.
44. Abe T, Yokota T, Fukushima A, Kakutani N, Katayama T, Shirakawa R et al. Type 2 diabetes is an independent predictor of lowered peak aerobic capacity in heart failure patients with non-reduced or reduced left ventricular ejection fraction. Cardiovasc Diabetol. 2020;19(1):142.
45. Sarma S, Mentz RJ, Kwasny MJ, Fought AJ, Huffman M, Subacius H et al. Association between diabetes mellitus and post-discharge outcomes in patients hospitalized with heart failure: findings from the EVEREST trial. Eur J Heart Fail. 2013;15(2):194-202.
46. Tribouilloy C, Rusinaru D, Mahjoub H, Tartière JM, Kesri-Tartière L, Godard S et al. Prognostic impact of diabetes mellitus in patients with heart failure and preserved ejection fraction: a prospective five--year study. Heart. 2008;94(11):1450-5.
47. Falcão-Pires I, Leite-Moreira AF. Diabetic cardiomyopathy: understanding the molecular and cellular basis to progress in diagnosis and treatment. Heart Fail Rev. 2012;17(3):325-44.
48. Devereux RB, Roman MJ, Paranicas M, O'Grady MJ, Lee ET, Welty TK et al. Impact of diabetes on cardiac structure and function: the strong heart study. Circulation. 2000;101(19):2271-6.
49. Frustaci A, Kajstura J, Chimenti C, Jakoniuk I, Leri A, Maseri A et al. Myocardial cell death in human diabetes. Circ Res. 2000;87(12):1123-32.
50. Mizushige K, Yao L, Noma T, Kiyomoto H, Yu Y, Hosomi N et al. Alteration in left ventricular diastolic filling and accumulation of myocardial collagen at insulin-resistant prediabetic stage of a type II diabetic rat model. Circulation. 2000;101(8):899-907.
51. Eckel J, Reinauer H. Insulin action on glucose transport in isolated cardiac myocytes: signalling pathways and diabetes-induced alterations. Biochem Soc Trans. 1990;18(6):1125-7.
52. Rodrigues B, Cam MC, McNeill JH. Myocardial substrate metabolism: implications for diabetic cardiomyopathy. J Mol Cell Cardiol. 1995;27(1):169-79.
53. Trost SU, Belke DD, Bluhm WF, Meyer M, Swanson E, Dillmann WH. Overexpression of the sarcoplasmic reticulum Ca(2+)-ATPase improves myocardial contractility in diabetic cardiomyopathy. Diabetes. 2002;51(4):1166-71.
54. Bugger H, Abel ED. Mitochondria in the diabetic heart. Cardiovasc Res. 2010;88(2):229-40.
55. Seddon M, Looi YH, Shah AM. Oxidative stress and redox signalling in cardiac hypertrophy and heart failure. Heart. 2007;93(8):903-7.
56. Cai L, Wang Y, Zhou G, Chen T, Song Y, Li X et al. Attenuation by metallothionein of early cardiac cell death via suppression of mitochondrial oxidative stress results in a prevention of diabetic cardiomyopathy. J Am Coll Cardiol. 2006;48(8):1688-97.
57. Chen S, Evans T, Mukherjee K, Karmazyn M, Chakrabarti S. Diabetes-induced myocardial structural changes: role of endothelin-1 and its receptors. J Mol Cell Cardiol. 2000;32(9):1621-9.
58. Thengchaisri N, Hein TW, Ren Y, Kuo L. Endothelin-1 impairs coronary arteriolar dilation: Role of p38 kinase-mediated superoxide production from NADPH oxidase. J Mol Cell Cardiol. 2015;86:75-84.
59. Recchia AG, Filice E, Pellegrino D, Dobrina A, Cerra MC, Maggiolini M. Endothelin-1 induces connective tissue growth factor expression in cardiomyocytes. J Mol Cell Cardiol. 2009;46(3):352-9.

60. Lim HS, MacFadyen RJ, Lip GY. Diabetes mellitus, the renin-angiotensin-aldosterone system, and the heart. Arch Intern Med. 2004;164(16):1737-48.
61. Campbell SE, Katwa LC. Angiotensin II stimulated expression of transforming growth factor-beta1 in cardiac fibroblasts and myofibroblasts. J Mol Cell Cardiol. 1997;29(7):1947-58.
62. Fiordaliso F, Leri A, Cesselli D, Limana F, Safai B, Nadal-Ginard B et al. Hyperglycemia activates p53 and p53-regulated genes leading to myocyte cell death. Diabetes. 2001;50(10):2363-75.
63. Privratsky JR, Wold LE, Sowers JR, Quinn MT, Ren J. AT1 blockade prevents glucose-induced cardiac dysfunction in ventricular myocytes: role of the AT1 receptor and NADPH oxidase. Hypertension. 2003;42(2):206-12.
64. Intensive blood-glucose control with sulphonylureas or insulin compared with conventional treatment and risk of complications in patients with type 2 diabetes (UKPDS 33). UK Prospective Diabetes Study (UKPDS) Group. Lancet. 1998;352(9131):837-53.
65. Patel A, MacMahon S, Chalmers J, Neal B, Billot L, Woodward M et al. Intensive blood glucose control and vascular outcomes in patients with type 2 diabetes. N Engl J Med. 2008;358(24):2560-72.
66. Gerstein HC, Miller ME, Byington RP, Goff DC, Bigger JT, Buse JB et al. Effects of intensive glucose lowering in type 2 diabetes. N Engl J Med. 2008;358(24):2545-59.
67. Goto A, Arah OA, Goto M, Terauchi Y, Noda M. Severe hypoglycaemia and cardiovascular disease: systematic review and meta-analysis with bias analysis. BMJ. 2013;347:f4533.
68. Yeh JS, Sung SH, Huang HM, Yang HL, You LK, Chuang SY et al. Hypoglycemia and risk of vascular events and mortality: a systematic review and meta-analysis. Acta Diabetol. 2016;53(3):377-92.
69. Group IHS. Hypoglycaemia, cardiovascular disease, and mortality in diabetes: epidemiology, pathogenesis, and management. Lancet Diabetes Endocrinol. 2019;7(5):385-96.
70. Scirica BM, Bhatt DL, Braunwald E, Steg PG, Davidson J, Hirshberg B et al. Saxagliptin and cardiovascular outcomes in patients with type 2 diabetes mellitus. N Engl J Med. 2013;369(14):1317-26.
71. White WB, Cannon CP, Heller SR, Nissen SE, Bergenstal RM, Bakris GL et al. Alogliptin after acute coronary syndrome in patients with type 2 diabetes. N Engl J Med. 2013;369(14):1327-35.
72. Zinman B, Wanner C, Lachin JM, Fitchett D, Bluhmki E, Hantel S et al. Empagliflozin, Cardiovascular Outcomes, and Mortality in Type 2 Diabetes. N Engl J Med. 2015;373(22):2117-28.
73. Wiviott SD, Raz I, Bonaca MP, Mosenzon O, Kato ET, Cahn A et al. Dapagliflozin and Cardiovascular Outcomes in Type 2 Diabetes. N Engl J Med. 2019;380(4):347-57.
74. Pfeffer MA, Claggett B, Diaz R, Dickstein K, Gerstein HC, Køber LV et al. Lixisenatide in Patients with Type 2 Diabetes and Acute Coronary Syndrome. N Engl J Med. 2015;373(23):2247-57.
75. Marso SP, Daniels GH, Brown-Frandsen K, Kristensen P, Mann JF, Nauck MA et al. Liraglutide and Cardiovascular Outcomes in Type 2 Diabetes. N Engl J Med. 2016;375(4):311-22.
76. Marso SP, Bain SC, Consoli A, Eliaschewitz FG, Jódar E, Leiter LA et al. Semaglutide and Cardiovascular Outcomes in Patients with Type 2 Diabetes. N Engl J Med. 2016;375(19):1834-44.

CAPÍTULO 5

Análise Crítica dos Desenhos dos Estudos de Diabetes e Doença Cardiovascular

Desiderio Favarato ▪ Carlos Alexandre Wainrober Segre

Diabetes é doença com crescente prevalência e incidência em todo Mundo.

As medicações foram desenvolvidas para controlar ou reduzir a glicemia dos pacientes. Contudo, essa estratégia teve impacto na redução das complicações microvasculares, mas sem atuação na doença aterosclerótica macrovascular.

A seguir discutiremos os estudos que foram marcos no tratamento do diabetes.

Estudo UKPDS (*United Kingdom Prospective Diabetes Study*)[1]

Foram comparados o uso de dieta, metformina (em obesos), insulina e sulfonilureia em diabéticos com diagnóstico recente para prevenção das complicações micro e macro vasculares. O objetivo primário era o controle glicêmico. Em três anos o controle glicêmico foi mais eficiente com uso de medicações. As hipoglicemias foram mais frequentes com insulina e sulfonilureias.

No seguimento de 10 anos, os grupos sulfonilureia-insulina promoveram redução persistente de 9% nos desfechos relacionados ao diabetes e de 24% nos desfechos microvasculares e redução de 15% de infarto do miocárdio e de 13% na mortalidade geral. No grupo metformina houve redução nos desfechos relacionados ao diabetes de 21%, de infarto do miocárdio (33%) e da mortalidade geral (27%)[2].

O UKPDS incluiu, assim, número pequeno de paciente obesos, que receberam e se beneficiaram mais com o uso de metformina.

O estudo do VHA (Veteran Health Administration)[3]

Foi estudo retrospectivo que comparou a incidência de eventos cardiovasculares (infarto, acidente vascular cerebral e morte) com monoterapia com metformina ou sulfonilureias. A incidência do desfecho composto foi de 10,4/1.000 pessoas-ano com a metformina e 18,2/1.000 pessoas-ano com as sulfonilureias (glibenclamida e glipizida). Eventos cardiovascular ou morte foram 2,2 vezes maiores no grupo sulfonilureia, e, eventos cardiovasculares não fatais não apresentaram diferença estatisticamente significante. A análise com pareamento de múltiplas variáveis (*propensity score-matched analysis*) demonstrou incidência de desfecho composto de 15,2/1.000 pessoas-ano nas sulfas e 13,0/1.000 pessoas-ano na metformina. Eventos cardiovasculares não fatais foram 11,6/1.000 *vs.* 10,1/1.000 respectivamente nos usuários de sulfas e metformina. Com a metformina houve redução de 2,2 pontos permilagem de eventos cardiovascular em relação às sulfonilureias[3].

Sulfonilureias

Estudos de banco de dados, retrospectivos têm mostrado maior incidência de eventos cardiovasculares em uso de sulfas, contudo, geralmente são estudos com a primeira geração destes medicamentos.

Metanálise com inclusão de 47 estudos randomizados com sulfas de segunda geração (glicazida etc.) comparadas aos outros tratamentos não demonstrou tal perfil desfavorável, odds ratio para mortalidade geral foi 1,12 (IC 95%:0,96-1,30), a morte cardiovascular 1,12 (IC 95%:0,87-1,42); infarto do miocárdio 0,92(IC 95%:0,76-1,12)[4]. Em relação à dieta não houve diferença para mortalidade geral e cardiovascular[4].

Outro estudo observacional comparou a mortalidade entre a metformina e sulfonilureia como monoterapia ou associadas e não achou diferença entre elas de uso isolado tanto como a troca de uma pela outra, e a menor mortalidade com associação de ambas[5].

DPP (*The Diabetes Prevention Program*)[6]

Foi estudado a eficácia entre estilo de vida, metformina, troglitazona e placebo em indivíduos com intolerância à glicose definida como alteração do teste de tolerância à glicose (GTT) na prevenção do desenvolvimento de diabetes. O braço troglitazona foi descontinuado por toxicidade hepática.

Em três anos novos diagnósticos de diabetes foram observados em 28,9% no placebo, 21,7% na metformina e 14,4% nas intervenções de estilo de vida. As taxas de hospitalizações foram semelhantes: 16,1% no placebo, 15,9% na metformina e 15,6% no estilo de vida, A mortalidade (por 100 pessoas-ano) também foram semelhantes – 0,16; 0,20 e 0,10 no placebo, metformina e estilo de vida, respectivamente. A mudança no estilo de vida foi a estratégia mais eficiente.

O caso da Rosiglitazona

Em metanálise de 42 estudos (40 pequenos e dois maiores DREAM e ADOPT), com pacientes com média de idade de 56 anos e hemoglobina glicada basal de 8,2%,publicada em 2007, os Drs. Steven Nissen e Kathy Wolski[7] encontram maior incidência de infarto e morte cardiovascular com o uso de rosiglitazona. A comparação da rosiglitazona com cada outra droga hipoglicemiante isoladamente (metformina, sulfonilureia e insulina) não demonstrou maior incidência de infarto ou morte cardiovascular.

Após essa metanálise a rosiglitazona foi retirada do mercado, continuando seu uso somente em estudos já em andamento. Contudo, o estudo RECORD (*The Rosiglitazone Evaluated for Cardiac Outcomes and Regulation of Glycaemia in Diabetes*) não revelou diferenças estatisticamente significantes entre a rosiglitazona e outros tratamentos (metformina e sulfonilureia), embora fosse observado aumento das internações por insuficiência cardíaca[8].

Análises posteriores levantaram dúvidas sobre as conclusões de Nissen e Wolski sobre a mortalidade e infarto do miocárdio[9]. Nós mesmos analisando os dados da publicação não encontramos diferenças estatisticamente significantes.

Analisando os estudos maiores da metanálise de Nissen e Wolski.

O estudo DREAM estudo multifatorial ramipril e rosiglitazona.

Foram estudadas 5.269 pessoas acima de 30 anos com intolerância à glicose com ou sem doença cardiovascular ou insuficiência renal, randomizados para rosiglitazona ou placebo. O desfecho primário composto foi eventos cardiorrenais em 3 anos de seguimento. Comparados com placebo, nem o ramipril 15% *vs.* 6%, nem a rosiglitazona (15% *vs.* 16,8%) reduziram o desfecho primário. Nos usuários de rosiglitazona aumentou a incidência de insuficiência cardíaca (0,53% *vs.* 0,08%), contudo reduziu os componentes renais em 20% e descompensação da glicemia (diagnóstico de diabetes)[10].

O estudo randomizado, duplo cego ADOPT avaliou a rosiglitazona, metformina e glibenclamida em 4360 pacientes com diagnóstico recente de diabetes tipo 2. A redução da glicemia ou seguimento completo até o final do estudo foi mais eficiente com a rosiglitazona (63%) e metformina (62%)do que com a glibenclamida (56%). Os efeitos adversos que resultaram em saída do estudo ocorreram em 12% dos usuários de rosiglitazona e metformina e 15% na glibenclamida. A descompensação da glicemia em 5 anos ocorreu em 15% no grupo rosiglitazona, 21% com metformina e 34% na glibenclamida[12].

Estudos de controle mais intenso da glicemia

Mostraremos resumo do desenho do estudo seguido de tabela comparativa com resultados.

O estudo ACCORD (*Action to Control Cardiovascular Risk in Diabetes*)[11] foi realizado em pacientes com doença cardiovascular manifesta com idade entre 40 e 79 anos ou idade entre 59 e 79 anos com evidência anatômica de aterosclerose significativa, albuminúria, hipertrofia de ventrículo esquerdo ou pelo menos 2 fatores de risco adicionais para doença cardiovascular. Os pacientes foram alocados para controle intenso da glicemia com hemoglobina glicada alvo < 6% e controle padrão com hemoglobina glicada entre 7% e 7,9%. O desfecho primário foi a combinação de infarto do miocárdio ou acidente vascular cerebral não fatais e morte cardiovascular. Os desfechos secundários foram morte por todas as causas, doença microvascular, hipoglicemia, cognição e qualidade de vida[13].

O Estudo ADVANCE (*Action in Diabetes and Vascular Disease: Preterax and Diamicron Modified Release Controlled Evaluation*)[14]. Foram estudados pacientes com idade de diagnóstico acima de 30 anos e 55 anos de idade na época do estudo e doença macro ou microvascular ou pelo menos um outro fator de risco cardiovascular. A hemoglobina glicada alvo era abaixo de 6,5% no tratamento intensivo. O estudo VADT (*Veteran Administration Diabetes Trial*)[15] randomizou pacientes com diabetes descompensado em doses máximas de hipoglicemiantes orais ou em uso de insulina. A média de hemoglobina glicada era 9,4% e a concentração alvo no tratamento intensivo foi < 6% ou controle padrão, diferença de pelo menos 1,5%.

A Tabela 5.1 mostra os resultados dos estudos.

Tabela 5.1 Incidência de eventos cardiovasculares e morte todas as causas nos estudos ACCORD[13], ADVANCE[14] e VADT[15]

	ACCORD		ADVANCE		VADT	
	Intensivo	Padrão	Intensivo	Padrão	Intensivo	Padrão
Número de pacientes	5.128	5.123	5.571	5.569	8.92	899
Seguimento (anos)	3,5		5		5,6	
Morte cardiovascular (%)	2,6	1,8	4,5	5,2	4,5	3,7
IAM não fatal (%)	3,6	4,6	2,7	2,8	0,91	0,9
AVC não fatal (%)	1,3	1,2	3,8	3,8	0,96	0,95
Morte geral (%)	5	4	8,9	9,6	11,4	10,6

IAM: infarto agudo do miocárdio; AVC: acidente vascular cerebral.

O estudo ADVANCE favoreceu o tratamento intensivo, o ACCORD o tratamento padrão e o VADT não revelou diferenças.

Todos esses estudos apresentaram variabilidades nas suas análises e completudes. O ACCORD foi interrompido precocemente por motivo de segurança, o que pode ter criado vieses porque o tempo de ocorrência do total de eventos previstos não é atingido. Além disso, houve mortalidade muito menor que a prevista.

Também no estudo ADVANCE a incidência anual de eventos esteve abaixo da esperada (2,2% em vez de 3% esperados). Por isso o protocolo foi alterado com a extensão da duração por mais 18 meses.

Novamente, o estudo VADT revelou menores taxas de eventos que as previstas tanto para o tratamento intensivo quanto para o convencional. As taxas esperadas eram 31,6% e 40% e foram observadas 33,5% e 29,5%, respectivamente nos tratamentos intensivo e convencional.

O caso rosiglitazona e os estudos de tratamento intensivo, levaram, nesta época, à criação dos estudos de segurança cardiovascular: estudos de não inferioridade com *hazard ratio* 1,3, isto é, esta é a máxima margem aceitável para eventos maiores do grupo tratamento em relação ao controle.

Gliptinas, inibidores da DPP-4 (dipeptidil protease-4)

Saxagliptina

No estudo SAVOR[16] foi testada se sua adição ao tratamento já em uso em paciente com aterosclerose manifesta ou alto risco. O desfecho primário foi a combinação de morte cardiovascular e de infarto do miocárdio e acidente vascular não fatais. Estudo de não inferioridade com margem de 1,3. A incidência do desfecho primário foi semelhante em ambos os grupos: 7,3% no grupo saxagliptina e 7,2% no placebo. O mesmo ocorreu com o desfecho secundário – todos componentes do desfecho primário acrescidos de hospitalização por angina, revascularização miocárdica e hospitalização por insuficiência cardíaca – 12,8% no grupo saxagliptina e 12,4% no placebo. Houve maior número de hospitalizações por insuficiência cardíaca no grupo saxagliptina 3,5% *vs.* 2,8% no grupo placebo[16].

As explicações da ausência de efeito nos desfechos cardiovasculares poderiam se dever à curta duração do estudo (2 anos) e à menor taxa de eventos do que a esperada pelo uso concomitante de estatinas e controle da pressão arterial.

Alogliptina

No estudo EXAMINE[17]: não inferioridade da alogliptina em pacientes sobreviventes de síndrome coronária aguda (angina instável ou infarto) entre 15 dias e 90 dias após o evento. O desfecho primário foi composto de morte cardiovascular, infartos e acidentes cerebrais não fatais. O desfecho secundário foi a adição ao desfecho primário de revascularização miocárdica urgente em tempo inferior a 24 horas da internação por angina instável.

O desfecho primário ocorreu em 11,3% no grupo alogliptina e 11,8% no placebo; e o desfecho secundário em 12,7% com alogliptina e 13,4% no grupo placebo. Nenhum componente dos desfechos foi estatisticamente significante com o uso de alogliptina.

Sitagliptina

No estudo TECOS[18], estudo randomizado de não inferioridade com margem de risco relativo de 1,3 em pacientes acima de 50 anos, com adição: sitagliptina ou placebo. O desfecho primário foi composto de morte cardiovascular, infarto não fatal, acidente vascular não fatal e hospitalização por angina instável. Os desfechos secundários foram cada componente isolado do desfecho primário exceto hospitalização por angina instável.

O desfecho primário ocorreu em 11,4% do grupo sitagliptina e 11,6% no placebo. As hospitalizações por insuficiência cardíaca foram semelhantes.

As limitações foram: a faixa de hemoglobina glicada pouco alterada na maioria dos pacientes e com diferença pequena ao final do estudo e, a duração mediana de três anos, tempo também pequeno.

Linagliptina

O estudo CARMELINA[19] avaliou a segurança cardiovascular e renal da linagliptina em pacientes de alto risco para ambas as condições (doença coronária prévia, acidente vascular ou doença arterial periférica, e micro ou macroalbuminúria). Foi estudo de não inferioridade com margem de 1,3. O desfecho primário foi uma combinação de morte cardiovascular, infarto ou acidente vascular não fatal. O desfecho secundário foi composto de falência renal ou morte por falência renal ou piora da taxa de filtração glomerular em 40%. O desfecho primário ocorreu em 12,4% no grupo linagliptina e 12,1% no placebo. Novamente, no desfecho secundário, renal, houve não inferioridade e não houve superioridade, ocorreu em 9,4% com linagliptina e 8,8% com placebo.

Foi o primeiro estudo que estudou majoritariamente portadores de doença renal crônica com baixa taxa de filtração renal, 62%. Apesar de não demonstrar nenhum efeito positivo, também não houve prejuízo com seu uso.

Inibidores do Cotransportador 2 de sódio e glicose (SGLT2)

Os mais recentes medicamentos para diabetes que não se relacionam com a insulina, nem com o pâncreas, e têm como órgão-alvo o rim, mais especificamente o túbulo contornado proximal do néfron.

Os estudos com esses medicamentos foram encarados como inovadores e revolucionários no tratamento do diabetes. Contudo, análise cuidadosa revela alguns problemas sérios na interpretação dos seus resultados. Todos os estudos, sem exceção apresentaram saída precoce do estudo acima de 20%, o que classicamente compromete a qualidade de um estudo randomizado[20]. Além disso, houve a utilização sistemática desses pacientes com se ainda estivessem no estudo na análise final. Isto é, os eventos nesses pacientes continuaram a ser contados mesmo após a sua saída, conforme citação a seguir do estudo – abaixo citação do estudo EMPA-REG[21,22]: *"Patients who prematurely discontinued a study drug were to be followed for ascertainment of cardiovascular outcomes, and attempts were made to collect vital-status information for any patient who was lost to follow-up, as allowed by local guidelines."*

O nome utilizado para esta abordagem é "*modified intention to treat*", que inicialmente era utilizada somente para os casos em que imediatamente após a randomização um paciente se tornava inelegível para o estudo ou não começava o tratamento. A exclusão de pacientes após a randomização faz com que se perca o efeito de uniformidade da randomização e pode haver diferenças significativas entre os grupos de estudo e controle.

Empaglifozina

O EMPA-REG[21,22] foi o primeiro estudo com a classe dos inibidores do SGLT2 publicado. Comparou a empaglifozina (10 mg ou 25 mg) com placebo sobre o tratamento padrão em diabéticos portadores de doença cardiovascular manifesta. O desfecho primário foi uma combinação de morte cardiovascular, infarto não fatal e acidente vascular cerebral não fatal; o desfecho secundário foi combinação do desfecho primário acrescido de hospitalização por angina instável. A primeira análise foi de não inferioridade dos desfechos primário e secundário seguida da análise de superioridade. Na Tabela 5.2 são apresentados os resultados do EMPA-REG.

Tabela 5.2 Resultados do EMPA-REG[21,22]

	Empaglifozina (n = 4.687)	Placebo (n = 2.333)
Desfecho primário (%)*	10,5*	12,1*
Desfecho secundário (%)*	12,8	14,3
Morte geral (%)*	5,7*	8,3*
Morte cardiovascular (%)*	3,7*	5,9*
Súbita (%)	1,1	1,6
Infarto agudo do miocárdio fatal (%)	0,3	0,5
Piora da por insuficiência cardíaca (%)	0,2	0,8
Choque cardiogênico (%)	0,1	0,1
Acidente vascular cerebral fatal (%)	0,3	0,5
Outras mortes cardiovasculares (%)	1,6	2,4
Infarto agudo do miocárdio (fatal e não fatal) (%)	4,8	5,4
Acidente vascular cerebral (fatal e não fatal) (%)	3,5	3,0
Hospitalização por insuficiência cardíaca (%)*	2,7*	4,1*

* Estatisticamente significante.

Os pontos críticos foram: alto número de abandono precoce, de 25,4%: 23,4% no grupo empagliflozina e 29,3% no placebo. E a inclusão de mortes de causa indeterminada nas "outras mortes de causas cardiovasculares": 43% das mortes cardiovasculares no grupo empaglifozina e 40,7% placebo foram originalmente de causa indeterminada, por este motivo, não houve diferença significativa em cada um dos desfechos cardiovasculares isoladamente (somente internação por insuficiência cardíaca). Entre os pacientes que perderam o seguimento e morreram sem causa determinada, pode ter sido considerada causa cardiovascular, segue a descrição do artigo da abordagem utilizada[21,22]:

> *"Clinical Events Committee (CEC) members reviewed all available information and used their clinical expertise to adjudicate the cause of death. All deaths not attributed to the categories of CV death and not attributed to a non-CV cause were presumed CV deaths. Death certificates or summary, if possible, were provided for all patients who died, including date and details surrounding death. However, if a death certificate was the only information available for review besides the patient profile in the clinical trial database, the CEC may have decided not to use this information as cause of death if another etiology appeared more plausible."*

Estudos posteriores da empaglifozina em insuficiência cardíaca tanto com fração de ejeção reduzida ou preservada do ventrículo esquerdo revelaram menor número de internações por insuficiência cardíaca, contudo sem alteração na mortalidade geral. No estudo EMPEROR-Reduced trial com pacientes com fração de ejeção abaixo de 40% não houve redução de mortalidade cardiovascular, nem da mortalidade geral, contudo houve redução de 31% das hospitalizações por insuficiência cardíaca. Novamente, a taxa de abandono do estudo foi alta sendo de 22,8% no grupo controle contra 16,3% no grupo de tratamento ativo[23,24].

No EMPEROR-Preserved Trial em pacientes com fração de ejeção acima de 40% resultou em 29% menos internações por insuficiência cardíaca, sem diferença na mortalidade geral ou cardiovascular. Também apresentou alta taxa de abandono do estudo cerca de 23% em ambos os grupos-controle ou empaglifozina[25,26].

Canaglifozina

Programa CANVAS[27,28]

Este programa foi a fusão de dois estudos CANVAS[27] e CANVA-R[28].

Os pacientes eram aqueles acima de 30 anos com doença aterosclerótica cardiovascular ou acima de 50 anos com dois ou mais fatores: diabetes com duração maior de 10 anos, hipertensão arterial não controlada com medicações, fumantes, micro ou macroalbuminúria e HDL abaixo de 40 mg/dL.

No CANVAS-R desfechos de progressão ou regressão da albuminúria; composto renal – piora de 40% no ritmo de filtração glomerular, morte renal, diálise ou transplante)

O desfecho primário foi mortalidade geral, e morte cardiovascular; progressão na albuminúria, e do desfecho composto (morte cardiovascular ou hospitalização por insuficiência cardíaca).

Novamente, de modo semelhante ao EMPA-REG, a taxa de abandono precoce do estudo foi muito alta 24,7% no braço canaglifozina e 29,9% no placebo.

Os desfechos avaliados separadamente pelo estudo no qual o paciente foi arrolado demonstram que a canaglifozina reduziu a frequência de infarto não fatal, hospitalização por insuficiência cardíaca e progressão da albuminúria em ambos os estudos; a diferença no desfecho primário só surgiu com agrupamento dos estudos.

A análise pela presença de doença cardiovascular manifesta demonstrou que a canaglifozina diminuiu de maneira estatisticamente significante os desfechos primários, infarto não fatal, hospitalização por insuficiência cardíaca, progressão da albuminúria e eventos renais na presença de doença cardiovascular manifesta (Tabela 5.3). Houve maior incidência de amputações no grupo canaglifozina, não se sabe a causa desta diferença (Tabela 5.3).

Outro estudo que avaliou a canaglifozina (100 mg) foi o CREDENCE[29,30]

Em diabéticos com doença renal crônica com albuminúria. Os pacientes eram elegíveis se apresentassem albuminúria (> 300 a 5000 albumina/creatinina) e doença renal com ritmo de filtração glomerular entre 30 e 90 mL/min/1,73 m² superfície corpórea, 60% dos pacientes com ritmo de filtração glomerular entre 30 e 60 mL/min/1,72 m² superfície corpórea, e com hemoglobina glicada entre 6% e 12%. Houve separação prévia por faixa de taxas de filtração: de 30 e 45 mL, 45 e 60 mL e 60 a 90 mL/min/1,73 m² superfície corpórea. O uso foi continuado até o estudo estar completo ou ocorrer início de diálise, transplante renal, cetoacidose diabética, gravidez ou prescrição de medicação não permitida.

O desfecho primário foi composto de doença renal em estágio final (diálise por pelo menos 30 dias, transplante renal, ritmo de filtração glomerular (RFG) < 15 mL/min/1,73 m² superfície corpórea), morte renal ou doença cardiovascular.

Tabela 5.3 Incidência de desfechos por 1.000 paciente-anos no Projeto CANVAS[27,28] pela presença de doença manifesta

Prevenção Frequência (/1.000 paciente-anos)	Canaglifozina			Placebo		
	Secundária	Primária	Geral	Secundária	Primária	Geral
Desfecho Primário	34,1*	15,8	26,9	41,3*	15,5	31,5
Morte CV	14,8	6,5	11,6	16,8	6,2	12,8
IAM não fatal	12,5*	5,5	9,7	16	4,4	11,6
AVC não fatal	8,8	4,5	7,1	10,4	5,0	8,4
Hospitalização ICC	7,3*	2,6	5,5	11,3*	4,2	8,7
Morte CV ou Hospitalar ICC	21	8,9	16,3	27,4	9,8	20,8
Morte geral	21,1	11,2	17,3	23,1	13,4	19,5
Progressão de albuminuria	97,2*	77,7	89,4	136,3*	116	128,7
Piora 40% RFG, TX, morte renal	6,4*	4,1	5,5	10,5	6,6	9
Amputações MMII	8,6*	2,8	6,3	4,4	1,7	3,4

CV: cardiovascular; IAM: infarto agudo do miocárdio; AVC: acidente vascular cerebral; ICC: insuficiência cardíaca congestiva; RFG: ritmo de filtração glomerular; TX: transplante; MMII: membros inferiores.
* Estatisticamente significante em relação ao placebo.

Os desfechos secundários foram dispostos hierarquicamente:

1º. Composto de morte cardiovascular ou hospitalização por insuficiência cardíaca.

2º. Composto por morte cardiovascular e infarto e acidente vascular cerebral.

3º. Hospitalização por insuficiência cardíaca.

4º. Composto de doença renal estágio final, duplicação da creatinina ou morte renal;

5º. Morte cardiovascular.

6º. Morte por qualquer causa

7º. Composto de morte cardiovascular infarto do miocárdio, acidente vascular cerebral ou hospitalização por insuficiência cardíaca ou angina instável.

Também ocorreu alta taxa de interrupção da medicação nesse grupo – 24,7%. Contudo, novamente todos os pacientes que abandonaram o estudo foram contados para cálculos dos desfechos.

O grupo assinalado para canaglifozina apresentou redução do desfecho primário; redução dos desfechos secundários – morte cardiovascular ou hospitalização por insuficiência cardíaca; morte cardiovascular, infarto ou acidente vascular cerebral; hospitalização por insuficiência cardíaca; doença renal em estágio final, duplicação de creatinina ou morte renal; não houve redução de morte cardiovascular (Tabela 5.4). Outros desfechos não foram analisados por não estarem previstas tais análises no desenho do estudo.

No estudo houve maior incidência de cetoacidose (0,5% *vs.* < 0,1%) e infecção genital (homens 1,9 *vs.* 0,2% e em mulheres 2,9 *vs.* 1,4%) com o uso da canaglifozina.

O estudo CHIEF-HF, estudo remoto centrado em pacientes com insuficiência cardíaca, envolveu 448 pacientes, com 417 completando o estudo de 12 semanas, encontrou melhora da qualidade de vida com o uso de canaglifozina de 4,3 pontos no escore total de sintomas do questionário de cardiomiopatia de Kansas City, com maior impacto no escore de limitação física.[31]

Tabela 5.4 Resultados do Estudo CREDENCE[29,30]

	Canaglifozina (n = 2.202)	Placebo (n = 2.199)
Desfecho primário (%)*	**11,1***	**15,5***
Duplicação da creatinina (%)*	5,4*	8,5*
Doença renal em estágio final (%)*	5,3*	7,5*
RFG < 15 mL/min/1,73 m² superfície corpórea (%)	3,5	5,7
Diálise ou transplante renal (%)	3,5	4,5
Morte causa renal (%)	0,1	0,2
Morte cardiovascular (%)	5,0	6,4
Desfechos secundários		
▪ Morte cardiovascular ou hospitalização ICC (%)*	8,1*	11,5*
▪ Morte cardiovascular, IAM ou AVC (%)*	9,9*	12,2*
▪ Hospitalização por insuficiência cardíaca (%)*	4,0*	6,4*
▪ Doença renal estágio final, 2x creatinina, morte renal (%)*	9,7*	13,1*
▪ Morte qualquer causa (%)	7,6	9,1
▪ Morte CV + IAM + AVC + Hospitalização ICC ou angina (%)	12,4	16,4
▪ Doença renal estágio final, morte renal ou cardiovascular (%)	9,7	13,1
▪ Diálise, transplante ou morte renal (%)	3,5	4,8

RFG: ritmo de filtração glomerular; ICC: insuficiência cardíaca congestiva; IAM: infarto agudo do miocárdio; AVC: acidente vascular cerebral; CV: cardiovascular.
* Estatisticamente significante.

CVD-REAL Nordic[32]

Análise observacional dos Registros de Prescrição de Medicamentos, Registros de Causas de Morte, e Registros Nacionais de Pacientes da Dinamarca, Suécia e Noruega. Todos os pacientes com prescrição de hipoglicemiantes entre 2012 e 2015 foram divididos em usuários iniciantes de iSLGT-2 ou dos outros hipoglicemiantes. O tempo médio de seguimento foi 0,9 ano, 40% eram mulheres e 25% com doença cardiovascular. O iSLGT-2 mais usado foi a dapaglifozina (94%), seguida da empaglifozina (5%) e da canaglifozina (1%).

Os desfechos investigados foram: morte cardiovascular, infarto não fatal, acidente vascular não fatal e hospitalizações por insuficiência cardíaca. Outros desfechos pré-definidos foram mortalidade geral, fibrilação atrial e hipoglicemia intensa.

Os iSLGT-2 se associaram a: menor incidência de morte cardiovascular, eventos cardiovasculares maiores (MACE), internações por insuficiência cardíaca, mortalidade geral e episódios de hipoglicemia intensas (Tabela 5.5).

Em análises de subgrupos, os iSLGT-2 mostraram-se efetivos na redução da mortalidade cardiovascular quer na presença ou ausência de doença cardiovascular manifesta. Contudo, MACE combinados só foram reduzidos na presença de doença cardiovascular.

Tabela 5.5 Resultados do CVD-REAL[32]

	iSLGT-2 /100 paciente-anos	Outros /100 paciente-anos
Morte Cardiovascular	0,27*	0,53*
MACE	1,64*	2,12**
Infarto não fatal	0,78	0,90
AVC não fatal	0,70	0,80
Internação ICC	0,98*	1,40*
Morte geral	1,05*	2,09*
Fibrilação atrial	1,44	1,51
Hipoglicemia intensa	0,79*	1,05*

MACE: morte cardiovascular, infarto não fatal, acidente vascular (isquêmico ou hemorrágico) não fatal; AVC: acidente vascular cerebral; ICC: insuficiência cardíaca congestiva.
* Estatisticamente significante.
** Estatisticamente significante em doença cardiovascular.

Dapaglifozina

O estudo DECLARE[33] randomizou pacientes com doença cardiovascular (6.974 pessoas) ou em alto risco (10.186 pessoas) para desenvolvê-la, idade acima de 40 anos, hemoglobina glicada entre 6% e 12% e filtração glomerular acima de 60 mL/min/1,73 m² superfície corpórea. Foi inicialmente planejado para atingir 1.390 eventos em pelo menos três anos de seguimento. O desfecho primário de segurança (não inferioridade) foi combinação de morte cardiovascular, infarto ou acidente vascular cerebral não fatais (MACE). O desfecho primário de eficiência (igualdade e superioridade) foi MACE e combinação de morte cardiovascular e hospitalização por insuficiência cardíaca. O desfecho secundário de eficiência foi a combinação da piora de 40% na taxa de filtração glomerular, para abaixo de 60 mL/min/1,73 m² da superfície corporal, doença renal estágio final, morte de causa renal ou cardiovascular e morte por qualquer causa.

De modo semelhante ao EMPA-REG, houve alta taxa de descontinuação precoce tanto no grupo dapaglifozina (21,1%) quanto no grupo placebo (25,1%). A diferença de hemoglobina glicada ao final do estudo foi reduzida, 0,42%.

No estudo DECLARE foram observadas reduções do desfecho composto de morte cardiovascular ou hospitalização por insuficiência cardíaca, da hospitalização por insuficiência cardíaca isoladamente e desfecho composto renal (Tabela 5.6)

Assim, a redução no desfecho combinado morte cardiovascular ou hospitalização por insuficiência cardíaca deu-se à custa da hospitalização por insuficiência cardíaca, sem diferença na morte cardiovascular. A dapaglifozina reduziu eventos renais (4,3% *vs.* 5,6%). Os efeitos adversos como a cetoacidose (0,3% *vs.* 0,1%) e infecção geniturinária grave que levou a suspensão do tratamento (0,9% *vs.* 0,1) foram maiores no grupo dapaglifozina.

Não ficou claro na publicação a influência do alto grau de abandono e, ainda, do uso concomitante de análogos do GLP-1 e outro iSLGT-2 em até 20% dos pacientes. Como discutido para o EMPA-REG essa perda foi mais elevada do que os níveis geralmente tolerados e isso pode comprometer a validade do estudo. Pois os pacientes que não retornam ou são perdidos podem não o fazer por acaso, podem ter melhor ou pior prognóstico de aqueles aderentes ao protocolo de pesquisa[20].

Tabela 5.6 Resultados do estudo DECLARE[33]

	Dapaglifozina (n = 5.582)	Placebo (n = 5.578)
Morte cardiovascular ou hospitalização ICC (%)	4,9*	5,8*
MACE (%)	8,8	9,4
Morte cardiovascular/eventos renais (%)	4,3*	5,6*
Morte geral (%)	6,2	6,6
Hospitalização ICC (%)	2,5*	3,3*
Infarto do miocárdio (%)	4,6	5,1
Acidente vascular cerebral (%)	2,7	2,7
Morte cardiovascular (%)	2,9	2,9
Morte não cardiovascular (%)	2,5	2,8
Eventos renais (%)	1,5*	2,8*

ICC: insuficiência cardíaca congestiva; MACE: eventos cardíacos maiores; eventos renais (morte renal, falência renal, diminuição do ritmo de filtração glomerular de 40% para menos de 60 mL/min/1,73 m² de superfície corpórea.
* Estatisticamente significante.

A dapaglifozina foi também estudada em insuficiência cardíaca e insuficiência renal.

O estudo DELIVER analisou a influência da dapaglifozina em portadores de insuficiência cardíaca com fração de ejeção levemente reduzida ou preservada. A taxa de abandono do estudo foi de 14%, igual em ambos os grupos. O estudo revelou diminuição de 25% da hospitalização por insuficiência cardíaca, sem diferença na mortalidade cardiovascular. Resultados semelhantes àqueles do uso de empaglifozina[32,33].

O estudo DAPA-CKD[34] em 4.304 pacientes com taxa de filtração glomerular entre 25 e 75 mL/min/1,73 m² superfície corpórea e relação albumina/creatinina acima de 200 mg/g. Houve descontinuação do estudo em 12,7% dos pacientes com dapaglifozina e 14,4% no grupo controle. Houve interrupção do estudo por haver benefício com a dapaglifozina, a prevenção do declínio de 50% na filtração, falência renal ou morte cardiovascular ou renal foi melhor na dapaglifozina que no placebo. O desfecho primário combinado ocorreu em 9,2% na dapaglifozina e 14,5% no grupo controle. A mortalidade seja por causa renal ou cardiovascular foram semelhantes. É digno de nota que os eventos especificamente renais foram em realidade atrasados 4 meses pelo uso de dapaglifozina, havendo *"catch-up"* quase perfeito do grupo com a droga ativa em relação ao placebo decorrido cada intervalo de 4 meses de observação.

Ertuglifozina, Estudo VERTIS-CV[35,36]

Foram estudados 8.228 pacientes – 5.493 no grupo ertuglifozina nas doses de 5 mg e 15 mg; e 2.745 no grupo placebo. No final houve análise conjunta dos grupos com uso de 5 mg e 15 mg de ertuglifozina. O estudo foi de não inferioridade. Os pacientes elegíveis eram diabéticos tipo 2 acima de 40 anos, com hemoglobina glicada entre 7% e 10% e doença aterosclerótica estabelecida – coronária, cerebrovascular ou periférica. Foram excluídos pacientes com filtração glomerular abaixo de 30 mL/min/1,72 m².

Tabela 5.7 Resultados do estudo VERTIS-CV[35,36]

	Ertuglifozina (n = 5.493)	Placebo (n = 2.745)
Morte cardiovascular hospitalização ICC (%)	8,1	9,1
MACE (%)	11,9	11,9
Morte renal, TX ou duplicação da creatinina (%)	3,2	3,9
Morte geral (%)	8,6	9,2
Hospitalização ICC (%)	2,5	3,6*
Infarto do miocárdio (%)	6,0	5,8
Acidente vascular cerebral (%)	3,4	3,2
Morte cardiovascular (%)	6,2	6,7
Morte não cardiovascular (%)	2,4	2,5

ICC: insuficiência cardíaca congestiva; MACE: eventos cardíacos maiores (morte, infarto e acidente vascular não fatais); TX: transplante renal.
* Estatisticamente significante.

Alguns detalhes da análise dos desfechos. Para o desfecho primário foram incluídos todos os pacientes randomizados e que receberam pelo menos uma dose de ertuglifozina. Os pacientes que deixaram prematuramente o estudo foram contados para eventos cardiovasculares (morte, infarto não fatal ou acidente vascular cerebral) que ocorreram até um ano da última dose.

Novamente ocorreu grande saída precoce acima de 20%. Assim, tanto o grupo tratamento quanto no grupo placebo a mediana de seguimento foi de 2,6 anos, contudo o intervalo interquartil (entre o percentil 25% e o 75%) foi de < 0,1 ano a 3,4 anos). Isto é, 25% dos pacientes só foram seguidos até um mês. A saída precoce foi de 27,9% no grupo placebo e 23,1% e 23,9% nas doses de 5 mg e 15 mg de ertuglifozina, respectivamente.

Estes fatos, na nossa opinião, comprometem a conclusão da eficácia ou segurança desse e dos estudos previamente apresentados desse grupo de medicamento.

Análogos do GLP-1 (*Glucagon-Like Peptide-1*)

O GLP-1 é uma incretina secretada pelo intestino no momento da ingestão de glicose, tem meia-vida muito curta. Os análogos resistem à degradação pela DPP-4 e permanecem na circulação por longo tempo.

Lixisenatida

No Estudo ELIXA[37] foram randomizados diabéticos que haviam sofrido internação por síndrome coronariana aguda (infarto ou angina instável) em até seis meses anteriores. Foram excluídos pacientes que tivessem sofrido angioplastia nos últimos 15 dias ou cirurgia de revascularização coronária para tratamento do evento índice ou revascularização programada para os próximos 90 dias; ritmo de filtração glomerular < 30 mL/min/1,73 m^2 de superfície corpórea, ou hemoglobina glicada menor que 5,5% ou acima de 11%.

O desfecho primário era composto de morte cardiovascular, infarto não fatal, acidente vascular cerebral não fatal e hospitalização por angina instável. Os desfechos secundários foram

– componentes do desfecho primário mais hospitalização por insuficiência cardíaca; ou componentes do desfecho primário mais hospitalização por insuficiência cardíaca ou procedimentos de revascularização miocárdica.

Foram alocados 3.034 pacientes para placebo e 3.034 pacientes para a lixesenatida. O evento índice foi infarto com supradesnivelamento do segmento ST em 44,5 %na lixesenatida e 43,4% no placebo; infarto sem supradesnivelamento de segmento ST em 38,4% da lixesenatida e 39% no placebo e, finalmente, angina instável em 16,9% na lixesenatida e 17,4% no placebo. A taxa de abandono do estudo foi de 27,5% no braço lixisenatida e 24% no placebo.

O estudo ELIXA não demonstrou que a lixisenatida influenciou a incidência de eventos cardiovasculares (Tabela 5.8)

Tabela 5.8 Resultados do estudo ELIXA[37]

	Lixisenatida (n = 3.034)	Placebo (n = 3.034)
Desfecho primário (%)	**13,4**	**13,1**
▪ Morte cardiovascular (%)	2,9	3,1
▪ Infarto do miocárdio não fatal (%)	8,4	8,1
▪ Acidente vascular cerebral não fatal (%)	1,8	1,6
▪ Angina instável (%)	0,3	0,3
Frequência dos eventos durante o estudo (%)*		
▪ Morte cardiovascular (%)	5,1	5,2
▪ Infarto do miocárdio (%)	8,9	8,6
▪ Acidente vascular cerebral (%)	2,2	2,0
▪ Angina instável (%)	0,4	0,3
Desfechos secundários		
▪ Desfecho primário + hospitalização ICC (%)	15,0	15,5
▪ Desfecho primário + hospitalização por ICC + RM (%)	21,8	21,7
▪ Hospitalização por insuficiência cardíaca (%)	4,0	4,2
▪ Morte por todas as causas (%)	7,0	7,4%

ICC: insuficiência cardíaca congestiva; RM: revascularização miocárdica.
* 1º + 2º; +3º + 4º eventos.

As críticas ao estudo são as mesmas dos estudos com iSLGT-2, alto grau de abandono dos pacientes, acima de 20%. O que compromete qualquer análise dos resultados.

Liraglutida

O estudo LEADER[38] incluiu pacientes acima de 50 anos com pelo menos uma doença cardiovascular (doença aterosclerótica do coração, doença cerebrovascular, doença arterial periférica, doença renal crônica estágio 3 ou mais avançada, ou insuficiência cardíaca classe II ou III NYHA) ou acima de 60 anos com pelo menos um fator de risco cardiovascular (microalbuminúria ou proteinúria, hipertensão arterial, hipertrofia de ventrículo esquerdo, disfunção sistólica ou diastólica do ventrículo esquerdo, índice tornozelo-braço < 0,9 que estivessem em uso outros hipoglicemiantes não análogos do GLP-1, inibidores da DPP-4 ou insulina rápida, ou virgens de tratamento. A hemoglobina glicada era acima de 7%. O seguimento mínimo planejado era de 42 meses e o máximo 60 meses recebendo o tratamento assinalado. Após período de "*run-in*" de duas semanas, os pacientes foram randomizados na proporção de 1:1 de liraglutida 1,8 mg ou tratamento padrão. A randomização também os separou em ritmo de filtração glomerular acima ou abaixo de 30 mL/min/1,73 m² de superfície corpórea. Se a glicada de < 7% não fosse atingida poderiam ser adicionados medicamentos permitidos no protocolo. O estudo foi de não inferioridade com margem de 1,3 para o *hazard ratio*. A taxa esperada de eventos foi de 1,8% por ano.

O desfecho primário foi combinação de morte cardiovascular, infarto não fatal, acidente vascular não fatal. E desfechos exploratórios pré-especificados – cada um dos primários isoladamente, revascularização miocárdica ou hospitalização por angina instável ou insuficiência cardíaca, morte geral, eventos microvasculares (renais – aparecimento de macroalbuminúria, ou duplicação da creatinina ou queda do ritmo de filtração glomerular para menos de 45 mL/min/1,73 m² superfície corpórea, diálise ou transplante renal; ou retinopatia (necessidade de fotocoagulação, ou tratamentos intravitrais, hemorragia vítrea, ou cegueira relacionada ao diabetes), neoplasias e pancreatite.

Foram randomizados 9340 pacientes (72,4% com doença cardiovascular, 24,% doença renal crônica estágio 3 ou maior e 15,8% ambas.

O controle glicêmico foi de pequena amplitude entre os grupos, menor 0,43 pontos percentuais com a liraglutida em 3,6 anos.

A frequência de saída precoce do estudo foi de 16% no grupo liraglutida e 17% no placebo. Essa saída foi por eventos adversos em 9,5% no grupo liraglutida e 7,3% no grupo controle.

O estudo LEADER revelou diminuição do desfecho composto primário (morte cardiovascular; infarto não fatal e AVC não fatal), no desfecho expandido (componentes do primário acrescido de revascularização e internações por insuficiência cardíaca e angina instável), morte por todas as causas e cardiovascular e eventos renais (Tabela 5.9)

Na análise de subgrupos houve interação estatisticamente significativa entre os efeitos da liraglutida e a presença de doença cardiovascular manifesta, a qual potencializou seus efeitos; enquanto seus efeitos foram em sentido oposto em pacientes portadores de fatores de risco, sem doença manifesta. A função renal também influenciou os efeitos da liraglutida, presentes somente em pacientes com ritmo de filtração glomerular <60 mL/min/1,73 m² superfície corpórea.

A incidência de colecistopatia foi maior no grupo liragutida 3,1% *vs.* 1,9% no placebo.

Apesar da taxa de saída não ter ultrapassado 20%, ela também foi muito elevada também no estudo LEADER, 17%. Também não houve efeito sobre retinopatia, talvez pelo pequeno efeito no controle glicêmico.

Exenatida de liberação estendida

O estudo EXSCEL[39] testou a exenatida semanal contra placebo. O desfecho primário foi uma combinação de morte cardiovascular, infarto não fatal e acidente vascular cerebral não fatal. Os desfechos secundários foram compostos de morte por qualquer causa, morte cardiovascular, infarto fatal ou não fatal, acidente vascular cerebral fatal ou não fatal, hospitalização por síndrome coronária aguda ou por insuficiência cardíaca. Foi estudo de não inferioridade para segurança (margem de 1,3) e de superioridade na eficácia (margem < 1,0).

A hemoglobina glicada devia estar entre 6,5% e 10%; 70% da amostra com doença cardiovascular aterosclerótica manifesta e os outros 30% sem eventos cardiovasculares prévios. Foram excluídos

Tabela 5.9 Estudo LEADER[38] resultados

	Liraglutida (n = 4.668)	Placebo (n = 4.672)
Desfecho primário composto (%) ▪ Morte cardiovascular; infarto não fatal e AVC não fatal	13,0*	14,9*
Desfecho composto expandido (%) ▪ Todos do desfecho primário mais revascularização miocárdica, hospitalização por angina instável e insuficiência cardíaca	20,3*	22,7*
Morte qualquer causa (%)	8,2*	9,6*
Morte cardiovascular (%)	4,7*	6,0*
Morte não cardiovascular (%)	3,5	3,6
Infarto do miocárdio (%)	6,3	7,2
Infarto agudo do miocárdio fatal (%)	0,4	0,6
Infarto agudo do miocárdio não fatal (%)	6,0	6,8
Infarto do miocárdio silencioso (%)	1,3	1,6
AVC (%)	3,7	4,3
▪ AVC fatal (%)	0,3	0,5
▪ AVC não fatal (%)	3,4	3,8
Ataque isquêmico transitório (%)	1,0	1,3
Revascularização miocárdica (%)	8,7	9,4
Hospitalização angina instável (%)	2,6	2,7
Hospitalização Insuficiência cardíaca (%)	4,7	5,3
Evento microvascular (%)	7,6	8,9
Retinopatia (%)	2,3	2,0
Nefropatia (%)	5,7*	7,2*

AVC: acidente vascular cerebral.
* Estatisticamente significativa.

pacientes com história de dois ou mais eventos hipoglicêmicos graves (hipoglicemia que necessitaram assistência de outra pessoa) nos 12 meses antecedentes; ritmo de filtração glomerular < 30 mL/min/1,73 m² superfície corpórea, história pessoal ou familiar de câncer de tireoide ou neoplasia endócrina múltipla tipo 2, calcitonina > 40 mg ou tratamento prévio com análogo de GLP-1.

O tamanho da amostra foi calculado para que na ocorrência de desfecho primário em 1.360 pacientes, e poder do teste de 85% para detectar decréscimo de 15% deste desfecho com a exenatida.

Foram alocados 7356 pacientes no braço exenatida e 7396 no placebo, contudo houve altíssima descontinuação precoce permanente em 43% dos pacientes com exenatida e 45% do placebo. Novamente, *a análise de eficácia da medicação incluiu todos os pacientes que receberam pelo menos uma dose da medicação.*

Mortes atribuídas à doença cardiovascular foram 45,4% no grupo exenatida e 41,3% no grupo placebo; de origem não cardiovascular: 32,9% na exenatida e 34,4% no placebo; e, finalmente, de causa desconhecida 21,7% no grupo exenatida e 24,3% no placebo[39,40].

O estudo não demonstrou redução de eventos cardiovasculares e pecou pela altíssima taxa de descontinuação do estudo, maioria por decisão dos pacientes. Cremos tratar-se de mais um estudo cujas conclusões são de validade duvidosa.

Tabela 5.10 Resultados do EXSCEL[39,40]

	Exenatida semanal (n = 7.356)	Placebo (n = 7.396)
Desfecho composto primário (%	11,4	12,2
Desfechos secundários		
▪ Morte qualquer causa (%)	6,9*	7,9*
▪ Morte cardiovascular**	4,6	5,2
▪ Infarto fatal ou não fatal (%)	6,6	6,7
▪ Infarto fatal (%)	0,2	0,2
▪ Acidente vascular cerebral fatal ou não (%)	2,5	2,9
▪ Acidente vascular cerebral fatal (%)	0,2	0,3
▪ Hospitalização por insuficiência cardíaca (%)	3,0	3,1
▪ Hospitalização por síndrome coronária aguda (%)	8,2	7,7

* Estatisticamente significante.
** Incluem morte de origem indeterminada.

Semaglutida

O estudo SUSTAIN-6[41,42] estudou a influência do uso da semaglutida (0,5 mg ou 1 mg) semanal ou placebo por dois anos, O desfecho primário foi composto de morte cardiovascular, infarto e acidente vascular cerebral não fatais. Foi estudo de não inferioridade com margem excessivamente elevada, 1,8.

Os critérios de elegibilidade foram glicemia glicada acima de 7%, em uso de até dois hipoglicemiantes orais com ou sem uso de insulina basal ou pré-misturada. Portadores de doença cardiovascular manifesta (coronária, cerebrovascular ou doença arterial periférica), ou insuficiência cardíaca em classe funcional II ou III da NYHA , ou doença renal crônica estágio 3 ou superior e idade acima de 50 anos. Foram elegíveis também, pacientes acima de 60 anos portadores de um fator de risco (microalbuminúria ou proteinúria; hipertrofia de ventrículo esquerdo; disfunção sistólica ou diastólica do ventrículo esquerdo; índice tornozelo-braquial < 0,9).

A randomização foi realizada em subgrupos específicos de acordo com presença de doença cardiovascular, doença renal crônica ou somente fatores de risco; uso de insulina ou filtração glomerular tendo como ponto de corte 30 mL/min/1,73 m² superfície corpórea.

O desfecho primário foi composto de morte cardiovascular, infarto ou acidente vascular não fatais. O desfecho secundário incluiu os componentes do desfecho primário acrescidos de revascularização (coronária ou periférica) e hospitalização por angina instável ou insuficiência cardíaca. Desfecho adicional composto de morte por qualquer causa, infarto e acidente vascular não fatais, complicações de retinopatia ou piora da nefropatia. O tamanho da amostra foi calculado para ocorrência de 1,8% de eventos anuais e saída do estudo menor que 10%.

Contudo as taxas de saída precoce foram pelo menos o dobro da esperada – 19,9% na semaglutida 0,5 mg e 18,3% no seu grupo controle; e 22,6% na semaglutida 1 mg e 19,3% no seu grupo controle.

A frequência de eventos adversos sérios foi de 34,3% com a semaglutida e 38% no grupo controle. A maioria foi cardíaca (12,2% com semaglutida e 13,9% nos controles) seguida das infecções e infestações (7,5% com semaglutida e 9,0% nos controles).

O componente do desfecho primário composto que levou à diferença estatística foi a menor incidência de acidente vascular não fatal. Enquanto no desfecho expandido o maior contribuinte foi procedimento de revascularização.

Houve mais complicações de retinopatia com uso de semaglutida: hemorragia vítrea, cegueira relacionada ao diabetes, e necessidade de tratamento com agentes intravitrais ou fotocoagulação de retina. E houve melhor proteção renal (Tabela 5.11).

Tabela 5.11 Resultados do estudo SUSTAIN[41,42]

	Semaglutida (n = 1.648)	Placebo (n = 1.649)
Desfecho primário composto (%)	6,6*	8,9*
Desfecho composto expandido (%)	12,1*	16*
Morte todas as causas, IAM e AVC não fatais (%)	7,4*	9,6*
Morte ▪ Todas as causas (%)	3,8	3,6
▪ Morte cardiovascular (%)	2,7	2,8
Infarto do miocárdio não fatal (%)	2,9	3,9
Acidente vascular cerebral não fatal (%)	1,6*	2,7*
Hospitalização por angina instável (%)	1,3	1,6
Revascularização (miocárdica/periférica) (%)	5,0*	7,6*
Hospitalização por insuficiência cardíaca (%)	3,6	3,3
Complicações da retinopatia (%)	3,0*	1,8*
Nefropatia nova ou piora da pré-existente (%)	3,8*	6,1*

IAM: infarto agudo do miocárdio; AVC: acidente vascular cerebral.
* Estatisticamente significante.

Concluindo, o estudo SUSTAIN não demonstrou diminuição de morte cardiovascular e apresentou taxas de saída precoce elevadas, já observadas em todos os estudos com iSLGT-2 e outros análogos do GLP-1.

Albiglutida

O estudo HARMONY[43,44] foi estudo randomizado, duplo cego , que comparou o uso de albiglutida semanal com placebo na dose inicial de 30 mg e almejando chegar a 50 mg em 9.463 pacientes com doença coronária estabelecida (infarto prévio, lesão de 50% ou revascularização miocárdica), doença cerebrovascular (acidente vascular isquêmico, lesão 50% em carótidas, ou procedimento vascular em carótida) ou doença arterial periférica (claudicação intermitente e índice tornozelo--braquial < 0,9, amputação não traumática, ou procedimento vascular prévio), maiores de 40 anos, hemoglobina glicada acima de 7% e filtração glomerular acima de 30 mL/min/1,73 m². A média de duração do diabetes dos participantes foi de 14 anos.

Foi estudo de não inferioridade com faixa de 1,3 e se o risco fosse < 1 de superioridade.

Foi pressuposta faixa de eventos para o desfecho primário entre 2% e 3% com alcance de 611 eventos em 2 anos em 9.400 pacientes. Contudo, como a taxa foi maior que a esperada e 611 eventos ocorreriam em 1,1 ano, houve mudança do protocolo para seguimento mediano de 1,5 anos em adição aos 611 eventos.

O desfecho primário composto foi morte cardiovascular e infarto e acidente vascular cerebral não fatais.

Novamente houve saída precoce do estudo em taxas elevadas: 24% no grupo albiglutida e 27% no grupo placebo. Contudo, foram considerados que 98,5% do grupo albiglutida e 97,8% do placebo completaram o seguimento.

Os resultados do estudo são apresentados na Tabela 5.12.

Tabela 5.12 Resultados do estudo HARMONY[43,44]

	Albiglutida	Placebo	p**
Desfecho composto primário (%)	7	9	0,0006
Desfechos secundários			
▪ Desfecho composto expandido* (%)	8	10	0,0005
▪ Morte cardiovascular (%)	3	3	0,578
▪ Infarto do miocárdio fatal ou não (%)	4	5	0,003
▪ AVC fatal ou não (%)	2	2	0,3
▪ Morte cardiovascular ou internação por ICC (%)	4	5	0,11
▪ Morte por qualquer causa (%)	4	4	0,64

* Desfecho expandido (morte cardiovascular, infarto e acidente vascular cerebral (AVC) não fatais e revascularização miocárdica urgente por angina instável.

** Superioridade.

AVC: acidente vascular cerebral; ICC: insuficiência cardíaca descompensada.

Houve interação com melhor ação do albiglutida em pessoas abaixo de 65 anos, com acometimento de um leito arterial e que nunca fumou ou era ex-fumante. E houve tendência para aqueles sem uso de insulina.

O estudo mostrou superioridade para o desfecho primário (morte cardiovascular, infarto e acidente vascular cerebral não fatais), às custas de menor incidência de infarto agudo do miocárdio.

Como comentado para vários estudos anteriores a saída precoce de mais de 20% dos pacientes compromete as conclusões do estudo.

Dulaglutida

O estudo REWIND[45,46] comparou a injeção semanal da dulaglutida com placebo em diabéticos do tipo 2 com evento cardiovascular prévio ou com fatores de risco cardiovascular e idade acima de 50 anos. Com hemoglobina glicada abaixo de 9,5% e índice de massa corpórea acima de 23 kg/m² e filtração glomerular acima de 15 mL/min/1,73 m². Os números reais foram IMC > 30 kg/m²; hemoglobina glicada 7,2% e filtração glomerular 74,9 mL/min/1,73 m².

Foram randomizados 4.949 pacientes para dulaglutida e 4.952 para o placebo. A mediana do seguimento foi de 5,4 anos com intervalo interquartil de 5,1 a 5,9 anos.

O desfecho primário composto foi morte de causa desconhecida, morte cardiovascular, infarto do miocárdio ou acidente vascular cerebral não fatais. Os sete desfechos secundários foram: composto de complicações microvasculares (retinopatia diabética; doença renal (albuminúria > 33,9 mg/mmol de creatinina urinária; piora da filtração glomerular de 30% ou terapia de reposição renal crônica); hospitalização por angina instável; internação por insuficiência cardíaca; os componentes isolados do desfecho primário; morte.

Doença aterosclerótica cardiovascular estava presente em 31,5% dos pacientes randomizados, sendo que 20,8% no grupo dulaglutida e 20,3% no placebo tinham história prévia de infarto do miocárdio ou acidente vascular cerebral. O tempo médio de diabetes era 10 anos.

Na publicação não fica clara a aderência ao protocolo do estudo. Pois relata-se que 42,3% do grupo dulaglutida e 43,8% do placebo apresentaram pelo menos uma descontinuação da medicação durante o seguimento; e que na última visita 73,2% do grupo dulaglutida e 71,1% estavam fazendo uso da medicação do protocolo de estudo. Aparentemente também nesse estudo a taxa de evasão foi muito alta.

A Tabela 5.13 contém os resultados do estudo REWIND[45,46].

Tabela 5.13 Resultados do estudo REWIND[45,46]

	Dulaglutida	Placebo	p
Desfecho composto primário (%)	12	13,4	0,026
Infarto do miocárdio (%)	4,5	4,7	0,63
Infarto não fatal (%)	4,1	4,3	0,65
Infarto fatal (%)	0,5	0,4	0,40
AVC (%)	3,2	4,1	0,01
▪ AVC não fatal (%)	2,7	3,5	0,017
▪ AVC fatal (%)	0,5	0,7	0,34
Hospitalização ou visita urgente (%)	4,3	4,6	0,46
Hospitalização por angina instável (%)	1,8	1,6	0,41
Morte cardiovascular* (%)	6,4	7	0,21
Morte não cardiovascular (%)	4,4	5	0,18
Mortalidade geral (%)	10,8	12	0,067
Desfecho microvascular composto (%)	18,4	20,6	0,002
Desfechos oculares (%)	1,9	1,5	0,16
Desfechos renais (%)	17,1	19,6	0,0004

AVC: acidente vascular cerebral.
* Estão inclusas na categoria morte cardiovascular as mortes de origem indeterminada.

De modo semelhante ao EMPA-REG a diferença da mortalidade cardiovascular deveu-se à morte de natureza indeterminada, à qual foi imputada ser de origem cardiovascular.

Quanto aos desfechos renais, a incidência foi semelhante nos dois primeiros anos e a partir daí há "*catch-up*" em cada 1 ano, isto é, na próxima medida a incidência de eventos no grupo tratado fica igual àquela do placebo na medida anterior.

Os eventos adversos com diferença estatisticamente significante entre os grupos foram distúrbios gastrointestinais (47,4% no grupo dulaglutida *vs.* 34,1% no placebo) desordens do metabolismo e nutricionais (28,5% no grupo dulaglutida *vs.* 26,6% no placebo); e, desordens da pele e tecido subcutâneo (13,6% no grupo dulaglutida e 15,3% no placebo).

Conclusão

Esperamos que a nossa análise mais detalhada dos estudos sobre terapêuticas no diabetes tipo 2 possa auxiliar os médicos endocrinologistas, cardiologistas e clínicos a terem uma visão mais ampla a respeito dos estudos que embasaram ou modificaram as diretrizes de tratamento do diabetes.

E a crítica quanto ao uso de estudos com intenção de tratar modificado que incluem pacientes que abandonam os estudos, analisando-os como simples *crossovers*. Pacientes não aderentes a protocolos de estudo não deveriam ser analisados e tais estudos rebaixados a estudos para *on treatment analysis*.

Referências

1. United Kingdom Prospective Diabetes Study Group. United Kingdom Prospective Diabetes Study (UKPDS) 13: relative efficacy of randomly allocated diet, suphonylurea, insulin or metformin in patients with newly diagnosed non-insulin dependent diabetes followed for three years. BMJ 1995;310:83-8.
2. Holman RR, Paul SK, Bethel MA, Mathews DR, Neil AW. 10-years follow-up of intensive glucose control in type 2 diabetes. New Engl J Med 008;259:1577-89.
3. Roumie C, Hung AM, Greevy RA et al. Comparative Effectiveness of Sulfonylurea and Metformin Monotherapy on Cardiovascular Events in Type 2 Diabetes Mellitus. A Cohort Study. Ann Intern Med 2012;157:601-10.
4. Rados DV, Pinto LC, Remonte LR et al. The association between Sulphonylurea use and all-cause and cardiovascular mortality: a meta-analysis with trial sequencial analysis of randomized clinical trials. PLOS Medicine. DOI:10.1371/journal.pmed.100100192 April 12, 2016.
5. Iocara S, Guja C, Reghina A et al. All cause and cardiovascular mortality associated with sulphonylurea and Metformin therapy in type 2 diabetes. Endrocrine Research 2018;43:97-105.
6. Diabetes Prevention Program Research Group. Reduction in the incidence of type 2 diabetes with lifestyle intervention or metformin, N Eng J Med 2002;346:393-403.
7. Nissen SE, Wolski K. Effect of Rosiglitazone on the Risk of Myocardial Infarction and Death from Cardiovascular Causes. N Engl J Med 2007;356:2457-71.
8. Home PD, Phil D, Pocock SJ et al. for the RECORD Study Group. Rosiglitazone Evaluated for Cardiovascular Outcomes – An Interin Analysis. N Eng J Med 2007;357:28-38.

9. Stone JC, Furukuya-Kanamori L, Barendregt JJ, Doi SAR. Was there really any evidence that rosiglitazone increased the risk of myocardial infarction or death from cardiovascular causes? Pharmacoepidemyology and Drug Safety 2015;24:223-7.
10. The DREAM Investigators. Effects of Ramipril and Rosiglitazone on Cardiovascular and Renal Outcomes in People With Impaired Glucose Tolerance or Impaired Fasting Glucose Results of the Diabetes REduction Assessment with ramipril and rosiglitazone Medication (DREAM) trial. Diabetes Care 2008;31:1007-14.
11. Viberti G, Kahan SE, Greene DA et al. A Diabetes Outcome Progression Trial (ADOPT): an international multicenter study of the comparative efficacy of rosiglitazone, glyburide, and metformin in recently diagnosed type 2 diabetes. Diabetes Care 2002;25(10):1737-43.
12. Gerstein HC, Miller ME, Byington RP et al. Effects of intensive glucose lowering in type 2 diabetes. ACCORD N Engl J Med 2008;358:2545-59.
13. Patel A, MacMahon S, Chalmers J et al. Intensive blood glucose control and vascular outcomes in patients with type 2 diabetes: ADVANCE. N Engl J Med 2008;358:2560-72.
14. Duckworth W, Abraira C, Moritz T et al. Glucose control and vascular complications in veterans with type 2 diabetes:VADT N Engl J Med 2009;360:129-39.
15. Scrica BM, Bahtt DL, Braunwald E for SAVOR-TMI 53 the steering Comittee and Investigators. Saxagliptin and Cardiovascular outcomes in patients with type 2 diabetes mellitus. N Eng J Med 2013;369:1317-26.
16. White WB, Cannon CP, Heller SR et al for the EXAMINE Investigators. Alogliptin after Acute Coronary Syndrome in Patients with Type 2 Diabetes Mellitus. N Eng J Med 2013;369:1327-35.
17. Green JB, Bethel A, Armstrong PW et al. for the TECOS Study Group. N Eng J Med 2015;373:232-42.
18. Rosenstock J, Perkovic V, Johansen OE et al. for CARMELINA Investigators. Effect of linaglitin vs placebo on major cardiovascular events in adults with type 2 diabetes and high cardiovascular and renal risk: The CARMELINA randomized Clinical Trial. JAMA 2019;321:69-79.
19. Fewtrell MS, Kennedy K, Singhal A et al. How much loss of follow-up is acceptable in long-term randomized trials and prospective studies. Arch Dis Child 2008;93:458-61.
20. Zinman B, Wanner C, Lachin JM et al. for the EMPA-REG OUTCOME Investigators. Empaglifozin, cardiovascular outcomes, and mortality in type 2 diabetes. N Eng J Med 2015;373:2118-28,
21. Supplement to: Zinman B, Wanner C, Lachin JM et al. Empaglifozin, cardiovascular outcomes, and mortality in type 2 diabetes. N Eng J Med 2015;373:2118-28.
22. Packer M, Anker SD, Butler J et al. for the EMPEROR-Reduced Trial Investigators. N Engl J Med 2020;383:1413-24.
23. Supplement to: Packer M, Anker SD, Butler J et al. Cardiovascular and renal outcomes with empagliflozin in heart failure. N Engl J Med 2020;383:1413-24. DOI: 10.1056/NEJMoa2022190.
24. Anker SD, Butler J, Filipatos G et al. for the EMPEROR-Preserved Trial Investigators. N Eng J Med 2021;385(16):1451-61.
25. Supplement to: Anker SD, Butler J, Filippatos G et al. Empagliflozin in heart failure with a preserved ejection fraction. N Engl J Med 2021;385:1451-61.
26. Mahaffey KW, Neal B, Perkovic V et al. for CANVAS Program Collaborative Group. Canaglifozin for Primary and Secondary Prevention of Cardiovascular Events, Results from the CANVAS Program (Canaglifozin Cardiovascular Assessment Study). Circulation 2018;137:323-34.
27. Neal B, Perkovic V, Mahaffey KW et al. for CANVAS Program Collaborative Group. Canaglifozin and Renal Events in Type 2 Diabetes. N Eng J Med 2017;377:644-77.
28. Perkovic V, Jardine MJ, Neal B et al. for the CREDENCE investigators. Canagliflozin and renal outcomes in type 2 diabetes and nephropathy. N Eng J Med 2019;380(24):2295-306.
29. Supplement to: Perkovic V, Jardine MJ, Neal B et al. for the CREDENCE investigators. Canagliflozin and renal outcomes in type 2 diabetes and nephropathy. N Engl J Med. 2019380(24):2295-306.
30. Spertus JA, Birmingham MC, Nassif M et al. The SGLT2 inhibitor canaglifozin in heart failure: The CHIEF-HF remote, patient-centered randomized trial. Nature Medicine 2022;28:809-13.
31. Birkeland K, Jorgensen ME, Carstensen B et al. Cardiovascular Mortality and morbidity in patients with type 2 diabetes following initiation of sodium-glucose co-transporter-2 inhibitors versus other glucose-lowering drugs (CVD-REAL-Nordic): a multinational observational analysis. Lancet Diabetes Endocrinol 2017;5:709-17.

32. Wiviott SD, Raz I, Bonaca MP et al. for the DECLARE-TIMI 58 Investigators. Dapaglifozin and Cardiovascular Outcomes in Type 2 Diabetes. N Eng J Med 2019;380:347-57.
33. Solomon SD, McMurray JJV, Claggett B et al. for the DELIVER Trial Committees and Investigators. Dapagliflozin in heart failure with mildly reduced or preserved ejection fraction. N Engl J Med. 2022.
34. Heerspink HJL, Stefánsson BV, Correa-Rotter R et al. for the DAPA-CKD Trial Committees and Investigators. Dapaglifozin in patients with Chronic Kidney Disease. N Engl J Med 2020;383(15):1436-46.
35. Cannon CP, Pratley R, Dagogo-Jack S et al. for the VERTIS CV investigators. Cardiovascular outcomes with ertuglifozin in type 2 diabetes. N Eng J Med 2020;383:1425-35.
36. Supplement to: Cannon CP, Pratley R, Dagogo-Jack S et al. Cardiovascular outcomes with ertugliflozin in type 2 diabetes. N Engl J Med 2020;383:1425-35.
37. Pfeffer MA, Claggett B, Diaz R et al. for the ELIXA Investigators. LIxisenatide in Patiens with type 2 Diabetes and Acute Coronary Syndrome. N Eng J Med 2015;373:2247-57.
38. Marso SP, Daniels GH, Brown-Frandsen K et al. for the LEADER Steerinng Committee on behalf of the LEADER Investigators. Liraglutide and cardiovascular outcome in type 2 diabetes. N Eng J Med 2016;375:311-22.
39. Holman RR, Bethel A, Mentz RJ et al. for the EXSCEL Study Group. Effects of once-weekly exenatide on cardiovascular outcomes in type 2 diabetes. N Eng J Med 2017;377:1228-39.
40. Supplement to: Holman RR, Bethel MA, Mentz RJ, et al. Effects of once-weekly exenatide on cardiovascular outcomes in type 2 diabetes. N Engl J Med 2017;377:1228-39.
41. Marso SP, Bain SC, Consoli A et al. for the SUSTAIN-6 Investigators. Semaglutide and Cardiovascular Outcomes in Patients with type 2 diabetes. N Eng J Med 2016;375:1834-44.
42. Supplement to: Marso SP, Bain SC, Consoli A et al. Semaglutide and Cardiovascular Outcomes in Patients with type 2 diabetes. N Eng J Med 2016;375:1834-44.
43. Hernandez AF, Green JB, Janmohamed S et al. for the Harmony outcomes committee and investigators. Albiglutide and cardiovascular outcomes in patients with type 2 diabetes and cardiovascular disease (Harmony Outcomes): a double-blind, randomized placebo-controlled trial. Lancet 2018;392:1519-29.
44. Supplement to: Hernandez AF, Green JB, Janmohamed S et al. Albiglutide and cardiovascular outcomes in patients with type 2 diabetes and cardiovascular disease (Harmony Outcomes): a double-blind, randomised placebo-controlled trial. Lancet 2018;392:1519-29.
45. Gerstein HC, Colhoun HM, Dagenais GR et al. For the REWIND Investigators. Dulaglutide and cardiovascular outcomes in type 2 diabetes (REWIND): a double-blind, randomized placebo-controlled trial. Lancet 2019;394:121-30.
46. Supplement to: Gerstein HC, Colhoun HM, Dagenais GR et al. Dulaglutide and cardiovascular outcomes in type 2 diabetes (REWIND): a double-blind, randomized placebo-controlled trial. Lancet 2019;394:121-30.

CAPÍTULO 6

Diabetes e Miocardiopatia

Fábio Fernandes ▪ João Henrique Rissato

Introdução

A primeira citação compatível sobre diabetes (DM) data do século XV AC, quando Imhotep, sacerdote do faraó Zosser relatou em alguns pacientes "vazamento de urina e perda rápida de peso". Esse texto encontra-se no papiro de Ebers e também traz a descrição de pacientes com sinais e sintomas de insuficiência cardíaca (IC).

Desde então até Roma, no século II DC, se progrediu ao entendimento de que o DM se devia a um problema renal que resultava em uma "diarreia urinosa". Tal raciocínio errôneo, sob a autoridade dogmática de Galeno, perdurou por mais 15 séculos. Apenas no século XVIII Thomas Cawley[1] identificou, ainda de maneira rudimentar, a associação do DM ao pâncreas. No começo da década de 20 do século passado, Banting e Macleod (ambos prêmios Nobel de Medicina em 1923) no Canadá começaram a administrar um extrato pancreático a crianças diabéticas. Até então, a sobrevida daqueles pacientes não passava de 10 anos. Um dos primeiros pacientes tratados com insulina foi um menino de seis anos de Nova Jersey que viria a falecer apenas em 1996, aos 77 anos de idade de IC.

O termo cardiomiopatia diabética, foi utilizado pela primeira vez em 1972 por Rubler que identificou à necropsia de quatro pacientes com glomeruloesclerose diabética a presença de cardiomegalia de causa desconhecida e que não possuíam doença coronariana significativa. Os achados patológicos foram consistentes com hipertrofia do ventrículo esquerdo (VE) e do ventrículo direito (VD) e ao estudo histopatológico evidência de fibrose miocárdica intersticial difusa que os autores postularam ser secundária a microangiopatia diabética ou secundária a alterações do metabolismo anormal miocárdico que ocorreria no DM.

Define-se a cardiomiopatia diabética pela presença de disfunção sistólica ou diastólica em paciente diabético sem outras etiologias mais prováveis, tais como: doença coronariana, hipertensão arterial sistêmica, doença valvar[2] outras causas menos comuns como doenças tóxico-infiltrativas, infecciosas ou congênitas.

Grandes estudos clínicos foram conduzidos recentemente com novos fármacos contra o DM, tendo como objetivo os desfechos cardiovasculares. Algumas dessas novas drogas apresentaram benefícios cardiovasculares independentemente de sua ação hipoglicemiante, abrindo novas perspectivas de tratamento de ambas comorbidades.

Epidemiologia

Com alta prevalência em cardiopatas, a obesidade e o DM sempre foram interpretadas como doenças associadas nestes pacientes. Estudos recentes, no entanto, mostram cada vez mais o nexo causal entre DM tipo 2 e IC, particularmente naqueles pacientes com fração de ejeção (FE) preservada e disfunção diastólica. Não obstante, em diabéticos tipo 1 há maior associação com o fenótipo de dilatação ventricular.

Entre os anos de 2005 e 2015 a prevalência global do DM tipo 2 passou de 333 milhões para 435 milhões. Enquanto isso, temos que atualmente a IC afeta cerca de 26 milhões de pessoas ao redor do mundo, com tendência de aumento destes números[3].

Diabéticos portadores de IC apresentam pior prognóstico com risco de morte e hospitalização maior que aqueles não diabéticos. Quando comparados a indivíduos não diabéticos, os pacientes diabéticos apresentam maior risco de desenvolver IC. De outra maneira, recortes populacionais de portadores de IC apresentam maior prevalência de DM, chegando em 40% naqueles hospitalizados.

Assim, as evidências epidemiológicas apontam nexo causal recíproco entre DM e IC, com interferência negativa mútua entre ambas as doenças pelo aumento de incidência e pior prognóstico.

Fisiopatologia

A disfunção endotelial sistêmica que afeta a microvasculatura de órgãos como rins e olhos também predomina como principal mecanismo de agressão ao miocárdio. Por isso, mais comumente a agressão miocárdica pelo DM se deve à isquemia e ao infarto. Uma característica precípua da miocardiopatia diabética se deve às reduções da reserva coronariana e da microperfusão. Nesta circunstância, cria-se um microambiente com menor biodisponibilidade de óxido nítrico (NO) e maior suscetibilidade a hipóxia e produção de espécies reativas de oxigênio.

De outro modo, manifestações cardíacas frequentemente subclínicas são determinadas por marcadores de resistência à insulina, tais como: glicemia de jejum alterada, níveis elevados de hemoglobina glicosilada (HbA) e aumento do índice de massa corpórea. Todos estes fatores estão diretamente associados ao aumento da massa ventricular e da espessura da parede ventricular, deteriorando a função diastólica na ausência de queda da FE. Estruturalmente, esse fenômeno se deve a fibrose intersticial e perivascular associada ao aumento do colágeno pela ligação cruzada com os produtos finais da glicosilação avançada. Outra forma de dano à função miocárdica pela hiperglicemia decorre de seus metabólitos. Os resíduos da metabolização da beta-N-acetilglicosamina reduzem tanto a contração quanto o relaxamento do miocárdio ao competir pela fosforilação de outras moléculas.

Adicionalmente, através de ativação simpática a própria hiperglicemia e a resistência à insulina contribuem para ativar o sistema renina-angiotensina-aldosterona. Assim, ocorre incremento dos níveis de angiotensina II e aldosterona que vão induzir ainda mais hipertrofia e fibrose[4]. Cronicamente, foi observado que o miocárdio de pacientes diabéticos apresenta mais receptores de angiotensina e endotelina.

Alterações da homeostase do cálcio intracelular também foram demonstradas em modelos animais. A diminuição do cálcio no retículo sarcoplasmático, em casos mais avançados, pode prejudicar o influxo de cálcio mitocondrial e provocar alterações no suporte de ATP e na capacidade de regeneração antioxidativa[5].

Em condições normais, o substrato energético preferencial do coração deriva de ácidos graxos (70%), enquanto a glicose fornece os outros cerca de 30%. O prejuízo da captação de glicose pelo miocárdio de pacientes diabéticos aumenta ainda mais a preponderância dos ácidos graxos. Como a oxidação dos ácidos graxos requer 11% a mais de oxigênio por unidade de carbono, qualquer desequilíbrio na oferta de oxigênio torna o miocárdio mais suscetível ao acúmulo destes ácidos graxos livres, com consequente lipotoxicidade manifesta por disfunção contrátil, disfunção diastólica e apoptose[6].

Já o processo autoimune envolvido na fisiopatogenia do DM tipo 1 está associado à dilatação do ventrículo esquerdo e aparentemente com mais fibrose Autoanticorpos antimiosina foram identificados em pacientes com DM tipo 1 após infarto agudo do miocárdio e em não diabéticos com miocardite autoimune[7].

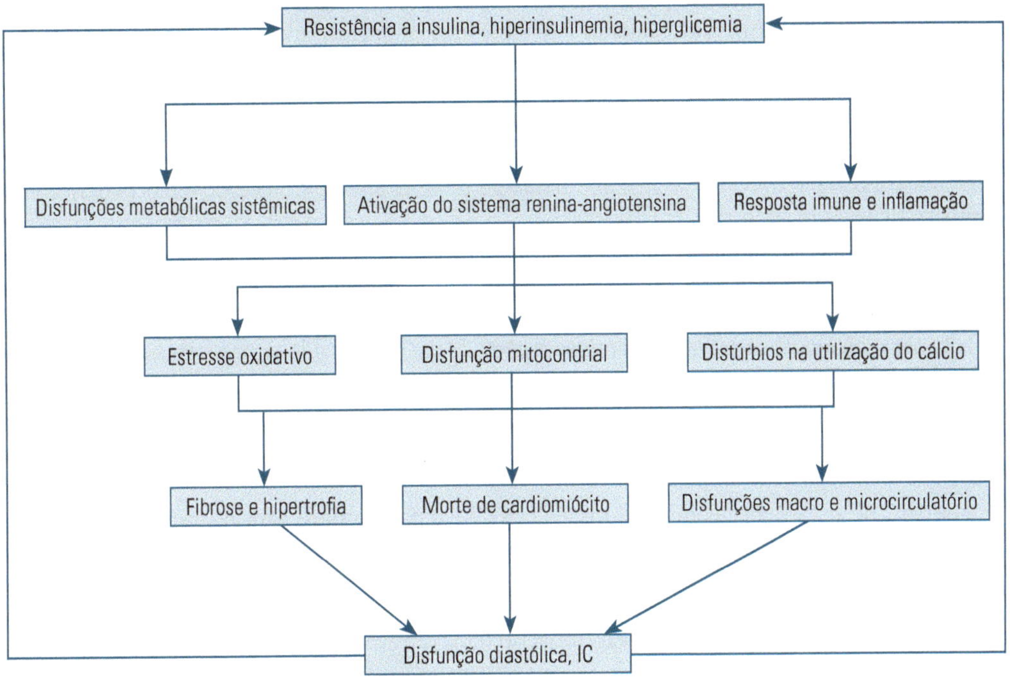

Figura 6.1 Desenvolvimento e progressão da cardiomiopatia diabética.

IC: Insuficiência cardíaca.

Fonte: Adaptada de Jia G, DeMarco VG, Sowers JR. Insulin resistance and hyperinsulinaemia in diabetic cardiomyopathy. Nat Rev Endocrinol. 2016 Mar;12(3):144-53.

Exames complementares

Ecocardiograma

Diabéticos com IC geralmente apresentam o diâmetro do ventrículo esquerdo discretamente aumentado quando comparados a portadores de IC não diabéticos. Destaca-se ainda maior índice de massa ventricular, secundário ao espessamento das paredes ventriculares. A disfunção diastólica é reconhecida como uma manifestação precoce da miocardiopatia diabética. Neste contexto, advêm alterações do influxo mitral e do *Doppler* tecidual que traduzem o aumento das pressões de enchimento do ventrículo esquerdo e determinam pressão atrial elevada. Já os parâmetros ecocardiográficos de função sistólica ventricular não são diferentes de populações de não diabéticos quando ajustados os grupos de comparação por idade, sexo, superfície corpórea e comorbidades. De outro modo, a aorta de diabéticos costuma apresentar dimensões discretamente menores[8].

Outra ferramenta ecocardiográfica não invasiva para avaliação das funções sistólica e diastólica do miocárdio consiste na técnica de rastreamento de pontos brilhantes, ou *speckle-tracking echocardiography* (STE). Está técnica foi desenvolvida e validada frente ao *Doppler* tecidual e ressonância magnética em grandes coortes de pacientes, incluindo diabéticos. Consiste basicamente em analisar o movimento natural de marcadores acústicos mais evidentes na escala de cinza das imagens ultrassonográficas. A disposição dos pontos mais brilhantes do miocárdio ao longo do ciclo cardíaco reflete a sua deformação (*strain*), e pode ser analisada separadamente em cada região de interesse, de modo longitudinal ou radial, conforme a abordagem do examinador. Medidas de deformação são calculadas para cada segmento miocárdico padrão e a média destes resultados fornece o valor da deformação global do ventrículo esquerdo. Até o presente momento, apenas valores da deformação longitudinal global (GLS) foram validados. Cabe destacar que 30 a 50% dos pacientes diabéticos examinados sem doença valvar, sintomas ou eventos cardíacos prévios, apresentam alterações da deformação miocárdica, mesmo na presença de fração de ejeção (FE) normal, ou seja, já apresentam uma disfunção incipiente. Por outro lado, pacientes diabéticos com FE normal e GLS alterado apresentaram correlação com VO_2 máximo reduzido no teste ergoespirométrico e piores desfechos cardiovasculares no seguimento em 10 anos.

Mais recentemente, a modalidade tridimensional do ecocardiograma (ECO 3D) também se tornou disponível. Tal qual à ressonância magnética, nesta modalidade se pode prescindir da premissa geométrica frequentemente necessária ao método bidimensional (por exemplo, o método de *Teicholz* para cálculo da fração de ejeção pressupõe o formato elipsoide ou em ogiva do ventrículo esquerdo). Representa uma ferramenta promissora para a medida dos volumes sistólico e diastólico, não obstante também dependa de janelas acústicas favoráveis para extração de dados fidedignos.

Ressonância magnética computadorizada

A ressonância magnética computadorizada (RMC) é o padrão-ouro para avaliação dos volumes e da fração de ejeção pela técnica de cine RMC com a quantificação pelo método de *Simpson*. Sua utilização de rotina está limitada pela disponibilidade, tempo de execução do exame e custo ainda elevado. Além da avaliação funcional, é capaz de realizar a avaliação morfológica e tecidual de forma qualitativa (visual) e quantitativa em percentual do músculo acometido.

Tal qual observado através de outros métodos, à RMC também há diversos trabalhos que demonstraram aumento da massa miocárdica e remodelamento concêntrico ventricular, devido aos mecanismos fisiopatológicos já citados. Há a suspeita de que a esteatose cardíaca, identificável através deste método, possa ser um preditor independente de remodelamento ventricular em diabéticos não hipertensos, na ausência de fibrose[9].

O realce tardio positivo pelo gadolínio está associado a eventos cardíacos adversos em diabéticos e pré-diabéticos. O mapa T1 com quantificação do volume extracelular tem se mostrado um marcador prognóstico relevante para estratificação de risco cardiovascular dos pacientes diabéticos. Algumas evidências apontam que a cardiomiopatia pelo DM cursa com maior fração de volume extracelular.

Rompendo o paradigma de que o acometimento pelo diabetes é predominantemente ventricular esquerdo, recentemente foi demonstrado à ressonância que o diabetes afeta o coração de modo global. Caracteristicamente, em fases iniciais associa-se a redução das dimensões, bem como a prejuízo discreto subclínico das funções das quatro câmaras cardíacas.

Tratamento farmacológico do DM no paciente com IC

O controle intensivo da glicemia se consagrou efetivo em reduzir a doença microvascular causada pelo DM, expressa clinicamente em menor incidência de retinopatia, nefropatia e neuropatia periférica. Porém, para os pacientes diabéticos com IC, não foram observados benefícios do tratamento com meta rígida de HbA entre 6,4 e 7,0%. De fato, níveis de HbA abaixo de 6% estão associados a pior evolução da IC, enquanto piores desfechos só foram observados quando os níveis de HbA excederam 8% e 9%.

Assim, recomenda-se um alvo de hemoglobina glicosilada entre 7% a 8%[2] para a maioria dos pacientes, admitindo a IC como comorbidade grave elencada pelas diretrizes de tratamento do DM.

Neste contexto, tem sido maior o foco atualmente em utilizar drogas que apresentem melhor segurança cardiovascular em detrimento da capacidade de reduzir os níveis de HbA.

Metformina

Frequentemente é indicada como tratamento inicial. Segura (não causa hipoglicemia), de baixo custo e de uso oral, geralmente é bem tolerada. Preocupações relacionadas ao risco de acidose lática em cardiopatas foram mitigadas, conquanto seus benefícios em melhorar a sobrevida foram demonstrados em diversos estudos observacionais. Deve ser evitada em pacientes com insuficiência renal em estágios IV e V (ritmo de filtração glomerular menor que 30 mL/min). Potenciais efeitos colaterais como náuseas e alterações do hábito intestinal podem ser observados. Atenção especial deve ser dada na concomitância de doença hepática, abuso de etanol, uso de inibidores da anidrase carbônica ou contrastes iodados.

Sulfonilureias

Excluindo os representantes da primeira geração que apresentavam longa meia vida e risco intolerável de hipoglicemia, hoje as sulfonilureias de segunda geração (Glimeperida, Gliclazida e Glibenclamida) são largamente utilizadas em nosso meio, pelo relativo baixo custo e acesso gratuito através da rede pública de saúde. A despeito deste uso frequente, são poucos os dados sobre o uso desta classe de medicamentos em diabéticos com IC. Algumas evidências apontam para a não inferioridade quando comparada à insulina, metformina e tiazolidinedionas. Não obstante, outros estudos demonstraram maior risco de desenvolvimento ou piora da evolução da IC nestes pacientes. Diante dos dados escassos e conflitantes, em diabéticos com alto risco de desenvolver IC ou com IC instalada, as sulfonilureias devem ser preteridas em favor da metformina e dos SGLT2.

Insulina

De forma combinada ou em monoterapia, muitas vezes a insulina é necessária para o adequado controle da glicemia. Como vantagem, pode ser utilizada com ajuste de dose em qualquer estágio de insuficiência renal. Como efeitos colaterais, pode promover a temida hipoglicemia, ganho de peso e retenção de fluidos. No que tange a segurança em pacientes com IC, os achados dos estudos foram conflitantes a respeito de desfechos de morte ou hospitalização. Assim, outros agentes farmacológicos devem ser preferidos quando o controle glicêmico for possível sem o emprego da insulina.

Glitazonas

As glitazonas, ou tiazolidinedionas, são agentes que melhoram o metabolismo da glicose através do aumento da sensibilidade à insulina através da ação em receptores do núcleo celular. Adicionalmente, apresentam a capacidade de desviar os ácidos graxos livres dos tecidos em direção ao tecido adiposo, o que de outro modo também melhora a utilização da glicose. A respeito dos efeitos colaterais, deve-se atentar para o risco aumentado de fraturas ósseas, aumento dos níveis de LDL colesterol (rosiglitazona), aumento da incidência de neoplasia de bexiga (pioglitazona), ganho de peso e retenção de líquidos. Este último, um efeito indesejado inerente à classe, aumenta o risco de hospitalização por descompensação da IC e torna as glitazonas formalmente contraindicadas em pacientes diabéticos com IC estabelecida.

Inibidores da dipeptidil dipeptidase 4

Os inibidores da dipeptidil dipeptidase 4 (IDDP-4), ou gliptinas, atuam ao diminuir a eliminação das incretinas. As incretinas são hormônios intestinais liberados em reposta à ingesta alimentar. Incluem o peptídeo semelhante ao glucagon 1 (GLP-1) e o peptídeo insulinotrópico glicose-dependente (GIP). Ambas as incretinas estimulam a secreção de insulina e o GLP-1, em particular, suprime a liberação de glucagon e desacelera o esvaziamento gástrico. Não causam hipoglicemia e como efeitos colaterais, destacam-se a possibilidade de dores articulares e menos frequentemente pancreatite. Em modelos animais, os IDDP-4 melhoraram a contratilidade miocárdica e a função diastólica após infarto do miocárdio.

Apesar dos potenciais benefícios, os IDDP-4 se mostraram neutros em relação aos desfechos cardiovasculares, cabendo a exceção à saxagliptina que aumentou em 27% o risco de internação hospitalar por descompensação de IC. Assim, até o momento não há evidência de que esta classe farmacológica promova benefício específico para o paciente diabético com IC, sendo formalmente contraindicada a saxagliptina.

Agonistas do receptor de GLP-1

De uso subcutâneo, um efeito colateral bem-vindo para uma parcela dos pacientes diabéticos é a diminuição do apetite que leva a perda de peso, com decréscimo dos níveis de triglicérides e elevação dos níveis das lipoproteínas de alta densidade (HDL). São efeitos indesejáveis possíveis: náuseas, formação de cálculos biliares e aumento da frequência cardíaca. Por aumentar a incidência do carcinoma medular da tireoide, estão contraindicados em pacientes com história familiar deste tipo de carcinoma ou com antecedente de neoplasia endócrina múltipla tipo 2. De modo geral, os agonistas do receptor de GLP-1 (Liraglutida, Semaglutida e Exenatide) demonstraram capacidade de redução de desfechos cardiovasculares maiores: acidente vascular encefálico, infarto do miocárdio e morte de causa cardiovascular. Entretanto, até o momento nenhum grande estudo foi capaz de demonstrar que algum representante desta classe tenha benefício em reduzir internações por IC.

Inibidores do cotransportador de sódio e glicose tipo 2 (SGLT2)

O cotransportador de sódio e glicose tipo 2 se localiza no túbulo contorcido proximal renal e é responsável por cerca de 90% da reabsorção de glicose. Sua inibição aumenta a excreção de glicose e o volume urinário. Em estudo clínico para avaliar o papel da Empaglifozina em pacientes com diabetes tipo 2 e doença cardiovascular aterosclerótica foi observada redução de risco de morte por causa cardiovascular de 38% e redução de risco de hospitalização por IC em 35%. Esta sinalização inicial do potencial benefício destes antidiabéticos orais no tratamento da IC levou à avaliação dessa classe de drogas neste cenário. Assim, no estudo Emperor-Reduced, pacientes com IC com FE menor que 40% e sintomáticos foram randomizados para receber empaglifozina ou placebo, além do tratamento padrão para IC conforme as diretrizes vigentes. Foram incluídos 3730 pacientes, com idade média de 67 anos, a maioria homens (76%), e metade não diabéticos. Após segmento, o desfecho morte foi observado em 361 de 1863 pacientes (19,4%) no grupo de empaglifozina e em 462 de 1867 pacientes (24,7%) no grupo placebo, sendo este efeito independente da presença ou ausência do DM. Esta redução do desfecho primário foi devido principalmente à redução de internações por IC no grupo empaglifozina. Atestando se tratar de um efeito de classe, em outro grande estudo 4.744 pacientes com IC sintomática e FE menor que 40% foram randomizados para receberem Dapaglifozina ou placebo, observando-se redução de morte por causa cardiovascular em 18% e redução de internação hospitalar por IC em 30%.

Os benefícios alcançados com esta classe de drogas, além de serem independentes dos níveis de insulina, também independem da intensidade de sua ação hipoglicemiante e parecem estar relacionadas à redução de peso e de volemia. Entretanto, outros mecanismos são propostos, com destaque para a mitigação do estresse celular, o aumento da eficiência energética do miocárdio e para o efeito diurético que reduz o duplo produto frequência cardíaca/pressão arterial, de modo a reduzir o consumo de oxigênio pelos cardiomiócitos.

Assim, de acordo com os dados recentes, os inibidores da SGLT2 são considerados importante parte da estratégia de tratamento de pacientes diabéticos com alto risco de desenvolver IC ou com IC estabelecida. Como principais efeitos colaterais poder ser observados: risco aumentado de amputações de membro inferior, fraturas ósseas, cetoacidose, infecções genitais fúngicas e infecções urinárias em geral[10].

Perspectivas terapêuticas

Dado o papel do estresse oxidativo mitocondrial, a procura por novos antioxidantes é uma promessa de abordagem de prevenção e tratamento da cardiomiopatia diabética. Outros possíveis alvos de tratamento consistem na intervenção da atividade do RNA mensageiro. São conhecidos pelo menos seis RNAs mensageiros envolvidos na patogênese da cardiomiopatia em pacientes com diabetes. A intervenção na atividade desses mensageiros já se mostrou promissora em camundongos.

Pontos-chave

- A cardiomiopatia é uma complicação importante do diabetes, associada a morbidade e mortalidade significativas;
- Ainda não foram completamente elucidados todos os aspectos da fisiopatologia, mas podem se destacar os seguintes mecanismos: resistência à insulina, doença microvascular, lipotoxicidade, hiperglicemia associada ao estresse oxidativo, resposta imune alterada e coexistência de doença coronariana aterosclerótica e hipertensão;
- Pode se manifestar através desde disfunção ventricular subclínica até insuficiência cardíaca com dano estrutural e classe funcional avançada;
- O ecocardiograma é um exame consagrado para o diagnóstico da alteração macroestrutural do miocárdio. A incorporação de ferramentas como o ecocardiograma tridimensional e o *speckle-tracking* acrescentam acurácia ao método;
- A ressonância magnética é o padrão-ouro para avaliação dos volumes e da fração de ejeção. A técnica do realce tardio pelo gadolínio e a utilização do mapa T1 com quantificação do volume

extracelular têm se mostrado marcadores prognósticos importantes para estratificação de risco cardiovascular em diabéticos;

- O tratamento envolve mudança do estilo de vida e controle de comorbidades. Do ponto de vista farmacológico, destaca-se o benefício de novas classes de medicamentos com melhor controle, tanto da insuficiência cardíaca quando do diabetes, independentemente dos níveis de insulina e controle da glicemia.

Referências

1. Cawley T. A Singular Case of Diabetes, Consisting Entirely in the Quality of the Urine; with an Inquiry into the Different Theories of That Disease. London Med J [Internet]. 1788;9(Pt 3):286-308. Available from: http://www.ncbi.nlm.nih.gov/pubmed/29139716.
2. Dunlay SM, Michael Givertz C-CM, David Aguilar C-C, Larry Allen FA, Michael Chan F, Akshay Desai FS et al. On behalf of the American Heart Association Heart Failure and Transplantation Committee of the Council on Clinical Cardiology; Council on Cardiovascular and Stroke Nursing; and the Heart Failure Society of America Type 2 Diabetes Mellitus and Heart Failure. Circulation [Internet]. 2019;140:294-324. Available from: http://ahajournals.org.
3. Vos T, Allen C, Arora M, Barber RM, Brown A, Carter A et al. Global, regional, and national incidence, prevalence, and years lived with disability for 310 diseases and injuries, 1990–2015: a systematic analysis for the Global Burden of Disease Study 2015. Lancet [Internet]. 2016 Oct 8 [cited 2020 Dec 27];388(10053):1545-602. Available from: http://ghdx.healthdata.org.
4. Edgley AJ, Tsuchimochi H, Kelly DJ, Shirai M, Pearson Mark T Waddingham JT, Pearson JT. Mark T. 2015; Available from: http://www.wjgnet.
5. Maack C, Bertero E. Mitochondrial Energy Production and Antioxidative Capacity Are Intertwined Calcium Signaling and Reactive Oxygen Species in Mitochondria. 2018; Available from: http://circres.ahajournals.org.
6. Rijzewijk LJ, Van Der Meer RW, Smit JWA, Diamant M, Bax JJ, Hammer S et al. Cardiac Effects of Diabetes Myocardial Steatosis Is an Independent Predictor of Diastolic Dysfunction in Type 2 Diabetes Mellitus. JAC. 2008;52:1793-9.
7. Quinaglia T, Oliveira DC, Matos-Souza JR, Sposito AC. Diabetic cardiomyopathy: factual or factoid? REV ASSOC MED BRAS [Internet]. 2019 [cited 2020 Dec 27];65(1):61-9. Available from: http://dx.doi.org/10.1590/1806-9282.65.1.69.
8. Kristensen SL, Mogensen UM, Jhund PS, Petrie MC, Preiss D, Win S et al. Clinical and Echocardiographic Characteristics and Cardiovascular Outcomes According to Diabetes Status in Patients with Heart Failure and Preserved Ejection Fraction: A Report from the I-Preserve Trial (Irbesartan in Heart Failure with Preserved Ejection Fraction). Circulation. 2017 Feb 21;135(8):724-35.
9. Storz C, Hetterich H, Lorbeer R, Heber SD, Schafnitzel A, Patscheider H et al. Myocardial tissue characterization by contrast-enhanced cardiac magnetic resonance imaging in subjects with prediabetes, diabetes, and normal controls with preserved ejection fraction from the general population. Eur Hear Journal-Cardiovascular Imaging [Internet]. 2018;19:701-8. Available from: https://academic.oup.com/ehjcimaging/article/19/6/701/4037489.
10. Maack C, Lehrke M, Backs J, Heinzel FR, Hulot J-S, Marx N et al. Heart failure and diabetes: metabolic alterations and therapeutic interventions: a state-of-the-art review from the Translational Research Committee of the Heart Failure Association-European Society of Cardiology Heart failure/cardiomyopathy. Eur Heart J [Internet]. 2018;39:4243-54. Available from: https://academic.oup.com/eurheartj/article/39/48/4243/5123540.

CAPÍTULO 7

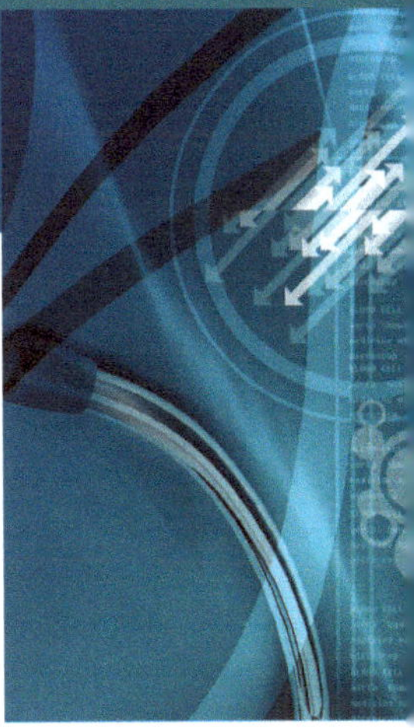

Diabetes e Insuficiência Cardíaca

Antonio Carlos Pereira Barretto ■ Alfredo José Mansur

Existe uma associação bem estabelecida entre o diabetes *mellitus* (DM) e as doenças cardiovasculares, em especial a insuficiência cardíaca (IC). O DM e um fator de risco independente para o desenvolvimento da IC. O estudo de Framingham documentou um aumento de 2,4 vezes na incidência de IC sintomática nos homens com DM e de cinco vezes nas mulheres com a doença, independentemente da coexistência de hipertensão ou doença coronariana.

O aumento da prevalência de IC entre pessoas com DM decorre em parte da maneira sinérgica pela qual a doença acelera o desenvolvimento da aterosclerose, infarto agudo do miocárdio (IAM) e doença coronariana, a principal causa de IC no mundo. Outros fatores que contribuem para o aumento da prevalência da IC entre portadores de DM são maior frequência de hipertensão arterial, hiperlipidemia e hipertrofia cardíaca observadas nos indivíduos com DM, todos fatores reconhecidos como predisponentes ao desenvolvimento da IC. O DM e a IC, ao lado dessa relação de fatores de risco comuns, apresentam processos fisiopatológicos semelhantes, como a ativação do sistema nervoso simpático, a disfunção endotelial e o aumento no estresse oxidativo.

Por outro lado, o DM por si só pode afetar a estrutura cardíaca, sua função sistólica e diastólica, de maneira independente dos fatores de risco. Estudos experimentais e clínicos sugerem a existência de uma cardiomiopatia diabética, relacionada a microangiopatia, fatores metabólicos e fibrose miocárdica que, sem dúvida, contribui para a aumentada incidência e maior gravidade da IC entre indivíduos acometidos por DM.

Diagnóstico da IC

O diagnóstico da IC é fundamentalmente baseado nas manifestações clínicas, dispneia, edema etc. e pode também ocorrer em pacientes com fração de ejeção normal (antigamente denominada de IC diastólica). Assim é importante ao diagnosticar a IC (pelos sintomas e sinais) fazer um ecocardiograma para verificar a fração de ejeção.

A Diretriz Europeia de IC de 2016 sistematizou a classificação caracterizando os pacientes como portadores de IC com função sistólica reduzida (ICFER) aqueles com fração de ejeção do ventrículo esquerdo (FEVE) inferior a 40% e como portadores de IC com função sistólica preservada (ICFEP) aqueles com FEVE acima de 50%. Criou um novo grupo aqueles com FEVE entre 40 e 49% denominados como com fração de ejeção intermediária (ICFEI) (Tabela 7.1).

Tabela 7.1 Tipos de Insuficiência Cardíaca de acordo com a fração de ejeção

Tipo de IC		ICFER	ICFEI	ICFEP
Critério	1	Sintomas ± sinais	Sintomas ± sinais	Sintomas ± sinais
	2	FEVE < 40%	FEVE 40%-49%	FEVE ≥ 50%
	3	—	1. Nível elevado de peptídeo natriurético 2. Pelo menos um critério adicional a) Cardiopatias estruturais relevantes (HVE e/ou (AAE) b) Disfunção diastólica	1. Nível elevado de peptídeo natriurético 2. Pelo menos um critério adicional a) Cardiopatias estruturais relevantes (HVE e/ou (AAE) b) Disfunção diastólica

ICFER: insuficiência cardíaca com função sistólica reduzida; ICFEI: insuficiência cardíaca com fração de ejeção intermediária; ICFEP: insuficiência cardíaca com função sistólica preservada.

O tratamento da IC é diferente conforme a fração de ejeção, desta forma, após o diagnóstico clínico da IC, deve-se avaliar a função cardíaca, pois a orientação terapêutica é diferente para cada um destes grupos. O tratamento da ICFER é todo fundamentado nos conceitos da Medicina Baseada em Evidência e com sua prescrição é possível mudar a evolução dos pacientes. A etiologia na IC na ICFEP não modifica o tratamento medicamentoso que é semelhante para todas as etiologias. O grupo com fração de ejeção intermediária parece se comportar como o grupo com fração de ejeção reduzida e devemos adotar o mesmo tratamento que discutiremos adiante.

O mesmo não se aplica para os pacientes com ICFEP, para os quais não se identificou até o momento nenhum tratamento de comprovada eficácia. Para os pacientes com ICFEP os diuréticos são fundamentais para o controle da congestão e os sintomas, mas sem implicações no prognóstico. A espironolactona deve ser empregada, pois no estudo TOPCAT reduziu as hospitalizações. Nos pacientes com ICFEP a etiologia da IC e as comorbidades orientam o tratamento.

Para termos uma ideia melhor da relação entre a IC e Diabetes em nossa Instituição, analisamos os dados de todos os pacientes atendidos no Instituto do Coração do Hospital das Clínicas da Faculdade de Medicina da Universidade de São Paulo (InCor-HCFMUSP) no ano de 2017. Foram 13.121 pacientes atendidos pelas diferentes equipes que compõem a Instituição. Destes pacientes, 2356 eram diabéticos (17,9%). Considerando a classificação destes pacientes de acordo com sua fração de ejeção (FE), pudemos a semelhança do que a literatura apresenta comprovar que a IC com função sistólica preservada é a forma mais frequente de apresentação de IC entre os diabéticos. Em nossa casuística dentre os pacientes com diabetes 1.074 (45,6%) pacientes tinham FE >50%, 283 (11,9%) pacientes FE entre 40 e 49% e 999 (42,4%) pacientes FE < 40%.

A principal etiologia da cardiopatia entre os diabéticos foi a doença coronária identificada em 1.158 (49,3%) dos pacientes.

Temos a evolução dos pacientes de 2017 até setembro de 2020. O diabetes nos pacientes com IC piora muito o prognóstico dos portadores, nesta casuística, a mortalidade dos pacientes com IC neste período foi de 17,2% para os não diabéticos e de 41,4% (2,4× maior) para os com diagnóstico de diabetes.

A mortalidade diferiu entre os grupos de acordo com a FE. O grupo de maior mortalidade foi o de FE < 40% tendo morrido 48,5% dos pacientes, sendo a mortalidade de 47,3% nos com FE entre 40% e 49% e de 34,3% para os com FE > 50% (Figura 7.1).

Nas três formas de apresentação da IC, os diabéticos tiveram mortalidade maior que os nãos diabéticos.

Mortalidade dos pacientes com insuficiência cardíaca, com e sem diabetes – 12.927 pacientes
Morreram – 2.761 (21,4%) pacientes

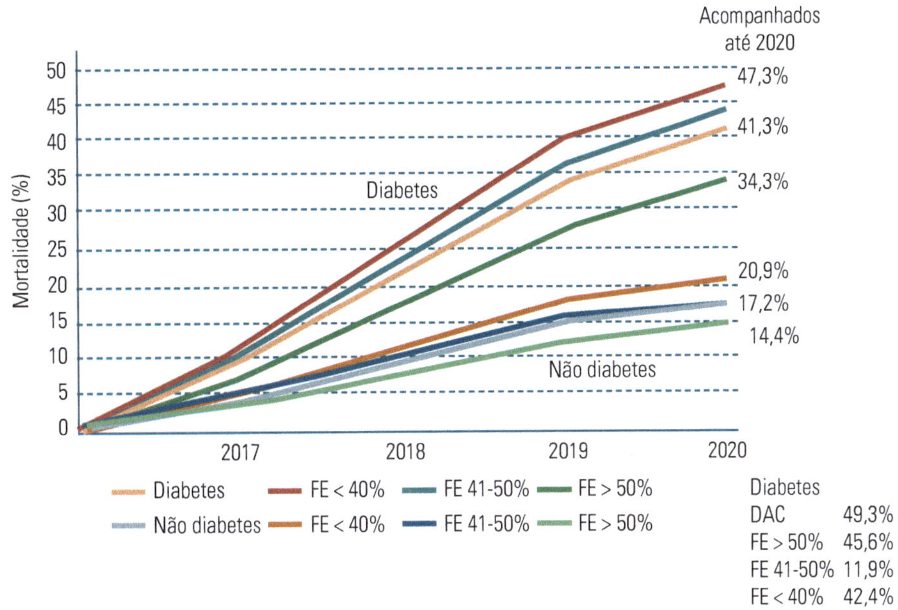

Figura 7.1 Mortalidade dos pacientes com insuficiência cardíaca, com e sem diabetes.

Interessante observar que apesar de termos tratamento bem orientado para os pacientes com ICFER, eles continuam apresentando maior mortalidade do que os com fração de ejeção preservada. A fração de ejeção continua sendo um importante marcador prognóstico na IC, com e sem diabetes.

Tratamento da insuficiência cardíaca (IC) com função sistólica reduzida no paciente com Diabetes

Apesar da maior incidência e da maior gravidade da IC nos portadores de DM, o tratamento da IC não difere sobremaneira do proposto para outras cardiomiopatias.

Entretanto, existem algumas peculiaridades que devem ser consideradas. De acordo com as diretrizes e pelas evidências publicadas, o tratamento moderno da IC deve incluir sempre um betabloqueador, um inibidor do sistema renina angiotensina (inibidor da enzima conversora [IECA] ou um bloqueador dos receptores da angiotensina [BRA] ou um inibidor da neprilisina e do receptor da angiotensina [INRA], um antagonista dos receptores mineralocorticoides e uma gliflozina (SGLT2) (Figura 7.2). Nos pacientes que persistem sintomáticos com o tratamento prescrito e encontram-se em ritmo sinusal com FC acima de 70 bpm deve-se prescrever a ivabradina. Digoxina e diurético devem ser associados no tratamento dos pacientes sintomáticos.

Desde 2014, com a publicação do estudo PARADIGM-HF que mostrou que o sacubitril/valsartana, um inibidor da neprilisina e dos receptores da angiotensina (INRA) foi superior ao enalapril, o INRA deve ter preferência para o tratamento otimizado da IC dentre os inibidores do sistema renina angiotensina.

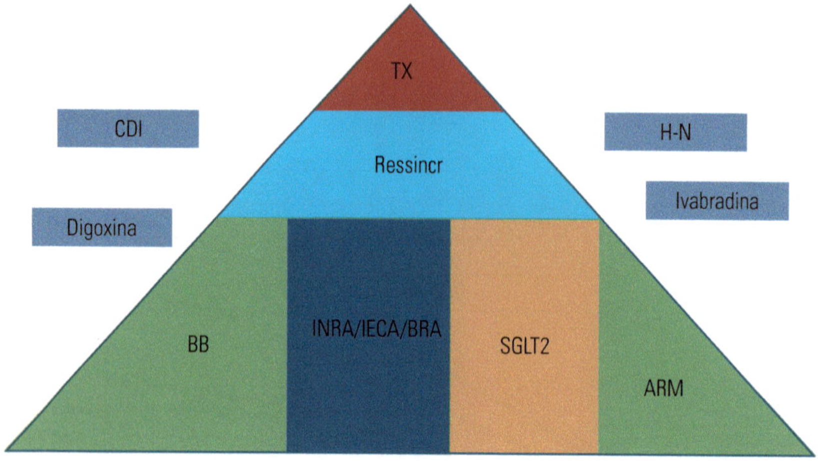

Figura 7.2 Esquema do tratamento da IC.

BB: betabloqueador; IECA: inibidor da enzima conversora; ARM: antagonista dos receptores mineralocorticoides; SGLT2: inibidores do SGLT; INRA: inibidor da neprilisina e do receptor de angiotensina; H-N: hidralazina e nitrato; CDI: desfibrilador implantável; TX: transplante cardíaco.

O tratamento foi novamente modificado em 2019 com a publicação do estudo DAPA-HF que mostrou que a adição da dapagliflozina ao bloqueio tríplice neuro-hormonal reduziu significativamente a mortalidade e as hospitalizações por IC.

Nos pacientes tratados de maneira otimizada que persistem sintomáticos, outros medicamentos poderão ser agregados. Considerando que a resistência periférica elevada e um dos grandes elementos fisiopatológicos da IC, a prescrição de vasodilatadores como nitratos e hidralazina pode ser de utilidade para a compensação dos pacientes. É importante ressaltar que a não resposta ao tratamento otimizado indica cardiopatia grave com prognostico muito reservado.

Inibidores do sistema renina angiotensina

O tratamento da IC nos pacientes com fração de ejeção reduzida ou intermediária deve ter sempre a prescrição de um inibidor do sistema renina angiotensina. Os primeiros trabalhos nos anos 1970 documentaram que os inibidores da ECA reduziam a mortalidade dos pacientes com IC e passaram a ser a base do tratamento.

Na sequencia os estudos com os BRAs confirmaram a importância da inibição do sistema renina angiotensina no tratamento da IC e os estudos mostraram que os BRAs eram não inferiores aos IECAs.

A publicação do estudo PARADIGM-HF em 2014, que comparou os efeitos do enalapril com o do sacubitril/valsartana, um inibidor da neprilisina e dos receptores da angiotensina, mostrou que a troca do enalapril pelo sacubitril/valsartana foi acompanhada da redução de 20% no objetivo composto de morte e hospitalização por IC e de 20% na mortalidade por todas as causas.

Ao bloquear o receptor da neprilisina, ao lado de bloquear os receptores da angiotensina, o medicamento promove um aumento dos níveis de peptídeo natriurético, substância vasodilatadora e também promotora de diurese. Esse duplo mecanismo de ação promove maior vasodilatação arterial e se contrapõe ao um dos mecanismos fisiopatológicos mais importantes para a manutenção da IC (a vasoconstrição). Aumentando a vasodilatação, o debito cardíaco melhorou, o que resultou em redução da mortalidade durante o seguimento dos pacientes.

Sendo superior ao enalapril, um dos medicamentos de comprovada eficácia na IC, passam a ser o medicamento de escolha para o tratamento da IC. Se o paciente vem recebendo um IECA na troca deve-se suspender os inibidores da ECA por 36 horas antes de se administrar o INRA. A troca do BRA pelo INRA pode ser imediata. Na troca, se o paciente estiver tomando dose alvo dos inibidores da ECA ou BRA, inicia-se o sacubitril/valsartana na dosagem de 49/51 mg duas vezes ao dia. Nos pacientes sem estes medicamentos ou tomando doses mais baixas deve-se iniciar com a dose de 24/26 mg duas vezes ao dia. A dose deve ser aumentada a cada 10 a 14 dias procurando-se atingir a dose de 97/103 mg duas vezes ao dia.

Um ponto fundamental na prescrição desses medicamentos é a dose. Doses baixas não foram testadas e não há provas de que são eficazes. Por outro lado, há diversos estudos que documentaram que as doses plenas são eficazes e bem toleradas pela maioria dos pacientes. Em indivíduos com forma avançada da doença, as doses plenas promovem melhor evolução do que as subdoses. Dessa forma, e recomendável procurar atingir as doses preconizadas pelos grandes estudos.

As principais causas de intolerância aos inibidores do sistema renina angiotensina são hipotensão, insuficiência renal e hiperpotassemia e tosse para o IECA. Nos casos de elevação de creatinina a níveis acima de 3 mg/dL, a redução da dose pode controlar o quadro. Persistindo a elevação, deve-se dar preferência para o tratamento com fármacos como a hidralazina e nitratos que não alteram a função renal.

Betabloqueador

Os betabloqueadores são considerados, hoje, como o principal medicamento para o tratamento da IC. Sua indicação e fundamentada em inúmeros ensaios clínicos que demonstraram que os betabloqueadores associados aos IECA reduzem ainda mais a morbidade e a mortalidade decorrente da doença. A redução de mortalidade observada e superior a 30%, valor duas vezes superior ao observado com os IECA. Essa importante redução e um dos fatores que transformaram os betabloqueadores no principal fármaco no tratamento da IC.

Outro ponto de grande importância do tratamento com os betabloqueadores e a reversão da remodelação ventricular. Esses fármacos vêm se mostrando capazes de reduzir a dilatação cardíaca e de aumentar a fração de ejeção de modo expressivo, revertendo a remodelação cardíaca em cerca de 75% dos pacientes que tomam o medicamento. Embora os INRA também modifiquem a remodelação cardíaca, o impacto dos betabloqueadores é mais expressivo.

Os betabloqueadores – de maneira diferente do que o descrito para diuréticos, digoxina, IECA, BRA, INRA e SGLT2 – não devem ser prescritos para pacientes descompensados. O medicamento deve ser iniciado após a compensação cardíaca, sempre com doses baixas e progressivamente aumentada até atingir as doses preconizadas (doses-alvo). No início do tratamento, os betabloqueadores podem piorar a função cardíaca, mas, no longo prazo, melhoraram de forma expressiva. Para minimizar esse efeito inotrópico negativo e que se inicia o tratamento com doses baixas. O aumento, dobrando a dose a cada 7 a 10 dias, e muito bem tolerado pelos pacientes e permite que, em 30 dias, a maioria esteja tomando as doses-alvo desejadas.

Quatro betabloqueadores tiveram sua efetividade comprovada para o tratamento da IC: bisoprolol, carvedilol, succinato de metoprolol e nebivolol.

Para os betabloqueadores, as doses também têm se mostrado de importância. Os benefícios observados com o fármaco são mais evidentes com a dose plena.

Nos pacientes com DM, apesar de poderem interferir no tratamento da doença, dificultado o controle glicêmico, os betabloqueadores são fundamentais no tratamento da IC. OS betabloqueadores são os medicamentos de maior impacto na morbimortalidade da IC, de forma que não se deve deixar de prescrevê-los.

Alguns estudos procuraram verificar se a resposta dos pacientes com DM e IC aos betabloqueadores seria diferente daquela observada nos indivíduos sem DM e documentaram que eles são efetivos, não devendo, portanto, o DM ser uma justificativa para a não prescrição.

Antagonistas dos receptores mineralocorticoides

O tratamento da IC deve ter a prescrição de espironolactona ou eplerenona, pois são medicamentos que também promovem redução da morbidade e da mortalidade. Com base no resultado dos estudos RALES e EMPHASIS, os antagonistas dos receptores mineralocorticoides tem comprovada eficácia em pacientes com IC sintomáticos em CF II a IV.

O uso conjunto do IECA ou BRA ou INRA e do antagonista dos receptores mineralocorticoides pode ser acompanhado de quadros de hiperpotassemia, sendo mandatório o controle sanguíneo no início do tratamento para verificar se tal evento está ocorrendo. Portadores de DM são mais propensos a essa complicação, devendo-se monitorar com mais frequência os níveis de potássio.

Em decorrência da hiperpotassemia e da disfunção renal a prescrição dos ARM é menor do que a de IECA/BRA e de betabloqueadores que são em geral prescritos para 90% ou mais dos pacientes com IC. Nos estudos e nos Registros a prescrição dos ARM varia de 50% a 70%. Novos trocadores de cátions (quelantes de potássio), que provocam menos efeitos colaterais que o *keyxalate* (sulfonato de poliestireno), (Patiromer e o ciclossilicato de zircônio sódico) estão sendo testados, com bons resultados, reduzindo a incidência de hiperpotassemia e permitindo manter e prescrever os ARM em percentual maior de pacientes. Estes novos trocadores de cátions são mais bem tolerados e podem ser prescritos por tempo prolongado. Devem ser prescritos para os pacientes com níveis de potássio limítrofes ou que já apresentaram hiperpotassemia, com o intuito de permitir a prescrição da espironolactona ou reduzir os casos em que é necessária sua suspensão, pois é medicação de reconhecida importância no tratamento da IC.

Inibidores do *Sodium Glucose Cotransporter* (SGLT2)

Nos últimos anos tivemos dois estudos que documentaram a eficácia dos SGLT2 no tratamento da IC com fração de ejeção reduzida em adição ao tríplice bloqueio neuro-hormonal (inibidor do sistema renina angiotensina, antagonista dos receptores mineralocorticoide e betabloqueadores), promovendo redução de eventos cardiovasculares, morte e hospitalizações por IC. Numa síndrome que evolui com elevada morbimortalidade como a IC, a adição do SGLT2 reduz essa gravidade e os estudos mostraram que este benefício é precoce. Desta forma, não havendo contraindicação os pacientes com fração de ejeção reduzida devem receber os quatro medicamentos (Figura 7.2).

Seu mecanismo de ação não é totalmente conhecido, mas reduzem a absorção de glicose e sódio no túbulo proximal e aumentam a diurese e aumentam a excreção de sódio, reduzindo as hospitalizações e re-hospitalizações por descompensação cardíaca.

Os estudos DAPA-HF e EMPEROR documentaram a redução de eventos em pacientes com e sem diabetes e documentaram também uma redução da piora da função renal na evolução. Nos pacientes não diabéticos preveniram o aparecimento de diabetes significativamente.

Os medicamentos dapagliflozina e empagliflozina são bem tolerados, promovendo muito poucos eventos colaterais. Não necessitam titulação, sendo prescritos nas doses de eficácia comprovada de 10 mg/dia.

O uso destes medicamentos vem mostrando que não promovem diurese excessiva, nem hipotensão, sendo fáceis de serem administrados.

Como saber que o tratamento da IC está sendo eficaz?

Sem dúvida a melhora do quadro clínico é um indicador, mas muitas vezes essa melhora é efêmera.

Temos dois marcadores que indicam com maior confiabilidade se o tratamento está realmente sendo eficaz. A frequência cardíaca acima de 70 batimentos por minuto é um marcador de mal prognóstico, associado a aumento de mortalidade e hospitalizações. Desta forma devemos ter como um dos alvos nos pacientes com IC e ritmo sinusal manter a FC abaixo de 70 bpm. Para tal os betabloqueadores são medicamentos indispensáveis, em especial quando empregados nas doses corretas. Apesar do uso do betabloqueador, cerca de 40% dos pacientes com IC persistem com FC acima de 70 bpm, nesta circunstancia a prescrição de ivabradina é de grande utilidade.

A ivabradina é um fármaco com mecanismo de ação peculiar que inibe os canais "f" do no sinusal, modulando o influxo de correntes iônicas e promovendo uma redução da FC nos pacientes em ritmo sinusal. Está indicada a pacientes com dose otimizada de betabloqueador que não atingiram a FC adequada ou aos que apresentaram efeitos colaterais com aumento da dose de betabloqueador, mesmo após uso de diferentes classes de betabloqueadores aprovados para o uso em IC. A sua eficácia no tratamento da IC foi documentada no estudo SHIFT, em que os pacientes tratados com ivabradina em adição ao tratamento convencional promoveu uma redução de 18% na mortalidade cardiovascular e na taxa de hospitalizações por IC. É importante lembrar que esse medicamento só deve ser prescrito para pacientes em ritmo sinusal. Portanto, a ivabradina pode ser utilizada para redução do risco de morte cardiovascular e hospitalização por IC em pacientes em ritmo sinusal com uma fração de ejeção do ventrículo esquerdo (FEVE) inferior a 35% e FC superior a 70 bpm.

Outro marcador bastante importante é a reversão do remodelamento cardíaco. Pacientes que apresentam aumento da fração de ejeção e redução da dilatação cardíaca evoluem melhor do que os não a apresentam. Se durante o tratamento não observarmos esta melhora, devemos rever o esquema terapêutico e constataremos na maioria dos casos que não estamos empregando os medicamentos nas doses que tiveram sua eficácia comprovada.

Tratamento do diabetes *mellitus* em pacientes com insuficiência cardíaca

O tratamento do diabetes em pacientes com IC vem sofrendo importantes mudanças nos últimos anos, em especial com a publicação dos estudos com os inibidores da SGLT2, família de medicamentos que promoveram redução das hospitalizações por IC no seguimento.

Medidas gerais

As recomendações iniciais para o tratamento do DM nos pacientes com IC são os mesmos dos pacientes sem IC: dieta, controle do peso e atividade física regular.

Controle glicêmico

O controle glicêmico rigoroso do DM, evitando-se grandes variações na glicemia, e talvez a principal forma de prevenção da cardiopatia. Quando se comparam pacientes com valores normais de HbA1c a indivíduos com a taxa aumentada, os primeiros apresentam menor grau de disfunção ventricular. O tipo de tratamento (hipoglicemiante oral ou insulina) não parece ter importância para esses resultados, mas sim o controle da glicemia.

Terapêutica farmacológica

Na avaliação do impacto do tratamento do diabetes em cardiopatas em especial naqueles com IC, pode-se verificar que cada um dos principais medicamentos empregados para o tratamento do DM tem potenciais efeitos deletérios na IC. No entanto, deve-se evitar somente a prescrição das tiazolidinedionas e do inibidor da DPP-4 saxaglipitina, por acentuarem as manifestações da IC, sobretudo nos pacientes mais sintomáticos (CF III e IV).

Desde os resultados dos estudos com os inibidores da SGLT2, eles passaram a ser o medicamento de escolha para tratar o diabetes de pacientes com IC ou com grande risco de desenvolvê-la.

Secretagogos de insulina

Os hipoglicemiantes têm sido descritos com a prescrição de sulfonilureias (gliclazida, glibenclamida, glipizida, glimepirida), a abolição do pré-condicionamento a isquemia, deixando o miocárdio mais susceptível a lesão. As sulfonilureias podem também piorar a evolução dos pacientes com IC em decorrência do aumento dos níveis de insulina que promove. No entanto, no estudo em que foi avaliado o uso de sulfonilureia no tratamento da IC, não se observou aumento da mortalidade, independentemente da classe utilizada. A diretriz brasileira indica que elas podem ser utilizadas em pacientes com IC.

Biguanidas

Acreditava-se que as biguanidas (metformina), quando administradas em pacientes com IC, poderiam aumentar o risco de acidose láctica fatal, chegando a ser contraindicado na IC. Porém, verificou-se, posteriormente, que o risco de acidose láctica e muito raro, podendo ocorrer nos pacientes com IC que apresentem instabilidade hemodinâmica ou na IC aguda com risco de hipoperfusão ou hipoxemia. Fora essas situações, ou seja, nos pacientes com IC estáveis, bem compensados e sem disfunção renal significativa (FG > 30 mL/min), o risco de a metformina elevar a acidose láctica é pequeno. Ademais, a metformina e considerada um agente seguro e eficaz no tratamento do DM, sendo que as diretrizes europeias para tratamento da IC indicam a metformina como agente de primeira escolha no tratamento da IC em obesos com DM2, sem doença renal significativa. Além disso, existem estudos observacionais relacionando a metformina com melhora da sobrevida na IC.

Tiazolidinedionas

A Pioglitazona é medicamento controverso no tratamento do diabetes em de pacientes com IC. São agentes hipoglicemiantes altamente efetivos para o controle glicêmico a longo prazo do DM2, além de apresentarem diversos outros efeitos, como melhora do perfil lipídico, propriedades anti-inflamatórias, vasodilatadores e redução da pressão arterial (PA).

Existem, no entanto, evidencias da relação das TZD com retenção hídrica, a qual pode precipitar IC. Dessa forma, as TZD não são recomendadas nos pacientes com IC sintomática, sendo contraindicada nos pacientes com IC classe III-IV da New York Heart Association (NYHA). A TZD (pioglitazona) pode, no entanto, ser prescrita para pacientes diabéticos com IC pouco sintomática em classe funcional I-II da NYHA, observando-se a monitoração cuidadosa de sinais de retenção hídrica.

A retenção de água e sódio pode ocorrer como resultado do efeito direto das TZD sobre o duto coletor renal e, possivelmente, em resposta a modesta redução da PA. É provável que essa sobrecarga de volume seja responsável pelos quadros de IC nos pacientes suscetíveis. Ela é dose-dependente, reduzindo de magnitude com a redução da dose do medicamento. Está bem documentado que os TZD não promovem alteração da função cardíaca, podendo mesmo melhorá-la. Para o controle do edema, considerando que ele está relacionado a ação das TZD na porção final do néfron, a prescrição de tiazídicos e da espironolactona parece ser mais eficaz do que a prescrição de furosemida (diurético de alça).

Com base nos dados publicados, pode-se concluir que a prescrição das TZD e acompanhada de aumento do risco de aparecimento de descompensarão cardíaca, sendo maior nos pacientes com mais tempo de doença e naqueles com maior risco para apresentar complicações cardiovasculares. Enfim, o tema IC e tratamento do DM ainda não está totalmente dimensionado.

De qualquer forma, as diretrizes para tratamento do DM indicam que o medicamento não deve ser prescrito para pacientes com IC descompensada, mas pode ser prescrito com cuidado e acompanhamento aos pacientes com IC em CF I-II.

Incretinas

Análogos da GLP-1

A vantagem dos análogos do GLP-1 é promover melhora do controle glicêmico, com risco baixo de hipoglicemia. Estudos em animais demonstraram um potencial efeito benéfico na função ventricular com os *glucagon-like peptide 1* (GLP-1).

Inibidores da DPP-4

Embora em número crescente, há poucos estudos com os inibidores da DPP-4 em humanos cujo foco seja a função cardíaca e a IC. Duas revisões sistemáticas que avaliaram os ensaios clínicos randomizados não identificaram benefício em relação a redução de eventos cardiovasculares.

Os efeitos no coração não parecem ser iguais com todos os inibidores. Inibidores da dipeptidil peptidase-4 (DPP-4; gliptinas) estimulam a liberação de insulina e podem aumentar o risco de eventos CV e piorar a IC. Em pacientes com DM2 com história ou sob risco de eventos CV, a saxagliptina associou-se a maior taxa de hospitalização por IC. As demais gliptinas (sitagliptina, alogliptina e linagliptina), no entanto, não provocaram aumento nas hospitalizações por IC.

Inibidores da SGLT2

Os inibidores do cotransportador de sódio/glicose 2 (*sodium/glucose cotransporter* 2, SGLT2) constituem uma nova estratégia para o controle glicêmico de pacientes diabéticos.

Os estudos com estes inibidores vêm, repetidamente, mostrando que os pacientes apresentam menos hospitalizações por IC no seguimento, resultado este diferente do observado com qualquer um dos outros hipoglicemiantes em uso atualmente.

O seu mecanismo de ação completo ainda é motivo de estudos, mas estes Inibidores do co-transportador de sódio-glicose 2 (SGLT2), incluindo empagliflozina, canagliflozina e dapagliflozina reduzem a glicemia aumentando a excreção renal de glicose. Efeitos adicionais desses agentes incluem um efeito diurético, resultando em perda de peso e redução da pressão arterial. Em ensaios clínicos randomizados, o tratamento com dapagliflozina, empagliflozina ou canagliflozina resultou na redução da hospitalização por IC em comparação com placebo.

O estudo EMPA-REG OUTCOME comparou a empagliflozina, ao placebo em DM tipo 2 com doença CV estabelecida, demonstrando redução no desfecho primário composto de morte cardiovascular, infarto e acidente vascular cerebral não fatais. Houve surpreendente redução nas hospitalizações por IC (NNT de 35 em 3 anos) com efeitos consistentes observados em subgrupos definidos, como em pacientes com ou sem IC prévias.

A importante redução de hospitalizações por IC, observada nos estudos, provavelmente, pelo menos em parte, ou totalmente relacionados ao seu efeito diurético, levam que, na presença de IC ou de risco acentuado de seu aparecimento, devamos utilizar um inibidor da SGLT2 no tratamento do diabetes, passando a ser estes medicamentos o medicamento de escolha para tratar o diabetes dos pacientes com IC. Os estudos DAPA-HF e EMPEROR confirmaram esse benefício em pacientes com IC e fração de ejeção reduzida e frente aos seus benefícios devem ser prescritos para todos os pacientes com diabetes com IC e naqueles com potencial de apresentá-la.

Conclusões

O tratamento da IC (com função sistólica reduzida) nos portadores de DM não difere do prescrito para indivíduos sem DM, devendo o paciente receber a prescrição de um betabloqueador, um IECA, BRA ou INRA, um antagonista dos receptores mineralocorticoides e um iSGLT2 e a ivabradina (quando indicada). Quanto aos medicamentos para o controle da glicemia, deve ser dado especial cuidado a prescrição das TZD e da saxaglipitina por poderem acentuar as manifestações da IC e devemos dar preferência aos inibidores da SGLT2 que comprovadamente reduziram a incidência de IC nos pacientes com elas tratados e reduziram a elevada mortalidade comum a esta síndrome.

Referências

1. Diretriz Brasileira de Insuficiência Cardíaca Crônica e Aguda. Arq Bras Cardiol 2018:111(3):436-9.
2. Diretriz Brasileira de Diabetes 2017-2018; Editora Clannad 2017. ISBN 978-85-93746-02-4.
3. McMurray JJ, Packer M, Desai AS, Gong J, Lefkowitz MP, Rizkala AR; PARADIGM-HF Investigators and Committees. Angiotensin-neprilysin inhibition versus enalapril in heart failure. N Engl J Med. 2014;371:993-1004.
4. McMurray JJV, S.D. Solomon SD, S.E. Inzucchi SE et al. Dapagliflozin in Patients with Heart Failure and Reduced Ejection Fraction. N Engl J Med 2019; 381:1995-2008.
5. Oliveira Jr MT, Canesin MF, Pereira-BArretto AC et al. Editores do Livro SAVIC – Suporte Avançado de Vida em Insuficiência Cardíaca Crônica – Consultorio, 2ª Edição. Editora Manole ISBN 978-85-204-55524, 2019.
6. Packer M, McMurray JJ, Desai AS, Gong J, Lefkowitz MP, Rizkala AR; PARADIGM-HF Investigators and Coordinators. Angiotensin receptor neprilysin inhibition compared with enalapril on the risk of clinical progression in surviving patients with heart failure. Circulation. 2015;131:54-61.

7. Pereira-Barretto AC. Reversibilidade da disfunção ventricular. Experiência clínica de consultório médico. Arq Bras Cardiol 2001;77:541-44.
8. Ponikowski P, Voors AA, Anker SD et al. 2016 ESC Guidelines for the diagnosis and treatment of acute and chronic heart failure. The task force for the diagnosis and treatment of acute and chronic heart failure of the European Society of Cardiology. Eur Heart J. 2016;37(27):2129-200.
9. Shekelle PG, Rich MW, Morton SC, Atkinson CS, Tu W, Maglione M et al. Efficacy of angiotensin-converting enzyme inhibitors and beta-blockers in the management of left ventricular systolic dysfunction according to race, gender, and diabetic status: a meta-analysis of major clinical trials. J Am Coll Cardiol. 2003 May 7;41(9):1529-38.
10. Vaduganathan M, Claggett BL, Jhund PS et al. Estimating lifetime benefits of comprehensive disease-modifying pharmacological therapies in patients with heart failure with reduced ejection fraction: a comparative analysis of three randomised controlled trials [published online ahead of print, 2020 May 21]. Lancet. 2020; S0140-6736(20)30748-0.

CAPÍTULO 8

Diabetes e Hipertensão

Luiz Aparecido Bortolotto

Introdução

Hipertensão arterial (HA) e diabetes *mellitus* (DM) são condições frequentemente coexistentes, causando mais danos do que cada uma condição isoladamente[1]. Esta associação pode estar ligada a uma combinação de fatores genéticos, vias fisiopatológicas metabólicas comuns e fatores ambientais.

Estudos epidemiológicos têm demonstrado que pacientes com DM tem duas vezes mais chance de desenvolver HA do que os não diabéticos, enquanto que os pacientes com HA tem 2 a 3 vezes maior risco de desenvolver DM do que os não hipertensos[1,2]. Além disso, quando as duas condições coexistem, o risco de doenças cardiovasculares e renais aumenta consideravelmente em relação às condições isoladas.

Assim, é muito importante o reconhecimento dos mecanismos da associação destas duas condições clínicas a fim de proporcionar o melhor manejo, visando a prevenção das principais complicações resultantes da coexistência dessas patologias.

Epidemiologia

A primeira descrição da maior associação entre DM e HA ocorreu em estudo realizado em pacientes com idades entre 50 e 79 anos, sendo mais evidente em indivíduos, tanto homens quanto mulheres, com glicemias mais elevadas[3].

A partir de então vários estudos populacionais reforçaram a importância da associação. A HA é um problema muito comum tanto em pacientes com DM tipo 1 quanto naqueles com DM tipo 2, havendo diferenças apenas no tempo de aparecimento no curso das doenças[4].

Em pacientes com DM tipo 1, a incidência de HA aumenta progressivamente com a idade, atingindo 70% na quarta década de vida, sendo fortemente associada a presença de proteinúria[5]. Por outro lado, a incidência de HA pode atingir até cerca de 85% em pacientes com nefropatia diabética hipertensiva, sendo este risco mais alto em afrodescendentes que têm mais chance de desenvolver insuficiência renal por diabetes[6]. Em relação aos pacientes com DM tipo 2, cerca de 40% já apresentam HA ao diagnóstico, com associação importante com a obesidade presente nestes pacientes. Nos EUA, a HA ocorre em cerca de 30% dos pacientes com DM tipo 1 e, em 50-80% dos pacientes com DM tipo 2[7].

Como mencionado anteriormente, assim como HA é muito frequente em pacientes com DM, a DM tem maior incidência em pacientes com HA. Cerca de 70% dos portadores de DM têm também hipertensão, e a prevalência de hipertensão arterial é duas a três vezes maior em indivíduos com DM do que na população geral[4]. Por exemplo, na China, a prevalência de DM em pacientes com HA entre 40 e 79 anos de idade foi de 32%[8].

Com estas observações, torna-se claro que há uma importante sobreposição entre HA e DM. No estudo Hong Kong Cardiovascular Risk Factor Prevalence Study, 58% dos pacientes com DM tinham HA, enquanto 44% dos pacientes com HA apresentavam alteração na tolerância à glicose[9].

Há várias evidências de que a associação HA e DM aumentam muito o risco cardiovascular (CV), podendo dobrar a chance de ocorrência de acidente vascular cerebral ou infarto do miocárdio[4].

Dados do estudo National Health and Nutrition Examination Survey (NHANES) mostraram que os riscos para doença arterial coronariana, em 21 anos de seguimento, aumentaram com a agregação de fatores de risco, tais como hipertensão arterial, DM, dislipidemia, sobrepeso e tabagismo , sendo que a associação com maior impacto incluía a presença de HA e DM[10]. No Brasil, um estudo mostrou que a associação de HA e DM aumentou o risco de DCV em mulheres, independentemente da idade ou outros fatores de risco presentes[11].

Fisiopatologia da hipertensão arterial no diabetes e suas complicações vasculares

Fatores ambientais, comportamentais e genéticos interagem em causar as principais alterações que proporcionam o desenvolvimento de hipertensão arterial e diabetes em associação (Figura 8.1)[12].

Múltiplos genes têm sido associados com diabetes e hipertensão, de maneira não tão robusta, incluindo entre eles, genes codificantes para angiotensinogênio, adrenomedulina, apolipoproteína e alfa-aducina[12]. Estudos em mulheres chinesas, mostraram que os mesmos polimorfismos de nucleotídeos isolados preditores do desenvolvimento de diabetes também foram preditores do desenvolvimento de hipertensão[13].

Entre os fatores ambientais, destacam-se aqueles que ocorrem ainda intraútero, tais como baixo peso ao nascer, diabetes materna gestacional, evento hipertensivo durante a gestação e má nutrição fetal, condições reconhecidamente associadas ao desenvolvimento futuro de diabetes e/ou hipertensão na fase adulta[14,15]. Os fatores comportamentais influenciam mais tardiamente nesta associação de diabetes e hipertensão, e incluem consumo aumentado de sódio, excesso de álcool, sedentarismo e estresse mental.

Como apresentado na Figura 8.1, o DM e a HA compartilham mecanismos que contribuem para o paciente diabético desenvolver hipertensão, ou o paciente com hipertensão apresentar diabetes. Esses mecanismos incluem aumento da resistência à insulina (RI), disfunção endotelial, inflamação e fibrose vascular e, remodelamento arterial[12]. Por sua vez, estes mesmos mecanismos podem participar das doenças micro e macrovasculares que ocorrem nas duas condições clínicas e que estão mais exacerbadas na associação, além de outras alterações que também podem ter papel nestas doenças, tais como liberação de adipocinas, hiperatividade dos sistemas renina angiotensina-aldosterona (SRAA) e nervoso simpático, ativação imunológica, aumento do estresse oxidativo e produtos avançados da glicação final (AGEs) induzidos pela hiperglicemia[12].

Um dos fatores de risco que permeia o desenvolvimento de HA no paciente diabético é a obesidade[16]. O tecido adiposo e um órgão metabolicamente ativo que tem importante papel na homeostase energética, por meio da secreção de diversas substâncias denominadas adipocinas que

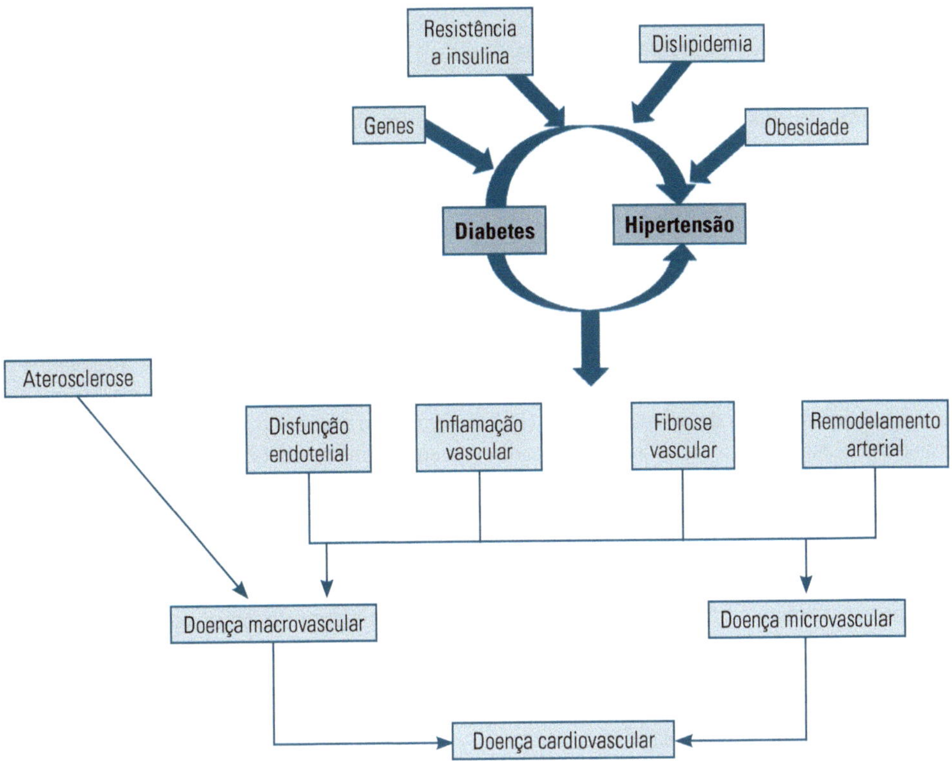

Figura 8.1 Fatores de riscos que proporcionam o desenvolvimento de hipertensão arterial e diabetes em associação.

permitem um equilíbrio entre o gasto e consumo de energia[12]. Na presença do tecido adiposo em excesso, como ocorre no diabetes e na obesidade, os adipócitos tornam-se disfuncionais, com aumento de produção de leptina e resistina, que são pró-inflamatórias e promovem aumento da atividade do sistema nervoso simpático e vasoconstrição, e diminuição de adiponectina que tem propriedades vasodilatadoras e anti-inflamatórias[16]. Esse desbalanço pode gerar hipertensão arterial, e ter um papel importante na maior ocorrência de eventos cardiovasculares destes pacientes.

A obesidade visceral também tem sido associada a um estado de inflamação crônica de baixo-grau[17], com liberação em excesso do outras citocinas, entre as quais, fator de necrose tumoral alfa (TNF-α), a interleucina 6 (IL-6), o inibidor de plasminogênio ativado 1 (PAI-1) e a proteína C-reativa (PCR), que também são associados a maior risco de hipertensão arterial[18].

Outro importante mecanismo a ser destacado é a resistência à insulina, presente na maioria dos pacientes diabéticos e em cerca de metade dos pacientes com hipertensão primária[19]. A resistência à insulina pode promover diminuição da sinalização metabólica, resultando, por consequência, em aumento da resistência vascular periférica, e aumento da pressão arterial[12]. Além disso, a resistência à insulina pode promover inflamação sistêmica, aumento de estresse oxidativo, hiperatividade do sistema nervoso simpático, retenção renal de sódio e remodelamento arterial, que também podem ter um papel no desenvolvimento da HA no paciente com DM[12].

A disfunção endotelial também é um importante mecanismo na fisiopatogênese da HA ligada ao DM, associada em sua maior parte à diminuição de produção e disponibilidade de oxido nítrico, com consequente menor capacidade vasodilatadora[12].

O DM também pode causar expansão de volume, que pode ser induzida pela ação da insulina, por sobrecarga de glicose no túbulo proximal ou por aumento de atividade simpática renal, causando retenção de sódio, e consequentemente elevando a pressão arterial[20]. Além disso, os AGEs aumentados no diabetes também predispõem a maior rigidez arterial, que pode gerar elevação predominante da pressão sistólica[21].

Diagnóstico de hipertensão no paciente com diabetes

O diagnóstico de HA no paciente com DM segue as recomendações sugeridas para o diagnóstico de HA na população geral, mas algumas definições e aspectos peculiares devem ser levados em conta no paciente diabético. As recentes diretrizes brasileiras[22] e europeias[23] definem hipertensão arterial quando os valores da pressão arterial (PA) são iguais ou maiores que 140/90 mmHg, em pelo menos duas ocasiões distintas. Por sua vez, a diretriz americana de 2017[24] considera o diagnóstico de hipertensão no paciente diabético, assim como na população em geral, valores acima de 130/80 mmHg.

Além disso, aconselha-se o paciente com diabetes a realizar medidas fora do ambiente hospitalar, isto é, por meio da MAPA (monitorização ambulatorial da pressão arterial), visto o paciente diabético apresentar maior chance de ter efeito avental branco, e menor descenso noturno[22]. A medida domiciliar também pode ser recomendada como alternativa à MAPA para o efeito avental branco. Outro cuidado que se deve ter é realizar a medida da pressão na posição ortostática, uma vez que o paciente com diabetes tem maior chance de apresentar hipotensão postural, sobretudo quando em uso de medicação anti-hipertensiva[22].

Avaliação de lesões de órgãos-alvo no paciente hipertenso diabético

As lesões de órgãos-alvo decorrentes da hipertensão arterial são exacerbadas pela presença do diabetes, assim como as lesões associadas ao diabetes podem ser mais graves na presença de níveis elevados de pressão arterial. Comprovadamente, a associação das duas condições clínicas aumenta a chance de doença arterial coronária, insuficiência cardíaca, doença arterial periférica e doença renal crônica[25]. Assim, a investigação das lesões de órgãos-alvo no paciente hipertenso diabético torna-se imprescindível, incluindo os dados obtidos pela história clínica , exame físico e exames complementares mais específicos. Para melhor entendimento, dividiremos por tópicos relacionados às principais lesões observadas no paciente hipertenso diabético.

Doença arterial obstrutiva periférica (DAOP)

A DAOP pode acometer diferentes territórios arteriais, e em consequência do diabetes, se manifesta em artérias mais distais, como femorais, poplíteas e tibiais, enquanto, na hipertensão arterial, no tabagismo e na hipercolesterolemia há envolvimento preferencialmente das artérias mais proximais, como aorta, ilíacas e femorais[26,27].

O questionamento de sintomas de claudicação intermitente ou presença de úlceras em extremidades é fundamental para suspeita clínica da DAOP. No exame físico é indispensável a palpação de todos os pulsos periféricos, e as diretrizes brasileiras de hipertensão recomendam a medida do índice tornozelo-braquial para estratificação de risco cardiovascular adicional[22].

Doença cardíaca

Quando a HA está associada com DM, as alterações cardíacas relacionadas à circulação coronariana e à falência do musculo cardíaco são mais intensas e ocorrem mais precocemente[12,28]. Sendo assim, a suspeita clínica do acometimento cardíaco no hipertenso diabético deve ser feita desde a história clínica até a indicação de exames complementares mais direcionados. Os sintomas clássicos de doença arterial coronariana como dor precordial e epigástrica em aperto desencadeada aos esforços podem estar presentes, mas é comum o paciente com diabetes ter dispneia como manifestação equivalente de isquemia miocárdica. Sintomas de insuficiência cardíaca como dispneia e edema devem ser questionados ativamente nestes pacientes. O eletrocardiograma pode revelar com mais frequência a presença de sobrecarga de câmaras esquerdas, e ondas Q sugestivas de infarto prévio podem estar presentes mesmo na ausência de história clínica, visto que as duas condições clínicas apresentam maior chance de causar isquemia silenciosa[29]. Também deve-se ficar atento para a presença de fibrilação atrial, uma vez que HA e DM estão entre as principais causas desta arritmia[30]. As diretrizes brasileiras de hipertensão[22] recomendam a realização de ecocardiograma para todo paciente com hipertensão arterial e diabetes, mesmo sem sintomas ou sinais de cardiopatia. A investigação de doença arterial coronariana deve ser feita por métodos não invasivos, tais como teste ergométrico se a pressão arterial estiver controlada e o eletrocardiograma basal não apresentar alterações de repolarização, ou então a cintilografia de perfusão miocárdica com esforço ou estresse farmacológico pode ser uma boa opção para rastreamento desta complicação[25].

Retinopatia

Tanto a HA quanto o DM afetam a circulação retiniana[31,32], e na associação de ambas, a chance de retinopatia aumenta de forma expressiva. Manifestações clínicas de embaçamento visual, perda de acuidade visual, e até amaurose podem estar presentes. O exame de fundo de olho é obrigatório no paciente hipertenso diabético.

Doença renal crônica (DRC)

A hipertensão e o diabetes são as principais causas de DRC[33], portanto a identificação precoce das lesões renais no paciente hipertenso diabético é fundamental para a prevenção da progressão da DRC para fases mais avançadas. Por isso, as diferentes diretrizes[22-24] recomendam como obrigatório para o paciente com HA e DM, a dosagem de creatinina sérica e o cálculo da taxa de filtração glomerular estimada pelas fórmulas CKD-EPI preferencialmente ou MDRD, com o objetivo de estratificar a gravidade da doença. Além disso, recomenda-se o exame de sedimento urinário e a avaliação da presença de albuminúria pela relação albumina/creatinina > 30 na amostra isolada de urina. Na presença de sinais de perda proteica urinária por estes exames, está indicada a avaliação por meio da dosagem de proteína na amostra de urina de 24 horas. A presença de proteinúria é um marcador de risco cardiovascular e de progressão da DRC[1].

Tratamento da hipertensão arterial no paciente com diabetes

O tratamento da hipertensão arterial no paciente com diabetes deve incluir a adoção de hábitos de vida saudável, mesmo antes do aparecimento dela, com o objetivo de prevenção, e o tratamento farmacológico, que é indicado para a maioria dos pacientes. Entre os hábitos saudáveis recomendados para o melhor controle da pressão, destacam-se redução do peso, aumento do consumo de frutas frescas e vegetais (8 a 10 porções/dia) e laticínios com baixo teor de gordura (2-3 porções/

dia), atividade física, redução no consumo do sal (para 2.300 mg/dia), e evitar o fumo e o excesso de ingestão de álcool (não > 2 doses/dia em homens e não > 1 dose/dia em mulheres)[4]. Estas estratégias não farmacológicas podem também influenciar o controle da glicemia e dos lipídios, o que contribuiria para um melhor manejo do paciente hipertenso diabético, além de permitir a longo prazo redução da dose ou número de medicações anti-hipertensivas.

Embora não haja estudos bem controlados do efeito de dieta e exercício no tratamento de HA ou PA elevada em indivíduos com diabetes, o estudo DASH avaliou o impacto de padrões dietéticos em hipertensos de baixo risco sem diabetes e mostrou efeitos similares aos de tratamento farmacológico com monoterapia, com uma redução de 5.5 mmHg na PA sistólica e de 3.0 mmHg na PA diastólica[34].

Em relação ao tratamento farmacológico, há várias evidências demonstrando diminuição do risco cardiovascular com adequado controle da PA em pacientes com DM, e o precoce tratamento em todos os pacientes diabéticos com PA persistentemente acima de 140/90 mmHg é importante para prevenir DCV e minimizar a progressão de doença renal e retinopatia diabética[35].

Estudos iniciais, sem foco específico para o paciente diabético, com análise de subgrupo, demonstraram reduções de risco cardiovascular substancial com o uso de anti-hipertensivos comparado ao placebo em pacientes com diabetes *mellitus*. O estudo CAPP[36] mostrou redução significativa de eventos cardiovasculares no grupo que utilizou captopril comparado ao grupo com tratamento convencional na época (diuréticos e betabloqueadores). No estudo HOPE[37], o grupo com DM e um fator de risco adicional também teve redução significativa de risco cardiovascular e de desenvolvimento de nefropatia com uso de inibidor de enzima conversora e redução mínima de pressão arterial. Já o estudo Syst-Eur[38], que utilizou antagonista de canal de cálcio como base do tratamento anti-hipertensivo mostrou que 2/3 dos pacientes diabéticos necessitaram mais de dois medicamentos para o controle, que reduziu 76% o risco CV nestes pacientes. Em meta análise que incluiu 40 ensaios clínicos, totalizando pouco mais de 100 mil pacientes diabéticos, terapia anti-hipertensiva comparada ao placebo, reduziu significativamente a mortalidade relacionada a doença cardiovascular, infarto do miocárdio e AVC; redução de 10 mmHg na PA sistólica foi associada a um risco 13% menor de morte e 11% menor de doença cardiovascular[39].

Outra questão importante relacionada ao tratamento da hipertensão arterial no diabetes diz respeito a meta pressórica a ser atingida para se conseguir a melhor redução do risco CV. Neste sentido, o estudo HOT, por exemplo, que avaliou metas diferentes de pressão diastólica (≤90, ≤ 85, ou ≤80 mmHg), mostrou que, no subgrupo de 3.000 pacientes diabéticos, o risco de eventos cardiovasculares foi 51% menor em valores ≤ 80 mmHg do que naqueles com valores ≤ 90 mmHg[40]. Em outro importante estudo, UKPDS[41], a redução da PA para valores próximos de 140/80 mmHg reduziu significativamente o risco de morte em 32%, AVC em 44% e complicações microvasculares relacionadas ao diabetes em 37%.

Em outra metanálise incluindo 31 ensaios clínicos randomizados e controlados, envolvendo quase 74.000 pacientes diabéticos, evidenciou-se reduções consistentes e significativas no risco de AVC e IAM com tratamento anti-hipertensivo quando comparado com placebo, mas o tratamento mais intensivo não mostrou benefício adicional[42]. A proteção foi progressiva para AVC e não para o IAM, mas não houve aumento da incidência de infarto com o controle mais agressivo, sugerindo que as reduções em cerca de 130 mmHg podem ser atingidas com segurança[42].

Estudos mais recentes tiveram como objetivo principal a comparação de metas mais rígidas com as metas mais tradicionais no controle da PA em pacientes com diabetes[43,44]. O principal destes foi o Action to Control Cardiovascular Risk in Diabetes – Blood Pressure (ACCORD BP)[43], que comparou os efeitos do tratamento anti-hipertensivo com meta de PA sistólica < 120 mmHg *versus* uma meta mais convencional de PA sistólica < 140 mmHg em quase 5 mil pacientes com diabetes e alto risco cardiovascular, com acompanhamento de quase 5 anos. Não houve diferença entre as duas formas de tratamento no principal desfecho cardiovascular composto (IAM fatal e não fatal, AVC e morte cardiovascular), mas a incidência de AVC foi 21% menor no grupo intensivo; no entanto, nesse grupo, foi observada maior taxa de eventos adversos como hipotensão, hipocalemia e aumento de creatinina.

Baseadas nestes achados, as diretrizes brasileiras[22] e internacionais[23,45] orientam metas pressóricas com algumas diferenças, para o tratamento da HA em pacientes com DM. Na diretriz de 2019 da Associação Americana de Diabetes (ADA)[45] recomenda-se a avaliação de estratificação de risco de DCV da American College of Cardiology/American Heart Association em 10 anos, e baseado neste escore, estabelece PA alvo < 130/80 mmHg em pacientes diabéticos de alto risco (risco de DCV > 15%) e < 140/90 mmHg naqueles pacientes com risco menor (< 15%). As diretrizes brasileiras de hipertensão[22], assim como as diretrizes europeias de hipertensão[23] recomendam uma meta para o paciente hipertenso com DM < 130/80 mmHg, considerando esse paciente como de alto risco, se bem tolerado. No entanto, as recomendações brasileiras[22] e europeias[23] orientam um limite para que a PA não seja < 120/70 mmHg nestes pacientes, devido a possibilidade de eventos cardiovasculares fatais e não fatais nesta faixa de pressão. Nos diabéticos hipertensos com albuminúria (≥ 30 mg/g de creatinina), a meta de PA recomendada também é < 130/80 mmHg.

Em relação a escolha da medicação anti-hipertensiva, não há demonstração de superioridade entre as principais classes recomendadas como monoterapia , tais como os diuréticos tiazídicos, bloqueadores de canais de cálcio, inibidores da enzima conversora da angiotensina e bloqueadores dos receptores da angiotensina II na prevenção de risco cardiovascular. Em metanálise de 27 estudos randomizados incluindo quase 40 mil pacientes com DM, as quatro classes foram igualmente eficazes na redução de eventos cardiovasculares[46]. Assim, a escolha da medicação anti-hipertensiva no paciente com diabetes é baseada na sua capacidade de prevenir a mortalidade e ocorrência de eventos CV , além da progressão da doença renal. Em pacientes hipertensos diabéticos sem nefropatia, quaisquer das classes relacionadas acima podem ser utilizadas como monoterapia, enquanto os betabloqueadores são indicados como monoterapia quando o paciente apresentar doença coronariana associada. Na presença de albuminúria, recomenda-se iniciar com um IECA ou BRA. Deve-se levar em conta que, para se atingir a meta pressórica de pacientes diabéticos hipertensos, será necessário a combinação de 2 ou mais classes farmacológicas na maioria dos pacientes. Sendo assim, as melhores combinações para o paciente diabético hipertenso incluem um inibidor do sistema renina angiotensina aldosterona (IECA ou BRA) com um bloqueador de canal de cálcio di-hidropiridínico ou diurético. Não se deve combinar um IECA com um BRA ou bloqueador de renina para o tratamento da hipertensão arterial, devido ao risco de piora da função renal, ocorrência de sincope ou de hipercalemia.

Referências

1. Sowers JR, Epstein M, Frohlich ED. Diabetes, hypertension, and cardiovascular disease. Hypertension 2001; 37:1053-9.
2. Gress TW, Nieto FJ, Shahar E, Wofford MR, Brancati FL. Hypertension and antihypertensive therapy as risk factors for type 2 diabetes mellitus.Atherosclerosis Risk in Communities Study. N Engl J Med 2000; 342:905-12.
3. Epstein M, Sowers JR. Diabetes mellitus and hypertension. Hypertens Dallas Tex 1992; 19:403-18.
4. Sunkara N, Ahsan DH. Hypertension in diabetes and the risk of cardiovascular. Disease. Cardiovascular Endocrinology 2017, 6:33-8.
5. Parving HH, Hommel E, Mathiesen E, Skøtt P, Edsberg B, Bahnsen M et al. Prevalence of microalbuminuria, arterial hypertension, retinopathy and neuropathy in patients with insulin dependent diabetes. Br Med J (Clin Res Ed) 1988; 296:156-60.
6. Mogensen CE, Hansen KW, Pedersen MM, Christensen CK. Renal factors influencing blood pressure threshold and choice of treatment for hypertension in IDDM. Diabetes Care 1991; 14 (Suppl 4):13-26.
7. Landsberg L, Molitch M. Diabetes and hypertension: pathogenesis, prevention and treatment. Clin Exp Hypertens 2004; 26:621-8.
8. Huang XB, Tang WW, Liu Y, Hu R, Ouyang LY, Liu JX, Li XJ, Yi YJ, Wang TD, ZhaoSP. Prevalence of diabetes and unrecognized diabetes in hypertensive patientsaged 40 to 79 years in southwest China. PLoS One. 2017;12(2):e0170250.
9. Cheung BM, Li C. Diabetes and hypertension: is there a common metabolic pathway? Curr Atheroscler Rep 2012; 14:160-6.
10. Song Y, Liu X, Zhu X, Zhao B, Hu B, Sheng X, Chen L, Yu M, Yang T, Zhao J.Increasing trend of diabetes combined with hypertension or hypercholesterolemia: NHANES data analysis 1999-2012. Sci Rep. 2016; 6:36093.
11. Moreira LB, Fuchs SC, Wiehe M, Neyeloff JL, Picon RV, Moreira MB et al. Cardiovascular risk attributable to diabetes in southern Brazil: a population-based cohort study. Diabetes Care. 2009; 32(5):854-56.
12. Petrie JR, Guzik TJ, Touyz RM. Diabetes, Hypertension, and CardiovascularDisease: Clinical Insights and Vascular Mechanisms. Can J Cardiol. 2018; 34(5):575-84.
13. Wang MH, Li J, Yeung VS, Zee BC, Yu RH, Ho S, Waye MM. Four pairs of gene–gene interactions associated with increased risk for type 2 diabetes (CDKN2BAS–KCNJ11), obesity (SLC2A9–IGF2BP2, FTO–APOA5), and hypertension (MC4R–IGF2BP2) in Chinese women. Meta Gene 2014; 2:384-91.
14. Smith CJ, Ryckman KK. Epigenetic and developmental influences on the risk of obesity, diabetes, and metabolic syndrome. Diabetes MetabSyndrObes 2015; 8:295-302.
15. Perrone S, Santacroce A, Picardi A, Buonocore G. Fetal programming and early identification of newborns at high risk of free radical-mediated diseases. World J Clin Pediatr 2016; 5:172-81.
16. Davy KP, Hall JE. Obesity and hypertension: two epidemics or one? Am J PhysiolRegulIntegr Comp Physiol 2004; 286:R803-13.
17. Van Greevenbroek MM, Schalkwijk CG, Stehouwer CD. Obesity-associated low-grade inflammation in type 2 diabetes mellitus: causes and consequences. Neth J Med 2013; 71:174-87.
18. Stefanadi E, Tousoulis D, Androulakis ES, Papageorgiou N, Charakida M, Siasos G, et al. Inflammatory markers in essential hypertension: potential clinical implications. Curr Vasc Pharmacol 2010; 8:509-16.
19. Reaven GM. Relationships among insulin resistance, type 2 diabetes, essential hypertension, and cardiovascular disease: similarities and differences. J Clin Hypertens Greenwich Conn 2011; 13:238-43.
20. Nosadini R, Sambataro M, Thomaseth K, Pacini G, Cipollina MR, Brocco E et al. Role of hyperglycemia and insulin resistance in determining sodium retention in non-insulin-dependent diabetes. Kidney Int 1993; 44:139-46.

21. Cruickshank K, Riste L, Anderson SG, Wright JS, Dunn G, Gosling RG. Aortic pulse-wave velocity and its relationship to mortality in diabetes and glucose intolerance: an integrated index of vascular function? Circulation 2002; 106:2085-90.
22. Barroso WKS, Rodrigues CIS, Bortolotto LA et al. Brazilian Guidelines of Hypertension - 2020. Diretrizes Brasileiras de Hipertensão Arterial – 2020. Arq Bras Cardiol. 2021; 116(3):516-658.
23. Williams B, Mancia G, Spiering W, AgabitiRosei E, Azizi M, Burnier M et al. ESC Scientific Document Group. 2018 ESC/ESH Guidelines for the management of arterial hypertension. Eur Heart J. 2018; 39(33):3021-104.
24. Whelton PK, Carey RM, Aronow WS, Casey DE Jr, Collins KJ, Dennison Himmelfarb C, et al. 2017 ACC/AHA/AAPA/ABC/ACPM/AGS/APhA/ASH/ASPC/NMA/PCNA guideline for the prevention, detection, evaluation, and management of high blood pressure in adults: a report of the American College of Cardiology/American Heart Association Task Force on Clinical Practice Guidelines. J Am Coll Cardiol 2018; 71:e127-248.
25. Bertoluci MC, Pimazoni-Netto A, Pires AC, Pesaro AE, Schaan BD, Caramelli B et al. Diabetes and cardiovascular disease: from evidence to clinical practice – position statement 2014 of Brazilian Diabetes Society. Diabetol Metab Syndr. 2014; 6:58.
26. American Diabetes Association. Peripheral arterial disease in people with diabetes. Diabetes Care. 2003; 26(12):3333-41.
27. Makdisse M, Pereira AC, Brasil DP, Borges JL, Machado-Coelho GL, Krieger JE et al. Prevalencia e fatores de risco associados a doença arterial periférica no Projeto Coracoes do Brasil. Arq Bras Cardiol. 2008;91(6):402-14.
28. Peterson LR, McKenzie CR, Schaffer JE. Diabetic cardiovascular disease: getting to the heart of the matter. J Cardiovasc Transl Res. 2012; 5(4):436-45.
29. Rendina D, Ippolito R, De Filippo G, Muscariello R, De Palma D et al. Riskfactors for silent myocardial ischemia in patients with well-controlled essentialhypertension. Intern Emerg Med. 2017; 12(2):171-9.
30. Zimetbaum P. Atrial Fibrillation. Ann Intern Med. 2017;166(5):ITC33-ITC48.
31. Wong TY, Cheung CM, Larsen M, Sharma S, Simó R. Diabetic retinopathy. Nat Rev Dis Primers. 2016; 2:16012.
32. Fraser-Bell S, Symes R, Vaze A. Hypertensive eye disease: a review. Clin Exp Ophthalmol. 2017; 45(1):45-53.
33. Webster AC, Nagler EV, Morton RL, Masson P. Chronic Kidney Disease. Lancet 2017; 389(10075):1238-52.
34. Harsha DW, Lin PH, Obarzanek E, Karanja NM, Moore TJ, Caballero B. Dietary approaches to stop hypertension: a summary of study results. DASH Collaborative Research Group. J Am Diet Assoc 1999; 99:S35-9.
35. Gaede P, Vedel P, Parving HH, Pedersen O. Intensified multifactorial intervention in patients with type 2 diabetes mellitus and microalbuminuria: the Steno type 2 randomised study. Lancet Lond Engl 1999; 353:617-22.
36. Effect of angiotensin-converting enzyme inhibition compared with conventional therapy on cardiovascular morbidity and mortality in hypertension: the Captopril Prevention Project (CAPP) randomized trial. The Captopril Prevention Project (CAPP) Study Group. Curr Hypertens Rep. 1999; 1(6):466-7.
37. Effects of ramipril on cardiovascular and microvascular outcomes in peoplewith diabetes mellitus: results of the HOPE study and MICRO-HOPE substudy. Heart Outcomes Prevention Evaluation Study Investigators. Lancet. 2000; 355(9200):253-9.
38. Gasowski J, Birkenhäger WH, Staessen JA, de Leeuw PW. Benefit ofantihypertensive treatment in the diabetic patients enrolled in the SystolicHypertension in Europe (Syst-Eur) trial. Cardiovasc Drugs Ther. 2000; 14(1):49-53.
39. Emdin CA, Rahimi K, Neal B, Callender T, Perkovic V, Patel A. Blood pressure lowering in type 2 diabetes: a systematic review and meta-analysis. JAMA 2015; 313:603-15.
40. Hansson L, Zanchetti A, Carruthers SG, Dahlöf B, Elmfeldt D, Julius S et al. Effects of intensive blood-pressure lowering and low-dose aspirin in patients with hypertension: principal results of the Hypertension Optimal Treatment (HOT) randomised trial. HOT Study Group. Lancet Lond Engl 1998; 351:1755-62.

41. Tight blood pressure control and risk of macrovascular and microvascular complications in type 2 diabetes: UKPDS 38. UK Prospective Diabetes Study Group. BMJ. 1998; 317(7160):703-13.
42. Deedwania PC. Blood pressure control in diabetes mellitus: is lower always better, and how low should it go? Circulation. 2011; 123(24):2776-8.
43. ACCORD Study Group, Cushman WC, Evans GW, Byington RP, Goff DC Jr, Grimm RH Jr, Cutler JA et al. Effects of intensive blood-pressure control in type 2 diabetes mellitus. N Engl J Med 2010; 362:1575-85.
44. Howard BV, Roman MJ, Devereux RB, Fleg JL, Galloway JM, Henderson JA et al. Effect of lower targets for blood pressure and LDL cholesterol on atherosclerosis in diabetes: the SANDS randomized trial. JAMA 2008; 299:1678-89.
45. American Diabetes Association. 4. Comprehensive Medical Evaluation andAssessment of Comorbidities: Standards of Medical Care in Diabetes-2019. Diabetes Care 2019; 42(Suppl 1):S34-45.
46. Remonti LR, Dias S, Leitão CB, Kramer CK, Klassman LP, Welton NJ, Ades AE,Gross JL. Classes of antihypertensive agents and mortality in hypertensivepatients with type 2 diabetes-Network meta-analysis of randomized trials. J Diabetes Complications. 2016; 30(6):1192-200.

CAPÍTULO 9

Diabetes Tipo 1 e Doença Cardiovascular

Karla Fabiana Brasil Gomes ▪ Giordana Maluf da Silva ▪ Rosa Ferreira dos Santos ▪ Maria Elizabeth Rossi da Silva

O diabetes *mellitus* tipo 1 (DM1) decorre da destruição autoimune das células betas pancreáticas, resultando na deficiência da produção de insulina. Caracteriza-se pela invasão das ilhotas pancreáticas por células mononucleares, responsáveis pela insulite linfocitária autoimune e pela produção de autoanticorpos contra várias proteínas celulares, notadamente: anticorpo anti-ilhotas (ICA), anti-insulina (IAA), anti-descarboxilase do ácido glutâmico (anti-GAD65), anti-tirosinafosfatase (anti-IA2) e antitransportador de zinco 8 (anti-ZnT8). Tais autoanticorpos são úteis no diagnóstico do diabetes autoimune, estando presentes em 80-90% dos pacientes no início do quadro[1,2].

Trata-se de doença poligênica, cujas manifestações dependem da forte interação da susceptibilidade genética, notadamente alelos do sistema HLA (–DR3 e –DR4) com fatores ambientais determinantes, como infecções virais, toxinas (pesticidas, nitratos), metais pesados (mercúrio e cádmio), alimentos (leite e glúten) e deficiência de vitamina D. Baixa exposição a patógenos (teoria da higiene), obesidade e alterações da flora intestinal também parecem influir na resposta imunológica[1,2].

O DM1 acomete principalmente crianças e adolescentes, sendo responsável por 90% dos casos de diabetes da infância e 5-10% dos casos de diabetes autoimune de início na idade adulta (LADA – diabetes latente autoimune do adulto). É uma das principais doenças crônicas da infância. Em 609 pacientes atendidos em São Paulo (Hospital das Clínicas da Faculdade de Medicina da Universidade de São Paulo – HCFMUSP), observamos idade de diagnostico, entre oito e 15 anos (11,6 ± 7,9 anos) e predomínio da raça branca: 81,4%[3]. A incidência global geral do diabetes autoimune está aumentando em todo o mundo em 3-5% ao ano, com uma taxa especialmente preocupante em crianças com menos de cinco anos[4], o que pode implicar em uma vida inteira de exposição a elevados níveis glicêmicos. A melhora no tratamento aumentou a longevidade[5] dos pacientes, expondo-os aos riscos cardiovasculares relacionados à idade

O DM1 é associado a complicações macrovasculares (doença arterial coronariana , comprometimento de grandes vasos cerebrais e de membros inferiores) e microvasculares (neuropatia, retinopatia e nefropatia diabética)[1].

Importantes alterações metabólicas relacionadas à glicotoxicidade e lipotoxicidade repercutem no aumento da mortalidade precoce por doença cardiovascular (DCV)[6], na qualidade de vida e nas despesas. Em 2014 no Brasil, os custos de hospitalização por diabetes e suas complicações foram estimados em 264,9 milhões de dólares pelo Ministério da Saúde[7].

O risco de complicações aumenta com o controle glicêmico muito pobre, podendo ser até dez vezes maior de morte por doença cardiovascular no diabetes tipo 1 em comparação com a população em geral[6]. Estudo Multicêntrico de diabetes tipo 1 no Brasil (BraDiab1SG)[8], realizado entre 2008 e 2010 avaliou 1774 pacientes adultos de 28 clínicas públicas de 20 cidades do país e evidenciou que a taxa de pacientes que não alcançavam os alvos terapêuticos preconizados pela SBD[9] era grande. Os alvos para pressão arterial sistólica, diastólica, níveis de LDL-colesterol, e HbA1c eram atingidos por 40,3%, 26,6%, 45,2% e 13,2% dos pacientes, respectivamente. Cerca de 25,6% tinham sobrepeso e 6,9%, obesidade. Além da inadequada automonitoração glicêmica, porcentagem significativa não recebia tratamento para controle da pressão arterial ou da dislipidemia.

Posteriormente, entre 2011 e 2014 o estudo BrazDiab1 SG, avaliou 1756 pacientes com DM1. Cerca de 60 pacientes (3,42%) apresentavam ao menos uma complicação macrovascular como angina, infarto do miocárdio prévio, insuficiência cardíaca, doença vascular cerebral ou periférica e/ou história de revascularização ou angioplastia. Quando comparados com 1696 pacientes sem complicações, tinham maiores valores para idade (38,7 × 29,7 anos), duração do diabetes (22,4 × 15,2 anos), pressão arterial sistólica (130,0 × 121,7 mmHg), além de maior IMC e cintura e valores mais elevados de creatinina, ácido úrico e Gama GT. O ECG era normal em 77,3% daqueles com DCV *versus* 81,3% dos sem acometimento[10].

A DCV continua sendo a principal causa de morbidade e mortalidade. Nos EUA, o estudo *Pittsburgh Epidemiology of Diabetes Complications* revelou que as doenças cardiovasculares foram responsáveis por 40% das mortes entre pacientes com DM1 com duração da doença superior a 20 anos[11].

A DCV e o risco de morte por DCV aumentam com a diminuição da idade de início do DM1[12], sendo maior nas mulheres, o que contrasta com a predominância masculina observada na população geral. Para os diagnosticados antes dos 10 anos de idade, reduz a expectativa de vida em 17,7 e 14,2 anos nas mulheres e homens respectivamente. As incidências de doença cardíaca coronária em homens e mulheres com DM1 com idade entre 20-40 anos foram, respectivamente, cerca de 5 e 11 vezes maiores que as de indivíduos sem diabetes[13]. Pacientes com DM1 também mostram incidência duas vezes maior de hospitalização devido a insuficiência cardíaca.

Já está estabelecido que, na pré-menopausa, as mulheres com DM1 perdem a proteção cardiovascular que as mulheres sem diabetes têm, como evidenciado no estudo CACTI (*coronary artery calcium over the menopausal transition*) onde o volume de cálcio nas coronárias era maior nas mulheres com DM1. A menopausa acelera a deposição de cálcio e aumenta o risco de DCV mais intensamente em mulheres com diabetes tipo 1 do que naquelas sem diabetes[14]. Alterações proaterogênicas no perfil lipídico devido à redução dos níveis de estrogênio também parecem contribuir para este aumento do risco cardiovascular na menopausa.

Idade avançada, duração do diabetes, presença de obesidade, hipertensão arterial, dislipidemia, doença renal, resistência à insulina, bem como histórico de tabagismo, alcoolismo, doença cardíaca isquêmica e acidente vascular cerebral prévios são preditores de risco aumentado para doença isquêmica[15,16].

Os principais fatores de risco relacionados com a doença macrovascular no DM1 são apresentados a seguir.

Hiperglicemia

Embora o controle glicêmico continue sendo o ponto-chave na prevenção de doenças cardiovasculares em pacientes com diabetes tipo 1, os dados existentes que sustentam a relação entre os níveis de HbA1c e complicações macrovasculares são menos convincentes, quando comparados com aos das complicações microvasculares. O controle glicêmico intensivo reduz, mas não abole as DCVs e o risco de mortalidade[6,17]. Associação entre o controle glicêmico e doença cardiovascular é pouco observada na população pediátrica, pois desfechos cardiovasculares geralmente estão ausentes até a idade adulta. A relação entre as concentrações de HbA1c e doenças cardiovasculares não se apresenta clinicamente até 17 anos de seguimento, como mostrou o estudo DCCT/EDIC[17].

A hiperglicemia contribui para a doença cardiovascular no diabetes tipo 1 por vários mecanismos, promovendo disfunção endotelial[18] e rigidez arterial[15]. Também a hipoglicemia e a variabilidade glicêmica influenciam na alteração da dilatação vascular fluxo-mediada em jovens com DM1[19].

Hipertensão

A prevalência de hipertensão arterial em jovens com DM1 foi de 4-7%, superior à de 1-5% naqueles sem diabetes no estudo de Knerr e cols.[20] Fatores de risco determinantes incluem obesidade, disfunção autonômica e hiperglicemia[15,21].

Os danos causados pela hipertensão em órgãos-alvo podem começar na juventude. Tanto a hipertensão[15] quanto a perda do descenso noturno da PAS[22] estiveram associadas à rigidez arterial e aumento da espessura média íntima das carótidas, favorecendo a progressão precoce dos eventos CV.

Em adultos com diabetes tipo 1, a pressão alvo é definida como menor ou igual a 130/80 mmHg com base em eventos cardiovasculares e em estudos longitudinais[9]. No entanto, no estudo DCCT/EDIC, a pressão arterial inferior a 120/70 mmHg apresentou risco substancialmente menor de resultados renais adversos quando comparada à pressão arterial ≥ 130/80 mmHg[23].

Dislipidemia

Estudo de Schwab e cols.[16] em 33488 pacientes com DM1 na Alemanha, verificaram alta prevalência de dislipidemia, particularmente de hipercolesterolemia, em crianças, adolescentes e adultos jovens participantes.

Da mesma forma, concentrações persistentemente anormais de colesterol total, HDL e LDL foram demonstradas em jovens americanos após 10 anos de duração do diabetes. As concentrações de LDL de 130 e 160 mg/dL ou mais estavam presentes em 28 e 11%, respectivamente dos pacientes[24]. Desta forma a aterosclerose começa cedo na vida e se relaciona à dislipidemia, o que reforça a dislipidemia (com alterações quantitativas e qualitativas das lipoproteínas) como importante e potencialmente modificável fator aterogênico em jovens com tipo 1 diabetes. Estudos de autópsia, como o PDAY[25] encontraram relação entre estrias gordurosas arteriais e dislipidemia na juventude. A SBD[9] recomenda metas de concentrações de LDL menores que 100 mg/dL, de HDL maiores que 35 mg/dL e de triglicerídeos menores que 150 mg/dL para reduzir o risco de doença cardiovascular.

Doença renal diabética

A doença renal diabética representa uma das principais causas de insuficiência renal e diálise no mundo desenvolvido, sendo fator de risco crucial para as doenças cardiovasculares[26] e mortalidade. Costuma ser precedida por longo período sem sintomas ou sinais de doença, dificultando o tratamento precoce.

A excreção aumentada de albumina (macroalbuminúria), marcador inicial clínico da doença renal diabética, tem incidência cumulativa ao longo da vida em quase 50% dos pacientes com DM1 e incidência anual em torno de 2% a 3%[27]. O relatório da *SEARCH FOR DIABETES*[28] no Grupo de Pesquisa de Diabetes Juvenil mostrou alta prevalência de doença renal diabética (6%) em jovens com diabetes tipo 1, juntamente com rigidez arterial (11%), hipertensão (10%), retinopatia (6%), neuropatia periférica (8,5%) e autonômica (14,4%). Infelizmente, há subtratamento da albuminúria em jovens com diabetes tipo 1 com os inibidores do sistema renina-angiotensina-aldosterona[8]. Outro importante fenótipo da doença renal diabética é a hiperfiltração glomerular, que representa a primeira disfunção hemodinâmica intra-renal em pacientes com DM1. O declínio rápido da taxa de filtração glomerular é importante preditor de progressão da nefropatia[29] e da calcificação das coronárias, a qual é sinônimo de doença arterial coronariana em adultos com DM1[26].

Obesidade

A obesidade visceral é um importante fator de risco para doença cardiovascular cada vez mais reconhecido em pessoas com diabetes tipo 1. No estudo BraDiab1SG[8] cerca de 25,6% dos portadores de DM1 tinha sobrepeso e 6,9%, obesidade. Valores semelhantes foram reportados por outros autores[15,16].

A crescente prevalência de sobrepeso e obesidade nos pacientes com diabetes tipo 1 provavelmente reflete as tendências observadas na população geral, mas pode também refletir os efeitos do controle glicêmico aprimorado com os regimes intensivos de insulina e o medo de hipoglicemia, levando à redução do exercício e aumento da ingesta de carboidratos. Independentemente dos fatores contribuintes, a alta prevalência de sobrepeso e obesidade em jovens com diabetes tipo 1 aumenta o risco de morte prematura por doença cardiovascular[13,15,16].

Resistência à insulina

A resistência à insulina, exacerbada na puberdade, é uma alteração metabólica que prediz incidência de doença cardiovascular. Jovens e adultos com diabetes tipo 1 são mais resistentes à insulina quando comparados aos pares normoglicêmicos de maturação sexual, biotipo, níveis lipídicos e quantidade de atividade física semelhantes[30].

Estilo de vida

Os fatores de risco para doenças cardiovasculares relacionados ao estilo de vida incluem sedentarismo, dieta hipercalórica, tabagismo, distúrbios do sono, estresse e depressão. Em média, jovens com DM1 são mais sedentários e pior condicionados do que os sem diabetes. A atividade física foi fortemente associada ao bom controle glicêmico, à saúde renal[32] e redução da resistência à ação da insulina[30], principais determinantes da doença cardiovascular, em jovens com DM1. A prática de exercícios regulares pelos jovens com diabetes tipo 1 pode ajudar a alcançar várias metas relacionadas aos fatores de risco cardiovascular, incluindo a redução da HbA1c, triglicerídeos e níveis totais de colesterol.

A falta de condicionamento físico em adultos com e sem DM1 é um determinante importante de mortalidade por doenças cardiovasculares e diminuição da longevidade. A performance cardiopulmonar medida pelo pico de consumo de oxigênio durante o exercício em um ciclo ergômetro mostrou que jovens não obesos com diabetes tipo 1 têm picos de VO_2 reduzidos em comparação com controles normoglicêmicos, com mesmo nível maturação sexual, padrão corporal e nível de atividade física[30]. Portanto, intervenções focadas em melhorar a função cardiopulmonar são necessárias em jovens com diabetes tipo 1.

Alimentação rica em calorias e gorduras e tabagismo são também fatores de risco para doença cardiovascular. Cerca de 7,3% dos jovens com diabetes tipo 1 no estudo BraDiab1SG[8] relataram serem tabagistas.

Alterações na quantidade ou qualidade do sono pode causar mudanças na regulação do apetite/saciedade, atividade do sistema nervoso simpático e alterações metabólicas[32]. Estresse e depressão são cada vez mais reconhecidos como contribuintes para um controle glicêmico inadequado em pacientes com diabetes tipo 1, geralmente associados à diminuição do autocuidado e monitoração da glicemia e ao agravamento das complicações[33].

Métodos para avaliação de risco de doença cardiovascular

A estratificação do risco de doença cardiovascular em jovens com DM1 auxilia na implementação de estratégias de prevenção.

A identificação de alterações precoces na função vascular (por medidas de rigidez arterial, disfunção na vasodilatação da artéria braquial mediada por fluxo ou trinitrato-glicerol, espessura da parede arterial e tensão de cisalhamento, Ecocardiograma, ressonância magnética cardíaca) aliada a estudos de longo prazo em pacientes pediátricos com DM1 que demonstrem as relações entre marcadores precoces de doenças cardiovascular e futuros eventos cardiovasculares são necessários

Dados de estudos clínicos e a inércia terapêutica

O controle da hiperglicemia, da hipertensão arterial e da dislipidemia e das demais causas de doenças cardiovasculares é um desafio em crianças e adolescentes, com sérios problemas de adesão à terapia.

No estudo AdDIT[34] de avaliação de risco cardiovascular em pacientes com DM1 os resultados mostraram segurança do tratamento com estatinas e enzimas conversoras da angiotensina e sua eficácia na redução dos níveis de colesterol LDL e da relação albumina/creatinina.

Na coorte de adolescentes do estudo DCCT, o controle glicêmico intensivo levou à proteção de insuficiência renal e redução da progressão da albuminúria em 54% dos pacientes - fortes preditores de risco para doença cardiovascular[17].

Outras opções terapêuticas têm sido testadas como a metformina em adolescentes com DM1 e sobrepeso/obesidade, com redução da dose de insulina e medidas de adiposidade[35] e melhora da função do musculatura lisa vascular[36].

O controle precoce dos fatores de risco cardiovasculares pode resultar em maior redução, a longo prazo, de complicações cardiovasculares, do que tratamentos posteriores, quando a aterosclerose já está avançada.

A inércia terapêutica deve ser combatida. O clínico e o paciente devem concordar com um prazo realista para avaliar as mudanças, e comprometer-se ao tratamento farmacoterapêutico quando estas falharem. Embora exista evidência que a doença macrovascular é rara em adultos com diabetes tipo 1 sem doença renal diabética[37], a interpretação equivocada de tais dados pode explicar por que os médicos hesitam em iniciar o tratamento fármaco terapêutico da dislipidemia e hipertensão arterial para reduzir o risco de doença cardiovascular nesta população.

A implementação das diretrizes de tratamento, bem como a identificação de fatores de risco modificáveis tem o potencial de reduzir a lacuna de 8 a 13 anos na expectativa de vida de jovens com DM1, grande parte atribuível à DCV.

Referências

1. DiMeglio LA, Evans-Molina C, Oram RA. Type 1 diabetes. Lancet. 2018 Jun 16; 391(10138):2449-62.
2. Silva, MER; Dib AS. Diabetes Melito tipo 1: Etiopatogenia e quadro clínico. In Endocrinologia – Princípios e Prática. 2ª Ed. Cap 52. Ed. Saad MJA, Maciel RBM, Mendonça BB. Atheneu 2017. Alves LI, Davini E, Correia MR, Fukui RT, Santos RF, Cunha MR, Rocha DM, Volpini WM, Silva ME. Autoantibodies and high-risk HLA susceptibility markers in first-degree relatives of Brazilian patients with type 1 diabetes mellitus: a progression to disease based study. J ClinImmunol. 2012;32:778-85.
3. Mayer-Davis EJ, Lawrence JM, Dabelea D, Divers J, Isom S, Dolan L et al. Incidence Trends ofType 1 and Type 2 Diabetes among Youths, 2002-2012. N Engl J Med. 2017; 376:1419-29.
4. Miller RG, Secrest AM, Sharma RK, Songer TJ, Orchard TJ. Improvements in the life expectancy of type 1 diabetes: the Pittsburgh Epidemiology of Diabetes Complications study cohort. Diabetes 2012; 61:2987-92.
5. Lind M, Svensson AM, Kosiborod M, Gudbjornsdottir S, Pivodic A, Wedel H et al. Glycemic control and excess mortality in type 1 diabetes. The New England journal of medicine 2014; 371:1972-82.
6. Rosa MQM, Rosa RDS, Correia MG, Araujo DV, Bahia LR, Toscano CM. Disease and Economic Burden of Hospitalizations Attributable to Diabetes Mellitus and Its Complications: A Nationwide Study in Brazil. Int J Environ Res Public Health. 2018; 15:294.
7. Gomes MB, Coral M, Cobas RA, Dib SA, Canani LH et al. Prevalence of adults with type 1 diabetes who meet the goals of care in daily clinical practice: a nationwide multicenter study in Brazil. Diabetes Res Clin Pract. 2012;97:63-70.
8. Diretrizes da Sociedade Brasileira de Diabetes (SBD) (2018-2019).
9. Rèa RR. Fatores de risco para doença macrovascular no diabetes mellitus tipo 1. In Diabetes tipo 1 no Brasil. 1ª Ed. Cap 17. pg 271-283. Ed. Gomes MB, Negrato CA, Pedrosa HC. Clannad 2019. SP.
10. Secrest AM, Becker DJ, Kelsey SF, Laporte RE, Orchard TJ. Cause-specific mortality trends in a large population-based cohort with long-standing childhood-onset type 1 diabetes. Diabetes 2010; 59:3216-22.
11. Rawshani A, Sattar N, Franzén S, Rawshani A, Hattersley AT et al. Excess mortality and cardiovascular disease in young adults with type 1 diabetes in relation to age at onset: a nationwide, register-based cohort study. Lancet 2018; 392(10146):477-86.
12. Livingstone SJ, Levin D, Looker HC, Lindsay RS, Wild SH, Joss N et al. Estimated life expectancy in a Scottish cohort with type 1 diabetes, 2008–2010. JAMA 2015; 313:37-44.
13. Keshawarz A, Pyle L, Alman A, Sassano C, Westfeldt E et al. Type 1 Diabetes Accelerates Progression of Coronary Artery Calcium Over the Menopausal Transition: The CACTI Study. Diabetes Care 2019; 42:2315-21.
14. Urbina EM, Isom S, Bell RA, Bowlby DA, D'Agostino R Jr et al; SEARCH for Diabetes in Youth Study Group. Burden of Cardiovascular Risk Factors Over Time and Arterial Stiffness in Youth With Type 1 Diabetes Mellitus: The SEARCH for Diabetes in Youth Study. J Am Heart Assoc. 2019 Jul 2;8:e010150.
15. Schwab KO, Doerfer J, Marg W, Schober E, Holl RW et al. Characterization of 33 488 children and adolescents with type 1 diabetes based on the gender-specific increase of cardiovascular risk factors. Pediatr Diabetes 2010; 11:357-63.
16. Nathan DM, Bayless M, Cleary P, Genuth S, Gubitosi-Klug R et al.; DCCT/EDIC Research Group. Diabetes control and complications trial/epidemiology of diabetes interventions and complications study at 30 years: advances and contributions. Diabetes 2013; 62:3976-86.
17. Chan NN, Vallance P, Colhoun HM. Endothelium-dependent and -independent vascular dysfunction in type 1 diabetes: role of conventional risk factors, sex, and glycemic control. Arterioscler Thromb Vasc Biol. 2003; 23(6):1048-54.
18. Pena AS, Couper JJ, Harrington J, Gent R, Fairchild J et al. Hypoglycemia, but not glucose variability, relates to vascular function in children with type 1 diabetes. Diabetes Technol Ther 2012; 14:457-62. Knerr I, Dost A, Lepler R, Raile K, Schober E et al. Tracking and prediction of arterial blood pressure

from childhood to young adulthood in 868 patients with type 1 diabetes: a multicenter longitudinal survey in Germany and Austria. Diabetes Care 2008; 31:726-7.

19. Krause M, Rudiger H, Bald M, Nake A, Paditz E. Autonomic blood pressure control in children and adolescents with type 1 diabetes mellitus. Pediatr Diabetes 2009; 10:255-63.
20. Atabek ME, Akyurek N, Eklioglu BS, Alp H. Impaired systolic blood dipping and nocturnal hypertension: an independent predictor of carotid intima-media thickness in type 1 diabetic patients. J Diabetes Complications 2014; 28:51-5.
21. Ku E, McCulloch CE, Mauer M, Gitelman SE, Grimes BA, Hsu CY. Association Between Blood Pressure and Adverse Renal Events in Type 1 Diabetes. Diabetes Care 2016; 39:2218-24.
22. Maahs DM, Wadwa RP, McFann K, Nadeau K, Williams MR et al. Longitudinal lipid screening and use of lipid-lowering medications in pediatric type 1 diabetes. J Pediatr 2007; 150(2):146-50. Strong JP, Malcom GT, McMahan CA, Tracy RE, Newman WP 3rd et al. Prevalence and extent of atherosclerosis in adolescents and young adults: implications for prevention from the Pathobiological Determinants of Atherosclerosis in Youth Study. JAMA 1999; 281:727-35.
23. Maahs DM, Jalal D, Chonchol M, Johnson RJ, Rewers M, Snell-Bergeon JK. Impaired Renal Function Further Increases Odds of 6-Year Coronary Artery Calcification Progression in Adults Bjornstad et al. Page 14 Lancet Diabetes Endocrinol. Author manuscript; available in PMC 2019 October 01.Author Manuscript Author Manuscript Author Manuscript Author Manuscript with Type 1 Diabetes: The CACTI study. Diabetes Care 2013; 36:2607-14.
24. Marshall SM. Diabetic nephropathy in type 1 diabetes: has the outlook improved since the 1980s? Diabetologia 2012; 55:2301-6.
25. Dabelea D, Stafford JM, Mayer-Davis EJ, D'Agostino R Jr, Dolan L et al; SEARCH for Diabetes in Youth Research Group. Association of Type 1 Diabetes vs Type 2 Diabetes Diagnosed During Childhood and Adolescence With Complications During Teenage Years and Young Adulthood. JAMA 2017; 317:825-35.
26. Bjornstad P, Cherney D, Maahs DM. Early diabetic nephropathy in type 1 diabetes: new insights. Curr Opin Endocrinol Diabetes Obes 2014; 21:279-86.
27. Nadeau KJ, Regensteiner JG, Bauer TA, Brown MS, Dorosz JL, Hull A et al. Insulin Resistance in Adolescents with Type 1 Diabetes and Its Relationship to Cardiovascular Function. J Clin Endocrinol Metab 2010; 95:513-21.
28. Bjornstad P, Cree-Green M, Baumgartner A, Maahs DM, Cherney DZ et al. Renal function is associated with peak exercise capacity in adolescents with type 1 diabetes. Diabetes Care 2015; 38(1):126-31. Knutson KL, Van Cauter E. Associations between sleep loss and increased risk of obesity and diabetes. Ann N Y Acad Sci 2008; 1129:287-304.
29. McGrady ME, Laffel L, Drotar D, Repaske D, Hood KK. Depressive symptoms and glycemiccontrol in adolescents with type 1 diabetes: mediational role of blood glucose monitoring. Diabetes Care 2009; 32:804-6.
30. Marcovecchio ML, Chiesa ST, Bond S, Daneman D, Dawson S et al. ACE Inhibitors and Statins in Adolescents with Type 1 Diabetes. N Engl J Med 2017; 377:1733-45.
31. Libman IM, Miller KM, DiMeglio LA, Bethin KE, Katz ML et al.; T1D Exchange Clinic Network Metformin RCT Study Group. Effect of Metformin Added to Insulin on Glycemic Control Among Overweight/Obese Adolescents With Type 1 Diabetes: A Randomized Clinical Trial. JAMA 2015; 314:2241-50.
32. Bjornstad P, Schäfer M, Truong U, Cree-Green M, Pyle L et al. Metformin Improves Insulin Sensitivity and Vascular Health in Youth With Type 1 Diabetes Mellitus. Circulation 2018; 138:2895-907.
33. Orchard TJ, Secrest AM, Miller RG, Costacou T. In the absence of renal disease, 20-year mortality risk in type 1 diabetes is comparable to that of the general population: a report from the Pittsburgh Epidemiology of Diabetes Complications Study. Diabetologia 2010; 53:2312-9.

CAPÍTULO 10

Diabetes, Doença Cardiovascular e Gordura Ectópica

Cristiano Roberto Grimaldi Barcellos ▪ João Carlos Ramos-Dias

Introdução

O diabetes *mellitus* (DM) se associa a um risco aumentado para doenças cardiovasculares (CV) fatais e não fatais. Em pessoas com DM tipo 2 (DM2), atribui-se esse aumento de risco CV não somente ao descontrole glicêmico, mas também à presença de componentes da síndrome metabólica (SM), tais como a obesidade, a hipertensão arterial (HA) e a dislipidemia (DLP)[1].

A obesidade é um importante fator de risco para o DM2 e para doença CV[1]. Entretanto, a sua definição pelo índice de massa corpórea (IMC) ≥30 kg/m^2 parece não ser a melhor representação do risco CV global[2], sendo a quantidade de tecido adiposo visceral (TAV) um marcador mais útil para caracterizar essa morbidade[2]. De fato, pessoas obesas com doenças metabólicas e CV apresentam maior área de TAV do que indivíduos obesos metabolicamente saudáveis. Da mesma forma, pessoas com IMC normal e excesso de TAV são mais propensas à SM[2].

O aumento de TAV também se encontra intimamente ligado ao acúmulo e à extensão de gordura ectópica (GE), que pode ser definida como a deposição de triglicérides (TG) em locais do corpo não apropriados para o estoque de gordura[2,3]. A GE em excesso, assim como o TAV, também se associa ao surgimento de desordens metabólicas e ao aumento do risco CV[2,3], independentemente do IMC e da quantidade total de gordura corpórea.

Desse modo, podemos dizer que o deflagrar do DM2 e o aumento do risco CV dependem mais do local onde a gordura é depositada do que da sua quantidade propriamente dita[2,3].

Etiopatogenia da Gordura Ectópica

Em situações normais, o tecido adiposo é o responsável pelo armazenamento de gordura, de modo que o excesso de calorias é estocado sob a forma de TG no interior dos adipócitos[2-4]. Aproximadamente 80% de toda a gordura corpórea é armazenada no tecido adiposo subcutâneo (TAS), 10% é estocada no TAV, enquanto os 10% restantes encontram-se distribuídos em locais não especializados em armazenar gordura, tais como o fígado, o coração, os músculos esqueléticos, o pâncreas, os rins e a região perivascular. Nesses locais, uma pequena quantidade de gordura desempenha funções fisiológicas de sustentação, termorregulação e pode servir como fonte de energia[3].

Entretanto, quando se atinge o limite de expansão do TAS no que se refere ao armazenamento de gordura, ocorre o "extravasamento" do excedente de gordura para locais ectópicos. O problema é que, em grandes quantidades, a GE causa distúrbios no funcionamento celular e promove o surgimento de desordens metabólicas, as quais são mediadas pela lipotoxicidade[2,3].

Lipotoxicidade

Sob a forma de ácidos graxos (AG), as gorduras representam uma das principais fontes de energia para suprir as necessidades celulares. Em situações normais, as células do nosso corpo têm habilidade para captar a quantidade correta desses AG, de modo a não sobrecarregar as mitocôndrias durante o processo de oxidação[2].

Entretanto, na presença de obesidade e/ou de DM2 descompensado, a oferta de AG torna-se elevada e as células passam a captar esses substratos em uma quantidade que excede a sua capacidade de oxidação, causando um quadro de disfunção mitocondrial. Como consequência, esse excesso de AG passa a ser metabolizado por vias não oxidativas, gerando o acúmulo de metabólitos tóxicos, como o diacilglicerol (DAG) e as ceramidas[2-4].

O DAG causa resistência à insulina (RI) por prejudicar a sinalização intracelular desse hormônio através da ativação de serina-treonina quinases e da consequente inibição do substrato do receptor de insulina tipo 1 (IRS-1). Esse processo culmina com a redução da captação de glicose plasmática pelas células e tende a causar hiperglicemia. Outra consequência da RI é que, na impossibilidade de utilizar a glicose como fonte energética, as células aumentam a captação de AG, o que agrava a disfunção mitocondrial e gera um círculo vicioso[2,4]. Além disso, a disfunção mitocondrial causada pela lipotoxicidade leva à geração de espécies reativas de oxigênio, ao estresse de retículo endoplasmático e à ativação de vias inflamatórias[2,4].

As ceramidas, por sua vez, aumentam a permeabilidade da membrana mitocondrial e causam um desequilíbrio do transporte de elétrons através dessa membrana que pode ser fatal para as células[2,4].

Locais de deposição de gordura ectópica

Gordura ectópica no fígado

Também chamada doença hepática gordurosa não alcoólica (DHGNA), a GE no fígado representa a causa mais comum de doença hepática crônica na Europa e nos Estados Unidos, com uma prevalência mundial crescente de aproximadamente 25%[2]. A DHGNA engloba desde o simples acúmulo de gordura no fígado, denominado esteatose hepática (EH), até as suas complicações evolutivas, como a esteato-hepatite não alcoólica (EHNA), fibrose, cirrose e carcinoma hepatocelular[5].

A gordura que se acumula no fígado é proveniente da lipólise do tecido adiposo, dos quilomícrons dietéticos e do processo de lipogênese *de novo*. Entretanto, para que ocorra esse acúmulo, é necessária a presença de RI periférica, razão pela qual a DHGNA encontra-se fortemente associada à obesidade e ao aumento do TAV[3].

A sobrecarga de gordura no interior dos hepatócitos causa lipotoxicidade e, consequentemente, leva ao aumento da RI hepática. Esta última se associa ao aumento da glicemia jejum e da glicemia pós-prandial (devido à maior produção hepática de glicose), de triglicérides (devido à perda de ação inibitória da insulina sobre a produção de VLDL-C) e da produção de LDL-C pequenas e densas[5].

A DHGNA acomete mais de 50% das pessoas com DM2 e, cronologicamente, parece preceder o surgimento dessa doença[3,6].

A deposição de GE no fígado também leva ao aumento da produção hepática de proteínas pró-aterogênicas e pró-coagulantes, tais como fibrinogênio, inibidor do ativador do plasminogênio tipo 1 (PAI-1) e proteína C reativa[5]. Também há evidências da crescente prevalência de DHGNA com o aumento da incidência de disfunção ventricular, arritmias cardíacas, infarto agudo do miocárdio e acidente vascular cerebral[2,5].

Esses dados em conjunto sugerem a possibilidade de que o acúmulo de GE no fígado não seja apenas um marcador, mas um mediador de aterosclerose subclínica e risco CV[5]. Entretanto, esse tema ainda é controverso, muito em parte pelo fato da DHGNA coexistir com vários fatores de risco CV, como o aumento do TAV e a presença de SM. Desse modo, não está claro até o momento até que ponto a prevenção e o tratamento isolados da DHGNA poderiam reduzir a morbidade e a mortalidade CV[5].

Gordura ectópica no coração

O acúmulo de gordura no coração ocorre preferencialmente nas regiões epicárdica e pericárdica, mas essa gordura também pode se depositar no interior das células do miocárdio[4].

Gordura epicárdica

A gordura epicárdica (Gepi) se deposita nos sulcos interventriculares e nos maiores ramos das artérias coronárias. Em condições fisiológicas, a Gepi exerce efeito cardioprotetor através de efeitos metabólicos e termogênicos[4]. A Gepi exerce influência direta sobre as células do miocárdio, uma vez que ambos recebem suprimento sanguíneo através da mesma rede arterial, representada pelas artérias coronárias[4].

A Gepi apresenta a mesma origem embriológica do TAV e, por essa razão, possui as mesmas propriedades metabólicas da gordura visceral. Desse modo, a Gepi é capaz de produzir adipocinas e citocinas pró-inflamatórias (visfatina, leptina, fator de necrose tumoral-alfa), AG, PAI-1, fator quimiotático para monócitos tipo 1, além de fatores angiogênicos e de remodelação miocárdica[4]. Por outro lado, há evidências de que a Gepi também produz adipocinas com propriedades anti-inflamatórias e antiaterogênicas, como a adiponectina, a adrenomedulina e a omentina[4].

Entretanto, os mecanismos que regulam a produção de substâncias anti-inflamatórias/antiaterogênicas ou pró-inflamatórias/pró-aterogênicas para o organismo pela Gepi ainda não foram estabelecidos[4].

Gordura pericárdica

A gordura pericárdica se localiza entre os folhetos visceral e parietal do pericárdio e seu suprimento sanguíneo é feito pelos ramos pericárdio frênicos da artéria mamária interna. Em condições fisiológicas, a gordura pericárdica exerce ação termogênica e confere proteção mecânica para o coração, atenuando a tensão vascular[4].

Entretanto, ao contrário da Gepi, não se sabe até o momento se a gordura pericárdica produz substâncias pró-inflamatórias/pró-aterogênicas ou anti-inflamatórias/antiaterogênicas[4].

Gordura intramiocárdica

A gordura intramiocárdica (Gmio) se associa à presença de obesidade visceral e há evidências de que indivíduos com SM tenham duas vezes mais Gmio do que pessoas sem SM[2,7].

Além disso, há evidências de associação da Gim com a presença de disfunção ventricular e insuficiência cardíaca[4]. Uma das explicações para isso reside no fato das células miocárdicas sofrerem influência direta da Gepi e, portanto, receberem adipocinas e citocinas pró-inflamatórias que produzem inúmeros distúrbios metabólicos. Além disso, sabe-se que o excesso de AG expõe as células do miocárdio à lipotoxicidade e todas as suas consequências, que incluem ativação de vias inflamatórias, indução de RI tecidual e apoptose[4].

Gordura ectópica no músculo esquelético

No músculo esquelético aGE localizada no interior das células, também chamada de GE intramiocelular, é a que mais se correlaciona com variáveis genéticas, ambientais e metabólicas[2].

A GE intramiocelular caracteriza-se pelo acúmulo de AG no interior das células musculares de modo a superar a capacidade de oxidação das mitocôndrias. Como visto acima, esse processo gera disfunção mitocondrial, lipotoxicidade e inflamação local, sendo o aumento da RI periférica uma das consequências do acúmulo de GE na musculatura esquelética[2,3]. Além disso, o processo inflamatório pode levar à sarcopenia, pois causa declínio da massa e da função muscular[8].

Por outro lado, há evidências de que a GE intramiocelular também se correlaciona com a glicemia de jejum, com a insulinemia de jejum e com o modelo homeostático da avaliação da RI (HOMA-IR), considerado um marcador de RI hepática[2].

Além disso, em indivíduos com DM2, a GE intramiocelular se associa ao aumento da espessura íntima-média da artéria carótida, que é um preditor independente para eventos CV[7].

Gordura ectópica no pâncreas

A deposição de GE no interior do pâncreas e na região peripancreática caracterizam a esteatose pancreática não alcoólica (EPNA)[2,3].

A prevalência de EPNA varia de 16 a 35% na população geral e aumenta para 61 e 67% se forem considerados indivíduos obesos e com DHGNA, respectivamente[2].

Em indivíduos com obesidade visceral, a GE do pâncreas provém do aumento da lipólise da gordura visceral e da produção hepática de partículas ricas em triglicérides. Assim como ocorre no coração, na musculatura esquelética e nos demais tecidos, o acúmulo de AG no interior das células pancreáticas também leva à lipotoxicidade, sendo a via final desse processo representada pela redução da função e apoptose das células beta. Por isso, as principais consequências clínicas do acúmulo de GE no pâncreas são as disglicemias (intolerância à glicose e DM2), que decorrem da diminuição da capacidade de produção de insulina pelas células beta associada à RI[3].

Além disso, a EPNA tem sido sugerida como um fator de risco independente para DCV por se associar à elevação da velocidade da onda de pulso carotídeo-femoral, considerada um marcador de aterosclerose subclínica[2].

Gordura ectópica nos rins

O depósito de GE nos rins leva à HA e à doença renal crônica, as quais se associam ao aumento do risco CV de maneira independente[2,3]. Os mecanismos pelos quais a GE renal leva a esses distúrbios são vários e incluem: compressão vascular, lipotoxicidade e a consequente formação de fibrose[2,3].

Quando há acúmulo de GE no seio renal, ocorre a compressão da veia renal e dos vasos linfáticos que emergem do rim. Essa compressão leva ao aumento da pressão intersticial e reduz o fluxo tubular na alça de Henle. Como consequência, uma menor quantidade de cloreto de sódio atinge a mácula densa e ocorre um aumento da absorção de sódio e água[2,3].

A lipotoxicidade, por sua vez, contribui para a fisiopatologia da chamada glomerulopatia relacionada à obesidade, que pode ser definida como uma forma indolente de glomeruloesclerose segmentar e focal. Essa glomerulopatia também se associa à instalação precoce de hiperfiltração glomerular, a qual é acompanhada de proliferação mesangial, acúmulo de matriz e deposição lipídica nas células mesangiais e tubulares. Esses achados histopatológicos estão clinicamente associados a sinais de HAe diferentes graus de proteinúria[2,3].

Além disso, o acúmulo de AG no parênquima renal causa prejuízo na função mitocondrial e ativa a autofagia nas células tubulares, levando, em última análise, ao aumento da gliconeogênese renal, à fibrose túbulo-intersticial e à apoptose[2].

Gordura ectópica perivascular

O acúmulo de GE perivascular afeta os vasos sanguíneos através de distúrbios mecânicos e funcionais. O acúmulo ectópico de gordura nessa região modula o tono e a rigidez da parede dos vasos, levando à hipóxia e à inflamação da camada adventícia. Como consequência, ocorre a proliferação da musculatura lisa e a aceleração do processo de aterogênese na parede das artérias, os quais são considerados preditores para a ocorrência de eventos CV[3,7].

Diagnóstico

O rastreio da GE requer ampla abordagem direcionada ao paciente obeso, principalmente aquele portador de SM, e envolve aspectos clínicos e laboratoriais.

História clínica e exame físico

É importante saber a idade de início e a duração da obesidade, pois isso vai impactar diretamente sobre o risco CV. Além disso, deve-se avaliar o nível educacional, se existe a prática rotineira de atividades físicas, assim como a presença de hábitos nocivos como tabagismo e o consumo excessivo de álcool. A coexistência de doenças que possam influenciar diretamente na saúde desses pacientes como o DM, a DLPe a HA, ou aquelas que comprometem a atividade física como a osteoartrose, tem grande efeito sobre o risco CV desses indivíduos. Os antecedentes familiares também devem ser investigados, pois fatores genéticos influenciam diretamente na gênese das doenças associadas à obesidade[1,6].

O exame físico deve ser completo e cuidadoso para identificar possíveis causas de obesidade secundária, além de determinar o grau de obesidade e a distribuição corpórea da gordura. O cálculo do IMC é o método mais simples, e ainda o mais utilizado na graduação da obesidade, mesmo sendo um marcador impreciso do nível de gordura visceral. As medidas antropométricas são importantes na avaliação da distribuição da gordura, e a aferição da circunferência abdominal (CA) é a mais utilizada para verificar a presença de gordura visceral, embora haja controvérsia quanto à sua metodologia, podendo ser feita na altura da cicatriz umbilical ou no ponto médio entre o último arco costal e a crista ilíaca superior. Um aumento na CA associado a níveis elevados de triglicérides resulta numa probabilidade ao redor de 80% de aumento do TAV[9]. Também é bem estabelecida a relação entre a gordura abdominal e RI aumentando o risco CV, sendo que os valores de corte para a circunferência da cintura acima dos quais é considerado alto o risco de doença, são 102 cm para os homens e 88 cm para as mulheres, lembrando que estes números podem variar dependendo da etnia[9].

Exames complementares

Os exames que fazem parte da abordagem inicial do paciente obeso são aqueles que podem auxiliar no diagnóstico das doenças que muitas vezes acompanham essa morbidade. Exames laboratoriais são importantes para confirmar a presença da SM e também para auxiliar na estratificação do risco CV, e devem incluir a glicemia em jejum, perfil lipídico, ácido úrico e enzimas hepáticas, dentre outros[1,5].

Além dos exames gerais, graças ao avanço da tecnologia contamos hoje com meios diagnósticos mais específicos para investigar os diferentes sítios de deposição da gordura corpórea. Neste quesito, ganham destaque os métodos de imagem como a tomografia computadorizada (TC) e a ressonância magnética (RM), que permitem a detecção e mensuração da adiposidade corporal, tanto nos sítios fisiológicos como naqueles considerados como GE. A DEXA (*dual-energy x-ray absorptiometry*) também se tem demonstrado eficaz na avaliação da distribuição da gordura corporal total e abdominal, incluindo a gordura visceral, através de uma estimativa indireta (TAV=gordura abdominal total menos gordura subcutânea). Vale lembrar que grandes estudos têm demonstrado que os depósitos de gordura visceral são heterogêneos e se associam de forma variável com aterosclerose e risco cardiometabólico[9].

Avaliação da gordura ectópica hepática

Diferentes métodos têm sido utilizados na investigação diagnóstica da DHGNA.

a. *Ultrassonografia (USG):* embora seja um método de baixo custo e bastante utilizado na estimativa da gordura hepática, ele não é quantitativo e sofre grande influência do observador. Tem sensibilidade de 85% e especificidade de 94% no diagnóstico da esteatose hepática, mas a sensibilidade, principalmente em obesos ou naqueles com pouca infiltração gordurosa pode ser baixa[5]. Os critérios diagnósticos para a DHGNA incluem a comparação da ecogenicidade hepática com a do rim, avaliação do brilho e atenuação profunda do sinal hepático e borramento vascular. Mesmo sendo um método subjetivo, pode ser classificada em leve, moderada e grave[10]. A elastografia hepática pode ser bastante útil, principalmente em estágios mais avançados da DHGNA[5].

b. *Biópsia hepática:* é uma das principais técnicas para análise da esteatose hepática, considerada padrão ouro. Sua maior vantagem é poder quantificar a gravidade do comprometimento hepático, oferecendo dados sobre a atividade do processo inflamatório e fibrose. A grande desvantagem é que, além de ser um método invasivo, o que dificulta seu uso em larga escala, permite a verificação do percentual de gordura em apenas um seguimento do órgão. Também vale lembrar que podem existir resultados falso-positivos e falso-negativos[5,11].

c. *Tomografia computadorizada:* exame semiquantitativo, com boa acurácia diagnóstica, mas superado em qualidade pela RM, e que tem como limitação a emissão de radiação ionizante[5].

d. *Ressonância nuclear magnética:* vem se mostrando bastante promissora nos últimos anos na avaliação da gordura hepática.

    d1. *Imagem por RM:* a grande vantagem deste método não invasivo é permitir uma avaliação da distribuição de gordura por todo o órgão, além de poder detectar pequenas quantidades de gordura[5]. A desvantagem, além do custo, reside no tempo para aquisição de dados, que leva cerca de quatro minutos. Além disso, o exame pode de ser prejudicado pelo movimento causado pela respiração, exigindo períodos de apneia por parte do paciente para garantir melhor qualidade das imagens[5]. Outro fator que acarreta problema de análise é o acúmulo de ferro no fígado que está presente em muitos pacientes obesos e que prejudica a qualidade dos dados, comprometendo uma correta avaliação da porcentagem de gordura presente no órgão, lembrando que hoje esse artefato possa ser contornado com as sequências da RM com supressão de gordura[5]. Além dos adultos, este exame também pode ser útil na população abaixo dos 18 anos de idade[12].

d2. *Espectroscopia de Prótons por RM (ERM):* método que permite a diferenciação entre a quantidade de água e gordura presentes em determinada região do fígado, já que as duas substâncias, por terem características físicas distintas, emitem sinais diferentes na RM. Uma das limitações do método é, como a biópsia, mostrar os dados de apenas uma pequena região do fígado. Também vale destacar que para uma melhor eficiência e acurácia na quantificação dos dados é necessário que a aquisição do sinal seja feita em situação estática, ou seja, é um exame que depende da apneia do paciente, que muitas vezes não é feito corretamente e leva à presença de artefatos que podem comprometer a qualidade do sinal, consequentemente, da imagem adquirida[5,11].

Avaliação da gordura ectópica pancreática

A deposição de gordura no pâncreas foi descrita pela primeira vez em 1993 e tem importante associação com a gordura hepática. Geralmente é observada como um processo difuso, sendo maior em indivíduos acima dos 60 anos de idade, assim como naqueles com maior ingestão de álcool e em associação à obesidade e SM. Diversos métodos diagnósticos têm sido utilizados para evidenciar sua presença, como a USG transabdominal, a USG endoscópica, a CT e a RM. O mais utilizado na prática ainda é a USG transabdominal e a confirmação diagnóstica é feita pelo aumento da ecogenicidade pancreática comparado ao rim, podendo também ser graduada em intensidade quando comparada à gordura retroperitoneal[10,13].

Avaliação da gordura ectópica no coração

Os métodos diagnósticos para avaliação da GE cardíaca incluem a avaliação da gordura pericárdica e Gmio através da RM e ERM[14]. Entretanto, os estudos que rastreiam a GE no coração se referem principalmente ao rastreio da Gepi e incluem a ecocardiografia, a TC e a RM, porém os valores de referência para determinação dos limites de corte para normalidade ainda não estão bem estabelecidos, e as variações metodológicas limitam as comparações entre estes métodos[15].

a. *Ecocardiograma bidimensional:* tem sido utilizado desde 2003, permitindo uma adequada avaliação da Gepi, com boa correlação com as medidas demonstradas na RM, porém não existe consenso sobre seu uso na prática clínica. A medida deve ser feita na parede ventricular direita, em ao menos dois sítios, usando a média de três batimentos consecutivos em dois planos anatômicos (longitudinal e transverso). O valor de corte aceito como aumento de Gepi é uma espessura > 5,0 mm. Há controvérsias em relação aos pontos onde devem ser feitas as medidas devido a variações na janela ecográfica ao longo da parede ventricular. Além disso, alguns autores preconizam que a medida seja feita na sístole pois existe a possibilidade de deformação da Gepi durante a diástole, enquanto outros sugerem fazer a medida na diástole para coincidir com os outros métodos de imagem (RM e TC)[15].

b. *Ressonância magnética:* considerado o melhor método para análise do volume e massa ventricular, também é utilizado na detecção e quantificação da Gepi. Após caracterizada, ao final da diástole, a gordura é manualmente delimitada para cálculo do volume ou mensuração de sua espessura. Os valores de referência são controversos, pois os estudos existentes até o momento são pequenos e questionáveis quanto à representatividade populacional[15].

c. *Tomografia computadorizada:* método com boa acurácia para determinação da espessura, volume e área total da Gepi. É possível a aquisição de imagens com a TC convencional, através de reconstrução com cortes de 2-3 mm de espessura, sem necessidade de contraste, ou com a angiotomografia, que permite reconstrução de imagens mais detalhadas, com cortes finos (< 1,0 mm). Esta última necessita de contraste e maiores cuidados técnicos para minimizar a exposição à radiação. A espessura da Gepi é medida na parede do ventrículo direito e ao redor das principais artérias coronárias. A variabilidade inter-observador pode ser minimizada com o cálculo do volume ao invés da espessura, e os limites atuais acima dos quais a gordura é considerada anormal é > 125 mL ou 68 mL/m² [15,16].

Avaliação da gordura ectópica no músculo esquelético

A TC é útil na medida da gordura intermuscular (gordura visível abaixo da fáscia lata) e/ou densidade muscular (gordura entre as fibras musculares e gordura intracelular). Uma baixa densidade muscular é indicativa de maior conteúdo de gordura intramuscular[17]. Alguns estudos têm demonstrado a utilidade da USG na avaliação da gordura intramuscular, evidenciando uma boa correlação quando comparado com a RM[18].

Avaliação da gordura ectópica no rim

A CT assim como a RM podem ser utilizadas como métodos reprodutíveis na avaliação da gordura presente no seio renal, permitindo o cálculo do volume de gordura nessa região através de um corte único, mas os estudos em humanos são limitados[19].

Avaliação da gordura ectópica perivascular

A mensuração da espessura da gordura perivascular, que pode estar presente em vasos de diferentes calibres, pode ser obtida através da TC. Este método mostra uma forte correlação da GE perivascular com a área de deposição do TAV e, em menor escala, ao montante do tecido adiposo subcutâneo[20].

Tratamento

Frente aos novos conhecimentos acerca da importância da adiposidade visceral e dos sítios de GE na fisiopatologia das morbidades que acompanham a obesidade e SM, o alvo principal do tratamento é combater o excesso de peso. Um manejo adequado de instrumentos que façam o paciente efetivamente diminuir seu IMC vão possibilitar a redução do TAV e GE, gerando benefícios à saúde geral do indivíduo obeso e menor risco CV. As estratégias de tratamento incluem basicamente as dietas com restrição calórica e a atividade física, visando a criação de um "balanço energético negativo" que vão induzir ao emagrecimento e reduzir o TAV e subcutâneo independentemente da idade, sexo ou raça[3,9].

Diversos estudos têm demonstrado que tanto a GE como o TAV respondem positivamente ao emagrecimento, sendo que uma redução na CA invariavelmente está associada a diminuição no TAV, embora com grande variação individual[9]. Obesos que perdem entre 5-10% de seu peso podem reduzir em até 30% o depósito de gordura visceral e em até 50% o conteúdo da gordura hepática, com grande benefício em relação à redução do risco CV[3]. Foi demonstrado ainda que uma redução de 7% no peso corporal com dieta e exercício permitem uma diminuição de 25% do TAV, independentemente do sexo[9]. Achados positivos na redução da GE do coração foram evidenciados em alguns estudos após restrição calórica associado à atividade física[4].

Em relação ao tipo de dieta, estudo recente de Gepner e cols.[21] demonstraram que a dieta do Mediterrâneo/restrição de carboidratos durante 18 meses foi superior na comparação à dieta pobre em gordura quanto a redução da GE intra-hepática, intrapericárdica e intrapancreática. Não observaram mudança na GE renal e intramuscular. O efeito da atividade física foi avaliado nos últimos 12 meses do protocolo e mostrou ser fundamental na aquisição dos resultados positivos do estudo[21].

O exercício físico tem benefícios no tratamento independentemente do emagrecimento, pois melhora a flexibilidade metabólica e aumenta a sensibilidade a insulina mesmo que não exista alteração significativa no peso corporal[3,9]. Há evidências demonstrando a importância do exercício físico de moderada a alta intensidade no combate à gordura subcutânea e visceral. Embora seja controverso o efeito do exercício isolado na diminuição do TAV sem uma redução da ingesta calórica, foi demonstrado que uma perda de 5% do peso apenas com exercício pode reduzir em até 21% o TAV contra 13% naqueles que fizeram dieta hipocalórica[9].

A cirurgia bariátrica tem sido uma opção cada vez mais utilizada na abordagem do paciente obeso e induz a mudanças importantes nos depósitos fisiológicos e ectópicos de gordura. Em relação à Gepi, as evidências apontam que a redução do percentual de gordura não depende do tipo de procedimento cirúrgico e sim da quantidade total de perda ponderal, sendo que estas alterações são verificadas somente após perdas ponderais expressivas[22]. Há uma redução inicial na Gepi e, mais tardiamente, na gordura intra-miocárdica[4]. No fígado, o acúmulo de GE desaparece completamente na maioria dos casos e a esteatose não é mais evidente após a cirurgia bariátrica[22]. Em relação aos músculos, observa-se o desaparecimento rápido da gordura intracelular, que passa a ser observada apenas no espaço extracelular[22]. Da mesma forma, a gordura intrapancreática costuma desaparecer após a cirurgia[22]. A redução dos depósitos de GE pós cirurgia bariátrica proporciona melhora na função cardíaca e uma menor prevalência de insuficiência cardíaca, assim como grande recuperação da função hepática, com desaparecimento da RI nesse órgão. A diminuição rápida da gordura intramuscular parece contribuir para a redução precoce da RI após derivação biliopancreática e, no pâncreas, a perda da gordura intracelular contribui para a recuperação da secreção e sensibilidade à insulina[22].

Quanto ao uso de medicamentos no tratamento da GE, embora haja estudos com diversas drogas, não existe até o momento nenhuma específica com esta finalidade e os achados mostram os benefícios do emagrecimento e da melhora na RI[23]. Nos pacientes com DHGNA, a única opção terapêutica aprovada é a perda de peso, porém o efeito de diversas drogas tem sido avaliado. A pioglitazona é um tratamento de primeira linha no paciente com DHGNA e DM2, havendo relatos positivos de melhora na histologia hepática naqueles com EHNA[24]. Os achados com a metformina são controversos e os dados com análogos do GLP-1 (*Glucagon-like peptide-1 receptor agonists*), embora promissores, ainda são limitados[24]. Em relação aos inibidores da DPP-4 (*Dipeptidyl peptidase-4*), eles não parecem ter efeito positivo na DHGNA e os iSGLT2 (*Sodium-glucose co-transporter 2 inhibitors*) têm demonstrado benefício no tratamento desses pacientes, mas os estudos ainda são incipientes[24]. As drogas antiobesidade são úteis na manutenção da perda ponderal e, portanto, ajudariam no controle da GE. Porém, os estudos sobre seu efeito na DHGNA são limitados, sendo a mais estudada o orlistate, com resultados positivos na melhora das enzimas hepáticas e redução da esteatose na USG[24]. Recentemente, Sato e cols., em 2018, demonstraram através da angiotomografia coronária uma redução significativa no volume da Gepi em pacientes com DM2 após seis meses de tratamento com iSGLT2 (dapagliflozina)[25].

Conclusão

Existem inúmeras evidências de que o excesso de peso com acúmulo de TAV e GE leva ao surgimento de distúrbios metabólicos, como o DM2, e ao aumento do risco CV. Apesar disso, a determinação da distribuição da gordura corporal e das mudanças nos depósitos de gordura após a implementação de algum tratamento ainda é difícil na prática clínica.

O tratamento para redução do TAV e da GE depende de restrição calórica e exercícios físicos, além do desenvolvimento de drogas capazes de atuar especificamente nesses depósitos de gordura[3].

Referências

1. Eckel RH, Grundy SM, Zimmet PZ. The metabolic syndrome 2005. The Lancet. 2005; 365(9468):1415-28.
2. Ferrara D, Montecucco F, Dallegri F, et al. Impact of different ectopic fat depots on cardiovascular and metabolic diseases. J Cell Physiol 2019; 234(12):21630-41.
3. Gosh S. Ectopic fat: the potential target for obesity management. J Obes Metab Res 2014; 1:30-38.
4. Piché M, Poirier P. Obesity, ectopic fat and cardiac metabolism. Expert Rev Endocrinol Metab 2018; 13(4):213-21.
5. Stefan N, Härig HU, Cusi K. Non-alcoholic fatty liver disease: causes, diagnosis, cardiometabolic consequences, and treatment strategies. Lancet Diabetes Endocrinol 2019; 7(4):313-24.
6. Sattar N, Gill JM. Type 2 diabetes as a disease of ectopic fat? BMC Med. 2014; 12:123-8.
7. Gustafson B, Smith U. Regulation of white adipogenesis and its relation to ectopic fat accumulation and cardiovascular risk. Atherosclerosis 2015; 241(1):27-35.
8. Kalinkovich A, Livshits G. Sarcopenic obesity or obese sarcopenia: A cross talk between age-associated adipose tissue and skeletal muscle inflammation as a main mechanism of the pathogenesis. Ageing Res Rev 2017;35:200-21.
9. Neeland IJ, Ross R, Després JP, et al. Visceral and ectopic fat, atherosclerosis, and cardiometabolic disease: a position statement. Lancet Diabetes Endocrinol 2019; 7(9):715-25.
10. Andrade LJO, Guimarães LR, Cadete RBF et al. Pancreatic steatosis and its association with nonalcoholic fatty liver disease evaluated by ultrasonography. Braz J Med H Health 2015; 3(2):37-43.
11. Parente DB, Rodrigues RS, Paiva FF et al. Is MR spectroscopy really the best MR-based method for the evaluation of fatty liver in diabetic patients in clinical practice? PLoS One. 2014; 9(11):1-9.
12. Benetolo PO, Fernandes MIM, Ciampo IRL et al. Evaluation of nonalcoholic fatty liver disease using magnetic resonance in obese children and adolescents. J Pediatr 2019; 95(1):34-40.
13. Tariq H, Nayudu S, Akella S et al. Non-alcoholic fatty pancreatic disease: a review of literature. Gastroenterology Res. 2016; 9(6):87-91.
14. Wolf P, Winhofer Y, Smajis S et al. Pericardial- Rather than Intramyocardial Fat Is Independently Associated with Left Ventricular Systolic Heart Function in Metabolically Healthy Humans. PLoS One. 2016; 11(3):e0151301.
15. Bertaso AG, Bertol D, Duncan BB, et al. Epicardial fat: definition, measurements and systematic review of main outcomes. Arq Bras Cardiol 2013; 101(1):18-28.
16. Kim HJ, Lee H, Lee B et al. Diagnostic value of using epicardial fat measurement on screening low-dose chest CT for the prediction of metabolic syndrome. A cross-validation study. Medicine 2019; 98(7):7-13.
17. Larson-Meyer DE, Smith SR, Heilbronn LK et al. Muscle-associated triglyceride measured by computed tomography and magnetic resonance spectroscopy. Obesity 2006; 14(1):73-87.
18. Young HJ, Jenkins NT, Zhao Q et al. Measurement of intramuscular fat by muscle echo intensity. Muscle Nerve 2015; 52(6):963-71.

19. Foster MC, Hwang SJ, Porter SA et al. Development and reproducibility of a computed tomography--based measurement of renal sinus fat. BMC Nephrol 2011; 12:52.
20. Gruzdeva O, Borodkina D, Uchasova E et al. Localization of fat depots and cardiovascular risk. Lipids Health Dis 2018;17: 218-26.
21. Gepner Y, Shelef I, Schwarzfuchs D et al. Effect of distinct lifestyle interventions on mobilization of fat storage pools. Central magnetic resonance imaging randomized controlled trial. Circulation 2018; 137(11):1143-57.
22. Adami GF, Carbone F, Montecucco F et al. Adipose tissue composition in obesity and after bariatric surgery. Obes Surg. Published online: June 12th, 2019.
23. González N, Moreno-Villegas Z, González-Bris A et al. Regulation of visceral and epicardial adipose tissue for preventing cardiovascular injuries associated to obesity and diabetes. Cardiovasc Diabetol 2017; 16(1):44-54.
24. Kim KS, Lee BW, Kim YJ et al. Nonalcoholic fatty liver disease and diabetes: Part II:Treatment. Diabetes Metab J 2019; 43(2):127-43.
25. Sato T, Aizawa Y, Yuasa S et al. The effect of dapagliflozin treatment on epicardial adipose tissue volume. Cardiovasc Diabetol 2018; 17(1):6-14.

CAPÍTULO 11

Hipoglicemia e Risco Cardiovascular

Elaine dos Reis Coutinho ▪ José Francisco Kerr Saraiva

Introdução

A hipoglicemia há muito é reconhecida como um efeito colateral perigoso do tratamento da diabetes com insulina ou secretagogos. Com seu potencial para promover lesões cerebrais, a hipoglicemia pode ter repercussões prognósticas com implicações importantes na qualidade e tempo de vida da população diabética. Vários estudos sugerem que a hipoglicemia está associada a um aumento do risco de eventos cardiovasculares e mortalidade. Diferentes mecanismos pelos quais a hipoglicemia pode provocar eventos cardiovasculares foram identificados em estudos experimentais e clínicos. Arritmias cardíacas e morte súbita podem ser induzidas pela hipoglicemia e evidências recentes sugerem que a associação entre hipoglicemia e eventos cardiovasculares e a mortalidade é provavelmente multifatorial. Quando de forma severa, ou seja, com necessidade de intervenção terapêutica para recuperação, é considerada como um preditor de eventos macrovasculares e mortalidade em indivíduos com DM2. Dessa maneira complicações cardiovasculares em indivíduos portadores de tipo 1 ou 2 podem estar associadas à hipoglicemia[1-3].

Diversos e importantes estudos prospectivos em diabéticos tipo 2 demonstram que a frequência de eventos hipoglicêmicos graves é muito maior com a intensificação da terapia hipoglicemiante em comparação com o tratamento padrão, sendo que os piores desfechos em geral estão vinculados à idade, comorbidades, tempo do diabetes e tipos de tratamento[4-7].

No entanto, é incerto se existe uma ligação fisiopatológica direta ou se a hipoglicemia é um marcador de vulnerabilidade a esses eventos. Os efeitos cardiovasculares que ocorrem durante a hipoglicemia podem ser resultado tanto dos baixos níveis glicêmicos diretamente, ou através da ativação da resposta simpatoadrenal, que acarreta alterações hemodinâmicas, eletrofisiológicas, inflamatórias e pró aterogênicas.

A escolha da terapêutica antidiabética deve contemplar o risco de hipoglicemia em especial em grupos predispostos, como idade avançada, controle glicêmico rígido, múltiplas comorbidades, interações medicamentosas, histórico prévio de hipoglicemia e função renal reduzida.

Efeitos fisiológicos da hipoglicemia

As consequências da hipoglicemia severa aguda envolvem ativação autonômica (principalmente do sistema simpático-adrenal) e liberação de epinefrina (adrenalina), que resultam em alterações hemodinâmicas importantes para manter o suprimento de glicose no cérebro e promover a produção hepática de glicose.

Neste contexto, há aumento da frequência cardíaca e da pressão arterial sistólica periférica, aumento da contratilidade miocárdica, volume sistólico e débito cardíaco[8]. Estas adaptações transitórias, na maior parte dos pacientes, não oferecem consequências deletérias, entretanto nos indivíduos idosos e cardiopatas, em especial isquêmicos, pode ser prejudicial.

Outro fator que contribui para a ocorrência de isquemia miocárdica é a diminuição da elasticidade da parede arterial, característica dos diabéticos em especial aqueles com duração superior a 15 anos. A elasticidade normal da parede arterial garante que a onda de pressão gerada durante cada contração miocárdica, retorne ao coração durante a diástole precoce, melhorando a perfusão arterial coronariana. Durante a hipoglicemia aguda, há uma piora na rigidez da parede arterial, manifestando-se em diminuição da perfusão arterial coronariana[9].

A hipercoagulabilidade apresenta estreita relação com os episódios de hipoglicemia. O aumento da atividade simpática e a secreção de outros hormônios, peptídeos e vasoconstritores como a endotelina, têm efeitos pronunciados na coagulabilidade. Além disso, o aumento da viscosidade plasmática ocorre durante a hipoglicemia devido a um aumento na concentração de eritrócitos, enquanto a coagulação é promovida pela ativação e agregação plaquetária[10]. A função endotelial pode ser comprometida durante a hipoglicemia devido ao aumento da proteína C reativa e à mobilização e ativação de neutrófilos. Essas alterações pró coagulantes podem desencadear isquemia micro e macrovascular, em que se pese que o miocárdio já encontra-se potencialmente vulnerável com as demais alterações hemodinâmicas a que está submetido.

Particularmente nos indivíduos diabéticos tipo 1, a hipoglicemia induzida por insulina em pessoas ativa também fatores de coagulação como fibrinogênio e fator VIII[11] e promove a liberação de citocinas inflamatórias na circulação que podem permanecer elevadas por vários dias após a resolução da hipoglicemia[12].

Finalmente, o contexto inflamação, hipercoagulabilidade, disfunção endotelial e estresse oxidativo[12] tem um efeito significativo não só em território coronariano, mas também no sistema vascular cerebral.

Hipoglicemia

Fator de risco para morte súbita em diabéticos

Evidências clínicas e experimentais demonstram que a incidência de morte súbita ocorre quatro vezes mais nos diabéticos em relação a população não diabética. A relação entre hipoglicemia e hipocalemia é conhecida e pode levar a alterações eletrofisiológicas e aumento do risco de arritmias[9,11]. Outros fatores que podem contribuir incluem anormalidades adquiridas, como a neuropatia autonômica.

A maneira pela qual esses diferentes fatores interagem para conferir riscos é pouco compreendida e requer mais estudos experimentais. A principal hipótese envolve a combinação de uma poderosa resposta simpático-adrenal, associada a neuropatia autonômica e hipocalemia[13], capazes de aumentar substancialmente o risco de morte súbita provocada por arritmia. Seus relatos variam de bradicardia sinusal grave (que pode evoluir para assistolia), fibrilação atrial, prolongamento do intervalo QT e taquicardia ventricular.

Em modelos experimentais em animais, foi induzida em ratos uma hipoglicemia bioquímica profunda (glicose sérica de 0,6 mmol/L [12 mg/dL]) que resultou em taquicardia sinusal e prolongamento do intervalo QT, seguido por taquicardia ventricular prematura e bloqueio atrioventricular[14]. No momento da parada cardiorrespiratória, bradicardia importante foi o achado proeminente. As alterações eletrocardiográficas descritas foram reduzidas significativamente após a suplementação de potássio ou a administração de glicose intracerebral para prevenir a neuroglicopenia – o que indica um forte papel da ativação simpatoadrenal no início das arritmias.

Um estudo em pacientes com diabetes tipo 2 insulinodependentes e portadores de doença cardiovascular avaliou o registro simultâneo dos níveis de glicemia sérica e monitorização eletrocardiográfica. Houve demonstração de bradicardia e batimentos prematuros atriais e ventriculares estava a hipoglicemia espontânea, principalmente durante o sono[14].

Riscos da hipoglicemia na doença crítica

Recentemente, um estudo multicêntrico de 3.571 pacientes japoneses submetidos à revascularização coronária eletiva (38) avaliou a associação potencial entre os níveis pré-operatórios de HbA1c e o resultado CV. Dos 3.571 pacientes, 1.504 eram diabéticos tipo 2 e foram classificados de acordo com os níveis de HbA1c: < 6%, 6 a < 7%, 7 a < 8% e > 8%. Não houve diferença nos desfechos compostos de morte por DCV, infarto do miocárdio em pacientes não diabéticos e naqueles pacientes diabéticos com HbA1c entre 6 e 7%. Por outro lado, pacientes diabéticos com valores mais altos de HbA1c (7–8 e > 8%) apresentaram uma taxa significativamente mais alta do desfecho composto em relação aos não diabéticos (P < 0,0005), assim como o grupo os menores valores de HbA1c (< 6,0%)[15].

Além disso, em pacientes com síndrome coronariana aguda com supradesnivelamento do segmento ST, a mortalidade em 30 dias foi maior nos extremos de valores glicêmicos na admissão dos atendimentos, o que demonstra uma curva em U de relação risco cardiovascular × valores de glicemia[16].

A hipoglicemia diminui a sensibilidade barorreflexa vagal cardíaca e a resposta simpática à hipotensão induzida por medicamentos, atenuando as respostas autonômicas ao estresse CV por até 16 horas[17].

A relação entre controle glicêmico rigoroso e risco de hipoglicemia grave e aumento de mortalidade também foi avaliada em um estudo inglês[18], a partir de dados coletados de 48.000 pacientes com DM tipo 2 por mais de 20 anos. Os extremos, representados por 10% dos pacientes que com valores de HbA1c inferiores a 6,7% apresentaram incidência de eventos cardiovasculares e mortalidade mais elevada, assim como aqueles indivíduos com HbA1c com valores superiores a 9,9 mg/dL, que também correspondiam a 10% da população total. Um outro estudo de coorte prospectiva envolvendo 1.209 participantes com diagnóstico de diabetes do estudo ARIC analisados entre 1996 e 1998 verificou a ocorrência de episódios graves de hipoglicemia que requereram hospitalizações, visitas à unidades de emergência e requisição de suporte de unidade móvel. Dos 195 participantes com pelo menos um episódio de hipoglicemia grave. Após o acompanhamento por um período cumulativo de 3 anos verificou que a incidência de doença coronariana foi de 10,8% e de mortalidade de 28,3%. Após ajuste, a hipoglicemia grave foi associada a eventos coronarianos (HR 2,02, IC 95% 1,27-3,20), mortalidade por todas as causas (HR 1,73, IC 95% 1,38-2,17),e mortalidade cardiovascular (HR 1,64, IC 95% 1,15-2,34). A hipoglicemia não foi associada a acidente vascular cerebral, insuficiência cardíaca, fibrilação atrial. Os resultados foram robustos na análise de subgrupos definidos por idade, sexo, raça, duração do diabetes. Os autores concluíram que a hipoglicemia grave é claramente indicativa de declínio da condição de saúde além de um potente marcador de risco de eventos cardiovasculares e mortalidade[19].

Em relação à utilização de fármacos anti-hiperglicemiantes de uso oral ou injetável, metanalises de estudos prospectivos randomizados, duplo-cego, controlados por placebo envolvendo inibidores da SGLT2 ,inibidores de DPP4 e análogos de GLP-1 isolados ou associados à metformina tem mostrado que esses fármacos tem apresentados baixas taxas de hipoglicemia em relação aos comparadores[20,21]. Um estudo observacional realizado na Dinamarca envolvendo um total de 66.807 pessoas com diabetes tipo 2 foram tratadas com metformina (MET) incluindo uma combinação de terapias de segunda e terceira linha. Indivíduos que receberam MET associada à sulfonilureia (SU) tiveram o maior risco de todos os desfechos, exceto para hipoglicemia grave , para a qual as pessoas em MET mais insulina basal tiveram maior risco. O menor risco de eventos cardiovasculares adversos maiores foi observado nos indivíduos que receberam um agonista do receptor do GLP-1. Indivíduos tratados com MET, agonistas de GLP-1 e insulina tiveram um risco menor de desfechos combinados quando comparadas àquelas tratadas com MET e insulina , especialmente a hipoglicemia grave. Ressalte-se que o menor risco de desfechos cardiovasculares foi, em geral, observado em indivíduos tratados com MET, inibidor do cotransportador 2 de sódio-glicose e GLP-1[22].

Conclusão

Diversos estudos demonstram o aumento da mortalidade em pacientes diabéticos tipo 1 e tipo 2 com episódios hipoglicemia sintomática. Além disso, o controle glicêmico restrito esteve vinculado a um aumento de mortalidade e a eventos vasculares, como infarto do miocárdio e acidente vascular cerebral. A hipoglicemia é capaz de promover a progressão do estado aterogênico por estar relacionada a hipersecreção de catecolaminas, citocinas pró-inflamatórias e agregação plaquetária. Além disso, a longo prazo acarreta na disfunção endotelial e a um estado pró-inflamatório, contribuindo ainda mais para a aterosclerose. Soma-se ainda os efeitos deletérios catecolaminérgicos, o aumento da rigidez da parede arterial e a hipocalemia, que propicia o prolongamento de intervalo QT, arritmias e morte súbita.

Assim, a hipoglicemia deve ser evitada especialmente em indivíduos com doença cardíaca estabelecida e nestes, a abordagem do tratamento do diabetes deve ser individualizada e antidiabéticos com baixo potencial hipoglicêmico devem ser preferidos.

Referências

1. Bedenis R, Price AH, Robertson CM et al. Association between severe hypoglycemia, adverse macrovascular events, and inflammation in the Edinburgh Type 2 Diabetes Study. Diabetes Care 2014; 37:3301-8.
2. McCoy RG, VanHouten HK, Ziegenfuss JY, Shah ND, Wermers RA, Smith SA. Increased mortality of patients with diabetes reporting severe hypoglycemia. Diabetes Care 2012; 35:1897-1901.
3. The International Hypoglycaemia Study Group. Hypoglycaemia, cardiovascular disease, and mortality indiabetes: epidemiology, pathogenesis, and management. Lancet Diabetes Endocrinol 2019. http://dx.doi.org/10.1016/ S2213-8587(18)30315-2.
4. Nathan DM, Cleary PA, Backlund JY, Genuth SM, Lachin JM, Orchard TJ et al. Intensive diabetes treatment and cardiovascular disease in patients with type 1 diabetes. N Engl J Med. 2005; 353(25):2643-53.
5. Writing Group for the DERG, Orchard TJ, Nathan DM, Zinman B, Cleary P, Brillon D et al. Association between 7 years of intensive treatment of type 1 diabetes and long-term mortality. JAMA. 2015; 313(1):45-53.

6. Kähler P, Grevstad B, Almdal T, Gluud C, Wetterslev J, Lund SS et al. Targeting intensive versus conventional glycaemic control for type 1 diabetes melito: a systematic review with meta-analyses and trial sequential analyses of randomised clinical trials. BMJ Open. 2014;4(8):e004806.
7. Fullerton B, Jeitler K, Seitz M, Horvath K, Berghold A, Siebenhofer A. Intensive glucose control versus conventional glucose control for type 1 diabetes melito. Cochrane Database Syst Rev. 2014(2):CD009122
8. Laitinen T, Huopio H, Vauhkonen I, et al. Effects of euglycaemic and hypoglycaemic hyperinsulinaemia on sympathetic and parasympathetic regulation of haemodynamics in healthy subjects. Clin Sci (Lond) 2003; 105:315-22.
9. Sommerfield AJ, Wilkinson IB, Webb DJ, Frier BM. Vessel wall stiffness in type 1 diabetes and the central hemodynamic effects of acute hypoglycemia. Am J Physiol Endocrinol Metab 2007; 293:E1274–9.
10. Wright RJ, Frier BM. Vascular disease and diabetes: is hypoglycaemia an aggravating factor? Diabetes Metab Res Rev 2008; 24:353-63.
11. Dalsgaard-Nielsen J, Madsbad S, Hilsted J. Changes in platelet function, blood coagulation and fibrinolysis during insulin-induced hypoglycaemia in juvenile diabetics and normal subjects. Thromb Haemost 1982; 47:254-8.
12. Hutton RA, Mikhailidis D, Dormandy KM, Ginsburg J. Platelet aggregation studies during transient hypoglycaemia: a potential method for evaluating platelet function. J Clin Pathol 1979; 32:434-8.
13. Lee S, Harris ND, Robinson RT, Yeoh L, Macdonald IA, Heller SR. Effects of adrenaline and potassium on QTc interval and QT dispersion in man. Eur J Clin Invest 2003; 33:93-8.
14. Bolognesi R, Tsialtas D, Bolognesi MG, Giumelli C. Marked sinus bradycardia and QT prolongation in a diabetic patient with severe hypoglycemia. J Diabetes Complications 2011; 25:349-51.
15. Ehara N, Morimoto T, Furukawa Y et al. Effect of baseline glycemic level on long-term cardiovascular outcomes after coronary revascularization therapy in patients with type 2 diabetes mellitus treated with hypoglycemic agents. Am J Cardiol 2010;105:960-6.
16. Pinto DS, Kirtane AJ, Pride YB, Murphy SA, Sabatine MS, Cannon CP, Gibson CM; CLARITY-TIMI 28 Investigators. Association of blood glucose with angiographic and clinical outcomes among patients with ST-segment elevation myocardial infarction (from the CLARITY-TIMI-28 study). Am J Cardiol. 2008; 101(3):303-7. Adler GK, Bonyhay I, Failing H, Waring E, Dotson S, Freeman R. Antecedent hypoglycemia impairs autonomic cardiovascular function: implications for rigorous glycemic control. Diabetes 2009; 58:360-366.
17. Currie CJ, Peters JR, Tynan A et al. Survival as a function of HbA(1c) in people with type 2 diabetes: a retrospective cohort study. Lancet 2010; 375:481–9.
18. Lee AK ,Lee CJ, McEvoy J et al. The Association of Severe Hypoglycemia With Incident Cardiovascular Events and Mortality in Adults With Type 2 Diabetes Diabetes Care 2018;41:104-11. https://doi.org/10.2337/dc17-166.
19. Zelniker T, Wiviott SD, Raz I et al. SGLT2 inhibitors for primary and secondary prevention of cardiovascular and renal outcomes in type 2 diabetes: a systematic review and meta-analysis of cardiovascular outcome trials. Lancet 2019; 393:31-9.
20. Sattar N, Lee MMY, Kristensen SL et al Cardiovascular, mortality, and kidney outcomes with GLP-1 receptor agonists in patients with type 2 diabetes: a systematic review and meta-analysis of randomised trials. Lancet 2021; https://doi.org/10.1016/ S2213-8587(21)00203-5.
21. Jensen MH, Kjolby M, Hejlesen et al. Risk of Major Adverse Cardiovascular Events, Severe Hypoglycemia, and All-Cause Mortality for Widely Used Antihyperglycemic Dual and Triple Therapies for Type 2 Diabetes Management: A Cohort Study of All Danish Users. Diabetes Care https://doi.org/10.2337/dc19-2535.

CAPÍTULO 12

Diabetes – Rim – Coração

Roberto Jorge S. Franco ■ Luis Cuadrado Martin

Diabetes *mellitus* (DM) é uma das doenças mais prevalentes no mundo atual e tornou-se séria ameaça para saúde pública e sobrecarga no crescimento das economias mundiais, e afeta profundamente e qualidade de vida das pessoas devido a graves complicações.

DM é a principal causa de doença renal terminal (DRT) em todo o mundo; é responsável por até 50% de todos os casos de incidentes. A doença renal diabética (DRD) afeta cerca de 30% das pessoas com diabetes tipo 1 (DM1) e 40% das pessoas com diabetes tipo 2 (DM2). A DRD é clinicamente definida como uma razão de albumina/creatinina urinária persistentemente aumentada (ACR) (≥ 30 mg/g) e/ou uma redução consistente na taxa de filtração glomerular estimada (TFGe) (< 60 mL/min/1,73 m^2) Em pessoas com diabetes, o desenvolvimento de DRD aumenta o risco de morte em pelo menos cinco vezes em comparação com pessoas com função renal normal, e naquelas que desenvolvem DRT, o risco de morte aumenta em até cem vezes. Esse risco aumentado ocorre devido a taxas mais altas de eventos cardiovasculares (CV) e não CVs[1].

Apesar da concentração na prevenção da doença microvascular, como por ex. nefropatia, a doença cardiovascular (DCV) permanece como a causa principal de morbidade e determinante da mortalidade, mais frequentemente na modalidade de doença cardíaca coronária, mas também, no aumento do risco associado ao diabetes para a doença cerebrovascular, vascular periférica e insuficiência cardíaca (IC).

TFGe e excreção urinária de albumina (EUA) são amplamente aceitas como quantificações de função e lesão renal. Diminuição da TFGe e aumento da EUA são critérios de definição e classificação da DRC. São fortes preditores de risco de complicações de doença renal e sua progressão, DCV e mortalidade. Qualquer alteração em cada um desses fatores tem a comprovação biológica como desfecho terminal de estudos clínicos.

Avaliação clínica da função renal[2]

Em média, cada rim tem um milhão de néfrons e a TFGe reflete o produto do número desses néfrons. A redução da TFGe é uma rota de progressão de falência renal para todas doenças renais. EUA é primariamente a quantificação da permeabilidade da parede capilar glomerular a macromoléculas e o aumento da EUA ocorre precocemente no curso de muitas causas de doença renal, mais do que o declínio da TFGe.

A avaliação da função renal do paciente diabético na prática clínica consiste basicamente da mensuração da creatinina sérica, da TFGe e EUA. Além de serem elementos para indicar o grau de comprometimento renal atual e seu estadiamento, serve também como preditores de progressão da doença renal.

Creatinina é produto do catabolismo de proteínas e a dosagem sérica é utilizada na clínica como marcador da filtração glomerular (FG). As vantagens do seu uso são a facilidade da mensuração, disponibilidade do método e baixo custo. A geração da creatinina é proporcional a massa muscular, que afeta a sua concentração sérica e, portanto, influenciada pela idade, sexo e raça. Outros fatores que podem influenciar são a dieta, com valores menores nos vegetarianos e elevados naqueles que ingerem maior quantidade de carne ou que usam suplementos de creatinina. Ainda, a composição corpórea influencia com valores maiores devido ao maior aporte muscular e diminuição em desnutridos, com perda muscular e amputados. A creatinina sérica ainda pode ser inapropriadamente alterada por medicações como trimetropim, cimetidina, fibratos não do tipo genfibrozila, cetoácidos e algumas cefalosporinas que interferem no ensaio na dosagem da creatinina. Outro inconveniente se deve ao fato de não ser uma variável linear e sim uma curva, e desse modo, um pequeno aumento acima do normal já significa a perda da função renal acima de 50%. Portanto, o uso isolado da creatinina sérica para diagnóstico de alterações da função renal não é indicado.

Na atualidade a avaliação da TFGe na prática clínica é feita utilizando-se a creatinina sérica via equações que incluem parâmetros que se correlacionam com a massa muscular, tais como idade, sexo e raça. A primeira equação foi a de Cockoft-Gault que hoje não é mais utilizada. A segunda equação derivada do estudo *Modification of Diet in Renal Diseases* (MDRD) ainda é empregada, porém subestima a TFGe em indivíduos com função renal normal. A terceira, mais utilizada, derivada do estudo *CKD Epidemiology Colaboration* (CKD-EPI) é mais acurada por ter avaliado maior número de indivíduos e incluir portadores de DM. De preferência deve ser empregado um método de medida de creatinina sérica calibrado, isto é, equiparado pelo fabricante do ensaio a um método de referência internacional reconhecido pelo Instituto Nacional de Padrões e Tecnologia (*National Institute of Standards and Technology*, NIST), sem interferência de outras substâncias. Por esse método o valor máximo normal da creatinina sérica é inferior (até 1,2 mg/dL) enquanto nos métodos convencionais chega a 1,4 mg/dL. As fórmulas utilizadas foram feitas com creatinina sérica depurada, e no caso da dosagem convencional os valores obtidos podem subestimar a TFGe calculada.

Para EUA as diretrizes de prática clínica recomendam a medida da razão de albumina/creatinina urinárias (ACR) em mg/g de creatinina, de preferência em amostra isolada de urina coletada pela manhã. EUA matutina pode limitar o impacto de sua variação diurna e medidas repetidas podem melhorar a precisão. Alguns fatores podem elevar os valores da EUA e falsearem o diagnóstico como exercício durante o período da coleta de urina, febre, insuficiência cardíaca, hiperglicemia grave e hipertensão arterial grave.

A microalbuminúria (MA) é tradicionalmente conhecida como marcador de desfecho CV, mas não renal, e sua redução não era considerada como desfecho renal intermediário. Ao contrário, a redução da proteinúria, além de ser marcador de desfecho CV, também pode ser indicador de proteção renal. Recentemente as agências regulatórias *Food and Drug Administration* (FDA), *European Medicines Agency* (EMA) e *National Kidney Foundation* (NKF) decidiram modificar esses conceitos e tornar EUA e TFGe válidos para estudos de coorte e grandes ensaios clínicos[3]. Definiu-se como limite válido de desfecho de proteção renal a redução da EUA maior que 30% no prazo de seis meses com base no menor valor da MA (30 mg/g) e/ou no declínio da FG entre 0,5 e 1,0 mL/min/1,73 m^2/ano. TFGe e EUA são utilizados para avaliar o prognóstico da doença renal conforme a Figura 12.1[4].

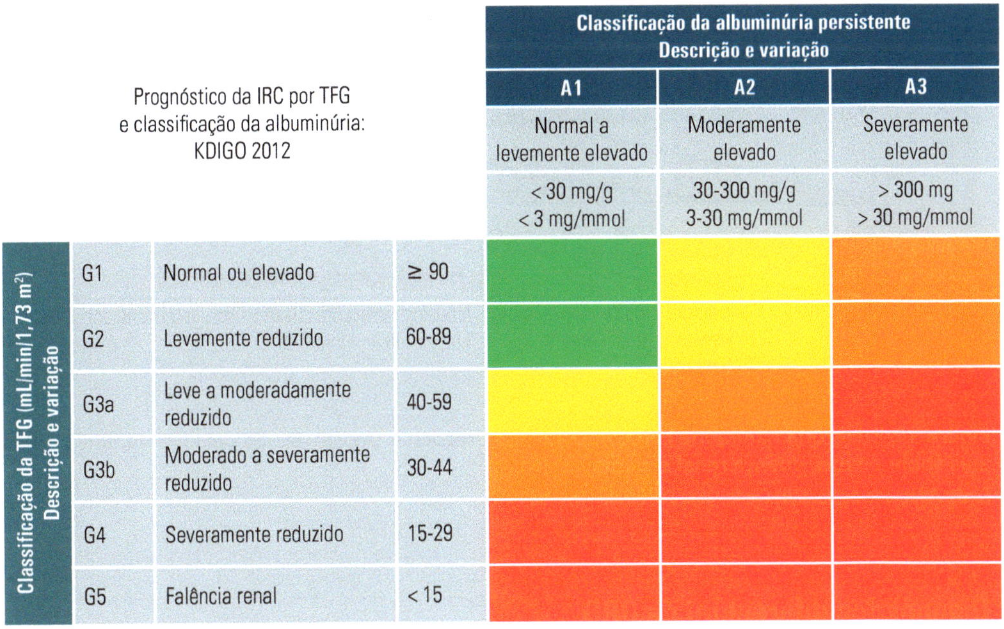

Figura 12.1 Prognóstico da DRD de acordo com a TFGe e EUA. A cor verde representa baixo risco; amarela risco moderado; laranja alto risco e vermelha altíssimo risco.

Fonte: Adaptada de KDIGO, 2020[4].

O rastreamento da DRD deve ser feito no diagnóstico de DM nos pacientes com DM_2 e após 5 anos do início nos com DM1. Algumas exceções, como pacientes com DM1 na puberdade ou com DM que persiste descompensado devem ser rastreados. Nos casos positivos de EUA o rastreamento deve passar a ser anual e basear-se na medida da EUA e da TFGe.

A história natural[5] e envolvimento renal no DM1 são mais bem estabelecidos que no DM_2. Foram identificados 5 estádios distintos para a disfunção renal (Figura 12.2). O primeiro estádio descreve a hipertrofia e hiperfiltração renal na ocasião do diagnóstico do DM. A filtração glomerular pode aumentar de 20% a 50% dos casos e reflete o que chamamos de reserva renal, que pode chegar a 30% de néfrons em cada rim. O segundo estádio dura em torno de 5 a 15 anos. Durante essa fase silenciosa, a FG permanece normal ou pouco elevada com EUA e pressão arterial (PA) normais. O terceiro estádio, descrito como nefropatia incipiente, ocorre entre 6-25 anos do diabetes, agora com a presença de MA. A TFGe ainda é normal, entretanto os limites maiores de hiperfiltração do estádio 1 não são mais atingidos. Isso significa que a reserva renal foi esgotada e perdida. O desenvolvimento da MA é acompanhado de discreto, mas detectável, aumento da PA, ainda dentro dos limites convencionais, normais para idade. Maior prevalência de alteração da PA noturna, sem a queda normal (*dipping*), pode ser identificada se a monitorização ambulatorial da PA (MAPA) for realizada. No quarto estádio a nefropatia se estabelece, com proteinúria detectável no exame de urinálise convencional e com fixação da hipertensão arterial. A EUA aumenta na velocidade de 15% a 40% por ano. A FG declina de forma constante, em uma progressão variável entre os indivíduos, de 2 a 20 mL/min/ano. A velocidade de declínio da FG é fortemente correlacionada aos níveis de PA e, sem intervenção. A DRCT (estádio 5) evolui em 75% dos pacientes.

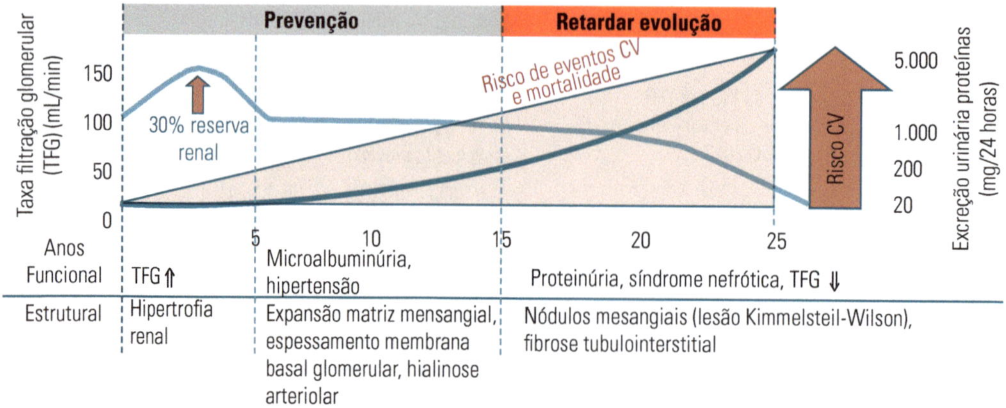

Figura 12.2 História natural da DRD. Intervenção precoce e prevenção do declínio da função renal atua sobre ambas, doença renal e cardiovascular.

Fonte: Adaptada de Vora JP, Chattington PD, Ibrahin H, 2000[5].

Diagnóstico diferencial da DRD

A partir do momento que o paciente com DM desenvolve proteinúria é importante suspeitar de outras causas de doença renal além do DM[2]. No paciente com DM1 com diagnóstico do DM1 menor que cinco anos ou DM que não apresenta sinais de retinopatia diabética. Se o início da proteinúria for súbito e rápido, particularmente com desenvolvimento de síndrome nefrótica sem MA prévia. Nesses casos o paciente deve ser avaliado para as seguintes condições tais como hepatite B ou C, infecção por HIV, nefrite lúpica, mieloma múltiplo, amiloidose ou uso de anti-inflamatórios não hormonais. Em muitos desses casos, pode haver sedimento urinário nefrítico com hemácias ou cilindros. Na presença de suspeita de outra doença glomerular afora nefropatia diabética (ND), biópsia renal está indicada. Entretanto, biópsia renal não está indicada nos casos típicos de ND. Adicionalmente como causa de DRC, o diabetes afeta o sistema urinário causando bexiga neurogênica, pielonefrite e necrose de papila, havendo necessidade de se indicar ultrassonografia renal.

Prevenção da DRD

Alguns fatores de risco foram identificados para a progressão da MA[6]. Sexo masculino, idade do diagnóstico e duração do DM, predisposição genética (em alguns grupos étnicos, grupos de doentes na família ou polimorfismo ECA do tipo DD), níveis iniciais de EUA, controle glicêmico inadequado, PA maior que 135/85 mmHg, presença de retinopatia, tabagismo e dislipidemia).

Estudos em DM1 *Diabetes Control and Complications Trial* (DCCT) e *Stockholm Diabetes Intervention Study* (SDIS) e DM2 *United Kingdom Prospective Diabetes Study* (UKPDS) demonstraram benefícios do controle intensivo da glicemia na prevenção das complicações microvasculares; isto é, desenvolvimento da retinopatia e MA. Controle estrito da glicemia também mostrou redução no grau da nefromegalia e hiperfiltração glomerular no DM1. No DCCT, o controle intensivo da glicemia com injeções diárias múltiplas de insulina ($HbA_{1c} < 7\%$), reduziram a incidência de MA (definida no estudo como EUA ≥ 40 mg/dia) em 39% como desfechos primários e secundários combinados (pacientes com e sem retinopatia). No entanto, 16% dos pacientes tratados para uma glicemia média de 155 mg/dL progrediram de normoalbuminúria para MA ao longo de 9 anos. Parece haver outros fatores adicionais para o desenvolvimento da MA além da hiperglicemia crônica. Ambos os estudos, DCCT ou UKPDS, definiram um limite abaixo do qual houvesse diminuição de risco da nefropatia. Portanto, a menor HbA_{1c} possível, para cada paciente individualmente, deve ser o alvo para prevenir a nefropatia[7].

O controle pressórico[8] é primordial na prevenção da nefropatia diabética. Não existe evidência convincente indicando uso particular de uma classe de agentes anti-hipertensivos (AH) sobre outro na prevenção primária da DRD: o ponto mais importante é o controle efetivo da PA. Tratamento com agentes AH que bloqueiam o Sistema Renina Angiotensina Aldosterona (SRAA) como inibidor da enzima conversora de angiotensina (IECA) ou bloqueador do receptor AT_1 da angiotensina II (BRA) tem demonstrações significativas na prevenção do desenvolvimento da MA em DM1 e DM2 com normoalbuminúria e hipertensão. Entretanto, não existe recomendação estabelecida para se iniciar terapia com bloqueadores do SRAA em pacientes normotensos com albuminúria normal para prevenção da DRD. Assim mesmo, é digno de nota que bloqueadores do SRAA foram prescritos com resultados positivos nas indicações cardioprotetoras independentes da presença de doença renal. Subgrupos de pacientes diabéticos de alto risco CV no estudo *Heart Outcomes Prevention Evaluation* (HOPE) com ramipril e hipertrofia de VE com losartana no estudo *Losartan Intervention for Endpoint Reduction in Hypertension* (LIFE) tiveram benefícios CV e renais[9]. Intervenção não farmacológica e mudança no estilo de vida devem ser encorajadas para redução DRD estabelecida que incluem atividade física regular, redução do IMC, restrição dietética de sal e gordura saturada e tabagismo[8].

Tratamento da DRD[1,4,7-10]

Os objetivos do tratamento da DRD incluem reduzir a EUA no sentido de obtenção de valores normais (normoalbuminúria), evitar seu aumento progressivo e desacelerar o declínio da TFG, além de prevenir a ocorrência de eventos CV. O Quadro 12.1 mostra as estratégias no paciente com DRD.

O controle glicêmico intensificado atuando sobre a progressão da DRD, de MA para proteinúria, e sobre a queda da TFG nos pacientes com proteinúria ainda não estão completamente esclarecidos. No estudo UKPDS em que pacientes com DM2 recém-diagnosticados não tiveram benefício renal quando o tratamento intensivo da hiperglicemia foi comparado ao convencional (HbA_{1c}: 7% *vs.* 7,9%). Estudos em pacientes com DM2 que incluíram pacientes com doença CV prévia ou presença de fatores de risco CV, entre eles *Action to Control Cardiovascular Risk in Diabetes* (ACCORD), *Action in Diabetes and Vascular Disease: Preterax and Diamicron Modified Release Controlled Evaluation* (ADVANCE),*Veterans Affair Diabetes Trial* (VADT), não mostraram ter benefício a partir do controle intensivo glicêmico sobre a DRD, durante o período de intervenção, quanto proteção no declínio da TFG ou incidência de DRCT, embora houvesse redução na incidência de proteinúria. Somente no ADVANCE, durante o acompanhamento médio de 5,9 anos pós-estudo, os pacientes submetidos ao tratamento intensivo tiveram redução de 46% do risco de progressão para DRCT, embora o número de eventos absolutos tenha sido pequeno. A revisão sistemática com emprego de meta-análise de 14 estudos clínicos randomizados (ECR) com mais de 28000 pacientes DM2, que comparou controle glicêmico intensificado *versus* convencional, não mostrou redução significativa de mortalidade por todas as causas e sim aumento do risco relativo de hipoglicemia grave em 30% dos pacientes.

O estudo STENO-2 foi o único que mostrou que o controle glicêmico intensificado teve benefício sobre a perda de função renal avaliada pela TFG, além da redução da EUA. Porém, o efeito independente do melhor controle glicêmico não foi observado, pois o grupo em tratamento intensificado estava sob intervenção de múltiplos fatores tais como uso de IECA, hipolipemiantes e aspirina.

Quadro 12.1 Estratégias no paciente com DRD

Intervenção	Descrição
Fármacos que atuam no SRAA	▪ IECAs ▪ BRAs ▪ Antagonistas dos receptores de Aldosterona (esteróides e não esteróides) ▪ Inibidores diretos da renina
Antidiabéticos para proteção renal e CV	▪ Inibidores do receptor SGLT1 e SGLT2 ▪ Agonistas GLP-1
Restrição proteica	▪ Restrição moderada de proteínas: 0,8g/Kg por peso/dia em casos de progressão da DRD e redução da TFG
Controle Pressórico	▪ Uso de diuréticos tiazídicos e tiazídicos símile (clortalidona e indapamida). Se TFG<30 mL/min usar furosemida. ▪ Alvo: PA≤ 140/80 mmHg ou ≤ 130/80 mmHg (situações especiais: jovens, risco elevado AVC, proteinúria etc.)
Controle glicêmico	▪ Alvo: HbA_{1c} < 7% ▪ Individualizar de acordo com a presença de comorbidades
Controle de lipídeos	▪ Paciente não dialítico: – ≥ 50 anos de idade: uso de estatina – ≤ 50 anos de idade e presença de doença cardiovascular estabelecida ou risco cardiovascular em 10 anos > 10%: uso de estatina ▪ Paciente dialítico – Manter hipolipemiante se introduzido antes da diálise – Indicar início de estatina apenas em situações especiais (como infarto do miocárdio etc.

SRAA: sistema renina angiotensina aldosterona; IECAs: inibidores da enzima conversora da angiotensina; BRAs: bloqueadores do receptor AT1 da angiotensina II; DRD: doença renal diabética; TFG: taxa de filtração glomerular; PA: pressão arterial; AVC: acidente vascular cerebral; HbA1c: hemoglobina glicada.

Fonte: Adaptada de avaliação, prevenção e tratamento da doença renal do diabetes *mellitus*. Diretrizes. Sociedade Brasileira de Diabetes 2019. p. 318-37.

No tratamento da hiperglicemia é importante que a escolha de fármacos utilizados deve levar em conta o grau de função renal[9]. No paciente com taxa de TFG < 30 mL/min a metformina deve ser contraindicada e no estádio 3 (TFGe entre 30 e 59 mL/min) é preciso atenção para os fatores de risco para acidose lática[2]. Entre as sulfonilureias a melhor escolha seria da gliclazida e glipizida. Entre as glitazonas, em que a pioglitazona é o representante da classe no mercado, pode ser uma alternativa, pois tem baixo risco de hipoglicemia, não necessita de ajuste da dose na doença renal e é segura do ponto de vista CV. Alguns efeitos colaterais como anemia, retenção hídrica, ganho de peso, aumento do risco de fraturas e IC. Entre os inibidores de DPP-4, apenas a linagliptina não requer ajuste no caso de perda da função renal.

O controle da PA no paciente com DRD e proteinúria é a medida mais efetiva para retardar a evolução da DRC no diabético. Tratamento da hipertensão é vital em qualquer estádio da DRC. O UKPDS mostrou que o controle estrito da PA, comparado com o controle da glicemia, é a medida de mais impacto sobre os desfechos do paciente inclusive progressão da DRC e complicações CV. É primordial tratar da hipertensão arterial para atingir os alvos recomendados, ≤ 140/80 mmHg e valores ao redor de 130/80 mmHg nos pacientes com risco CV elevado ou proteinúria acima de 1 g/dia. Geralmente é necessário mais de uma classe de medicamentos; diabéticos com proteinúria requerem em média 3 anti-hipertensivos (AH) de classes diferentes, inclusive um diurético para alcançar a PA alvo de tratamento. Qualquer classe de agentes AH podem ser usados na população diabética, e a escolha depende da necessidade do paciente, em particular da tolerabilidade individual de cada droga. Doses mais elevadas de diuréticos de alça, ao invés de baixas doses de tiazídicos tornam-se necessários para controle da retenção de líquidos que se associa a hipertensos se a síndrome nefrótica se manifestar. Com o controle adequado da hipertensão é possível retardar a progressão do curso natural da DRC no DM a partir da TFG de 12 mL/min/ano para 4 mL/min/ano ou menos.

Inúmeros estudos clínicos e experimentais, em vários tipos de DRC, inclusive DRD mostraram evidências para o conceito de renoproteção adicional com os bloqueadores do SRAA, pois excedem o benefício do obtido com o controle da PA. Diretrizes de diabetes recomendam uso de IECAs ou BRAs em pacientes com diabetes e comorbidades como hipertensão e doença renal. Um dos maiores efeitos dos bloqueadores do SRAA é de reduzir a magnitude da proteinúria, e isto representa renoproteção adicional[11]. Em razão de que apenas o controle da PA com bloqueadores do SRAA não explica totalmente o benefício de proteção renal, tem sido sugerido que ambos os efeitos hemodinâmico e metabólico renal da angiotensina II estão envolvidos mediados pela citocina fator transformador de crescimento beta (TGF-β), que melhor se aplica à renoproteção nos compartimentos glomerulares e túbulo-intersticial.

O estudo Collaborative Study Group Captopril Trial em 1993 foi o primeiro grande avanço mostrando o benefício definitivo dos IECAs em retardar a progressão da DRD no DM1 ao longo do período de quatro anos. O controle pressórico com captopril foi semelhante aquele obtido com tratamento convencional da hipertensão. Entretanto, tratamento com captopril reduziu em 50% o risco relativo em dobrar a creatinina sérica, ou combinação de desfechos tais como morte, diálise ou transplante renal. Os estudos com IECAs expandiram o conceito de que a terapia com essas drogas fosse iniciada precocemente, assim que a MA se manifeste, mesmo quando a PA não estiver elevada: nesse sentido, o tratamento com IECA retarda ou previne o desenvolvimento da DRD.

O benefício com o bloqueio do SRAA além do controle pressórico também foi demonstrado com BRAs no DM_2.Estudos clínicos como *Irbesartan in Patients with Type 2 Diabetes and Microalbuminuria* ($IRMA_2$) e *Microalbuminuria Reduction with Valsartan* (MARVAL) mostraram que o tratamento com BRAs reduz o número de pacientes com MA que progridem para proteinúria comparado com AH convencionais que controlam a PA no mesmo grau dos BRAs.

Dois grandes estudos em DM2 com nefropatia estabelecida, *Reduction of End Points in Type 2 Diabetes with Angiotensin II Antagonist Losartan* (RENNAL) e *IrbesartanType 2 Diabetic Nephropathy Trial* (IDNT) publicados em 2001 mostraram como desfecho primário tempo para dobrar a creatinina sérica, DRCT ou morte comparado a controle com anti-hipertensivos que não tem como alvo específico o SRAA e que obteve o mesmo grau de redução da PA. Análise *post hoc*, do RENAAL e IDNT também mostraram grande proteção renal nos indivíduos com maior redução da PA. Além disso, demonstrou que o maior fator de risco de progressão da nefropatia é dependente do grau de proteinúria inicial. Outro achado, evidenciou que a grande vantagem dos BRAs é de diminuir a magnitude da proteinúria para obter proteção renal adicional. O grau de redução da proteinúria com bloqueadores do SRAA varia entre os pacientes com uma média ao redor de 40%.

O efeito de proteção renal com IECAs no DM_2 proteinúricos é menos conhecido. Este fato pode ser comprovado no estudo *Diabetic Exposed to Telmisartan and Enalapril* (DETAIL) que envolveu pacientes com DM_2 hipertensos com DRD, que comparou doses equivalentes de cada um dos representantes das respectivas classes sobre a filtração glomerular durante 5 anos. A redução da progressão da doença foi semelhante, mas a telmisartana reduziu adicionalmente a incidência de mortalidade.

Os estudos *Ongoing Telmisartan Alone in Combination with Ramipril Global Endpoint Trial* (ONTARGET) e *Aliskiren Trial in Type 2 Diabetes Using Cardiorenal Endpoints* (ALTITUDE) mostraram que a combinação de ramipril e telmisartana ou IECA ou BRA com o inibidor de renina alisquireno não adicionaram benefícios em pacientes hipertensos com DM_2 de alto risco CV e renal e adicionaram efeitos colaterais, contraindicando o uso dessas combinações.

Os estudos *Randomized Aldactone Evaluation Study* (RALES) e *Eplerenone Post-Acute Myocardial Infarct Heart Failure* (EPHESUS) sugerem que a adição de os bloqueadores do receptor mineralocorticoide, aldactone e eplerenone associados à IECAs e BRAs podem ser efetivos como estratégia terapêutica para retardar a progressão ou prevenir a DRC ou tratar pacientes com IC com DRC. Entretanto, o efeito de bloqueadores do receptor mineralocorticoide sobre desfechos CV em pacientes com DRC não foram avaliados em estudos prospectivos randomizados de DRC proteinúrica e não proteinúrica. Uma das razões seria devido a ocorrência de hiperpotassemia. Uma nova opção para essa classe é o finerenone, novo antagonista não esteroidal seletivo do receptor mineralocorticoide que reduz a EUA no DM_2 com DRC com menos efeitos colaterais em relação aos atuais, especificamente hipotensão e hiperpotassemia. Uma das diferenças entre aldactone e eplerenone, que concentra sua distribuição a nível renal, o finerenone se distribui igualmente nos rins e coração. O estudo *Finerenone in Reducing CV Mortality in Diabetes Kidney Disease* (FIDELIO-DKD)[10] randomizado, multicêntrico, duplo-cego, controlado por placebo mostrou como objetivo primário (insuficiência renal, diminuição sustentada de > 40% da TFGe em relação ao basal ou morte renal) foi reduzida em 18% em relação ao placebo (p = 0,0014). Quanto ao objetivo secundário CV composto (morte CV, IAM e AVC não fatal e hospitalização por insuficiência cardíaca) foi reduzido em 14% (p = 0,03). As consequências clínicas mais drásticas causadas pela hiperpotassemia que levassem a interrupção permanente do tratamento, hospitalização ou morte não foram diferentes do placebo.

Para proteção renal e cardíaca do paciente diabético é necessário utilizar-se doses máximas de IECAs e BRAs, mesmo quando o alvo da PA tenha sido obtido. Aumento da dose dessas medicações podem reduzir a EUA sem reduzir a PA abaixo do nível da normalidade. A descontinuação ou redução da dose de bloqueadores do SRAA pode ser devido a hiperpotassemia, deterioração aguda da função renal, hipotensão, estenose da artéria renal, angioedema ou tosse. Importante ressaltar que pacientes diabéticos com doença renal com doses submáximas ou que descontinuaram bloqueadores do SRAA têm pior prognóstico que pacientes que usam a dose máxima.

O estudo *Prospective Comparison of ARNI with ACEI to Determine Impact on Global Mortality and Morbidity in Heart Failure* (PARADIGM-HF), mostrou em pacientes com IC com fração de ejeção reduzida (HFrEF) resultados renais em que níveis de creatinina ≥ 2,5 mg/dL foram menos frequentes no grupo da combinação na mesma molécula de um inibidor da endopeptidase[24,11] neprilisina com um BRA valsartana, ou Sacubitril/Valsartana (S/V) comparado ao enalapril, que também teve menos casos de piora da função renal que necessitassem serem retirados do estudo. Os dados renais iniciais com S/V foram obtidos do estudo PARADIGM-HF em que a insuficiência renal foi definida como DRT, ou diminuição na TFGe de pelo menos 50%, ou diminuição da TFGe de mais de 30 mL/min/1,73 m², para pacientes que no período basal de inclusão tinham TFGe < 60 mL/min/1,73 m². Insuficiência Renal teve incidência de 4,9% no grupo S/V e 5,6% no enalapril. A diminuição da TFGe durante o acompanhamento foi menor com S/V –1,61 mL/min/1,73 m²/ano contra –2,04 mL/min/1,73 m²/ano com enalapril. Além disso, a descontinuação do tratamento menos frequente nos pacientes que receberam S/V (0,65%) em comparação com o grupo enalapril (1,28%). Esses resultados sugerem que o S/V atenua o declínio da função renal em pacientes com HFrEF. No estudo PARAMOUNT-HFFEp (HFFE preservada), avaliou o comportamento da função renal (piora da creatinina: aumento > 0,3 mg/dL e/ou aumento >25% entre início e fim do estudo).

A terapia com S/V durante 4 meses foi associada à preservação da TFGe e menor diminuição dos níveis séricos de creatinina em comparação com valsartana. Assim, em relação ao basal, a diminuição média da TFGe no grupo S/V foi de –1,5 mL/min/1,73 m²/ano contra –5,2 mL/min/1,73 m²/ano), no grupo valsartana. Esse efeito foi independente da redução da pressão arterial sistólica. Portanto, pacientes com HFEFp, S/V teve a função renal melhor preservada do que com valsartana, após 4 meses de tratamento. Uma revisão sistemática demonstrou que S/V é capaz de oferecer melhor proteção renal na IC em comparação a IECA ou BRA isolados, com redução de 32% do risco relativo de diminuição da função renal, e menor elevação dos níveis de potássio. Há necessidade de estudos específicos de grande porte para confirmarem esses achados.

Novos betabloqueadores com ação de vasodilatação, como carvedilol e nebivolol, têm efeitos diferentes na hemodinâmica e função renal principalmente devido à sua maior atividade adjuvante de bloqueio alfa-1. O carvedilol diminui a resistência vascular renal e evita reduções taxa de filtração glomerular e fluxo sanguíneo renal em pacientes com hipertensão ou com e sem comprometimento da função renal. Além disso, o carvedilol pode retardar a progressão da EUA e fornecer proteção cardiorrenal em pacientes renais crônicos com hipertensão, IC congestiva e alto risco de morte cardíaca súbita.

Os antagonistas dos canais de cálcio são uma classe de compostos altamente heterogênea e parece que alguns agentes são mais adequados para uso em pacientes com DRC do que outros. A manidipina é um antagonista do canal de cálcio de dihidropiridina (DHP) de terceira geração que bloqueia os canais de cálcio do tipo L e T. Ao contrário dos DHPs de geração mais antiga, que atuam preferencialmente nos canais do tipo L, a manidipina demonstrou ter efeitos benéficos na hemodinâmica intrarrenal, proteinúria e outras medidas de declínio da função renal nos primeiros ensaios clínicos envolvendo pacientes hipertensos com insuficiência renal crônica. Os resultados preliminares de um estudo em pacientes diabéticos que apresentavam hipertensão não controlada e MA, apesar da terapia ideal com um inibidor da ECA ou BRA, sugerem que a manidipina pode ser um excelente medicamento AH em combinação com o tratamento com inibidores do SRAA, a fim de normalizar a excreção de PA e EUA em pacientes com diabetes.

A *National Kidney Foundation* com base no *Study of Heart and Renal Protection* (SHARP) recomenda o uso de estatinas para reduzir eventos CV e não mortalidade, em pacientes com diabetes e vários graus de DRC. A DRD é extremamente complexa com múltiplos fatores atuantes tais como anemia, vitamina D, ácido úrico, acidose, intervenção dietética que devem ser considerados e merecem intervenções específicas.

Novas classes de medicamentos anti-hiperglicemiantes foram incluídas no mercado com capacidade de oferecer proteção renal, entre eles o de uso oral, inibidor do cotransporte tubular renal de sódio/glicose (inibidores de SGLT1/SGLT2 e SGLT2) e subcutâneo ou oral como os análogos do peptídeo semelhante a glucagon.

Os representantes dos inibidores do SGLT2 disponíveis no mercado brasileiro são a dapafliflozina, canagliflozina e empagliflozina. Basicamente tem mecanismo de ação à nível de túbulo proximal renal bloqueando o receptor SGLT2 (dapagliflozina e empagliflozina) e, também o SGLT1, no caso, a canagliflozina, atuando de forma independente da insulina. Como resultado promovem glicosúria, natriurese melhorando o controle glicêmico e volêmico do diabetes. Além disso, reduzem peso, PA e aumentam a excreção urinária de ácido úrico, diminuem a descarga simpática, todos elementos que podem afetar a função renal.

Na condição de hiperglicemia a reabsorção de glicose e sódio está aumentada no túbulo proximal, resultando numa diminuição da oferta de sódio para o aparelho justaglomerular via mácula densa com dilatação da arteríola aferente e aumento da geração de renina e angiotensina, que irá aumentar a constrição da arteríola eferente. A combinação de vasoconstrição eferente e dilatação da aferente renais causa aumento da pressão intraglomerular, resultando em hiperfiltração e consequentemente lesão glomerular. Bloqueando o transporte de sódio com a glicose ao longo do túbulo proximal, o inibidor de SGLT2 aumenta a liberação de sódio para o aparelho justaglomerular faz o reajuste da mácula densa e leva a vasoconstrição da arteríola aferente, diminuição da pressão intraglomerular e retorno da filtração glomerular ao normal nos pacientes com DM1 e vasodilatação da arteríola eferente no DM2 causando o mesmo efeito benéfico sobre a pressão intraglomerular.

Camundongos diabéticos tratados com inibidor de SGLT2 houve prevenção da progressão da ND, redução da proteinúria e normalização do mesângio glomerular. Consistente com essas observações em roedores, pacientes com DM1 mal controlado, foram tratados com empagliflozina durante 8 semanas e tiveram sua hiperfiltração revertida e FG normalizada, secundária à vasoconstrição da arteríola aferente. Os IECAs e BRAs reduzem a pressão intraglomerular através da vasodilatação da arteríola eferente e combinados aos inibidores SGLT2 provaram uma efetividade adicional específica na prevenção da ND, comparado a cada agente isolado. Esses efeitos hemodinâmicos intra-renais explicam a redução da MA e proteinúria em 30%-40% dos casos, observados com inibidores SGLT2

Quatro recentes estudos com os inibidores SGLT2 apresentaram resultados positivos quanto a progressão da doença renal diabética. O estudo *Empagliflozin Cardiovascular Outcome Even Trial in Type 2 Diabetes Mellitus Patients* (EMPA-REG), multicêntrico, randomizado e controlado com placebo, utilizando empagliflozina nas doses de 10 ou 25 mg no DM2, mostrou que independente da dose utilizada, reduziu a proteinúria em 38%, de dobrarem a creatinina sérica durante o seguimento em 44%, e diminuição da terapia de substituição renal (diálise ou transplante) em 55%. O estudo *Canagliflozin Cardiovascular Assessment Study* (CANVAS) com a canagliflozina, também multicêntrico e randomizado e controlado com placebo teve resultados semelhantes a empagliflozina. Na mesma linha o estudo *Dapagliflozin and Cardiovascular Outcomes in Type e Diabetes* (DECLARE) no qual a dapagliflozina preveniu a progressão da doença renal comparado ao placebo, pois 93% dos pacientes tinham TFGe acima de 60 mL/min. No *Canagliflozin and Renal Endpoints in Diabetes with Established Nephropathy Clinical Evaluation* (CREDENCE) a canagliflozina foi utilizada na dose de 100 mg/dia comparada a placebo em 4.000 pacientes com DM2, em estudo multicêntrico, randomizado que foi interrompido precocemente após apenas 2,6 anos, em razão do resultado positivo. Diferente dos outros estudos o desfecho *r* primário foi direcionado para eventos renais. Para isso ser possível a maioria dos pacientes tinham proteinúria e mais de 60% tinham FG < 60 mL/min com média geral da FG de 56 mL/min. Como conclusão foi verificado que em pacientes com DM_2 e doença renal o risco de DRT e eventos CVs foi menor no grupo canagliflozina em relação ao placebo, em apenas 2,62 anos de seguimento. No estudo mais recente com inibidores SGLT2, *eValuation of Ertugliflozin efficacy and Safety CardioVascular outcomes trial (VERTI-CV)*, houve uma redução significativa no endpoint composto de uma redução sustentada de 40% na taxa de filtração glomerular estimada (eGFR), diálise/transplante ou morte renal, que ocorreu em 2,05% *versus* 3,09% dos grupos de ertugliflozina *versus* placebo, com uma redução significante de 36%. Isso foi impulsionado principalmente por uma proporção menor de pessoas nos grupos ertugliflozina *versus* placebo que experimentaram um declínio da eTFG; os outros dois *endpoints* foram muito raros. Assim, esses estudos com inibidores SGLT2 mostraram-se extremamente promissores em relação ao tratamento da DRD e diante da unanimidade dos resultados com os diferentes fármacos é possível concluir-se que seja um efeito de classe. A Figura 12.3[10] mostra o resumo dos resultados dessa classe, incluindo um estudo de pacientes com IC diabéticos e não diabéticos.

Outra classe promissora de proteção renal são os análogos do peptídeo[11,12] semelhante a glucagon, entre eles a liraglutide, semaglutide e dulaglutide. As ações renais são de aumento da natriurese pela inibição do trocador de Na^+/H^+ isoforma 3 no túbulo proximal, explica em parte seu efeito anti-hipertensivo. O benefício renal, além do efeito metabólico dos agonistas de GLP-1 sobre a ND tem a ver com sua ação de inibição da inflamação e do estresse oxidativo. Num estudo cruzado, liraglutide (administração subcutânea diária) *versus* placebo, em pacientes com DM2 que receberam concomitantemente bloqueadores do SRAA durante 12 semanas, houve redução da razão albumina/creatinina em 35%. Além disso, houve redução da concentração de renina, atividade plasmática de renina e angiotensina II, sem modificação do nível de aldosterona. Houve ainda diminuição da PA sistólica de 24 horas pela MAPA comparado ao placebo. Ambos, redução da PA e diminuição da atividade do SRAA, são mecanismos de proteção renal, que se associam à redução da HbA_{1c} e do peso.

Três estudos clínicos[11,12] mais robustos *Liraglutide Effect and Action in Diabetes: Evaluation of Cardiovascular Outcomes Results* (LEADER), *Semaglutide in Subjects with Type 2 Diabetes* (SUSTAIN-6) e *Efficacy and Safety of Dulaglutide in Participants With Type 2 Diabetes* (AWARD 2 e 3) avaliaram os efeitos protetores renais. O LEADER, multicêntrico, randomizado, duplo-cego em DM_2, com doença CV e renal crônica, com liraglutide *versus* placebo com seguimento de 3,8 anos mostrou 22% de redução da ND definida como desfecho composto de redução de proteinúria, dobrar creatinina, TFGe < 45 mL/min, terapia de substituição renal e morte de causa renal. Entretanto, o benefício de redução da nefropatia com liraglutide foram predominantemente à custa de redução da proteinúria. O SUSTAIN-6, multicêntrico, randomizado, duplo-cego em DM2 com doença cardiovascular e renal crônica com a semaglutide (0,5 a 1,0 mg/SC/semanal), agonista de GLP-1 de longa duração, *versus* placebo durante 2 anos e desenho e desfechos semelhantes ao LEADER, avaliaram a proteção renal. Pacientes tratados com semaglutide tiveram 36% menos nefropatia. Os achados foram expressivos, mas predominantemente relacionados a diminuição da proteinúria, num contexto de redução importante da HbA_{1c} (diminuição 1,1% com dose da semaglutide de 0,5 mg; 1,4% com a dose de 1,0 mg e 0,4% para o placebo).

O estudo *Researching Cardiovascular Events with a Weekly Incretin in Diabetes* (REWIND) com dulaglutida semanal *versus* placebo mostrou benefício de proteção renal (Risco relativo – RR 17,1 *versus* 19,6%, Razão de risco-RR, 0,85) no qual o desfecho composto renal foi, ocorrência de proteinúria declínio sustentado da TFGe ≥ 30% a partir do basal e TRS. Do mesmo modo que os outros agonistas de GLP-1 o principal resultado foi a redução da incidência de proteinúria (RR 0,77), mas o desfecho composto também foi influenciado pela redução sustentada da TFGe (RR 0,89) e necessidade de TRS RR 0,75).

Conclusão

Considerando-se os grandes estudos com maior seguimento (LEADER, SUSTAIN-6 e REWIND) há evidências de que liraglutide, semaglutide e dulaglutide têm efeitos positivos nos desfechos renais. A Figura 12.4 mostra esses resultados[11].

Concluindo, elencando as estratégias para proteção renal destacamos primeiramente o controle da PA. Em seguida uso de inibidores do SRAA. Novos antidiabéticos mostraram resultados extraordinários de proteção renal e dois estudos, *Dapagliflozin and Prevention of Adverse Outomes in Chronic Kidney Diseases* (DAPA-CKD) e *Empagliflozin Outcome Trial in Patients with Chronic Heart Failure with Reduced Ejection Fraction* (EMPEROR) estenderam esses benefícios para portadores de DRC não diabéticos. Uma novidade a mais foi o Finerenone, bloqueador do receptor de aldosterona não esteroide, que através do estudo FIDELIO mostrou proteção renal e cardiovascular que acrescenta mais uma classe ao armamentário farmacológico moderno.

	Inibidores de SGLT2		Placebo			
	n evento/N analisado (%)	Taxa/1.000 pacientes-anos	n evento/N analisado (%)	Taxa/1.000 pacientes-anos	HR (IC de 95%)	Valor de p	% ↓
Estudos de desfechos cardiovasculares: análises exploratórias							
EMPA-REG OUTCOME (DM_2)[1] ▪ 2x creatinina TRS ou morte causa renal	81/4.645	6,3	71/2.323	11,5	0,54 (0,40-0,750	< 0,001	46
DECLARE-TIMI-58 (DM_2)[2] ▪ ↓ ≥ 40% TFGa até < 60 mL/min/1,73 m², nova nefropatia ou morte causa renal	127/8.582	3,7	238/8.578	7,0	0,53 (0,43-0,66)	0,001	47
Programa CANVAS (DM_2)[3] ▪ 2x creatinina TRS ou morte causa renal	NR	5,5	NR	90	0,60 (0,47-0,77)	NI	40
VIRTUS-CV (DM_2)[4] ▪ 2x creatinina TRS ou morte causa renal	113/5.499	NR	802/2.747	NR	0,66 (0,50-0,88)	0,01	34
Estudos de desfechos renais: análise como desfecho primário							
CREDENCE (DM_2)[5] ▪ 2x creatinina TRS ou morte causa renal	153/2.202	27,0	22/2.199	40,4	0,66 (0,53-0,81)	0,001	34
DAPA-CKD (com e sem DM_2)[6] ▪ ↓ ≥ 50% TFGe, TSR, morte causa renal ou CV	197/2.152	4,6	312/2.152	7,5	0,61 (0,51-0,72)	0,001	39
Estudos de desfechos de insuficiência cardíaca: análises exploratórias							
DAPA-HF (com e sem DM_2)[7] ▪ ↓ ≥ 50% TFGe, TSR, morte causa renal ou CV	28/2.373	NR	39/2.371	NR	0,71 (0,44-1,160	0,17	NS
EMPEROR-Reduced (com e sem DM_2)[8] ▪ TSR ↓ TFGe ≥ 40% ou tíge, 15 se > 30 ou < 10 em paciente com TFGe ≤ 30 mL/min/1,73 m²	30/1.853	1,53	58/1.867	3,07	0,50 (0,32-0,70)	0,001	50

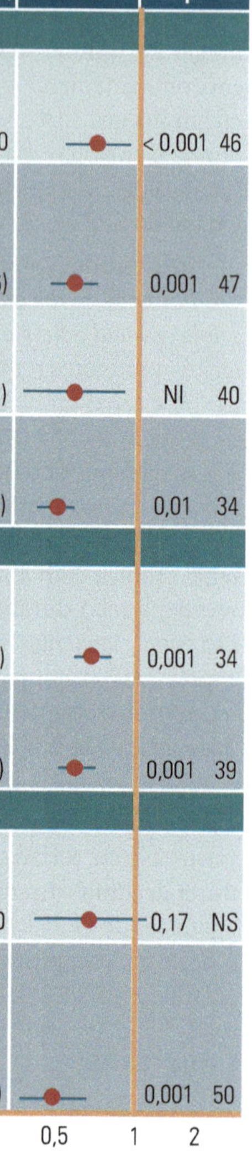

Figura 12.3 Benefícios renais com os inibidores dos receptores SGLT2 nos *research clinical trials*.

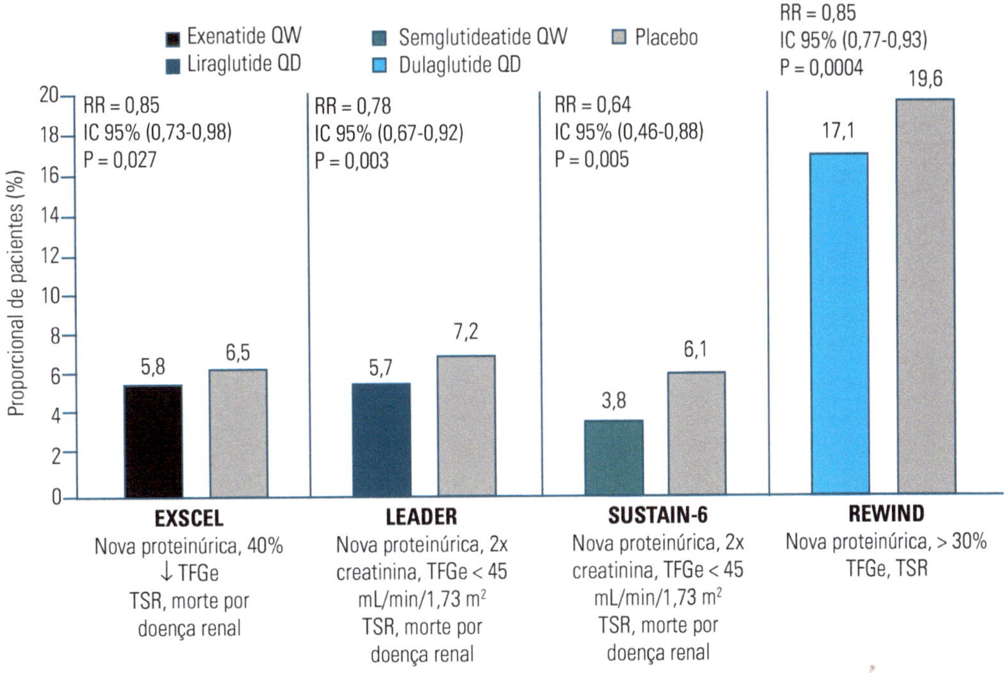

Figura 12.4 Resultados do uso dos análogos de GLPU nos desfechos renais.
Fonte: Adaptada de Sloan LA, 2019.[11]

Referências

1. American Diabetes Association – Standards of medical care in diabetes -2019. Diabetes Care 2019; 42 (Suppl1): S1-S193.
2. Stevens LA, Coresh J, Greene T, Levey AS. Assessing kidney function-measured and estimated glomerular filtration rate. N Eng J Med 2006; 354:2473-83.
3. Levey AS, Gansevoort RT, Coresh J, Inker LA, Heerspink HL, Gram ME et al. Change in albuminuria and GFR and end points for clinical trials in early stages of CKD: A scientific workshop sponsored by the National Kidney Foundation in collaboration with the US Food and Drug Administration and European Medicines Agency. Am J Kidney Dis 2020, 74(1):84-104.
4. KDIGO 2020 Clinical practice guideline for diabetes management in chronic kidney disease. Kidney Int Suppl. 2020; 98(4S):1-120.
5. Vora JP, Chattington PD, Ibrahin H. Clinical manifestation and natural history of diabetic nephropathy. In: Comprehensive Clinical Nephrology. Elsevier; 2000.
6. Parving HH. Renoprotection in diabetes: genetic and non-genetic risk factors. Diabetologia 1998; 41:745-59.
7. Avaliação, prevenção e tratamento da doença renal do diabetes mellitus. In: Diretrizes. Sociedade Brasileira de Diabetes 2019; p. 318-37.
8. Buse JB, Ginsberg HN, Bakris GL, Clark NG, Costa F, Eckel R. Primary prevention of cardiovascular diseases in people with diabetes mellitus. A scientific statement from the American Heart Association and the American Diabetes Association. Circulation 2007; 115:114-26.

9. Expert Consensus Decision Pathway. 2018 ACC Expert Consensus Decision Pathway on novel therapies for cardiovascular risk reduction in patients with type 2 diabetes and atherosclerotic cardiovascular disease. JACC 2018; 72(24) 3200-23.
10. Bakris GL, Agarwal R, Anker SD, Pitt B, Ruilope LM et al. Effect of Finerenone on chronic kidney disease outcomes in type 2 diabetes. New Engl J Med 2020, DOI: 10.1056/NEjMoa 2025845.
11. Sloan LA. Review of glucagon-likepeptide-1 receptor agonist for the treatment of type 2 diabetes mellitus in patients with chronic kidney disease and their renal effects. Journal of diabetes 2019; 11:938-48.

CAPÍTULO 13

Diabetes e Lípides

Raul Dias dos Santos ▪ Ana Paula Chacra

Introdução

O diabetes *mellitus* é uma doença crônica, com acometimento micro (nefropatia e retinopatia) e macrovascular, associado à aterosclerose prematura com manifestações clínicas de doença arterial coronária (DAC) e doença arterial periférica[1]. Mesmo em indivíduos sem diabetes, alterações incipientes na glicemia de jejum e hemoglobina glicada (HbA1c) se correlacionam a maior risco de doença vascular[2].

Epidemiologia dos fatores de risco cardiovasculares no diabético

No diabetes tipo 1, a mortalidade cardiovascular é proporcional ao desenvolvimento de nefropatia, deterioração do perfil lipídico e elevação da pressão arterial[3]. Nesses pacientes, a proteinúria é um marcador de evento eventos cardiovasculares, elevando o risco independente do tempo duração da doença[3,4].

No diabetes tipo 2, o risco cardiovascular acontece bem antes do diagnóstico. Obesidade abdominal, resistência insulínica, alterações tênues da glicemia de jejum, hipertensão arterial e dislipidemia são componentes da chamada síndrome metabólica[5]. É nessa fase que se inicia a doença coronária, antes da instalação do diabetes propriamente dito[5]. Daí a prevalência elevada de diabetes diagnosticada tardiamente, quando o paciente já é um portador de DAC. Um em cada seis pacientes com diabetes tipo 2 de início recente, inclusos no *United Kingdom Prospective Diabetes Study* (UKPDS) já apresentavam evidências de infarto prévio silencioso[6]. No entanto, nem o *Diabetes Control and Complications Trial* (DCCT), ou o UKPDS (com exceção do subgrupo com 342 pacientes, em uso de metformina) mostraram redução do risco de DAC com controle glicêmico intensivo[7]. Estudos como o *Action in Diabetes and Vascular Disease* (ADVANCE) e o *Veterans Affairs Diabetes* (VADT) também não demonstraram benefícios do controle glicêmico intensivo sobre os desfechos cardiovasculares[8,9]. O segmento observacional do DCCT (30 anos) e UKPDS (10 anos), evidenciaram redução de eventos cardiovasculares com terapias intensivas de controle glicêmico[10,11]. Entretanto, o trial randomizado *Action to Control Cardiovascular Risk in Diabetes* (ACCORD) apresentou aumento de mortalidade cardiovascular com terapia hipoglicemiante intensiva nos pacientes com diabetes tipo 2 e doença cardiovascular estabelecida, ou com fatores de risco cardiovasculares adicionais[12].

O melhor controle glicêmico tem efeitos favoráveis sobre as lipoproteínas em diabéticos, com redução do colesterol e triglicérides pela diminuição das lipoproteínas de muito baixa densidade

(VLDL), e pelo aumento da remoção da LDL. É possível que os benefícios cardiovasculares do controle glicêmico intensivo recaiam sobre o metabolismo das lipoproteínas e não diretamente das alterações da glicemia[13].

Outros fatores como doença hepática gordurosa não alcoólica, inflamação de baixo grau, aumento do estresse oxidativo, estado pró-coagulante, disfunção endotelial, aumento da rigidez da parede arterial e perturbações cardiorrenais amplificam o risco de doença cardiovascular (DCV) aterosclerótica no paciente diabético[14]. No entanto, talvez o mais importante fator de risco pró-aterogênico é a presença da dislipidemia multifacetada, caracterizada por numerosos distúrbios além do LDL-c, que incluem:

a) Elevação dos triglicérides plasmáticos;
b) Concentrações de HDL-c geralmente baixas, com alterações variáveis na composição da mesma;
c) valores de LDL-c normais ou pouco elevados e numerosas partículas de LDL pequenas e densas;
d) Concentrações de apo B, que se elevadas, refletem o número de partículas das lipoproteínas aterogênicas VLDL e seus remanescentes, LDL e Lp (a);
e) Lipemia pós-prandial - aumento de quilomícrons e remanescentes.

As alterações do perfil lipídico do paciente diabético podem ser moduladas pelas formas genéticas de dislipidemia, hábitos de vida como dieta e atividade física, natureza, extensão do manejo da hiperglicemia e de complicações como a nefropatia (síndrome nefrótica).

A redução do colesterol tem diminuído significativamente o risco de DAC em pacientes com e sem diabetes e parece que quanto maior a redução, maior o benefício, sem um limite preciso[15].

Dislipidemia aterogênica do diabetes: fisiopatologia

Vários mecanismos patogênicos estão subjacentes ao complexo de dislipidemia aterogênica do diabetes tipo 2, incluindo o aumento da produção e secreção intestinal e hepática das lipoproteínas ricas em triglicérides.

O tecido adiposo visceral é determinante das alterações lipídicas do paciente diabético tipo II[16]. A gordura aí localizada é metabolicamente mais ativa e sensível a ações do sistema nervoso simpático. Catecolaminas circulantes associadas à inflamação e resistência insulínica, promovem intenso fluxo de ácidos graxos livres (AGL) para circulação, a partir dos adipócitos viscerais. Os AGLs são captados pelo fígado e servem de substrato para síntese de lipoproteínas ricas em triglicérides. O excesso de AGL direcionados ao fígado é um dos fatores que desencadeiam o processo de resistência insulínica hepática[16] (Figura 13.1). O fígado com depósitos de colesterol e triglicérides ganha um aspecto mais gorduroso. Essas alterações decorrem da perda do efeito inibitório habitual da insulina sobre a produção hepática de apo B. Mais apo B é sintetizada e na presença de excesso de triglicerídeos no fígado, mais VLDLs ricas em triglicérides são sintetizadas e secretadas na circulação[17,18]. A hipertrigliceridemia é ainda mais evidente pela redução da atividade da lípase lipoproteica, que pode ser regulada negativamente em estados de resistência ou deficiência insulínica[19], resultando em menor lipólise intravascular, com elevação das lipoproteínas ricas em triglicérides no jejum e pós-prandiais[15]. A dislipidemia diabética resulta também das alterações de transferência de lipídios entre partículas circulantes mediados pela enzima de transferência de éster de colesterol (CETP). Isso resulta em HDL-c baixo e enriquecimento das partículas de LDL e VLDL com triglicérides, gerando substrato para a lipólise das LDL, o que aumenta o número de pequenas partículas densas de LDL-c, mais aterogênicas[17]. A carga total de partículas aterogênicas e remanescentes contribuem para os níveis elevados do colesterol não HDL e da apo B.

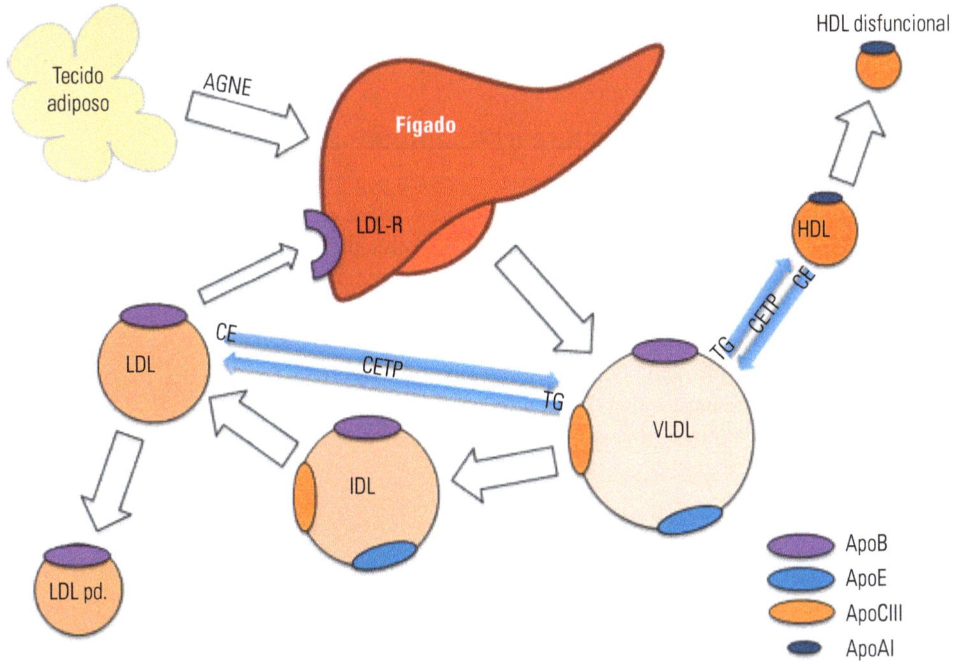

Figura 13.1 Alterações qualitativas nas lipoproteínas no diabetes.

ApoAI: apolipoproteína AI; ApoB: apolipoproteína B; APOCIII: apolipoproteína CIII; ApoE: apolipoproteína E; CE: éster de colesterol; CETP: proteína de transferência de éster de colesterol; HDL: lipoproteína de alta densidade; IDL: lipoproteína de densidade intermediária; LDL: lipoproteína de baixa densidade; LDL-R: receptor de lipoproteína de baixa densidade; AGNE: ácidos graxos não esterificados; LDLpd: LDL pequena e densa; TG: triglicérides: VLDL: lipoproteína de muito baixa densidade.

Tratamento da dislipidemia no diabetes

Dieta e controle de peso

A obesidade aumenta a resistência insulínica, eleva triglicérides, LDL-c e reduz HDL-c. Modificações de estilo de vida são a primeira linha terapêutica para dislipidemia do diabetes e incluem perda de peso, dieta e exercícios aeróbicos. A restrição calórica continua a ser a chave para uma perda de peso sustentada, e mesmo perdas modestas se associam com melhor controle lipídico e glicêmico (20). A *American Diabetes Association* (ADA) recomenda dieta pobre em gorduras trans, saturadas e colesterol[21]. Em pacientes não obesos com aumento acentuado nos triglicérides, substituições de gordura saturada podem ser feitas por carboidratos não refinados e por alguns óleos como o oleico, linoleico ou ômega-3[22].

Apesar da importância das intervenções dietéticas em pacientes com diabetes, estas não se acompanham de redução de mortalidade, mesmo com acompanhamento a longo prazo[23].

O orlistate, um inibidor das lípases gastrointestinais, promove má absorção de gordura, com pequena perda de peso, além de efeitos benéficos sobre o LDL-C que superam os efeitos decorrentes da perda de peso isolada[24].

O tratamento cirúrgico da obesidade tem se mostrado eficaz. A perda de peso após a cirurgia bariátrica está associada a efeitos benéficos sobre a glicemia no diabetes, proporcionando um melhor controle sem ou com pouca medicação[25].

Efeitos dos hipoglicemiantes sobre as lipoproteínas

A dislipidemia no diabetes pode ser, em parte, corrigida pelo tratamento com insulina e controle glicêmico[26]. A terapia com insulina aumenta o HDL-C e reduz os triglicérides, especialmente em pacientes com controle glicêmico inadequado[27]. A metformina diminui os triglicérides pois melhora a resistência à insulina, apesar de ser considerada apenas como agente hipoglicemiante no controle do diabetes[28]. Outras medicações usadas no tratamento do diabetes podem apresentar efeitos positivos ou negativos sobre as lipoproteínas (Tabela 13.1)[30-34]. Um exemplo é o pequeno aumento do LDL-C observado com a utilização dos inibidores do cotransportador sódio-glicose 2 (SGLT2), o que sugere que a redução significativa de eventos cardiovasculares, recentemente observada com a empagliflozina, não esteja relacionada a efeitos relacionados ao perfil lipídico[29].

Tabela 13.1 Efeitos dos agentes hipoglicemiantes sobre as lipoproteínas

Medicação	Colesterol total	LDL-C	HDL-C	Triglicérides
Metformina	↓↔	↓	↔↑	↓↔
Gliclazida	↓	↔	↔	↓
Glimepirida	↔	↔	↔↑	↔
Pioglitazona	↑	↔	↑	↓
Sitagliptina	↔	↔	↔↑	↔
Saxagliptina	↔	↔	↔	↔
Vildagliptina	↔	↔	↔↑	↔
Linagliptina	↔	↔	↔	↔
Dapaglifozina	↔↑	↔↑	↔↑	↓↔
Canaglifozina	↑	↑	↑	↑
Empaglifozina	↔↑	↔↑	↔↑	↔
Exenatide	↓↔	↔↑	↔↑	↑
Liraglutide	↔	↔	↔	↓

↑ aumento, ↔ não altera, ↓ diminui.

Hipolipemiantes

O LDL-c é um dos mais importantes fatores de risco na ocorrência de eventos cardiovasculares. Estudos observacionais demonstraram que o risco relativo de mortalidade por DCV foi maior nos pacientes diabéticos do que nos não diabéticos, variando conforme os valores de colesterol. Portanto o LDL-c é um alvo terapêutico para redução do risco cardiovascular.

Inibidores da HMGCoA redutase

As estatinas são medicamentos de primeira escolha no tratamento da dislipidemia do paciente diabético. Seu principal efeito é a redução do LDL-c, inibindo a enzima limitante na síntese de colesterol, a HMGCoA redutase, o que resulta em aumento da expressão hepática de receptores de LDL-c, com diminuição dos seus valores plasmáticos. Apesar das elevações do LDL-c não serem a principal característica da dislipidemia diabética, as estatinas são os medicamentos mais eficaz na redução da morbidade e mortalidade por DCV nas populações diabéticas e não diabéticas[35]. Aparentemente, a redução de risco relativo observada com estatinas é semelhante em pacientes com e sem diabetes, entretanto o número necessário para tratar e prevenir um evento (NNT) é menor nos diabéticos em comparação aos não diabéticos[36].

Estudos como *Heart Protection Study demonstraram, de forma inequívoca, o papel das estatinas na redução do risco cardiovascular na* população diabética. O *subgrupo de* 2912 pacientes com diabetes e sem doença cardiovascular pré-existente, randomizados para receber sinvastatina, obtiveram redução significativa de desfechos cardiovasculares comparados placebo[37]. Esse estudo forneceu evidências diretas de que a terapia de redução de colesterol é benéfica para diabéticos, mesmo na ausência de doença coronariana manifesta ou altas concentrações de colesterol. Após essa evidência, a terapia com estatinas foi considerada para todos os pacientes diabéticos, com risco alto de eventos vasculares maiores, independentemente de suas concentrações iniciais de colesterol[37].

No estudo *Collaborative Atorvastatin Diabetes* (CARDS), em que a média do LDL-C pré-tratamento era 116 mg/dL (97 mg/dL em 25% dos pacientes), o tratamento com atorvastatina foi tão favorável, que o estudo foi interrompido precocemente[38]. Em ambos os estudos não se observou limiar abaixo do qual a terapia com estatina deixou de ser benéfica.

Em meta-análise que incluiu 18.686 indivíduos com diabetes, a partir de 14 ensaios clínicos randomizados (1.466 com DM tipo 1 e 17.220 com DM tipo 2), foi demonstrado que para cada diminuição de 39 mg/dL do LDL-c, houve redução de 9% de mortalidade por todas as causas, de 13% de risco de mortalidade cardiovascular e de 21% de eventos cardiovasculares maiores, independente da presença de doença cardiovascular prévia[39].

A redução de risco pelas estatinas é dependente da dose, sendo observadas maiores reduções de risco com doses mais elevadas. Um em cada sete pacientes com diabetes tratado com estatina ainda irá sofrer um evento cardiovascular em 5 anos. Os ensaios clínicos apresentam evidências inequívocas para o uso de estatinas na prevenção primária e secundária no diabetes, entretanto, as populações estudadas podem não ser representativas dos pacientes mais jovens ou com doença renal avançada. Estes subgrupos requerem estudos, sendo importante o julgamento clínico na prescrição.

O tratamento com estatinas está associado a um risco pequeno de incidência de diabetes tipo 2. Em meta-análise, concluiu-se que após 4 anos de tratamento, seriam necessários tratar 225 pacientes com estatinas para ocorrência de 1 caso de diabetes tipo 2[40]. Esse risco é baixo tanto em termos absolutos, quanto na comparação aos benefícios cardiovasculares obtidos pela redução do LDL-C. No mesmo período, 5,4 eventos vasculares são evitados nesses 255 doentes[40].

Inibidores da absorção intestinal de colesterol

A ezetimiba é um inibidor da absorção do colesterol dietético e biliar, por impedir o transporte de colesterol da luz intestinal para dentro dos enterócitos do intestino delgado[25], resultando em redução de 15% a 20% do colesterol plasmático[6], sem afetar a absorção de vitaminas lipossolúveis[41]. A ezetimiba se liga à proteína "Niemann-Pick C1-Like 1", localizadas nas ´células em borda em escova do epitélio intestinal, bloqueando a absorção do colesterol. O Estudo IMPROVE-IT avaliou 18.144

pacientes com uma síndrome coronariana aguda, dos quais 27% eram diabéticos. O grupo que recebeu sinvastatina 40 mg e ezetimibe 10 mg apresentou redução das taxas de eventos combinados quando comparados ao grupo com sinvastatina apenas, durante um período de 6 anos diabéticos tiveram maior benefício do que os sem a doença. Esse estudo demonstrou benefícios adicionais na redução de LDL-c, corroborando a hipótese de que metas menores de LDL-c devem ser alcançadas para a redução do risco residual, e que benefícios adicionais podem ser obtidos com drogas que não as estatinas[42]. De fato a combinação de medicamentos hipolipemiantes é tendência atual e irreversível para maiores reduções de LDL em populações de alto risco.

Sequestradores de sais biliares

Outra classe de drogas lipídicas como os sequestradores de sais biliares ou resinas de troca tem potencial na redução do LDL-c. Estes agentes quando administrados, atuam no lúmen do íleo terminal, em contraste com o duodeno e jejuno, locais onde o ezetimibe age. Pela ligação aos sais biliares, as resinas de troca desviam o colesterol da recirculação enterro-hepática, aumentando sua excreção. Com o tratamento contínuo, os estoques de colesterol intra-hepático se esgotam, o que estimula a regulação positiva da expressão do receptor de LDL, aumentando a remoção das partículas de LDL-c da circulação. Revisão sistemática de 15 estudos mostrou que os sequestrantes de ácidos biliares reduziram os níveis de LDL-c em 15% quando adicionados às estatinas[43]. *The Lipid Research Clinics Coronary Primary* demonstrou que uma redução do LDL-c com colestiramina foi associada a redução de 20% nos eventos cardiovasculares[44], mas não foi relatado no estudo nenhum subgrupo com diabetes.

Nos últimos anos, os ácidos biliares surgiram como moléculas de sinalização metabólica que estão envolvidas na regulação do metabolismo lipídico e da glicose, possivelmente por atuarem na homeostase energética, por meio da ativação dos receptores do ácido biliar, receptor farnesoide X (FXR) e TGR5 (receptor 5 acoplado à proteína G de Takeda), resultando em melhora do controle glicêmico. Estudos randomizados são necessários par avaliar das resinas de troca no diabetes[45].

Fibratos e ácido nicotínico

Os fibratos são medicamentos potentes que reduzem os triglicérides plasmáticos de 30 a 50%, sendo considerados como adjuvantes no tratamento das hipertrigliceridemias persistentes, após modificações no estilo de vida e terapia com estatinas. São considerados terapêutica de primeira escolha na vigência de triglicérides acima de 500 mg/dL no jejum, para diminuir o do risco de pancreatite[46]. Atuam como agonistas dos *receptores* PPAR-α (*peroxisome proliferator-activated receptors*), ativando-os, com consequente atenuação das alterações lipídicas, inflamatórias, e antiaterogênicas[47]. Esses medicamentos diminuem as concentrações da apolipoproteína (apo) CIII e apo AV e amplificam a atividade da lípase lipoproteíca (LPL) com incremento da lipólise intravascular. Os mesmos promovem a síntese de apo AI, apo AII, do receptor (SR-BI) e transportador ABCA1, além de aumentar o transporte reverso de colesterol [], o que eleva as concentrações de HDL-c[47].

Os fibratos são geralmente bem tolerados, embora risco de toxicidade muscular aumenta quando combinado com estatina terapia[48].

Estudos prévios como demonstram o VA HIT (*Veterans Affairs High-Density Lipoprotein Cholesterol Intervention Trial Study Group*), que utilizou gemfibrozil *versus* placebo em pacientes de prevenção secundária, redução de 24% de eventos combinados. Importante salientar que as estatinas não eram disponíveis quando esse estudo foi concebido[49].

No estudo *Fenofibrate Intervention and Event Lowering in Diabetes* (FIELD), 9795 indivíduos com diabetes tipo 2 foram randomizadas para receber fenofibrato micronizado ou placebo[50]. Houve redução de 11% de eventos combinados no grupo fenofibrato, em comparação ao placebo. O uso de estatinas foi fator de confusão considerável no grupo placebo, o que pode ter influenciado o resultado modesto do estudo.

O estudo ACCORD (*Action to Control Cardiovascular Risk in Diabetes*)[12] avaliou o impacto da associação de fenofibrato em pacientes diabéticos tipo 2 e de alto risco, que já utilizavam estatinas, nos desfechos cardiovasculares. Não houve benefício da associação de fibratos às estatinas na redução do risco , exceto no subgrupo de pacientes com concentrações elevadas de triglicérides e baixos níveis de HDL-c. Isso foi observado no estudo FIELD, com redução de desfechos no subgrupo com triglicérides elevado e HDL-c baixo. A partir desses resultados, meta-análise observou redução de risco adicional com uso de fibratos, associado ou não a estatinas, em pacientes com triglicérides acima de 204 mg/dL e HDL-C abaixo de 34 mg/dL[51], podendo haver benefício dos desses medicamentos como terapia adjuvante às estatinas, em pacientes diabéticos com triglicerídeos persistentemente elevados.

Pemafibrato (K-877) é um novo modulador seletivo dos receptores PPARα, e quando comparado aos fibratos, apresenta com maior eficácia na redução dos triglicérides e aumento do HDL-c, sem apresentar efeitos adversos dos fibratos como aumentos da homocisteína e da creatinina plasmáticas[52]. Ensaio clínico de fase 2 com pemafibrato conduzido em pacientes com dislipidemia aterogênica, revelou que essa droga exerceu significativa redução de TG e aumento de HDL-C, com taxas comparáveis de eventos adversos (EAs) ao placebo, como creatinina sérica e aumento de enzimas hepáticas, o que sugere que o pemafibrato pode ter um melhor balanço benefício/risco do que o fenofibrato[53]. O estudo PROEMINENT (*Pemafibrate to Reduce Cardiovascular OutcoMes by Reducing Triglycerides IN patiENts With diabetes*) (clinicaltrials.gov identifier: NCT03071692).é um estudo com multicêntrico com 10 mil pacientes, que avaliou os desfechos cardiovasculares maiores em pacientes usando pemafibrato *versus* placebo[54], apesar da redução dos TG e aumento do HDL-c, pois tudo falhou em atingir seu desfecho primário.

O ácido nicotínico ou niacina é uma vitamina solúvel com ação hipolipemiante: reduz os níveis de triglicérides (20-50%), de LDL colesterol (5-25%) e aumenta o HDL colesterol (15-35%). Os estudos clínicos AIM-HIGH (*Atherothrombosis Intervention in Metabolic Syndrome with Low HDL/ High Triglycerides: Impact on Global Health Outcomes*) e HPS2-THRIVE (*Heart Protection Study)* não demonstraram benefícios além do aumento de efeito adversos com associação de niacina de ação prolongada às estatinas, em pacientes com doença aterosclerótica e síndrome metabólica, sendo retirada do mercado[55]. Hoje existe apenas a niacina de liberação rápida, que tem uso limitado pelos efeitos colaterais e falta de evidências de benefícios.

Ácidos graxos ômega 3

Os ácidos graxos ômega-3 de origem marinha como o ácido docosaexaenoico (DHA) e ácido eicosapentaenoico (EPA) exercem inúmeros efeitos cardiovasculares, sendo que o consumo regular de peixes ricos em ômega-3 constituem parte de uma dieta saudável. Apesar dos benefícios, evidências de estudos clínicos são conflitantes em recomendar a suplementação dietética de cápsulas de óleo de peixe para prevenção cardiovascular.

Evidências mostram que a suplementação com 2 a 4 g de EPA/DHA ao dia, reduzem os níveis de triglicérides de 25% a 30%, aumentam o HDL-c em 1% a 3% e o LDL-c em 5% a 10%[56]. Outros benefícios incluem efeitos anti-inflamatórios e antiarrítmicos, melhora da função endotelial, efeitos sobre a morte súbita e desfechos cardiovasculares[57-60].

Recentemente o estudo REDUCE IT (*Cardiovascular Risk Reduction with Icosapent Ethyl for Hypertriglyceridemia*), avaliou pacientes com DAC estabelecida ou diabetes, em uso de estatinas, que foram randomizados para receber 4 g de ácido eicosapentaenoico (EPA purificado) durante 4,9 anos. Os resultados revelaram uma redução de 25% do risco relativo os desfechos primários que incluíram morte cardiovascular, infarto não fatal, AVC não fatal, revascularização miocárdica e angina instável[61]. Este estudo poderá modificar a prática clínica na prevenção cardiovascular de pacientes de muito alto risco e diabéticos, que mantém elevado risco residual.

O estudo STRENGTH (*Long-Term Outcomes Study to Assess Statin Residual Risk With Epanova in High Cardiovascular Risk Patients With Hypertriglyceridemia*) pacientes de alto risco cardiovascular (70% eram diabéticos) tratados com estatinas, randomizados para uso de ácido eicosapentaenoico (EPA) e ácido docosaexaenoico (DHA) carboxilado (ômega-3 CA) ou óleo de milho, respectivamente. Após tratamento médio de 38,2 meses, o desfecho primário composto de morte cardiovascular, infarto do miocárdio não fatal, acidente vascular cerebral não fatal, revascularização coronariana ou angina instável exigindo hospitalização foi semelhante em ambos os grupos (12,0 *versus* 12,2 por cento, respectivamente; razão de risco 0,99, 95% CI 0,90-1,09) e o estudo foi interrompido por futilidade[62].

A diferença de resultados entre os estudos provavelmente é que o pelas formulações diferentes utilizadas nos 2 estudos. O ensaio REDUCE-IT avaliou uma formulação purificada de EPA em altas doses, que resultou em níveis de EPA muito mais elevados. O ensaio anterior do JELIS também estudou EPA puro e foi positivo. O estudo STRENGTH usou ômega-3 CA, que é uma combinação de EPA e DHA, e é possível que o DHA possa ter neutralizado esses benefícios.

Inibidores do PCSK9

Avanços mais recentes na terapia de redução do colesterol foi a descoberta dos anticorpos anti-PCSK9 (proteína convertase subtilisina/kexina tipo *9 – siisibin convertase subtilisin/kexin type 9*). São fármacos que reduzem o LDL-c a níveis sem precedentes, especialmente quando usados em combinação com estatinas e/ou ezetimiba.

Em análise pré-especificada do estudo *Alirocumab and Cardiovascular Outcomes in Patients with Acute Coronary Syndrome* (ACS) and *Diabetes-Prespecified Analyses of ODYSSEY OUTCOMES*, foi demonstrado benefícios na população de diabéticos[63]. Foram 18.924 pacientes com síndrome coronariana aguda (SCA) e níveis de LDL basais acima de 70 mg/dL, no braço alirocumabe associado a estainas em doses máximas toleradas *versus* estatina e/ou ezetimibe, durante 2 anos e meio. A meta de LDL-c preconizada era de 25-50 mg/dL. O grupo com alirocumabe reduziu de forma significativa os eventos cardíacos adversos maiores (MACE) - morte por doença coronária, infarto do miocárdio fatal e não fatal (IM), acidente vascular cerebral isquêmico fatal e não fatal ou hospitalização por angina instável, comparado ao grupo com estainas. Na análise pré-especificada, 28,8% tinham diabetes, 43,6% pré-diabetes e 27,7% com níveis normais de glicose. O grupo com alirocumabe associado a estanias reduziu o AAR em 2,3% nos diabéticos, quase o dobro de redução quando comparados aos pré-diabéticos (AAR de 1.2%) e não diabéticos (AAR de 1,2%). Uma razão para o sucesso da combinação de medicamentos nos diabéticos com SCA, é pelo seu elevado risco absoluto.

No presente estudo, não houve aumento da prevalência de diabetes no grupo alirocumabe comparado ao placebo.

O ensaio clínico FOURIER FOURIER (*Further cardiovascular OUtcomes Research with PCSK9 Inhibition in subjects with Elevated Risk*)[64] randomizou 27.564 pacientes para evolucumabe (140 mg a cada 2 semanas ou 420 mg uma vez por mês) *versus* placebo,incluindo pacientes com idades entre 40-85 anos, com doença cardiovascular aterosclerótica cínica (infarto do miocárdio prévio, infarto não hemorrágico acidente vascular cerebral ou arterial periférica sintomática doença) e fatores de risco adicionais (incluindo diabetes), com segmento médio de 2,2 anos[64]. Em análise pré-especificada, 40% eram portadores de diabetes, com redução média de 57% de LDL-c, com tendência à maior redução de risco absoluto,

Esses medicamentos tem sido recomendados em diretrizes, associados a estatinas nas doses máximas, para alcance de metas mais agressivas, em pacientes de muito alto risco.

Terapias emergentes na redução do LDL-c

Medicamentos mais recentes que reduzem os valores de LDL-colesterol:

1. Inclisiran é um inibidor do PCSK9, administrado por via subcutânea que reduz o colesterol LDL em 50% a 60%, com ação de longa duração, e reduções sustentadas de ambos PCSK9 circulante e LDL-c, persistindo entre 6 e 12 meses após uma única injeção. Em um estudo de curto prazo em 497 pacientes (14% com diabetes tipo 2), a terapia com Inclisiran foi associada a reduções médias no LDL-c de 28% a 52% ($p < 0,0001$) e 28% a 55% ($p < 0,005$) para todas as doses nos grupos sem e com diabetes, respectivamente[65]. Inclisiran também reduziu colesterol total, Apo B, não HDL-c e Lp (a), independente da presença de diabetes[66].
2. A lomitapida é um medicamento oral diário, que foi aprovado para o tratamento de hipercolesterolemia familiar homozigótica grave e reduz o LDL-c colesterol LDL e TG em aproximadamente 40%, por inibição direta da montagem das lipoproteínas contendo Apo B no fígado e intestino; há um risco aumentado de esteatose hepática com uso prolongado[67,68]. Pelo alto custo, não há recomendação para uso em diabetes.
3. O ácido bempedoico é um novo agente oral que atua na síntese do colesterol, inibindo a ATP-citrato liase (fase anterior à 3-hidroxi-3-metilglutaril-coenzima A (HMG CoA) redutase), o que resulta em redução de LDL-c semelhante ao ezetimibe com magnitude semelhante à da ezetimiba da redução do colesterol LDL. Sua eficácia e segurança foram recentemente demonstradas em estudo randomizado de pacientes com DAC, e/ou hipercolesterolemia familiar, dos quais 28,6% também tinham diabetes. Houve redução dos níveis de LDL-c de 16,5%, independente da presença de diabetes[69].

Tratamento da hipertrigliceridemia no diabetes

A presença de hipertrigliceridemia leve a moderada representa o risco residual na população de diabéticos, sendo tratada com estatinas associada a fibratos.

Além do risco residual, pacientes diabéticos podem evoluir com hipertrigliceridemia grave (triglicérides de jejum ≥ 880 mg/dL), o que aumenta o risco de pancreatite aguda com mortalidade que pode chegar a 30%[70].

Pacientes com susceptibilidade poligênica associada a descontrole glicêmico, má adesão à dieta, ganho de peso em excesso, ingestão de álcool, infecção, uso de certos medicamentos (por exemplo: corticoides) e síndrome metabólica, podem evoluir com elevações importantes dos valores de triglicérides[71]. O manejo clinico inclui preparações de EPA ou ômega 3, além de medicamentos em desenvolvimento para o tratamento da hipertrigliceridemia grave. Entre eles está o Volanesorsen, um inibidor antisenso quimérico 20-O-metoxietil de segunda geração de Apo C-III, injetado por via subcutânea e aprovado para o uso nos pacientes com a doença com hipertrigliceridemia monogênica ou síndrome de quilomicronemia familiar (SQF)[72].

Recentemente, o estudo COMPASS (*Efficacy and safety of volanesorsen in patients with multifactorial chylomicronaemia*) testou a eficácia e segurança do volanosorsen em pacientes com síndrome da quiolomicronemia multifatorial. Neste ensaio randomizado controlado por placebo, a terapia com volanesorsen em 113 pacientes com quilomicromemia poligênica (39% de diabéticos tipo 2) reduziu em 70% os níveis plasmáticos de triglicérides com redução dos episódios de pancreatite aguda[73]. A presença de efeitos colaterais do volanesorsen, incluindo trombocitopenia e sintomas semelhantes à gripe no local da injeção, devem ser considerados na análise de risco e benefício nessa população hipertrigliceridêmica grave. Outros agentes que minimizam os efeitos colaterais estão sendo desenvolvidos como o oligonucleotídeo antisenso Anti-Apo C-III injetável conjugado com N-acetilgalactosamina[72,74].

Outros agentes em desenvolvimento para hipertrigliceridemia tem como alvo a proteína ANGPTL3 (*angiopoietin like protein type 3*), um modulador circulante da lipólise 75[73]. Nesse contexto, o evinacumabe é um anticorpo monoclonal anti-ANGPTL3 circulante, capaz de reduzir os níveis de TG em> 70% e os níveis de colesterol LDL em> 25%[74,76]. O oligonucleotídeo antisense IONIS-ANGPTL3-LRx tem como alvo o RNA, evitando que qualquer proteína ANGPTL3 seja produzida, com reduções semelhantes do perfil lipídico[75,77].

As estatinas continuam sendo a base da terapêutica na prevenção da doença macrovascular na população diabética. Nos pacientes de risco elevado ou muito elevado, a terapêutica complementar às estatinas como o ezetimibe e inibidores de PCSK9, atualmente disponíveis (alirocumabe e evolocumabe), reduzem de forma adicional o risco de eventos cardiovasculares nessa população. EPA em altas doses pode ser considerado nos pacientes diabéticos tratados com estatinas, mas com valores de triglicérides persistentemente elevados.

Fibratos não devem ser utilizados em associação com estatinas para redução de eventos cardiovasculares nos subgrupos de pacientes diabéticos com níveis elevados de TG devido aos resultados negativos do estudo PROMINENT. Os fibratos têm indicação para profilaxia de pancreatite em pacientes com hipertrigliceridemia grave. Podem, contudo, reduzir o risco de progressão da doença microvascular, particularmente retinopatia diabética, mas mais estudos ainda são necessários nesse aspecto.

Vários tratamentos aprovados recentemente ou em desenvolvimento poderão contribuir para redução do risco cardiovascular nessa população.

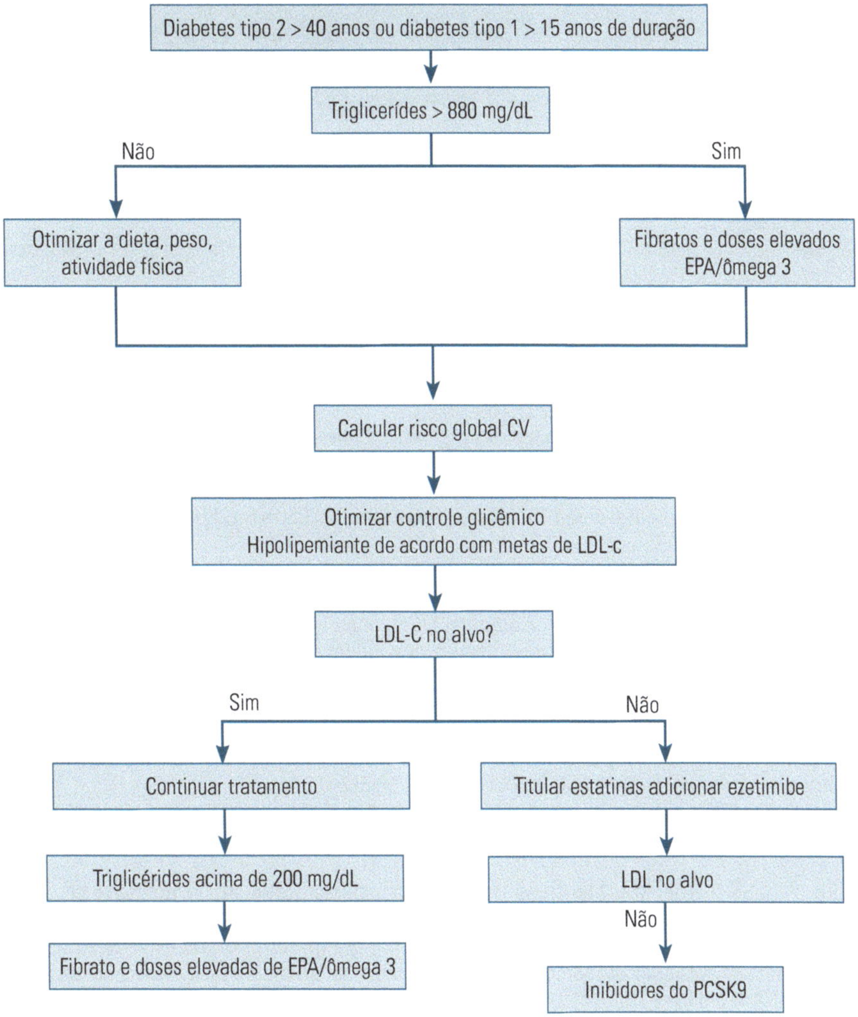

Figura 13.2 Algoritmo de tratamento da hipertrigliceridemia no diabetes.

Referências

1. Durrington PN. Hyperlipidaemia: diagnosis and management. London: Hodder Arnold; 2007.
2. Sarwar N, Gao P, Seshasai SR et al. Diabetes mellitus, fasting blood glucose concentration, and risk of vascular disease: a collaborative meta-analysis of 102 prospective studies. Lancet 2010 June 26;375(9733):2215-22.
3. Laing SP, Swerdlow AJ, Slater SD et al. Mortality from heart disease in a cohort of 23,000 patients with insulin-treated diabetes. Diabetologia 2003 June;46(6):760-5.
4. Seshasai SR, Kaptoge S, Thompson A et al. Diabetes mellitus, fasting glucose, and risk of cause-specific death. N Engl J Med 2011 March 3;364(9):829-41.
5. Haffner SM, Stern MP, Hazuda HP, Mitchell BD, Patterson JK. Cardiovascular risk factors in confirmed prediabetic individuals. Does the clock for coronary heart disease start ticking before the onset of clinical diabetes? JAMA 1990 June 6;263(21):2893-8.
6. Selvin E, Steffes MW, Zhu H et al. Glycated hemoglobin, diabetes, and cardiovascular risk in nondiabetic adults. N Engl J Med 2010 March 4;362(9):800-11.
7. Davis TM, Coleman RL, Holman RR. Prognostic significance of silent myocardial infarction in newly diagnosed type 2 diabetes mellitus: ited Kingdom Prospective Diabetes Study (UKPDS) 79. Circulation 2013 March 5;127(9):980-7.
8. Effect of intensive diabetes management on macrovascular events and risk factors in the Diabetes Control and Complications Trial. Am J Cardiol 1995 May 1;75(14):894-903.
9. Winocour PH, Durrington PN, Ishola M, Anderson DC, Cohen H. Influence of proteinuria on vascular disease, blood pressure, and lipoproteins in insulin dependent diabetes mellitus. Br Med J (Clin Res Ed) 1987 June 27;294(6588):1648-51.
10. Duckworth W, Abraira C, Moritz T et al. Glucose control and vascular complications in veterans with type 2 diabetes. N Engl J Med 2009 January 8;360(2):129-39.
11. Patel A, MacMahon S, Chalmers J et al. Intensive blood glucose control and vascular outcomes in patients with type 2 diabetes. N Engl J Med 2008 June 12;358(24):2560-72.
12. Nathan DM; DCCT/EDIC Research Group. The diabetes control and complications trial/epidemiology of diabetes interventions and complications study at 30 years: overview.Diabetes Care. 2014;37(1):9-16.
13. Holman RR, Paul SK, Bethel MA, Matthews DR, Neil HA. 10-year follow-up of intensive glucose control in type 2 diabetes. N Engl J Med. 2008 Oct 9;359(15):1577-89.
14. Ismail-Beigi F, Craven T, Banerji MA, et al. ; ACCORD trial group. Effect of intensive treatment of hyperglycaemia on microvascular outcomes in type 2 diabetes: an analysis of the ACCORD randomised trial. Lancet 2010;376:419–430
15. Chapman MJ, Ginsberg HN, Amarenco P et al. Triglyceride-rich lipoproteins and high-density lipoprotein cholesterol in patients at high risk of cardiovascular disease: evidence and guidance for management. Eur Heart J 2011 June;32(11):1345-61.
16. Stone JA, Fitchett D, Grover S, Lewanczuk R, Lin P. Vascular protection in people with diabetes. Can J Diabetes 2013;37 Suppl. 1:S100e4.
17. Kearney PM, Blackwell L, Collins R et al. Efficacy of cholesterol-lowering therapy in 18,686 people with diabetes in 14 randomised trials of statins: a meta-analysis. Lancet 2008 January 12;371(9607):117-25.
18. Lafontan M, Langin D.Lipolysis and lipid mobilization in human adipose tissue.Prog Lipid Res. 2009 Sep;48(5):275-97.
19. Verges B. Pathophysiology of diabetic dyslipidaemia: where are we? Diabetologia 2015 May;58(5):886-99.
20. Nikkila EA, Kekki M. Plasma triglyceride transport kinetics in diabetes mellitus. Metabolism 1973 January;22(1):1-22.
21. Malmstrom R, Packard CJ, Caslake M et al. Defective regulation of triglyceride metabolism by insulin in the liver in NIDDM. Diabetologia 1997 April;40(4):454-62.

22. Rock CL, Flatt SW, Pakiz B et al. Weight loss, glycemic control, and cardiovascular disease risk factors in response to differential diet composition in a weight loss program in type 2 diabetes: a randomized controlled trial. Diabetes Care 2014 June;37(6):1573-80.
23. Standards of medical care in diabetes--2014. Diabetes Care 2014 January;37 Suppl 1:S14-S80.
24. Haffner SM. Dyslipidemia management in adults with diabetes. Diabetes Care 2004 January;27 Suppl 1:S68-S71.
25. Wing RR, Bolin P, Brancati FL et al. Cardiovascular effects of intensive lifestyle intervention in type 2 diabetes. N Engl J Med 2013 July 11;369(2):145-54.
26. Torgerson JS, Hauptman J, Boldrin MN, Sjostrom L. XENical in the prevention of diabetes in obese subjects (XENDOS) study: a randomized study of orlistat as an adjunct to lifestyle changes for the prevention of type 2 diabetes in obese patients. Diabetes Care 2004 January;27(1):155-61.
27. Sjostrom L. Surgical intervention as a strategy for treatment of obesity. Endocrine 2000 October;13(2):213-30.
28. Maahs DM, Ogden LG, Dabelea D et al. Association of glycaemia with lipids in adults with type 1 diabetes: modification by dyslipidaemia medication. Diabetologia 2010 December;53(12):2518-25.
29. Mihailescu DV, Vora A, Mazzone T. Lipid effects of endocrine medications. Curr Atheroscler Rep 2011 February;13(1):88-94.
30. Stumvoll M, Nurjhan N, Perriello G, Dailey G, Gerich JE. Metabolic effects of metformin in non--insulin-dependent diabetes mellitus. N Engl J Med 1995 August 31;333(9):550-4.
31. Zinman B, Wanner C, Lachin JM et al. Empagliflozin, Cardiovascular Outcomes, and Mortality in Type 2 Diabetes. N Engl J Med 2015 November 26;373(22):2117-28.
32. Buse JB, Tan MH, Prince MJ, Erickson PP. The effects of oral anti-hyperglycaemic medications on serum lipid profiles in patients with type 2 diabetes. Diabetes Obes Metab 2004 March;6(2):133-56.
33. Monami M, Vitale V, Ambrosio ML et al. Effects on lipid profile of dipeptidyl peptidase 4 inhibitors, pioglitazone, acarbose, and sulfonylureas: meta-analysis of placebo-controlled trials. Adv Ther 2012 September;29(9):736-46.
34. Forst T, Guthrie R, Goldenberg R et al. Efficacy and safety of canagliflozin over 52 weeks in patients with type 2 diabetes on background metformin and pioglitazone. Diabetes Obes Metab 2014 May;16(5):467-77.
35. Schwartz EA, Koska J, Mullin MP, Syoufi I, Schwenke DC, Reaven PD. Exenatide suppresses postprandial elevations in lipids and lipoproteins in individuals with impaired glucose tolerance and recent onset type 2 diabetes mellitus. Atherosclerosis 2010 September;212(1):217-22.
36. Vilsboll T, Zdravkovic M, Le-Thi T et al. Liraglutide, a long-acting human glucagon-like peptide-1 analog, given as monotherapy significantly improves glycemic control and lowers body weight without risk of hypoglycemia in patients with type 2 diabetes. Diabetes Care 2007 June;30(6):1608-10.
37. Collins R, Armitage J, Parish S, Sleight P, Peto R. Effects of cholesterol-lowering with simvastatin on stroke and other major vascular events in 20536 people with cerebrovascular disease or other high-risk conditions. Lancet 2004 March 6;363(9411):757-67.
38. Soran H, Schofield JD, Durrington PN. Cholesterol, not just cardiovascular risk, is important in deciding who should receive statin treatment. Eur Heart J 2015 November 14;36(43):2975-83.
39. Collins R, Armitage J, Parish S, Sleigh P, Peto R. MRC/BHF Heart Protection Study of cholesterol--lowering with simvastatin in 5963 people with diabetes: a randomised placebo-controlled trial. Lancet 2003 June 14;361(9374):2005-16.
40. Colhoun HM1, Betteridge DJ, Durrington PN, Hitman GA, Neil I, Livingstone SJ, Thomason MJ, Mackness MI, Charlton-Menys V, Fuller JH; CARDS investigators. Primary prevention of cardiovascular disease with atorvastatin in type 2 diabetes in the Collaborative Atorvastatin Diabetes Study (CARDS): multicentre randomised placebo-controlled trial. Lancet. 2004 Aug 21-27;364(9435):685-96.
41. Preiss D, Seshasai SR, Welsh P et al. Risk of incident diabetes with intensive-dose compared with moderate-dose statin therapy: a meta-analysis. JAMA 2011 June 22;305(24):2556-64.
42. Garcia-Calvo M, Lisnock J, Bull HG et al. The target of ezetimibe is Niemann-Pick C1-Like 1 (NPC1L1). Proc Natl Acad Sci U S A 2005 June 7;102(23):8132-7.
43. Cannon CP, Blazing MA, Giugliano RP, McCagg A, White JA, Theroux P, Darius H, Lewis BS, Ophuis TO, Jukema JW, De Ferrari GM, Ruzyllo W, De Lucca P, Im K, Bohula EA, Reist C, Wiviott SD, Ter-

shakovec AM, Musliner TA, Braunwald E, Califf RM; IMPROVE-IT Investigators. Ezetimibe Added to StatinTherapy after Acute Coronary SyndromesN Engl J Med. 2015 Jun 18;372(25):2387-97

44. Mazidi M, Rezaie P, Karimi E, Kengne AP. The effects of bile acid sequestrants on lipid profile and blood glucose concentrations: A systematic review and meta-analysis of randomized controlled trials. Int J Cardiol 2017;227:850e7.
45. The Lipid Research Clinics Coronary Primary Prevention Trial results. I. Reduction in incidence of coronary heart disease. JAMA 1984;251:351e64.
46. Hansen M, Sonne DP, Knop FK. Bile acid sequestrants: Glucose-loweringmechanisms and efficacy in type 2 diabetes. Curr Diab Rep 2014;14:482.(
47. M.J. Chapman, J.S. Redfern, M.E. McGovern, P. Giral Niacin and fibrates in atherogenic dyslipidemia: pharmacotherapy to reduce cardiovascular risk Pharmacol.
48. Staels B, Dallongeville J, Auwerx J et al. Mechanism of action of fibrates on lipid and lipoprotein metabolism Circulation, 98 (1998), pp. 2088-2093
49. Rosenson RS. Current overview of statin-induced myopathy. Am J Med. 2004;116(6):408-16.
50. Rubins HB, Robins SJ, Collins D, Fye CL, Anderson JW, Elam MB, et al. Gemfibrozil for the secondary prevention of coronary heart disease in men with low levels of high-density lipoprotein cholesterol. Veterans Affairs high-Density Lipoprotein Cholesterol Intervention Trial Study Group. N Engl J Med. 1999;341(6):410-8.
51. Keech A, Simes RJ, Barter P, Best J, Scott R, Taskinen MR et al. Effects of long-term fenofibrate therapy on cardiovascular events in 9795 people with type 2 diabetes mellitus (the FIELD study): randomised controlled trial. Lancet. 2005;366(9500):1849-61.
52. Jun M, Foote C, Lv J et al. Effects of fibrates on cardiovascular outcomes: a systematic review and meta--analysis Lancet 2010; 375:1875-84.
53. Fruchart JC. Selective peroxisome proliferator-activated receptor α modulators (SPPARMα): the next generation of peroxisome proliferator-activated receptor α-agonists Cardiovasc Diabetol 2013; 12:82.
54. Araki E, Yamashita S, Arai H, Yokote K, Satoh J, Inoguchi T, et al. Effects of pemafibrate, a novel selective PPAR alpha modulator, on lipid and glucose metabolism in patients with type 2 diabetes and hypertriglyceridemia: a randomized, double-blind, placebo-controlled, phase 3 trial. Diabetes Care 2018; 41(3):538-46.
55. Das Pradhan A, Glynn RJ, Fruchart JC et al. Triglyceride Lowering with Pemafibrate to Reduce Cardiovascular Risk. N Engl J Med. 2022 Nov 24;387(21):1923-1934.
56. Balk EM, Lichtenstein AH, Chung M, Kupelnick B, Chew P, Lau J. Effects of omega-3 fatty acids on serum markers of cardiovascular disease risk: a systematic review. Atherosclerosis. 2006;189(1):19-30.
57. Harris WS. n-3 fatty acids and serum lipoproteins: human studies. Am J Clin Nutr. 1997;65(5 Suppl):1645S-1654S.
58. Gissi HF, Tavazzi L, Maggioni AP, Marchioli R, Barlera S et al. Effect of n-3 polyunsaturated fatty acids in patients with chronic heart failure (the GISSI-HF trial): a randomised, double-blind, placebo-controlled trial. Lancet. 2008;372(9645):1223-30.
59. Kromhout D, Giltay EJ, Geleijnse JM; Alpha Omega Trial Group. n-3 fatty acids and cardiovascular events after myocardial infarction. N Engl J Med. 2010;363(21):2015-26.
60. Yokoyama M, Origasa H, Matsuzaki M, Matsuzawa Y, Saito Y, Ishikawa Y, et al.; Japan EPA lipid intervention study (JELIS) Investigators. Effects of eicosapentaenoic acid on major coronary events in hypercholesterolaemic patients (JELIS): a randomised open-label, blinded endpoint analysis. Lancet. 2007;369(9567):1090-8.
61. Bhatt DL, Steg PG, Miller M, Brinton EA, Jacobson TA, Ketchum SB, Doyle RT Jr, Juliano RA, Jiao L, Granowitz C, Tardif JC, Ballantyne CM; REDUCE-IT Investigators. Cardiovascular Risk Reduction with Icosapent Ethyl for Hypertriglyceridemia N Engl J Med. 2019 Jan 3;380(1):11-22.
62. Nicholls SJ, Lincoff M, Garcia M, et al. Effect of High-Dose Omega-3 Fatty Acids vs Corn Oil on Major Adverse Cardiovascular Events in Patients at High Cardiovascular Risk: The STRENGTH Randomized Clinical Trial. JAMA 2020;324:2268-80.
63. Ray KK, Colhoun H, Szarek M, Baccara-Dinet M, Bhatt DL et al. Odyssey outcomes investigators Alirocumab and Cardiovascular Outcomes in Patients with Acute Coronary Syndrome (ACS) and Diabetes – Prespecified Analyses of odyssey outcomes. Diabetes 2018 Jul; 67(Supplement 1).

64. Schwartz GG, Steg PG, Szarek M et al. Alirocumab and cardiovascular outcomesafter acute coronary syndrome. N Engl J Med 2018;379:2097e107.
65. Leiter LA, Teoh H, Kallend D et al. Inclisiran lowers LDL-C and PCSK9 irrespectiveof diabetes status: The ORION-1 randomized clinical trial. Diabetes Care 2019;42:173e6.
66. Ray KK, Landmesser U, Leiter LA et al. Inclisiran in patients at high cardiovascularrisk with elevated LDL cholesterol. N Engl J Med 2017;376:1430e40.
67. Brahm AJ, Hegele RA. Lomitapide for the treatment of hypertriglyceridemia. Expert Opin Investig Drugs 2016;25:1457e63.
68. Berberich AJ, Hegele RA. Lomitapide for the treatment of hypercholesterolemia. Expert Opin Pharmacother 2017;18:1261e8.
69. Ray KK, Bays HE, Catapano AL et al. Safety and efficacy of bempedoic acid toreduce LDL cholesterol. N Engl J Med 2019;380:1022e32.
70. Brahm AJ, Hegele RA. Chylomicronaemia–current diagnosis and future therapies.Nat Rev Endocrinol 2015;11:352e62.
71. Dron JS, Wang J, Cao H et al. Severe hypertriglyceridemia is primarily polygenic.J Clin Lipidol 2019;13:80e8.
72. Digenio A, Dunbar RL, Alexander VJ et al. Antisense-mediated lowering ofplasma apolipoprotein C--III by volanesorsen improves dyslipidemia and insulinsensitivity in type 2 diabetes. Diabetes Care 2016;39:1408e15.134.
73. Gouni-Berthold J, Alexander VJ, Yang O, Hurh E, Steinhagen-Thiessen E et al. Efficacy and safety of volanesorsen in patients with multifactorial chylomicronaemia (COMPASS): a multicentre, double--blind, randomised, placebo-controlled, phase 3 trial Lancet 2021; 9(5):264-75.
74. Tsimikas S. RNA-targeted therapeutics for lipid disorders. Curr Opin Lipidol 2018; 29:459e66.
75. Volta A, Hovingh GK, Grefhorst A. Genetics of familial hypercholesterolemia: A tool for development of novel lipid lowering pharmaceuticals? Curr Opin Lipidol 2018; 29:80e6.
76. Dewey FE, Gusarova V, Dunbar RL et al. Genetic and pharmacologic inactivationof ANGPTL3 and cardiovascular disease. N Engl J Med 2017; 377:211e21.
77. Graham MJ, Lee RG, Brandt TA et al. Cardiovascular and metaboliceffects of ANGPTL3 antisense oligonucleotides. N Engl J Med 2017;377:222e32.

CAPÍTULO 14

Diabetes e Doença Vascular Periférica

José Augusto Monteiro

O diabetes *mellitus* tipo 2 (DM2) está associado a um maior risco de morte prematura[1,4], sendo a doença aterosclerótica cardiovascular a principal causa de mortalidade e morbidade neste grupo de pacientes, que apresenta cerca de duas a três vezes o risco de infarto agudo do miocárdio (IAM) ou acidente vascular encefálico (AVE) quando comparado a indivíduos não diabéticos (NAO DM)[1,4]. A incidência crescente do DM2 e o aumento na proporção da população idosa têm conduzido ao aumento de outras complicações associadas ao mesmo, entre as quais a doença arterial obstrutiva periférica (DAOP), associada a lesões ulceradas nos membros inferiores[6]. A prevalência da DAOP propriamente dita varia de 1.8% a 25% de acordo com a população estudada e o valor de ITB adotado; em países desenvolvidos, estima-se em 3% a 10% entre a população de 40 a 70 anos e entre 10 a 20% na população acima de 70 anos[18]; porém, essa prevalência pode ser mais alta em certos subgrupos, como indivíduos DM2[18], entre os quais apresenta o risco de manifestar-se 1,5 a 3 vezes ao da população geral[1,4,15,26]. O estudo *ADVANCE* identificou uma incidência cumulativa de 5,8% e a incidência de 1,24 a cada 100 pessoas ano entre DM2[1], onde para cada 1% de incremento de hemoglobina glicosilada (HbGlic), ocorre um aumento de 28% de risco para DAOP[34], constituindo os indivíduos com DAOP e DM2 um subgrupo com particular risco para eventos adversos[26]. Mueller e cols.[16] analisando indivíduos DM2 e NAO DM com DAOP, ao longo de 10 anos, identificaram que 29% NAO DM e 58% dos DM2 morreram (RR 2,51 CI 1,72-3,66 $p < 0,001$); por outro lado, quando o estudo compara pacientes DM2 com DAOP ativa com pacientes DM2 sem DAOP , a mortalidade entre os primeiros é maior (58% *vs.* 19% RR 4,06 CI 2,67-6,18 $p < 0,001$)[16].

A DAOP é definida como a presença de obstrução vascular abaixo do nível do ligamento inguinal, aumentando o risco de não cicatrização de lesões ulceradas nos membros inferiores e consequente perda de membro[19]. Nos indivíduos DM2, compromete principalmente artérias infra poplíteas[1,15], determinando uma calcificação mais difusa[15] e maior dano às artérias de menor calibre do que a DAOP em NAO DM, associando-se a maior morbimortalidade cardiovascular e a um pior prognóstico[1]. A isquemia crítica dos membros (*critical limb ischemia* – CLI) é uma condição crônica terminal da DAOP, definida pela presença de dor isquêmica de repouso e/ou lesão trófica. Cerca de 50% dos indivíduos com lesões ulceradas apresentam DAOP[6], e quando não tratadas associam-se a taxas de amputação de membros inferiores acima de 30% em um ano[6]. Em um grupo de indivíduos com DAOP/CLI, cerca de 40% apresentam DM2[26], e ao analisarmos dentro deste, no subgrupo com padrão de doença TASC II C e D, cerca de 80% apresentarão DM2[26]. Com lesões arteriais complexas e altamente calcificadas, desafio para qualquer estratégia de revascularização (angioplastia transluminal percutânea – ATPC *vs. lower extremity by-pass* – LEB)[26]; o estudo *EURODIALE* (*European Study Group on Diabetes and Lower Extremity*), analisando 1.299 indivíduos com lesões ulceradas, verificou que 50% dos doentes apresentavam DAOP e 12%, CLI[34]; neste grupo, a DAOP implica em maior dificuldade de cicatrização, risco de amputação, ocorrência de eventos cardiovasculares e morte[34], onde contribuiriam, ainda, para este desfecho desfavorável a relação do DM2 com outras condições como a polineuropatia, deformidades dos pés e imunossupressão[26].

A amputação dos membros, evento final regional associado à DAOP, é uma complicação do DM2 associada a custos e alteração de qualidade de vida significativos[5], decorrendo em 90% das situações do desenvolvimento de uma lesão ulcerada no membro inferior, que não cicatriza[5], situação está presente em 5 a 10% dos indivíduos DM2 idosos[31]. Entre os indivíduos submetidos à amputação, cerca de 30% serão submetidos a um segundo procedimento mais extenso num período de até 16 semanas após o evento inicial[5], sendo a sobrevida dos pacientes DM2 pós amputação de cerca de 50% em três anos[5].

Assim sendo, a identificação e abordagem precoce da DAOP entre indivíduos DM2 são de suma importância, com o objetivo de minimizar as complicações associadas, entre elas, a perda de membro e suas consequências funcionais, sanitárias e sociais[6].

Etiologia/fisiopatologia

Em decorrência da redução do tabagismo globalmente, o DM2 está se tornando o maior fator de risco para DAOP[13], relacionando-se o tempo de duração da doença e o grau de (des)controle com a incidência e severidade do DAOP[13], portanto, sendo mais comum entre DM2 de longa duração e com níveis de açúcar sanguíneos mal controlados[31]. Chuengsamarn e cols. identificaram uma correlação linear positiva entre os valores de A[1]C (r = 0,4), Glicemia de jejum (r = 0,36) e triglicérides (r = 0,2) com valores de PCR[3] e entre este último e a ocorrência de doença arterial; reduzindo-se os valores de PCR de severo (3,0 mg/L) para moderado (1,0 a 2,99 mg/L), reduz-se a ocorrência de doença arterial coronariana (DAC), retinopatia, nefropatia e neuropatia periférica[3]; assim sendo, os valores de PCR apresentam potencial valor preditivo em relação a complicações vasculares do DM2, com significativa sensibilidade e especificidade, sugerindo que PCR pode ser utilizado na prática clínica para monitorar o risco dessas complicações, que contribuem para a manifestação de lesões ulceradas e amputação de membros (Figura 14.1)[31].

De acordo com Mohammedi e cols., em uma população de DM2, são considerados, ainda, fatores de risco independentes para DAOP, o sexo masculino (HR = 1,3); a elevação da pressão arterial sistólica com o uso de anti-hipertensivos (HR = 1,13); a ausência de pulso pedioso (HR = 1,47); a ausência de pulso tibial posterior (HR = 1,29); a elevação de hemoglobina glicada (HR = 1,07); a elevação da creatinina urinária (HR = 1,21); histórico de tabagismo ativo (HR- = 1,37); a presença de microalbuminúria (HR = 2,23); terapia de foto coagulação para a retina (HR = 1,8); histórico de doença microangiopática (HR = 1,73)[1]. A Figura 14.2 demonstra a relação entre ausência de pulsos periféricos e a frequência cumulativa de eventos cardiovasculares maiores, traduzindo a gravide potencial da DAOP.

A complicação microvascular mais comum é a neuropatia, presente entre 8% e 59% dos DM2[31]; a incidência dessas lesões também aumenta com o prejuízo progressivo da função renal, presente em cerca de 25% dos DM, aumentando em 2 a 6 x o risco de amputação dos membros inferiores[31].

Ao discutirmos sobre a doença arterial obstrutiva periférica DAOP no DM2 e suas consequências, o faremos discutindo o principal determinante desta doença, isto é, a aterosclerose.

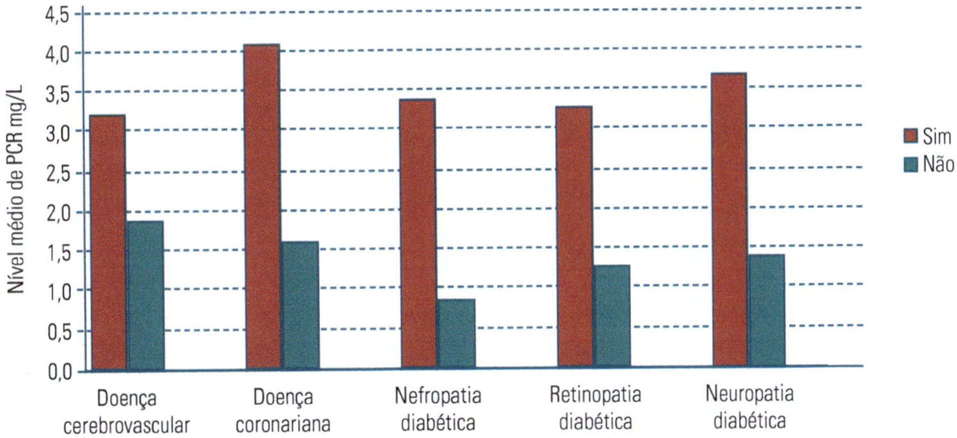

Figura 14.1 Correlação entre níveis médios de PCR e ocorrência de complicações em DM2[3].

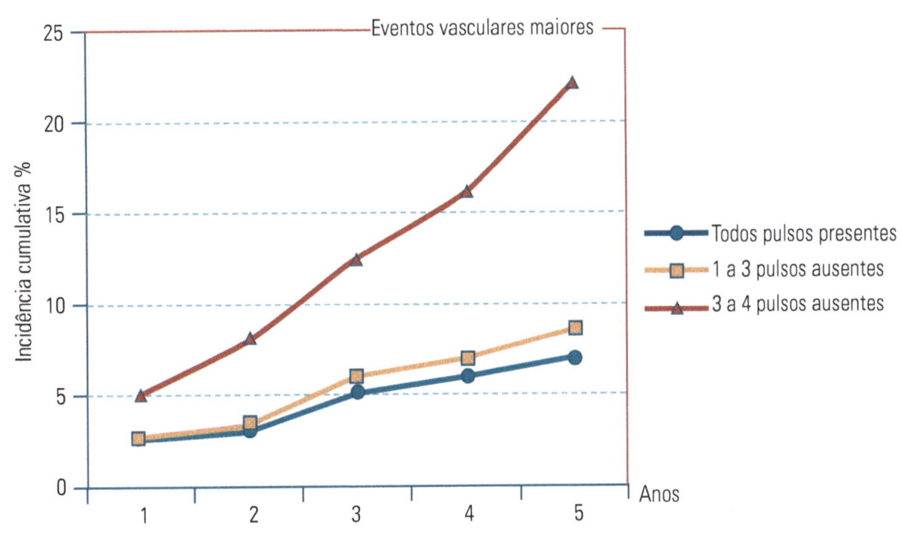

Figura 14.2 Relação entre a ausência de pulsos periféricos e ocorrência de eventos vasculares maiores (IAM/AVE) em pacientes DM2[4].

Dois tipos de doença vascular são identificadas nos DM2: a disfunção micro circulatória não oclusiva, acometendo arteríolas de rim, retina e nervos periféricos e a macroangiopatia, caracterizando-se por lesões ateroscleróticas da circulação arterial periférica; a primeira forma de manifestação quase que exclusiva do DM2; a segunda, de aspecto morfológico similar à aterosclerose do NAO DM. Ambas conduzem a alterações de função e estrutura vascular de diferentes estruturas e órgãos, levando a redução da perfusão arterial e culminando com a isquemia e morte tecidual; o envolvimento vascular é difuso, particularmente severo em artérias infra geniculares, com alta prevalência de oclusões longas[33].

Apesar desta similaridade, alguns aspectos caracterizam a doença arterial periférica nos membros inferiores dos DM2; do ponto de vista anatomopatológico macroscópico, o padrão de distribuição é característico, com a calcificação das camadas médias das artérias (Monckeberg) abaixo dos joelhos[19,26], com uma predileção pelo comprometimento das artérias tibiais e fibular entre o joelho e o pé, onde as artérias do pé são frequentemente preservadas.Microscopicamente, as placas de ateroma em indivíduos DM2 não apresentam diferenças quanto à caracterização em relação a placas provenientes de indivíduos NAO DM, exceptuando-se calcificação mais intensa, conforme Tabela 14.1[17].

Tabela 14.1 Características de placas de ateroma no diabetes *mellitus* tipo 2[17]

Característica placa	OR DM2	p
Placa calcificada	2,11 (1,43-3,12)	< 0,01
Placa rica em colágeno	1,60 (0,93-2,74)	0,09
Core lipídico > 10%	0,98 (0,63-1,53)	0,92
Presença de hemorragia intraplaca	0,73 (0,51-1,04)	0,08

As complicações vasculares do DM2 decorrem da redução de angiogênese, progressão da inflamação e disfunção endotelial e, portanto, da aceleração da DAOP no DM2[19]. A angiogênese mostra-se prejudicada em função de hiperglicemia, a) pela redução de ativação de fator α derivado de estroma (HIF 1α) que interfere com a proteção hipóxia dependente contra a degradação proteosomal[19] e inibe a expressão de fator de crescimento endotelial vascular (VEGF) induzido por hipóxia[19]; b) elevação dos níveis séricos de oxido nítrico, que reduz a angiogênese e fatores de crescimento proangiogênese; c) redução do recrutamento de células precursoras endoteliais a partir do estímulo do fator alfa derivado do estroma (SDF 1α).

Quanto à atividade inflamatória, a hiperglicemia e as alterações metabólicas lipídicas não somente determinam a lesão de células endoteliais como iniciam e promovem o processo aterosclerótico no DM2; algumas citoquinas protetoras tais como a adiponectina e osteoprotegerina podem atenuar a progressão da DAOP; a adiponectina exerce uma ação anti-inflamatória e ateroprotetiva e a osteoprotegerina protege as células endoteliais inibindo a aterosclerose. Em indivíduos DM2 com DAOP são encontrados valores mais baixos de adiponectina e mais elevados de osteoprotegerina[21], levando a disfunções do endotélio vascular, as quais são resultados da ativação de vias inflamatórias e aumento de stress oxidativo, dando formação aos produtos finais de glicação avançada e produtos finais de lipoxidação avançada, formados através das vias dos polióis, hexosamina, *advanced glygation end products* (AGE) e proteína quinase e que atuam na patogênese das complicações arteriais, dentre as quais a DAOP, associadas ao DM2[21,31,32].

Diante de uma oclusão arterial segue-se a hipoperfusão e isquemia tecidual, seguindo-se da necrose tecidual, culminando com a amputação de membro; por outro lado, à medida que a DAOP progride, diferentes formas de crescimento vascular no organismo adulto contribuem para compensar a obstrução arterial[30]; com o gradual desenvolvimento da estenose, levando a oclusão subaguda, ocorre o estímulo ao crescimento de circulação colateral através do aumento/dilatação de conexões arteriolares preexistentes, onde a função da artéria ocluída é parcialmente, e eventualmente, completamente compensada, denominado arteriogênese[30] ou através da proliferação de capilares, denominada angiogênese[30]; porém, nos diabéticos, a formação de circulação colateral é prejudicada, tornando os tecidos mais susceptíveis a isquemia crítica[33].

O estímulo para o crescimento de vasos colaterais que caracteriza a arteriogênese decorre do aumento do estresse de cisalhamento em consequência do gradiente de pressão gerado pela oclusão arterial, levando ao aumento de fluxo. O mecanismo do crescimento induzido pelo estresse de cisalhamento apresenta um componente determinado geneticamente, através dos canais iônicos sensíveis ao estresse tais como o canais de cálcio ativados por estresse TRPV4[30]; os canais RHO, que utilizam proteínas *actin-binding*[30] e os da óxido nítrico sintetase[30]; o bloqueio do último inibe a arteriogênese por completo[30]. O estímulo físico atuante sobre as células endoteliais é transmitido através de um sinal molecular à fibra muscular lisa da camada média da arteríola pré-existente, uma vez que se encontram isoladas pela membrana basal e lâmina elástica interna; esta molécula de transmissão trata-se provavelmente do óxido nítrico (NO), produzido pelo endotélio sobre estímulo de cálcio, a partir de canais de cálcio ativados por stress TRPV4; o NO em associação com a guanilato ciclase produz monofosfato cíclico de guanosina, que leva a vasodilatação; há também o crescimento celular, caracterizado pelo aumento de diâmetro e extensão do vaso, provavelmente sob ação da *monocyte chemoattractant protein* (MCP), produzida pela fibra muscular lisa[30]; este processo finda-se com a normalização do estresse de cisalhamento[30].

Com relação a angiogênese, as células progenitoras endoteliais (CPE), precursoras em circulação da neovasculogênese em adulto, desempenham papel no reparo vascular pós injúria; encontradas na medula óssea, são mobilizadas através de diferentes estímulos, como isquemia tecidual; no DM2 há redução quantitativa de CPE, associando-se a prejuízo de funções destas[34].

Além disso, a glicação da matriz proteica levando ao acúmulo de *advanced glygation end products* (AGEs) leva a alterações estruturais e funcionais em grande grupo de proteínas que desempenham papel angular nas complicações associadas ao DM2, entre as quais o enrijecimento da parede vascular e liberação de oxido nítrico derivado de endotélio, modificação de lipoproteínas levando a formação de células espumosas, deposição do complexo AGE/RAGE nas células endoteliais, induzindo a produção de fator nuclear Kappa B (NFKB) e consequente aumento da expressão de proteína de adesão celular vascular (VCAM-1) e citoquinas pró-inflamatórias. Os níveis de AGE associam-se a presença de DAOP em DM2 com correlação inversa com o ITB[34]; neste contexto, terapias voltadas para AGE/RAGE apresentam o potencial em melhorar a angiogênese e consequente cicatrização de lesões[34]; a aminoguanidina, bloqueador de formação de AGE, quando utilizada em ratos DM2 restabelece a angiogênese induzida por isquemia[34], porém, não existem dados disponíveis para confirmar estes achados em humanos.

Diagnóstico

A DAOP levando a insuficiência arterial é um importante preditor de evolução de lesões em membros inferiores em indivíduos com DM2. O médico ao avaliar o indivíduo DM2 com lesões em membros inferiores, deve sempre avaliar o status circulatório da extremidade inferior, procurando por sinais de insuficiência arterial; além do que, a presença de insuficiência arterial e sua magnitude devem ser sempre avaliadas previamente a qualquer procedimento cirúrgico nos membros inferiores, uma vez que a perfusão tecidual influencia a chance de cicatrização da ferida cirúrgica[33]. A avaliação oportuna e acurada da DAOP, previamente a realização de um procedimento invasivo, quando apropriado, é um elemento crítico para a preservação do membro em pacientes DM2; os exames complementares permitem confirmar presença, localização e severidade da DAOP, estimando o potencial de cicatrização de uma determinada lesão ou o tipo de intervenção mais apropriada[36].

De acordo com o *International Working Group on the Diabetic Foot* (IWGDF), o diagnóstico da DAOP no DM2 é frequentemente desafiador devido, muitas vezes, às alterações da apresentação clínica, a saber: a ausência de sintomas típicos como a claudicação intermitente ou a dor de repouso ou a presença de isquemia severa com perda tecidual extensa sem dor, em função da neuropatia associada[33]; as limitações dos métodos diagnósticos complementares que podem ser alterados ou prejudicados em função de edemas ou calcificações parietais[18] e, além do que, a dificuldade de cicatrização nestes doentes não tão somente influenciada pela DAOP mas também por edemas, infecções e outras comorbidades[33]. Neste contexto, um aspecto que se destaca é a diferença da incidência anual de amputações entre os pacientes com úlceras em pé diabético, de acordo com a estratégia diagnóstica adotada, variando de 536/100.000, para o diagnóstico baseado tão somente no exame físico, a 259/100.000, quando se adota a angiografia digital para todos os indivíduos[6], onde, dentro deste espectro, um conjunto de métodos não invasivos pode auxiliar na estimativa do grau de isquemia. Porém, não destituídos de limitações, de maneira que a avaliação clínica, a experiência do profissional de saúde e o julgamento caso a caso mostram-se ainda importantes para identificar a presença e quantificar a magnitude da DAOP no DM2. A primeira etapa da avaliação não invasiva consiste na realização do exame físico e, em particular, visualização de alterações tróficas de pele, palidez, ressequidão cutânea, identificação de rubor reativo e lesões, palpação de pulsos periféricos e frêmitos, ausculta de sopros em trajetos vasculares[36]; o membro deve ser analisado enquanto elevado acima do nível do coração, no paciente em posição supina e posteriormente, para baixo, com o paciente sentado; palidez ao elevá-lo e rubor ao abaixá-lo sugerem isquemia crítica, porém, a ausência destes, não a descarta[33].

A palpação de pulsos periféricos é um exame clínico de rotina recomendado em pacientes com DM2, particularmente naqueles em que se suspeita de DAOP; o procedimento é simples, rápido, não invasivo e barato. Mohammedi e cols., analisaram a ausência do pulso tibial posterior e/ou pedioso e a associação desta situação com a ocorrência de eventos macro e microvasculares e mortalidade no âmbito do estudo *ADVANCE* (*action in diabetes and vascular disease: preterax and diamicron modified release controlled evaluation*)[4]. Dentre os 11.120 indivíduos analisados, 2.218 não apresentavam ao menos um dos pulsos distais; estes últimos, na avaliação inicial, mostravam-se com maior tempo de evolução de DM2, maior IMC, maior circunferência abdominal, maiores valores de pressão arterial sistólica e menores valores de pressão diastólica, menor valor de hemoglobina glicada, menor taxa de filtração glomerular e menores níveis séricos de colesterol total e HDL colesterol[4]. Neste subgrupo com alterações de ao menos um dos pulsos periféricos, a prevalência, em um seguimento médio de 5 anos, de eventos macrovasculares foi de 10%; eventos microvasculares, 10%; morte cardiovascular, 5%; falência cardíaca, 4% e mortalidade geral, 9%[4]. Todos estes eventos mostraram-se mais frequentes do que quando comparados ao grupo de indivíduos com todos os pulsos periféricos, a saber, para eventos macrovasculares (HR 1,47 $p < 0,0001$), IAM não fatal (HR 1,45 $p < 0,003$), AVC não fatal (HR 1,57 $p < 0,0003$), morte cardiovascular (HR 1,61 $p < 0,0001$), eventos microvasculares (HR 1,17 $p < 0,04$), agravo de nefropatia (HR 1,24 $p < 0,04$), mortalidade geral (HR 1,48 $p < 0,0001$), falência cardíaca (HR 1,49 $p < 0,0002$), agravo de neuropatia periférica (HR 1,13 $p < 0,0008$)[4]; concluindo, portanto, que os indivíduos com ausência de pulsos periféricos apresentam maior risco de ocorrência de eventos maiores, com aumento proporcional ao número de pulsos periféricos ausentes[4].

Não podemos nos esquecer de que, por outro lado, a palpação dos pulsos periféricos apresenta limitações, como as variações interobservador e as variações anatômicas, uma vez que o pulso da artéria dorsal do pé pode ser ausente em indivíduos saudáveis sem DAOP[4,6] e alterar-se em função das condições nas quais o indivíduo é analisado ou da presença de calcificações de camada média, condição comum em pacientes diabéticos, tornando as artérias incompressíveis e alterando o exame físico dos pulsos[4]. Um estudo pregresso estimou a sensibilidade e especificidade do pulso da artéria dorsal do pé alterado para detecção de DAOP de 50% e 73%, respectivamente, e em relação à artéria tibial posterior, de 71% e 91%, respectivamente[4]; outros ainda falam em valores de 5 a 32% e 98 a 99% respectivamente[4]; de qualquer maneira, em pacientes com DM2, a ausência de pulsos periféricos pode ser um forte indicador de aterosclerose sistêmica afetando diferentes leitos vasculares, encorajando-se, assim, a realização do exame físico de pulso periférico, visando aprimorar a detecção e consequente tratamento precoce das complicações vasculares do DM2[4].

Uma avaliação mais consistente envolve o cálculo do índice tornozelo-braço (ITB), uma razão entre as pressões sistólicas medidas ao nível das artérias pediosa e tibial posterior e das artérias braquiais, onde um valor inferior a 0.9 indica a presença de doença arterial obstrutiva no membro analisado; A ADA (*American Diabetes Association Consensus Statement on PAD*) recomenda o *screening* para DAOP em pacientes acima dos 50 anos através do ITB[36], propiciando a detecção precoce e consequente identificação e controle de fatores de risco, com eficácia no alentecimento da progressão da DAOP em DM2[36]; com elevada acurácia para identificar estenoses de ao menos 50% em artérias de perna (75% de sensibilidade e 86% de especificidade)[18], a AHA (*American Heart Association Prevention Conference*) enfatizou que um ITB baixo é fator de risco independente para eventos cardiovasculares e recomendou o seu uso na identificação de DAOP subclínica[18], com o intuito de realizar intervenções terapêuticas precoces, baixando o risco de ocorrência de eventos cardiovasculares[18]. Devemos nos lembrar, porém, que as artérias dos membros inferiores em DM2 podem apresentar importante calcificação parietal, dificultando a compressão e mensuração da pressão arterial ao nível das mesmas, fornecendo valores erroneamente mais elevados do que os reais; nestas situações, a acurácia do ITB para avaliar a severidade da DAOP pode ser melhorada mediante análise de valores de ITB antes e após teste de esforço padronizado em esteira (2 mph, 10% de inclinação, 5 minutos de duração), onde a magnitude da queda no ITB reflete o grau de DAOP[6-36] ou análise do padrão de curva do sinal, que se modifica de trifásico para monofásico à medida que a doença progride, de maneira que, mesmo na presença de ITB normal, o fluxo monofásico indica um ITB falsamente elevado, onde portanto, no DM2 a caracterização do padrão de curva de fluxo arterial é fundamental[36]; uma outra alternativa seria a avaliação de pressão arterial ao nível dos dedos dos pés, método mais confiável, uma vez que estas artérias são menos comprometidas por calcificações e onde uma pressão de hálux (PH) inferior a 55 mmHg ou índice hálux-braço (IHB) < 0,7 sugerem a presença de DAOP[33,36].

Apesar disto, o diagnóstico e o tratamento podem ser erroneamente postergados ou até mesmo, negligenciados, em cerca de 30% dos indivíduos com lesões ulceradas em pé diabético que procuram o atendimento em unidades terciárias[6]; assim como a palpação de pulso periféricos é reconhecida por baixa acurácia diagnóstica na identificação de DAOP, mesmo quando realizada por cirurgiões vasculares[6], exames não invasivos, como o ITB, podem produzir taxas de falsos negativos da ordem de 35%, em função de calcificações que limitam a compressibilidade da camada média das artérias[6] e os exames com contraste, nem sempre disponíveis, apesar de permitirem o diagnóstico anatômico, não permitem informações funcionais, expondo o indivíduo a radiação e contraste radiológico[6].

Barshes e cols.[6], realizaram uma metanálise que envolveu 8.086 indivíduos em 31 estudos, analisando os seguintes testes diagnósticos: exame físico dos pulsos periféricos, índice tornozelo-braço (ITB), pressão absoluta de tornozelo (PT), índice hálux-braço (IHB), pressão sistólica de hálux (PH), oximetria transcutânea, pressão de perfusão da pele e a combinação de sequências diagnósticas entre eles em relação a acurácia de detecção de DAOP entre DM2. A Tabela 14.2 demonstra os valores estimados de sensibilidade, especificidade, valor preditivo positivo e valor preditivo negativo para cada um dos métodos em separado e a Tabela 14.3 estes valores para as diferentes estratégias de combinações adotadas[6].

Tabela 14.2 Sensibilidades, especificidade, valor preditivo positivo, valor preditivo negativo dos diferentes métodos para detecção de DAOP[6]

Sensibilidade e especificidade geral de testes individuais incluídos nas estratégias diagnósticas				
Variável	Sensibilidade	Especificidade	VPP	VPN
Exame pulsos	53,3	82,6	42,5	88,0
ITB	61,0	89,1	74,7	81,2
Pressão perfusão cutânea	81,7	79,3	81,0	80,1
Oximetria pulso transcutânea	83,0	62,8	66,7	80,6
IHB	84,0	77,8	86,7	73,7

Tabela 14.3 Valores cumulativos de sensibilidade, especificidade, valor preditivo negativo de diferentes estratégias de sequencias diagnosticas ordenadas por sensibilidade crescente com base em prevalência populacional de DAOP de 9,8%[6]

Estratégia nº	Sequência	Sensibilidade média	Especificidade média	VPN médio
3	EF: se anl, ITB; se anl, DSA	32,6	97,4	69,9
4	EF: se anl, PPC; se anl, DSA	43,7	96,5	74,0
5	EF: se anl, Tcpo2; se anl, DSA	44,3	93,5	73,6
2	EF: se anl, IHB; se anl, DSA	44,8	96,1	74,3
1	EF: se anl, DSA	53,3	82,6	74,7
11	ITB: se anl, DSA	60,9	89,1	79,1
7	EF: se nl, ITB; se anl, DSA	81,8	73,6	87,0
12	PPC: se anl, DSA	82,0	89,1	89,1
13	Tcpo2: se anl, DSA	83,1	62,8	86,1
10	IHB: se anl, DSA	84,0	77,8	88,9
8	EF: se nl,PPC; se anl, DSA	91,6	65,7	92,8
9	EF: se nl, Tcpo2; se anl, DSA	92,1	51,9	91,7
6	EF: se nl, IHB; se anl, DSA	92,6	64,2	93,4

Os resultados deste estudo demonstram que as estratégias fundamentadas na utilização de métodos não invasivos, de maneira isolada, como complementação em situações nas quais os doentes apresentam alterações de pulsos periféricos apresentam baixa sensibilidade, de 32,6% a 44,8%, valores considerados significativamente ruins dentro do contexto clínico, em que o falso negativo, ou seja, a DAOP não diagnosticada e consequentemente não tratada, tem impacto negativo na saúde e na função; muitas situações são interpretadas como lesões que não cicatrizam ou evoluem para perda de membro na vigência de pulso distais ou índices tornozelo-braço considerados "normais", evolução erroneamente atribuída a doença de pequenos vasos, micro angiopática, quando na realidade tratam-se de situações em que o diagnóstico de DAOP não foi realizado[6].

De acordo com este estudo, a associação de métodos que apresenta maior eficácia, sendo as melhores estratégias para detecção da DAOP em DM2 com lesões ulceradas são apresentadas na Figura 14.3.

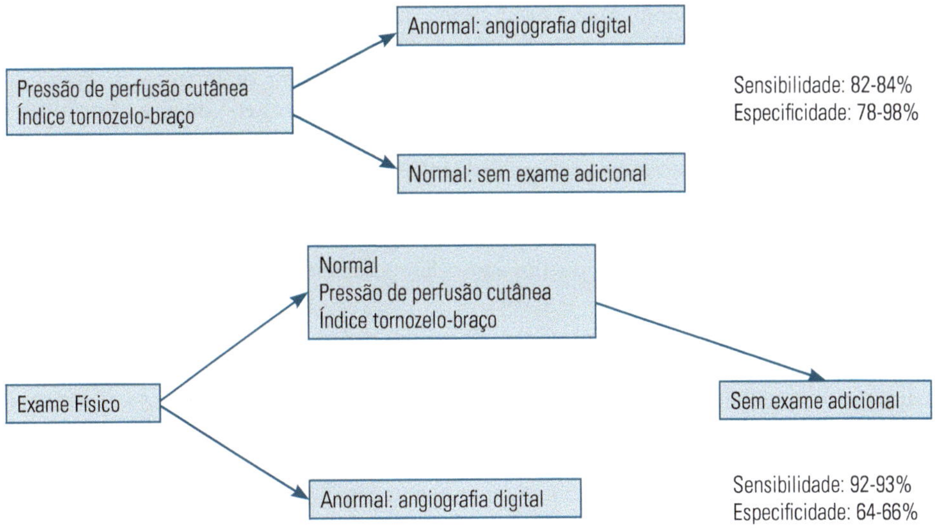

Figura 14.3 Estratégias para detecção da DAOP em DMII com lesões ulceradas.

Apesar das limitações do estudo de Barshes, reforça-se a necessidade da realização de exames não invasivos em associação ao exame físico, mesmo com pulsos distais normais, em pacientes DM2, particularmente naqueles com lesões ulceradas nos membros inferiores, uma vez que o exame físico pode não apresentar acurácia suficiente para descartar DAOP nesses doentes; o uso de estratégias não invasivas associada ao exame físico dos pulsos periféricos normal ou como abordagem inicial pode ser mais eficaz em identificar esta doença do que somente utilizá-los em doentes com alterações de pulso distais; a pressão de perfusão cutânea ou o índice hálux-braço devem ser utilizados em preferência ao índice tornozelo-braço ou oximetria percutânea[6].

O ultrassom (US) com *Doppler* permite uma análise anatômica e funcional da DAOP, onde a classificação da severidade da doença é baseada primeiramente nas mudanças focais de velocidade derivadas das ondas espectrais; porém, entretanto, a doença difusa multissegmentar, calcificação e edemas associados podem interferir e prejudicar esta avaliação[33]; o melhor papel da US com *Doppler* seria como exame intermediário, quando ITB ou pressão de perfusão cutânea de O_2 podem não ser determinantes quanto a presença de DAOP[33-36].

Uma vez diagnosticada a DAOP, deve-se procurar estabelecer a severidade da mesma, sendo que um ITB < 0.6, uma pressão arterial absoluta de tornozelo inferior a 70-80 mmHg[33] e IHB < 0,7[35] são sugestivos de isquemia, com baixa probabilidade de cicatrização de lesões, não sendo, porém, como já ponderado anteriormente, métodos destituídos de limitações; outros métodos como a pressão percutânea de O_2 e a pressão arterial em hálux podem fornecer informação adicional[33]; úlceras em pés diabéticos, em geral, cicatrizam com pressão de perfusão cutânea de O_2 > 50 mmHg e pressão arterial em hálux > 55 mmHg; por outro lado, valores inferiores a 30 mmHg para ambos os critérios indicam alto risco de não cicatrização[33,35]; pressão arterial de hálux inferior a 40 mmHg, tensão percutânea de O_2 < 30 mmHg, lesão ulcerada na extremidade que não cicatriza, programação de reconstruções ortopédicas na ausência de pulsos periféricos, ITB < 0,7, constituem indicações para a avaliação pelo especialista[36].

Devemos nos lembrar, porém, que a insuficiência arterial não é o único elemento a prejudicar a cicatrização de lesões em DM, mas quando o déficit circulatório é identificado, a revascularização deve sempre ser considerada[33]. Indicada a revascularização, o exame de imagem das artérias deve ser realizado para identificar a magnitude e distribuição das lesões estenosantes e obstrutivas, permitindo programar a abordagem cirúrgica[33]; uma imagem precisa é um elemento fundamental para uma revascularização com sucesso da extremidade inferior.

A anatomia das artérias das extremidades inferiores dos pacientes com DM2 com DAOP representa um desafio a parte em função da localização distal das lesões obstrutivas, doença multissegmentar, intensa calcificação, quer por doença aterosclerótica subintimal, quer por doença da parede arterial propriamente dita e insuficiência renal[29].

A arteriografia por subtração digital (das) melhorou de maneira significativa a imagem da árvore arterial na DAOP em DM2, tornando-se o padrão ouro nestas circunstâncias, à medida que permite visualização com melhor resolução de vasos distais de pequeno calibre, através do processamento das imagens nas modalidades de subtração, *trace, road map, pixel shift* e o uso de menor quantidade de contraste e radiação[29]; as principais complicações das DSA estão relacionadas ao local de acesso e a infusão de contraste; agentes não iônicos apresentam osmolaridade de 320 a 880 mosm comparado a 1.500 a 1.700 mosm dos agentes iônicos, sendo que os efeitos tóxicos estão associados a maior osmolaridade (reações alérgicas, dor distal, urticária, edema de laringe, anafilaxia)[29] sendo a disfunção renal pregressa o mais importante fator de risco para a nefropatia induzida por contraste, independentemente do tipo de agente utilizado (iônico/não iônico); a base fisiológica parece ser uma isquemia local transitória no túbulo renal, onde o material de contraste filtrado não é reabsorvido, criando um gradiente osmótico que resulta em elevada pressão intratubular, vasoconstrição arteriolar aferente, redução da taxa de filtração glomerular e isquemia tubular regional; a incidência é de 1% a 2% em doentes com função renal pregressa normal, 10% para os com níveis de creatinina entre 1,3 mg/dL e 1,9 mg/dL e 62% para os com níveis de creatinina > 2 mg/dL[29]; o DM2 não é considerado por si só como fator de risco para a nefropatia induzida por contraste, porém, há uma maior incidência neste grupo, possivelmente em função de maior prevalência de disfunção renal subclínica; a hidratação vigorosa é a medida mais eficaz de prevenção[29], onde o uso de diuréticos como furosemida e manitol não são de eficácia comprovadas, podendo até mesmo ser deletérios[29]; o uso de N-acetilcisteína oral, antes e após o procedimento pode ser protetivo[29]; especial atenção deve ser conferida ao doentes em uso de dimetilbiguanida, que pode ser determinante de acidose lática severa nos doentes que desenvolvem a nefropatia induzida por contraste, devendo a mesma medicação ser suspensa por 48 horas antes e após o procedimento contrastado[29].

O dióxido de carbono (CO_2) e o gadolínio têm sido utilizados em substituição ao contraste iodado, na presença de insuficiência renal ou histórico de reações alérgicas; quanto ao primeiro, no passado, as imagens não eram de boa qualidade, porém, com a capacidade de processamento dos equipamentos mais modernos, esta alternativa tem sido útil, particularmente em pacientes com disfunção renal[29]; porém, apesar das imagens relacionadas ao segmento aortoilíaco serem de boa qualidade com o CO_2, a resolução reduz-se de maneira significativa em se tratando de artérias distais, de menor calibre, acometidas por doença difusa, onde a incapacidade de preencher por completo o lúmen destas leva a uma superestimação do grau de estenose[29], fato este relevante uma vez que a DAOP em DM2 acomete preferencialmente as artérias infra geniculares.

Em relação à ressonância nuclear magnética (RNM) com gadolínio, a sensibilidade e especificidade são de cerca de 90% para o estudo de obstruções em artérias periféricas[33]; entretanto em DM2, esta acurácia só é atingida utilizando-se técnicas híbridas. Suas vantagens são o uso de contraste paramagnético e ausência de radiação e suas desvantagens, a limitação de resolução espacial, artefatos gerados por implantes metálicos pregressos e claustrofobia. Deve ser reforçada a possibilidade da ocorrência da esclerose nefrogênica sistêmica em doentes com disfunção renal, que ao que parece é evento dose dependente, uma vez que o gadolínio é em geral depurado rapidamente pelos rins, mas pode ter seu tempo de circulação elevado, em até 100 vezes, nos indivíduos com insuficiência renal, sendo hoje contra indicado nos doentes com depuração de creatinina inferior a 30 mL/min; a esclerose nefrogênica, é uma condição caracterizada por espessamento cutâneo e hiperpigmentação das extremidades e do tronco que, em casos extremos, pode levar a fibrose de órgãos e morte, não havendo nenhum tratamento especifico que não a melhora da função renal, esteroides em associação a hemodiálise e fotoferese[29]; são alternativas para estas situações a angiorressonância sem contraste (TOF) ou a utilização de gadolínio em associação a substâncias quelantes (*connhancedhanced*) como o gadolínio DTPA ou o gadobenato dimeglumina (Gd-BOPTA).

A angiotomografia Helicoidal (CTA) por sua vez, apresenta sensibilidade e especificidade de 92 a 95% e 93 a 96% respectivamente para detecção de uma lesão de ao menos 50% do lúmen; no entanto, em uma artéria com calcificações severas, a presença de artefatos pode causar dificuldades para a diferenciação entre estenoses calcificadas ou obstruções completas, particularmente em pequenas artérias, característico do DM2, apresentando, ainda, as desvantagens da radiação ionizante e o uso de contraste nefrotóxico[33].

A ampliação das intervenções baseadas em cateteres para o tratamento das isquemias dos membros inferiores levou ao ressurgimento da DAS (angiografia digital por subtração), uma vez q u e se abre a possibilidade da intervenção terapêutica simultaneamente ao exame de imagem diagnóstica[29], onde, na prática clínica, a avaliação clínica, seguida da arteriografia diagnóstica " armada " para possível intervenção terapêutica que se faça necessária é a abordagem mais eficiente para os doentes que requeiram tratamento invasivo[29].

Tabela 14.4 Comparativa entre modalidades diagnosticas para programação cirúrgica na DAOP[14]

Modalidade	Vantagens	Desvantagens
DSA	Melhor resolução; associação entre diagnóstico e tratamento; tratamento *gold standart*	Invasivo, exposição à radiação, complicações de acesso, reações adversas a contraste, reações alérgicas, nefropatia
RNM	Não invasivo, sem radiação, imagens não "obscurecidas" pelo cálcio; pode estudar artérias não vistas das pelo DSA	Resolução espacial inferior, longo tempo de aquisição, esclerose nefrogênica
CTA	Não invasivo excelente resolução espacial, tempo reduzido de aquisição, múltiplas técnicas de reconstruções	Obscurecida por cálcio, alto volume de contraste, reações adversas ao contraste, exposição à radiação, artefatos de imagem, visualização infragenicular ruim

Em 2011 o *International Working Group on the Diabetic Foot* (IWGDF) elaborou um protocolo para o diagnóstico e tratamento da DAOP em indivíduos DM2 com lesões ulceradas em membros inferiores[33]; o objetivo é fornecer ao clínico uma visão prática e clara em quando e como diagnosticar a DAOP em pacientes com DM2 e lesões ulceradas nos membros inferiores e quando e quais são as modalidades terapêuticas a que devem ser consideradas[33].

Tratamento

Na vigência de lesões, com adequada condição circulatória ou somente DAOP leve, medidas clínicas, entre as quais, as de curativo local podem ser tentadas por um período em média de 4 a 6 semanas[33]; se a melhora não for satisfatória, ou ainda, houver deterioração do quadro clínico, as condições circulatórias devem ser reavaliadas, quer através de métodos não invasivos ou invasivos[35]; se a DAOP for suficientemente grave para prejudicar ou impedir a cicatrização da lesão em questão, o tratamento invasivo através de revascularização deve ser considerado; a opção de tratamento através da amputação do membro também configura uma modalidade terapêutica, em particular, nos doentes muito debilitados, com curta expectativa de vida (inferior a 6-12 meses), impedimento funcional importante não influenciável pela amputação ou presença de lesões necróticas extensas.

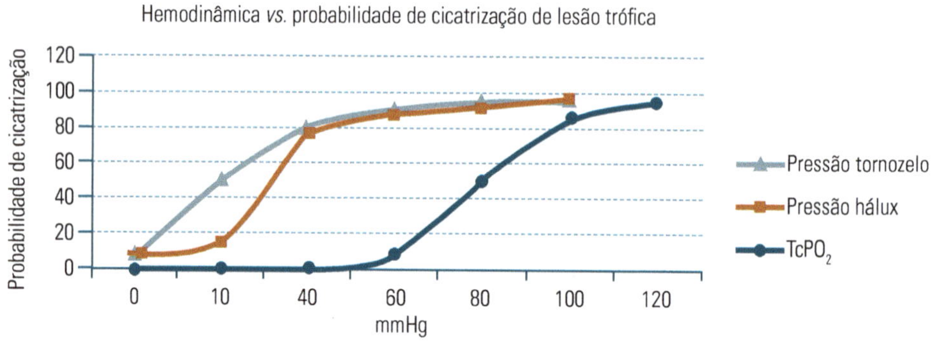

Figura 14.4 Parâmetros hemodinâmicos e probabilidade de cicatrização de lesões em membros inferiores.[36]

As indicações da abordagem cirúrgica são, portanto, as mesmas para a DAOP do NAO DM, ou seja, a isquemia crítica manifesta pela dor isquêmica de repouso ou lesão trófica- CLI (*critical limb ischemia*), assim como o planejamento pré-operatório, não se devendo esquecer-se dos aspectos sistêmicos desta doença e o comprometimento de outros territórios, particularmente coronariano. Com o advento de técnicas menos invasivas de revascularização, pode-se considerar o tratamento invasivo, mais precocemente, em doentes com lesões de lenta cicatrização, com período inferior a 6 semanas e pressão arterial em hálux entre 50 e 70 mmHg e pressão percutânea de O_2 entre 30 e 50 mmHg; nestes, os benefícios da revascularização deve ser lançado contra os riscos e custos[23]. Apesar do elemento angular do tratamento na vigência da DAOP ser a revascularização do membro acometido, a abordagem de aspectos clínicos e metabólicos não deve ser menosprezada, em particular, infecções associadas e hiperglicemia.

Embora os dados existentes sobre o impacto do DM em indivíduos com CLI (*critical limb ischemia*) sejam, em geral, análises de pequenos subgrupos provenientes de análises maiores, constituindo-se em extrapolações conduzindo, portanto, a resultados conflitantes[26], Freisinger e cols. identificaram como a complicação mais frequente num grupo de indivíduos DM2 e não DM, submetidos a tratamento por CLI, classificação Rutherford R5/R6 as infecções, onde o DM2 aumentou a ocorrência deste evento (R5 DM2 35,3% *vs.* NAO DM 23,5 % $p < 0{,}001$) (R6 DM2 44,3% *vs.* NAO DM 2,4% $p < 0{,}001$)[26]; em ambos os grupos (R5/R6), a presença do DM2 não aumentou os riscos de ocorrência de IAM, insuficiência renal ou AVE isquêmico[26], porém, aumentou o risco de ocorrência de amputações maiores, sendo no grupo R5 em HR de 1.51 (CI 1,38-1,67 $p < 0,001$) e no grupo R6 em HR de 1,33 (CI 1,25-1,41 $p < 0,001$), com taxa de amputação, em 4 anos, no grupo R5, de DM2 41% *vs.* NAO DM 29% e no grupo R6, de DM2 71% *vs.* NAO DM 61%; quanto a mortalidade, foram identificados valores ao redor de 50% no grupo R5 e ao redor de 60% no grupo R6, não havendo diferenças entre DM2 e NAO DM[26].

Os agentes etiológicos mais frequentemente associados às infecções que se fazem presentes nesta associação DM2 – DAOP são listados na Tabela 14.5, devendo, portanto, a antibioticoterapia ser orientada em função destes dados epidemiológicos e, a salvo exceções, por exames de cultura e antibiograma de material colhido a partir das lesões.

Tabela 14.5 Agentes etiológicos mais frequentes associados a infecções em pé diabético[31]

Agente etiológico	Porcentagem (%)
S aureus	40,81
E. coli	34,69
P. aeruginosa	30,61
Klebsiella species	12,63
Proteus species	5,10
Enterococcus species	5,10
Streptococcus	1,02

De maneira geral, todos os pacientes com DAOP, independentemente de serem submetidos ou não a tratamentos invasivos, devem ser tratados com medicações cardioprotetivas e antiateroscleróticas, de acordo com os *guidelines*; isto inclui o uso de antiagregantes, estatinas, controle de DM e HAS[22]; o impacto benéfico dessas terapias no sucesso do LEB (*lower extremity by-pass*) propriamente dito não é claro, porém a vantagem em relação a eventos cardiovasculares e sobrevida geral é bem estabelecida; pacientes com CLI submetidos a LEB, em uso de estatina apresentam menor mortalidade em 1 ano[22], sendo que alguns estudos sugerem que as estatinas poderiam, ainda, influenciar a falência do enxerto ou reestenose em algumas circunstâncias[22].

A hiperglicemia hospitalar, por sua vez, tem sido identificada como marcador de evolução clínica desfavorável em uma variedade de doentes cirúrgicos[7], associando-se a complicações infecciosas, necessidade de reoperações, falência de anastomoses, aumento de permanência hospitalar e mortalidade[7]. Vogel e cols.[7] analisaram 3.586 indivíduos com DAOP e que foram submetidos a procedimentos abertos ou endovasculares para a revascularização dos membros[7]. Nestes, diversas situações associaram-se a hiperglicemia pós-operatória, incluindo idade (OR 0,97 CI 0,97-0,98), DAOP/gangrena (OR 1,39 CI 1,03-1,88), internação em hospital escola (OR 2,03 CI 1,51-2,74), distúrbios hidroeletrolíticos (OR 1,34 CI 1,02-1,76), insuficiência renal aguda (OR 1,72 CI 1,25-2,35), sepses (OR 1,98 CI 1,08-3,64), uso de esteroides pós-operatório (OR 2,32 CI 1,69-3,20) e DM2 (OR 6,97 CI 5,48-8,86)[7]. A ocorrência da hiperglicemia no pós operatório associou-se a maior chance de infecção (OR 1,34 CI 1,06-1,69), assim como tempo maior de permanência hospitalar (OR 1,69 CI 1,32-2,15) e mortalidade (OR 8,40 CI 3,95-17,9)[7].

Kwon e cols. relataram a importância do controle de glicemia perioperatória em cirurgia geral e, após controle de aspectos clínicos, identificou que pacientes com hiperglicemia apresentam aumento significativo de riscos para infecção e evolução desfavorável quer para pacientes DM2 e NAO

DM[7]. As evidências são de que o DM2 por si só, enquanto diagnóstico, não se associa a aumento de infecção ou mortalidade, sugerindo que a hiperglicemia pós-operatória é o marcador chave para a pior evolução após os procedimentos em membros inferiores, quer em doentes DM2 e NAO DM (Tabela 14.6).

Tabela 14.6 Associação entre DM2 e hiperglicemia infecção , tempo de internação e mortalidade[7]

Variável	Infecção OR (95% CI) P	Internação > 10 dias OR (95% CI) P	Mortalidade intra-hospitalar OR (95% CI) P
Hiperglicemia pós-operatório	1,34 (1,06-1,69) 0,01	1,69 (1,32-2,15) < 0,0001	8,40 (3,95-17,9) < 0,0001
Diabetes	0.88 (0,69-1,11) 0,27	0,69 (0,54-0,88) 0,003	0,09 (0.04-0,21) < 0,0001

A captação da F[18] fluorodeoxiglicose (F[18] FDG) tem sido extensamente validada como marcador de inflamação aterogênica. A captação da F[18] FDG ocorre primariamente em áreas ricas em macrófagos nas placas ateroscleróticas[11], onde a mensuração local do F[18] FDG está fortemente associada à atividade aterosclerótica sistêmica[11], sendo capaz de discernir lesões sintomáticas de assintomáticas[11] e prever a ocorrência de eventos cardiovasculares futuros[11]. Dentre os doentes com DAOP, acredita-se que o risco de morte por evento cardiovascular seja cerca de duas vezes entre os indivíduos com DM2[11], possivelmente relacionados aos efeitos pró inflamatórios da hiperglicemia e hiperinsulinemia[11]. Mas, enfatizando, não o DM2 por si só, mas a hiperglicemia sim, representa um maior risco[7], possivelmente, porque os pacientes reconhecidamente diabéticos são monitorizados de maneira mais cuidadosa durante a internação e possivelmente não se associam a evoluções mais desfavoráveis neste contexto[7].

Segundo Sykes e Godsey, devido às alterações micro angiopáticas descritas e espessamento da membrana basal, os diabéticos podem ter aumento de susceptibilidade a infecção por alterações da resposta inflamatória e migração de leucócitos. Porém, o pé diabético bem vascularizado, apesar destes problemas, consegue lidar com lesões e infecções surpreendentemente bem. Em paciente com DAOP e consequente risco de perda da extremidade, a possibilidade de melhorar o fluxo sanguíneo é o primeiro fator para evitar a amputação maior; na ausência de isquemia, a maioria dos métodos de curativo é bem-sucedida. Na presença de isquemia, a maioria falha. Se a revascularização é bem-sucedida, o pé habitualmente é salvo. Se a revascularização falha ou é impossível, o pé é habitualmente perdido". A revascularização com sucesso, portanto, pode reduzir a taxa de amputações maiores, melhorando a cicatrização de lesões ulceradas em membros inferiores e melhorando a qualidade de vida em indivíduos DM2 com DAOP[21].

Por que revascularizar?

A identificação de DAOP previamente ao desenvolvimento de lesão ulcerada pode influenciar o tipo de revascularização demandada. Pacientes sem lesões ou infecção com DAOP, com critério para intervenção, podem necessitar somente de aumento de fluxo de perfusão; por exemplo, os pacientes com associação de doença aortoilíaca e femoro-poplitea podem necessitar tão somente da abordagem invasiva do segmento aorto ilíaco se há somente claudicação, DIR ou lesão mínima. Lesões mais extensas, por sua vez, demandariam reconstruções em múltiplos níveis; num outro exemplo, pacientes com associação de doença femoro-poplítea e poplíteo – distal, na ausência de lesões tróficas extensas podem beneficiar-se tão somente da abordagem da doença femoro-poplítea, ao posso que, na vigência de lesões tróficas extensas, um padrão de fluxo contínuo até a extremidade será necessário, demandando uma abordagem mais agressiva e extensa[36]. A Tabela 14.7 expõem estudos que analisaram a evolução de pacientes DM2 com lesões em membros inferiores, tratados sem revascularização cirúrgica, identificando que muitos apresentavam, assim, evolução desfavorável, ou seja, a não cicatrização das lesões, procurando identificar valores hemodinâmicos de referência que pudessem identificar os indivíduos que necessitam do tratamento cirúrgico (revascularização) para que as respectivas lesões apresentem maior probabilidade de cicatrização.

Tabela 14.7 Evolução de indivíduos com lesões em membros inferiores submetidos a tratamento clínico[34]

Estudos sem revascularização							
Estudo	**Nº**	**Tipo**	**DM (%)**	**Lesão (%)**	**Cicatrização%**	**Parâmetros vasculares $TcPO_2$/PT/PH (mmHg) ITB/IHB (-)**	**Fator preditivo negativo cicatrização**
Bras	379	Prospectivo	56	55	24% (6 m)	PT 49 + −35 PH 22 + −18 Tc PO_2 15+ −9	NE
Kalani	50	Retrospectivo	100	100	40% (12 m)	Cicatrização impossibilitada $TcPO_2$ 13 + −14 PH 57 + −31 IHB 0,4 + −0,2 PT 113 + −41 ITB 0,8 + −0,1 Cicatrização $TcPO_2$ 50 + −20 PH 75 + −31 IHB 0.6 + −0,2 PT137 + −45 ITB 1.0 + −0,3	$TcPO_2$ baixo
Elgzyri	602	Prospectivo	100	100	74% (6 m)	PT 80 PH 35	
Marston	142	Prospectivo	70	100	25%	ITB 0,48 + −0.15 PH 33 + −13	

Destaca-se que nos pacientes DM2 com CLI, não revascularizados, o índice de salvamento de membro em um ano é de 43%, muito inferior se comparado ao índice de 78% e 85 %%, em um ano, observado nos doentes submetidos à revascularização aberta ou endovascular, com mortalidade perioperatória nestes últimos ao redor de 5% e taxa de complicações sistêmicas ao redor de 10%; doença renal crônica, idade avançada e status funcional pré-operatório influenciam estas taxas de complicações[33]; outro dado relevante é a mortalidade em 5 anos nos pacientes DM2 com CLI com preservação de membro de cerca de 50%[33] e naqueles que evoluem para amputação, cerca de 50% em 2 anos[33].

Alguns estudos identificam a necessidade de um maior tempo para a cicatrização de feridas em DM2, mesmo após revascularização bem sucedida quando comparados a NAO DM, mesmo quando pareados quanto à severidade da DAOP, método de revascularização utilizado, eficácia da revascularização[34]; a neuropatia faz–se presente em grande parte dos DM2, associando-se a problemas de distribuição inadequada de carga corporal, um viés que poderia explicar parcialmente a menor taxa de cicatrização entre diabéticos; porém, há uma diferença de taxa de cicatrização entre DM2 neuropáticos e isquêmicos, sendo entre os neuropatas sem DAOP cerca de 80% após 4 meses de tratamento, contra 40% em 6 meses entre neuropatas com DAOP, aumentando, neste último grupo, estes valores para 70% em 12 meses realizando-se uma revascularização bem sucedida[34]. Portanto, mostra-se essencial olharmos além da macro angiopatia e o conceito de obstrução arterial três outras alterações especificas do DM2 envolvidas: doença da microcirculação (presença de *shunts* arteriovenosos determinando isquemia capilar crônica)[34], situação na qual a oxigênio terapia hiperbárica poderia influenciar de maneira positiva, embora os estudos mostram-se controversos; angiogênese; glicação[34].

De qualquer maneira, "tempo é tecido", de maneira que os indivíduos DM2 com DAOP e lesões tróficas, particularmente quando associadas a infecções, são de alto risco para perdas teciduais extensas e amputações maiores, devendo ser tratados prontamente; a dispersão da infecção em um pé diabético isquêmico pode ser rápida, constituindo risco a vida se o tratamento for postergado; a revascularização associada à drenagem de coleções, remoção de tecidos desvitalizados e administração de antibióticos deve ser imediata; em situações extremas, em particular, quando há sinais sistêmicos de sepses, a amputação primária deve ser considerada[33].

Quando revascularizar?

Em 2014 a SVS propôs uma nova classificação para estratificar o risco de amputação com base nas ferida, isquemia e infecção[34]. Além dos parâmetros vasculares que, como descritos anteriormente, podem nos fornecer uma estimativa sobre a possibilidade de cicatrização de uma determinada lesão, embora não exista um consenso sobre valores determinantes, em absoluto, desta ou aquela conduta[34], aspectos clínicos irão influenciar de sobremaneira a decisão de revascularizar ou não; aspectos da ferida, como delimitação, profundidade, vitalidade do fundo, necrose, extensão de perda tecidual, exposição óssea ou tendínea, presença de infecção; a ausência de cicatrização, particularmente após 06 semanas, a despeito dos cuidados locais (redistribuição de carga, desbridamentos, curativos, tratamento de infecção); presença de dor de repouso; perda tecidual em progressão; comorbidades; funcionalidades comprometidas porém recuperáveis e expectativa de vida significativa sinalizam quanto à necessidade de revascularização, quaisquer que sejam ou parâmetros vasculares[34].

A Tabela 14.8 expõem parâmetros sugeridos por sociedades médicas de referência quanto ao momento de indicação de revascularização cirúrgica do membro acometido por DAOP.

Tabela 14.8 Critérios para indicar a revascularização cirúrgica em membros com lesões tróficas[34]

Quando revascularizar o pé diabético com lesão ulcerada					
	ITB	PT (mmHg)	PH (mmHg)	$TcPO_2$ (mmHg)	Outros
TASC II		< 70	< 50		
ADA			< 40	< 30	Onda de pulso halux < 4 mm
ACC/AHA	< 0,4				
IWGDF	< 0,6		< 30	< 30	
ESC/EASD		< 70	< 30	< 30	
Apelqvist		< 80	< 50	< 30	

TASC II: *TransAtlantic Inter Society Consensus for the management of Peripheral Arterial Disease*; ADA: *American Diabetes Association*; ACA AHA: *American College Cardiology American Heart Association*; IWGDF: *International Working Group on the Diabetic Foot*; ESC/EASD: *European Association for the Study of Diabetes*.

Como tratar?

Dentre as possibilidades de tratamento invasivo figuram, o tratamento endovascular (ATPC – angioplastia transluminal percutânea), a revascularização aberta (LEB – *lower extremity by-pass*), ou ainda, a amputação; ponderações sobre severidade da DAOP, anatomia vascular, grau de atividade do indivíduo, expectativa de sobrevida, riscos periprocedimentos, são determinantes na escolha; importantes, não tão somente quando da primeira abordagem, mas também quando em situações subsequentes, diante da falência do tratamento e recrudescência dos sintomas. A amputação pode ser a melhor opção de tratamento em indivíduos com condições clínicas gerais ruins e risco sistêmico elevado, sem boas opções anatômicas para revascularização; a opção entre a ATPC (angioplastia transluminal percutânea) e LEB (*lower extremity by-pass*) é realizada, em geral, ponderando-se os riscos gerais, a curto prazo e a eficácia, a longo prazo[22]; de uma maneira geral, a revascularização aberta ou endovascular fornecem os mesmos resultados a curto e longo prazo; importante ressaltar, mais do que mutuamente excludentes, são complementares, podendo ambas serem consideradas em um mesmo doente, onde os resultados são amplamente dependentes da expertise e disponibilidade de recursos dos centros, assim como da morfologia da DAOP[33]. A operação de *by-pass* para artérias de pé e perna continua o padrão ouro da revascularização, mas pode ser limitada pela condição clínica geral dos doentes, disponibilidade de substituto e factibilidade técnica; neste contexto as técnicas de ATPC emergem como alternativas bastante atraentes, sendo, porém, limitadas as evidências consistentes sobre qual seria a alternativa mais adequada[34]; a princípio, as complicações da ATPC são menores e não impossibilitam a revascularização aberta *a posteriori*, se necessária[33]; além disso, novas técnicas como angioplastia a *laser*, *stents* metálicos absorvíveis, balões com liberação de drogas e a aterectomia rotacional, entre outras, tem ampliado o espectro de lesões passíveis de serem abordadas através de técnicas percutâneas[21].

Muitos estudos conferem à DAOP equivalência, ou ainda, maior risco, quando comparada a DAC, em relação a eventos cardiovasculares secundários[22]. O estudo PREVENT III (*Project or Ex Vivo vein graft Engineering via Transfection)*, estabeleceu um modelo de riscos em DAOP baseado em cinco variáveis pré operatórias facilmente definidas: diálise, perda tecidual, idade > 75 anos, anemia e histórico de DAC (Tabela 14.9), identificando que os doentes de alto risco apresentam uma sobrevida livre de amputação em um ano de 44% a 55%, ao passo que os doentes classificados como de baixo a moderado risco tem uma expectativa de sobrevida livre de amputação em um ano de 73% a 86%[22].

Tabela 14.9 Escore de risco PIII para estimar sobrevida livre de amputação após LEB por CLI

Escore de risco Prevent III para isquemia crítica dos membros	
Dialise	4 pontos
Perda tecidual	3 pontos
Idade > 75 anos	2 pontos
HCT < 30%	2 pontos
Doença arterial coronariana	1 ponto

Considera-se baixo risco ≤ 3 pontos; médio risco de 4-7 pontos; alto risco ≥ 8 pontos[22].

O impacto do DM2 na seleção do tratamento a partir dos resultados provenientes de estudos como o PREVENT III, demostram que o DM2 não é considerado fator de risco para a falência do LEB[22]; porém, se a perviedade não se afeta, o salvamento do membro, assim como a sobrevida do

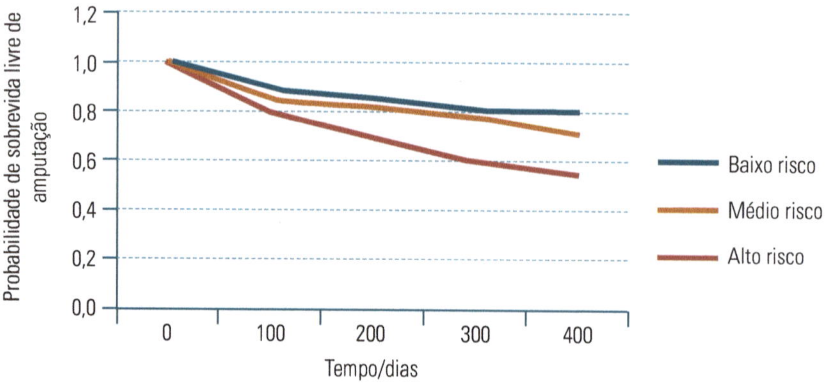

Figura 14.5 Probabilidade de sobrevida livre de amputação de acordo com a classificação de risco PIII[22].

indivíduo, são menores entre os DM2[22]; uma relação semelhante foi observada entre a evolução da LEB e doença renal, i.e., embora a perviedade do enxerto não seja influenciada pela doença renal, a sobrevida e o salvamento o são, sendo significativamente menores para indivíduos com taxa de filtração glomerular inferior a 30 mL/min 1,73 m^2, onde a amputação ocorre entre 10 a 15% dos indivíduos com doença renal avançada, a despeito da perviedade do enxerto[22].

O uso do enxerto de veia autólogo para transpor as obstruções arteriais, proposto pela primeira vez em 1949 por Kunlin[22] é considerado de maneira consistente, eficaz para a revascularização de membros com isquemia crítica, onde inúmeros estudos têm demonstrado a versatilidade, durabilidade e o benefício hemodinâmico sustentado proporcionado pelo *by-pass*, quando adequadamente indicado[22]. As evidências são que a qualidade do substituto, a extensão do mesmo e o fluxo doador adequado são variáveis mais significativas a influenciar a perviedade do *by-pass* do que o nível da anastomose distal[22], onde as qualidades de um bom conduto envolvem o diâmetro luminal, ausência de alterações patológicas como esclerose, calcificações e varicosidades e complacência da parede[22]; porém, um substituto venoso de boa qualidade, em particular a veia safena magna, pode se fazer ausente em cerca de 40% dos doentes candidatos a LEB[22], com perda de perviedade em 30 dias de 14%, 10% e 7% para os respectivos diâmetros < 3 mm, 3 mm, < 3,5 mm e > 3,5 mm; a influência do diâmetro do substituto arterial reflete-se também na perviedade primária e secundária, com valores de 44% e 69% para diâmetros < 3 mm e 72% e 87% para diâmetros > 3,5 mm[22]. Nas situações em que o veia safena magna não seja passível de utilização, há a possibilidade de uso de alternativas como veia safena parva ou veias de membro superior, cujos desempenhos mostram-se menores quando comparados aos da veia safena magna, mas ainda sim, melhores do que quando comparados a enxertos prostéticos[22]. Estenoses são identificadas em 30 a 50% dos enxertos em 3 a 5 anos, sendo a metade ao longo do primeiro ano[22], e uma vez que uma restauração durável de um enxerto já trombosado não é comum, a identificação de problemas precocemente, previamente a trombose é preferível, recomendando-se a vigilância através de US com *Doppler* em 1, 3, 6, 12 meses pós LEB[22]; após 1 ano, preconiza-se realizá-lo duas vezes ao ano e após o terceiro ano, anualmente; lesões acima de 70% demandariam intervenções[22].

Inicialmente, as revascularizações percutâneas de membros inferiores (ATPC) eram aplicadas somente aos pacientes com contraindicações para a operação aberta ou que já haviam sido submetidos a todas as alternativas de operação aberta. Com o passar dos anos, mais recentemente, um número progressivo de indivíduos tem sido submetidos a intervenções percutâneas como terapia de primeira linha para a DAOP de membros inferiores[21], incluindo os indivíduos com DM2 e DAOP; apesar da mudança deste paradigma da prática clínica, a evolução da ATPC para a DAOP é difícil de ser acompanhada e avaliada em comparação com LEB em função da carência de estudos randomizados, prospectivos, caracterização incompleta das indicações de intervenção, mistura dos segmentos arteriais e extensão da doença abordada, multiplicidade de técnicas e materiais endovasculares utilizados, exclusão de falhas terapêuticas precoces, mudança para técnica aberta durante o segmento[24]; apesar destas considerações, os fatores que mais parecem influenciar a evolução são: indicação do procedimento[24], extensão da lesão[24], classificação TASC[24], escore do escoamento[24], oclusão *vs.* estenose[24], insuficiência renal[24], grau de calcificação[24]. De uma maneira geral, a ATPC é considerada menos eficaz em artérias de menor calibre, como as artérias tibiais, em comparação com as artérias femoropopliteas[24]. Assim sendo, como DM2 são mais propensos a desenvolver um processo aterosclerótico com maior calcificação com comprometimento de artérias distais, intuitivamente, esperar-se-ia uma menor taxa de sucesso técnico para procedimentos ATPC para DAOP entre DM2 quando comparados a NAO DM[24].

Quer a operação aberta, quer as intervenções endovasculares mostraram ser eficazes na melhora da evolução em indivíduos com DAOP em geral[14]; de acordo com o estudo *By-pass vs. Angioplasty in Severe Ischemia of the Leg* (BASIL); indivíduos com isquemia severa do membro inferior submetidos a revascularização infrainguinal aberta apresentam taxas de sobrevida e período livre de amputação similares ao indivíduos tratados por métodos endovasculares[14], onde se fala em mortalidade precoce entre 2 e 5% quer para ATPC, quer para LEB[22]. A mesma impressão parece válida para a ocorrência de eventos cardiovasculares adversos, estimados entre 3 a 8%; porém, para complicações associadas a ferida cirúrgica e tempo de internação, há uma desvantagem para a LEB[22], e, ainda, o tempo de sobrevida influencia estes resultados, com melhores resultados de sobrevida livre de amputação para aqueles submetidos a LEB que sobrevivem dois ou mais anos; aqueles com opções ruins de substituto autólogo e comorbidades significativas parecem beneficiar-se de procedimentos menos invasivos (ATPC)[14]. Apesar de suas limitações, permanece como o único estudo com nível A de evidência neste assunto, enfatizando os riscos inerentes a uma ATCP inicial com insucesso, assim como a importância da durabilidade das revascularizações[34]. Custos e tempo de hospitalização são maiores para os *by-pass*; por outro lado, evolução livre de amputação, mas não sobrevida, são piores para *by-pass* após ATPC com insucesso quando comparados ao *by-pass* enquanto alternativa primária de revascularização[34].

Reekers e cols. encontraram, quer após a operação aberta ou endovascular, valores similares em relação a cicatrização das lesões e salvamento de membro, sendo ao redor de 78% e 85%[28]; destaca-se o fato que a taxa de salvamento de membro é cerca de 20% acima da taxa de perviedade, refletindo muitas vezes que a revascularização, por menos tempo que tenha permanecido pérvia, foi eficiente, permitindo neste ínterim, o desenvolvimento de circulação colateral e de outros mecanismos de compensação, contribuindo, assim para o salvamento do membro isquêmico, de maneira que a revascularização em membro comprometido por CLI é por alguns denominada *by-pass* temporário[28].

Ao analisarmos especificamente a evolução dos doentes DM2 neste contexto, no PREVENT III, o maior estudo prospectivo randomizado analisando o *by-pass* venoso em DAOP[34], a prevalência do DM2 foi de 65% ; em um ano, em doentes com CLI, a sobrevida foi de 84%, a perviedade secundária 80% e a taxa de salvamento de membro 88%, não havendo diferenças entre DM2 e NAO DM; a mortalidade foi de 2,7% e complicações perioperatórias de 17,6%, em concordância em recente revisão que relata 3% de mortalidade e 20% de complicações[34]. As taxas de cicatrização vão de 73% a 90% sendo que o DM2 parece influenciar negativamente, com taxas, em 6 meses, DM2 26% *vs.* NAO DM 53% e em 12 meses, DM2 63% *vs.* NAO DM 87%[34].

A Tabela 14.10 expõem resultados obtidos com esta técnica (LEB).

Tabela 14.10 Resultados de cicatrização para indivíduos com DAOP submetidos a LEB[34]

Revascularização mediante *by-pass*								
Estudo	**N**	**Estudo**	**Diabetes (%)**	**Ferida (%)**	**Cicatrização (%/tempo)**	**Parâmetros (pré)**	**Parâmetros (pós)**	**Fator preditivo negativo para cicatrização**
Bercelli	432	R	94	100	90%/4,6 m	NE	NE	NE
Wolfle	211	P	40	25	89%/12 m	PT 58 + –4		NE
Chung	334	R	40	61	42%/6m 75%/12 m	NE	NE	Necrose podalica extensa
Soderstrom	148	P	50	100	46%/6 m 75%/12 m	ITB 0,4	ITB 1,0	Diabetes
Treiman	91	R	70	100	73%/6 m	ITB 0,5	ITB 0,9	Disfunção renal Ausência de pulso distais

Um ponto chave é o tipo de substituto utilizado, com resultados para o *by-pass* venoso autólogo melhores quando comparado a próteses; na ausência de um substituto venoso adequado, a ATCP deve ser considerada; uma alternativa seria a associação da prótese ao *cuff* venoso, com benefícios não confirmados[34]; há ainda a possibilidade da ATPC secundária, com eficácia para tratar a estenose em enxertos prévios[34].

Para avaliar a eficácia da ATPC como a primeira escolha em pacientes DM2 com lesões ulceradas nos pés, 993 DM2 com $TcPO_2 < 50$ mmHg e estenose > 50% ao US com *Doppler* foram submetidos a ATPC, onde 98% dos doentes obtiveram ao menos uma artéria troncular aberta até o pé; a perviedade em 5 anos foi de 88%[34] e o índice de complicações foi de 3,4%, onde outros estudos relatam 11,5% a 17,5%[29,30,35], diferenças estas que podem decorrer da severidade da doença, comorbidades, dispositivos utilizados. A eficácia da ATPC em DM2 mostra-se influenciada pela localização e número de lesões; ATPC em artérias femorais e poplíteas apresentam piores resultados em DM2[34], com menores índices de perviedade[34] e cicatrização[34]; em DM2 com CLI associada à doença de vasos infra poplíteos, a ATPC associa-se a elevado índice de reestenose após 1 ano (62%), não influenciando as taxa de cicatrização[34], sendo a taxa de salvamento similar ao *by-pass*. Cerca de 2/3 dos DM2 com CLI apresentam oclusão total da artéria poplítea e/ou artérias tibiais associada estenose significativa dos segmento femoral[34], sendo neste casos o *by-pass* a primeira opção[34].

A ATPC como opção primária de revascularização, a princípio, não comprometeria a possibilidade do *by-pass* se necessário[34], porém, o *trial* BASIL identificou que o insucesso da ATPC comprometeria o *by-pass* subsequente, por conta da deterioração do leito distal[49,54,55], questionando o conceito de "*free shot*" para ATPC realizadas primariamente em indivíduos com DAOP e CLI[22]. Não é totalmente esclarecido como o DM2 afeta a evolução das intervenções endovasculares por DAOP[15]; podem influenciar negativamente, como fatores independentes, a presença de lesões TASC C ou D, necessidade de *stents* maiores do que 80 mm de extensão, menor número de artérias tibiais pérvias[15].

A Tabela 14.11 expõem os resultados para revascularizações em DAOP através de ATPC primárias.

Neste contexto advoga-se, após cuidadosa análise do indivíduo com DAOP e CLI, a LEB como estratégia primária para aqueles com risco cirúrgico aceitável e substituto venoso autólogo disponível; para indivíduos de maior risco (categorias mais elevadas PREVENT III), anatomia mais favorável (*TransAtlantic InterSocietal Consensus* A e B), substituto venoso não disponível, considera-se a ATPC como primeira opção; outros autores advogam a estratégia " *endo – first* " para todos os indivíduos, o que se contraporia a evidência do BASIL, onde uma mentalidade de tratamento de curto prazo pode ser interpretada como um desserviço aos indivíduos que poderiam beneficiar-se do LEB[22].

Ainda, para tornar a discussão ainda mais complexa, atualmente, técnicas adicionais como a angioplastia subintimal, associada ou não a abordagem retrógrada[34] colocam-se como eficazes para o tratamento de oclusões crônicas longas[34], que a princípio seriam indicação formal para LEB; meta análise identificou para esta técnica uma perviedade ao redor de 50% em um ano, com sucesso clínico de 50% a 70% e taxa de salvamento de 80 a 90%[34] sendo que, mesmo em casos de oclusão precoce ou tardia, a melhora temporária é frequentemente suficiente para obter-se a cicatrização[34], não impedindo o *by-pass a posteriori*[58].

Ainda neste contexto do tratamento invasivo, diversos estudos indicam que o DM2 é um preditor de evolução desfavorável após tais procedimentos, LEB ou ATPC, com taxas de perviedade

Tabela 14.11 Resultados de cicatrização para indivíduos com DAOP submetidos a ATPC[34]

Revascularização mediante ATPC primária								
Estudo	N	Tipo de estudo	Diabetes (%)	Ferida (%)	Cicatrização (%/tempo)	Parâmetros (pré)	Parâmetros (pós)	Fator preditivo negativo para cicatrização
Faglia	221	R	100	100	51%	ITB 0,53 ± 0,15 $TcPO_2$ 21 ± 13	ITB 0,9 ± 0,2 $TcPO_2$ 49 ± 17	NE
Jacqueminet	32	P	100	100	40%/6 m 70%/12 m	$TcPO_2$ 15 ± 7	$TcPO_2$ 24 ± 10	Ausência de pulso pedioso palpável
Bargellini	60	P	100	100	75%/6 m	NE	NE	Níveis elevados Creat/Hb Glic
Alexandrescu	161	R	100	100	75%	NE	Aumento de ITB 0,34	NE
Hering	44	P	100	100	59%	NE	NE	Onda de *Doppler* monofásica
Uccioli	510	P	100	100	61%/9,4 m	$TcPO_2$ 16 ± 018	$TcPO_2$ 45 ± 11	Dimensão úlcera , infecção ICO
Liistro	132	P	100	100	86% DEB/ 67% PTA	ITB 0,3 ± 0.2	ITB 0,8 ± 0,2	
Mickusch	40	R	80	100	40%/6 m 54%/12 m	ITB 0,3	ITB 0,7	diabetes
Atar	38	R	71	81	55%/12 m	NE	NE	NE
Gargiulo	80	P	85	92	48%/6 m 75%/12 m	ITB 0,3	NE	HAS, idade, artéria fibular

ruins e maior incidência de eventos cardiovasculares entre estes indivíduos quando comparado aos NAO DM[15]; outros, por sua vez relatam que ambos os grupos de doentes apresentam evoluções similares[15].

Hicks e cols.[2] analisaram a evolução de pacientes DM2 *vs.* NAO DM com isquemia crítica dos membros inferiores submetidos a revascularização infragenicular aberta (LEB) e angioplastia (ATPC)[2]. Entre 2566 pacientes analisados, a motivação para intervenção entre os DM2 foi lesão trófica em 88%, sendo de 46% entre os NAO DM (grupo revascularização aberta LEB) e 85% entre DM2 contra 61% entre NAO DM (grupo angioplastia ATPC)[2]; isto é, os indivíduos com DM2 foram submetidos à revascularização mais frequentemente por lesão trófica, quando comparados aos NAO DM[2]. Fato relevante neste estudo, os indivíduos DM2 apresentavam maior gravidade clínica (ASA 4 13% *vs.* 11%) com maior prevalência de comorbidades, entre as quais hipertensão arterial sistêmica (93 % *vs.* 83%), doença arterial coronariana (32% *vs.* 18%), insuficiência cardíaca congestiva (24% *vs.* 17%) e menor prevalência de tabagismo (56% *vs.* 65%)[14].

Dentre os indivíduos submetidos à revascularização aberta infragenicular, não se observou diferenças para as perviedades primárias em ano (74% *vs.* 71% p = 0,52) assim como incidências de amputação maior (16% *vs.* 12 % p = 0,39) ou mortalidade (10% *vs.* 6% p = 0,16) quando comparados os indivíduos DM2 com os indivíduos NAO DM2[2]; as mesmas evidências ocorreram em relação aos indivíduos submetidos a revascularização por angioplastia, isto é, perviedade primária (81% *vs.* 79% p = 0,36), amputação maior (14% *vs.* 11% p = 0,09) e mortalidade (6% *vs.* 7% p = 0,3) iguais entre DM2 e NAO DM[2]; Foram considerados fatores independentes a influenciar a perviedade no grupo revascularização aberta a presença de dor isquêmica de repouso (DIR) (HR 1,86), sexo feminino (HR 0,57) e diálise (HR 0,61)[2]; em relação ao grupo angioplastia , tabagismo (HR 0,73) e diálise (HR 0,66)[2].

Ao analisar-se e comparar-se os especificamente os indivíduos com lesão trófica, quando submetidos à revascularização aberta, os indivíduos DM2 apresentaram resultados melhores para perviedade primária em um ano quando comparados aos indivíduos NAO DM (HR = 2,1 p = 0,002); porém, quando submetidos à angioplastia, a perviedade primária em 1 ano foi similar entre os grupos (HR = 1,07 p = 0,33), assim como não foram identificadas diferenças entre os indivíduos DM2 e NAO DM com lesão trófica, submetidos a quaisquer das modalidades de tratamento em relação aos eventos amputação maior e mortalidade[2].

Em relação aos indivíduos operados por dor de repouso, não se identificou quaisquer diferenças entre indivíduos DM2 e NAO DM, submetidos a quaisquer das modalidades de tratamento quanto à perviedade primária, amputação maior ou morte[2]. Neste estudo, portanto, o Hicks e cols. concluíram que a evolução de indivíduos submetidos à revascularização infra poplíteas por isquemia crítica são similares entre indivíduos DM2 e NAO DM[2]; A Tabela 14.12 resume estes achados.

Lazaris e cols.[14] analisando 99 indivíduos , DM2 e NAO DM, submetidos a ATPC subintimal por isquemia crítica, encontraram similar eficácia entre os grupos, envolvendo salvamento de membro e sobrevida; Dick e cols.[14] também não identificaram diferenças entre taxas de amputação maior entre indivíduos DM2 e NAO DM submetidos a *by-pass* ou ATPC por isquemia crítica do membros[14].

Xiao e cols. analisaram indivíduos com DAOP, manifesto clinicamente por claudicação limitante ou isquemia crítica, submetidos à revascularização percutânea, analisando a evolução entre DM2 e NAO DM; estes grupos não diferiam entre si, no pré-operatório, quanto a fatores de risco para DAOP, valores de ITB, localização das lesões arteriais e manifestações clínicas da DAOP[21]. Assim como os estudos anteriores, não foram identificadas diferenças entre os grupos quanto a perviedade e salvamento de membros; na análise geral, a mortalidade perioperatória em 30 dias foi 0% e as complicações associadas ao acesso, 7,2% de hematomas e 2,2% de pseudoaneurismas, as quais não necessitaram de tratamento cirúrgico[21]; a taxa total de reintervenção durante o seguimento foi de 33,8% (47/139) com sucesso de 80,9%[21].

A Tabela 14.13 resume estes achados.

Giles e cols.[24] analisando indivíduos DM2 submetidos a ATPC de artérias tibiais, identificaram que somente as lesões TASC D e deságue distal ruim influenciam reestenose, reintervenção, redução de perviedade e salvamento de membro.

De acordo com o previamente exposto, portanto, o DM2 não configura contraindicação para a realização de procedimento invasivo para revascularização nas situações de isquemia crítica e nem necessariamente configura inexorável evolução para perda de membro, identificando-se, ainda, estudos como o de Rosemblatt e cols.[2] demonstraram que indivíduos DM2 submetidos a revascularização aberta por dor de repouso ou perda tecidual apresentam perviedade em um ano superior aos indivíduos não DM[2].

Por outro lado, Clark e cols.[24] analisando indivíduos submetidos a ATPC do segmento femoro--poplíteo, identificaram o DM2 como fator de risco para menor perviedade primária (RR 5.5), porém, menos importante do que o escoamento tibial distal ruim (RR 8,5); DeRubertis e cols.

Tabela 14.12 Resultados para tratamentos invasivos para DAOP entre DM2 e NAO DM[14]

	By-pass DM vs NAO DM	P	ATPC DM *vs.* não DM	P
Todos indivíduos				
Perviedade primária	1,55 (1,00-2,42)	0,05	1,23 (0,97-1,56)	0,09
Amputação maior	1,01 (0,54-1,89)	0,96	0,95 (0,68-1,32)	0,76
Mortalidade	1,13 (0,35-3,69)	0,83	0,76 (0,50-1,17)	0,22
Dor de repouso				
Perviedade primária	0,72 (0,30-1,75)	0,47	1,56 (0,99-2,50)	0,06
Amputação maior	2,19 (0,51-9,28)	0,28	0,97 (0,52-1,80)	0,93
Mortalidade	NA	NA	0,86 (0,24-3,01)	0,81
Lesão trófica				
Perviedade primária	2,10 (1,31-3,39)	0,002	1,07 (0,74-1,56)	0,33
Amputação maior	0,78 (0,40-1,52)	0,47	0,93 (0,64-1,36)	0,72
Mortalidade	0,87 (0,27-2,77)	0,81	0,77 (0,48-1,22)	0,26

Tabela 14.13[21]

		6 meses (%)	12 meses	24 meses	36 meses
Perviedade primária	DM (n = 62)	88,7 ± 4,0	62,3% ± 6,6	55,3 ± 7,0	46,5 ± 7,5
	NAO DM (n = 77)	90,9 ± 3,3	71,8 ± 5,4	71,8 ± 5,4	60,9 ± 6,2
Perviedade secundária	DM (n = 62)	93,5 ± 3,1	82,3 ± 5,1	70,8 ± 6,5	65,7 ± 7,0
	NAO DM (n = 77)	96,1 ± 2,2	91,6 ± 3,3	82,7 ± 4,8	71,8 ± 6,2
Taxa de salvamento	DM (n = 62)	95,2 ± 2,7	87,7 ± 4,4	85,5 ± 4,8	81,9 ± 5,8
	NAO DM (n = 77)	97,4 ± 1,8	94,4 ± 2,7	90,6 ± 3,7	83,1 ± 5,4

analisaram indivíduos submetidos a ATPC do segmento femoro-popliteo e tibial, também identificando o DM2 como fator de risco para a redução de perviedade primária (HR 1,7); outro estudo, que analisou indivíduos submetidos a ATPC subintimal com colocação de *stents* revestidos, também identificou o DM2 com fator de risco para redução de perviedade primária (HR 7,2)[24]; Bakken e cols. analisaram indivíduos com claudicação e CLI *(critical limb ischemia)* submetidos a ATPC da artéria femoral superficial em separado; na grupo claudicação, o DM2 não influenciou a perviedade primária, mas houve aumento de reestenoses em evoluções de três anos; no grupo CLI, o DM2 não afetou reestenose ou perviedade, mas impactou de maneira negativa a taxa de salvamento de membros[24].

Neste contexto, Humphries e cols.[8] analisaram 219.547 indivíduos, dos quais 36.193 apresentavam DAOP, 131.731 DM2 e 51.623 DAOP + DM2; os mesmos identificaram que os doentes com lesões ulceradas em membros inferiores em decorrência do DM ou DAOP + DM apresentam um maior risco de morte e perda de membro do que os doentes com DAOP isolada[8]. Ahmad e cols., identificaram , ainda, que a taxa de amputações maiores entre DM2 é cerca de 6 vezes a taxa entre NAO DM[9].

Shammas e cols. ao analisarem indivíduos cuja DAOP manifestou-se por claudicação, não identificaram diferenças quanto às taxas de reintervenção, amputação maior e mortalidade em 12 meses entre e DM2 *vs.* NAO DM[15]; porém, identificaram um maior risco para amputação maior em 12 meses após os procedimentos de revascularização entre indivíduos DM2, quando a DAOP manifestou--se por isquemia crítica dos membros, quando comparados a NAO DM, (6,30% *vs.* 1,57% = 0,003); entretanto, a taxa de reabordagens em 12 meses não se mostrou diferente (18,29% *vs.* 21,57% p = 0,439)[15]. Neste indivíduos reabordados, ao analisarmos os indivíduos DM2 *vs.* NAO DM, os DM2 apresentaram taxa mais elevada de amputações maiores em um ano, porém sem significância estatística (HR 3,48 CI 0,97 a 12,51 p = 0,056) e similar taxa de perviedade em um ano[15]; porém, quanto a mortalidade nos indivíduos com isquemia crítica dos membros, os indivíduos DM2 apresentaram 14 x maior risco de morte (HR 14,15 CI 3,16 a 63,32 p < 0,001)[15].

Van Haelst e cols., identificaram em 83 (14,3%) efeito do DM2 sobre o grau de calcificação em placas com reestenose no território femoro-poplíteo, encontrando 70,8% *vs.* 48,3% de moderada a intensa calcificação entre indivíduos DM2 e NAO DM, respectivamente (p = 0,06) e um efeito deletério similar do DM2 na sobrevida livre de eventos cardiovasculares em pacientes com reestenose, sendo de 1,5 ano *vs.* 1,9 para DM2 e NAO DM, respectivamente[17].

Um dos conceitos que vem sendo valorizado, mais recentemente, preconizando maior sucesso quando das revascularizações de membros inferiores é o de angiossomo[28]. A teoria dos angiossomos, na qual os tecidos humanos são delimitados em blocos e, de acordo com as fontes arteriais e venosas associadas aos mesmos, descreve artérias que especificamente suprem áreas bem determinadas dos pés, de maneira que, preferencialmente, a artéria que supre a região da lesão ulcerada deve ser revascularizada; dos 40 angiossomos descritos para o corpo humano, o pé compõem-se de 06, irrigados pela artéria tibial posterior (3), fibular (2) e tibial anterior (1)[34].

A princípio, a revascularização direta proporcionaria um resultado superior (Tabela 14.14)[34], porém, a abertura de caminhos colaterais indiretos pode ser suficiente para o sucesso clinico, quando colaterais suficientes estão presentes e a perfusão dos angiossomos feita por estas colaterais[34]; além do mais, possivelmente estes mesmos angiossomos são representação da anatomia normal de vasos não doentes e que podem não corresponder a realidade nas situações de DAOP[28].

Tabela 14.14 Resultados de cicatrização de lesões isquêmicas entre pacientes submetidos à revascularização direta (DR) e indireta (IR)[34]

Estudos usando modelos de angiossomo para revascularização						
Estudo		**Tipo**	**N**	**Diabetes (%)**	**Ferida (%)**	**Cicatrização (%/tempo)**
Alexandrescu	ATPC	R	98	100	100	79%
Soderstrom	ATPC	R	226	100	100	48% DR *vs.* 26% IR/6 m 72% DR *vs.* 46% IR/12 m
Neville	*By-pass*	R	48	87	100	90,9% DR *vs.* 61,9% IR/5 m
Varela	*By-pass* ATPC	R	76	79	100	92% DR *vs.* 73% IR/3 m
Azuma	*By-pass*	R	228	81	100	72%/6 m 87%/12 m

Outra discussão é sobre a necessidade e maior eficácia da abordagem de mais de um tronco arterial infra poplíteo comprometido pela DAOP. De uma maneira geral, nas revascularizações abertas envolvendo as artérias infra poplíteas. O objetivo consiste em selecionar e revascularizar o melhor vaso troncular com o melhor deságue; por outro lado, as revascularizações endovasculares permitem a abordagem de mais de um vaso troncular.

Faglia e cols. identificaram relação entre número de vasos infra poplíteos obstruídos e amputação, onde para cada vaso obstruído ocorre um aumento de risco de 8.2 (CI 1,35-49,6)[32]. Darling e cols.[32] não identificaram diferenças para complicações pós-operatório entre os grupos submetidos a revascularização uni-vaso e múltiplos vasos por CLI (10% *vs.* 15% p = 0,32), onde a cicatrização completa de lesões ocorreu em 37% e 41%, respectivamente, dos indivíduos (p = 0,13) e os percentuais de indivíduos livres de reestenose em 1 ano (71% *vs.* 79% p = 0,32), livres de amputação (84% *vs.* 90% p = 0,23) e intervenção (78% *vs.* 80% p = 0,53) não foram diferentes entre os grupos.

Trata-se de uma decisão crítica optar-se pela abordagem multivasos, ponderando-se uma eventual evolução subótima após a abordagem inicialmente planejada de um único vaso ou, diante da facilidade técnica vislumbrada para a abordagem de um segundo vaso, realizá-la, com o potencial de intercorrências e a perda de oportunidade de realização do *by-pass*. A princípio, abordagem de múltiplos vasos infra poplíteos não afeta a evolução[32].

Outras questões, ainda, envolvem o uso de balões e *stents* revestidos com quimioterápicos, a angioplastia assistida a laser, crioplastia, aterectomia; no momento, abordados em estudos ainda inconclusivos.

Na DEB (*drug elluting balloon*), o balão de angioplastia libera drogas antiproliferativas como o paclitaxel, sirolimus, everolimus na parede arterial, no momento da ATPC, com a intenção de inibir a ocorrência de hiperplasia intimal e reduzir a taxa de reestenose[32].

No estudo ACHILLES, a perviedade primária e reestenose para PTA em DM2, em um ano foi de 57,1% e 53,2% respectivamente[23]; Liistro[23] identificou, em 12 meses, em pacientes DM2 com CLI submetidos a tratamento invasivo menor reestenose (DEB 27% *vs.* 74% PTA) e oclusão (DEB 17% *vs.* 55% PTA), não identificando, porém, diferenças quanto à taxa de amputação e melhora clinica entre os dois tipos de tratamento[23]; no In.PACT DEEP não houve diferenças quanto a mortalidade, amputação e reabordagem de lesão alvo[23]; Ilker e cols. analisaram a evolução de pacientes diabéticos, com CLI ou claudicação limitante, submetidos a ATPC de artérias de perna, com balão com quimioterápico (DEB) e sem quimioterápico (PTA), em termo de evolução clínica e reestenose; em 3 meses, a perviedade primária foi maior para o grupo DEB (97,8% *vs.* 81,1% p = 0,02), não havendo diferença quanto a evolução clínica (DEB 96,8% *vs.* PTA 84,6% p = 0,167); em 1 ano, não houve diferença significativa (DEB 68,2% *vs.* 48,5% p = 0,131) quanto a perviedade; melhora clínica (DEB 80,6% *vs.* PTA 61,5% p = 0,193) e ocorrência de amputações maiores entre os grupos (DEB 6,5% *vs.* PTA 11,5% p = 0,651).

Por outro lado, outros estudos em DM2, associam o DEB a menor reestenose 27% *vs.* 74%, oclusão 17 *vs.* 55% e revascularização 18% *vs.* 43%, quando comparado a ATPC sem droga[34], com taxas de cicatrização melhores, 86% *vs.* 67%[34].

De uma maneira geral, ainda é controverso a eficácia destes balões com quimioterápicos na abordagem da doença infra poplítea, havendo ainda, referências a maior taxa de amputação em 01 ano de seguimento para DEB em comparação a PTA[23].

Nas lesões alvo, a dose terapêutica do paclitaxel depende do tempo de inoculação e eficiência do veiculador utilizado no balão; estes veiculadores são substâncias que mantem o quimioterápico sobre a superfície do balão, liberando-o de maneira controlada para parede arterial. Postula-se que possa ocorrer a perda deste enquanto o dispositivo navega em sentido a lesão alvo, levando a um nível subterapêutico; no tratamento de lesões distais e longas, típicas do DM, esta perdas podem eventualmente ser maiores, podendo ser umas das razões pelas quais os resultados para os DEB em relação a perviedade primária não correspondam as expectativas[23].

Outra questão que coloca é a abordagem das reestenoses intra *stents*. A técnica endovascular tem se tornado a opção de escolha para a doença femoro-poplítea sintomática[20], onde, neste contexto, o uso dos *stents* autoexpansíveis tem apresentado resultados superiores a angioplastia com balão isolada[20]; por outro lado a lesão imposta ao vaso e a hiperplasia miointimal limita a eficácia a longo prazo do stent, com taxas de ISR (*intra stent restenosis*) variando de 19% a 37% em um ano[20].

A Sociedade Europeia de Cardiologia emitiu consenso recente sobre o uso de DEB na DAOP, sustentando a sua aplicação nas estenoses intra *stent* como benéfica, embora enfatizando a ausência de seguimentos de longo prazo[20]; em estudo prévio deste de Grotti e cols.[20] os mesmos compararam a eficácia e segurança de DEB *vs.* TPA e identificaram vantagem para o DEB em termos de prevenção de reestenose em 12 meses[20]; verificou-se posteriormente que esta vantagem perdeu-se entre 1 e 3 anos, fenômeno designado "*catch-up* tardio" e conhecido no campo das coronárias, quer para DEB como para *stents* com liberação de fármacos[20]; isto decorre do crescimento miointimal tardio a despeito da droga antiproliferativa.

Em estudo analisando especificamente indivíduos DM2, não houve diferenças significativas entre DEB e TPA em termos de reabordagem de lesão alvo (TLR) em 3 anos, mostrando-se igualmente seguros, onde o tratamento de lesões muito avançadas (Tosaka III) associam-se com aumento de taxa de TLR, independentemente da tecnologia utilizada[20].

Outras modalidades terapêuticas endovasculares poderiam melhorar a evolução das revascularizações entre DM2; de acordo com o trail COBRA (*Cryoplasty or Conventional Ballon Post Dilatation of Nitinol Stents for Revascularization of Peripheral Arterial Segments*)[15], a crioplastia, como tratamento adjunto após a dilatação dos *stents* de nitinol para revascularização em DAOP em DM2, mostra uma redução de reestenose (29,3% *vs.* 55,8% p = 0,01; OR 0,36 CI 0,15 a 0,89)[15]; em outro estudo[15] que analisou indivíduos DM2 e NÃO DM submetidos à aterectomia rotacional associada à aspiração, com padrões de doença similar, a ocorrência de eventos adversos maiores em 01 ano, entre as quais morte e amputação maior, foram de 25% entre DM *vs.* 31,5% entre não DM[15].

Em indivíduos DM2 com CLI nem sempre é possível a realização de procedimentos padrão de revascularização, quer por razões de ordem clínica geral, quer por razões de ordem anatômica, particularmente com oclusões segmentares longas e doença distal, característica do DM2[19]; estes indivíduos poderiam beneficiar-se da terapia com células tronco autólogas.

A terapia com células tronco adultas dependem da origem das células separadas: xenomenia, halogênica , autóloga; a maior parte dos estudos concentra-se nesta última modalidade, onde a fonte mais comum são células mononucleares derivadas de medula óssea obtidas a partir da crista ilíaca[19] ou células mononucleares provenientes de sangue periférico após estímulo com fator estimulador de colônia de granulócito (GCSF)[19]. Há questionamentos e considerações se células precursoras autólogas de pacientes DM2 seriam suficientemente funcionais para a terapia celular uma vez que o DM2 associa-se a redução significativa da circulação de célula precursora CD34+[19], a qual tem sido considerada a principal população celular responsável pela terapia vasculogênica; neste contexto, a *bonne marrow mono nuclear cell* (BMMNC) a partir de medula óssea de DM2 tem se mostrado eficaz no tratamento da isquemia crítica[19].

Não obstante o sistema circulatório humano apresente colaterais pré-formadas que se tornam funcionais diante de doenças circulatórias obstrutivas, na vigência da isquemia crônica, quer a angiogênese, quer a arteriogênese são promovidas levando à profusa colateralização do território isquêmico. A angiogênese refere-se ao processo em que capilares pré existentes espalham-se e proliferam-se a formar redes de capilares, processo em que estariam envolvidos, entre outros, a liberação de HIF1α hipóxia dependente e subsequentemente de VEGF; a arteriogênese, por sua vez não depende de hipóxia, ocorrendo em áreas proximais à região isquêmica, onde o aumento do stress de cisalhamento em artérias estreitas promove o aumento em dimensões de colaterais pré-formadas; neste processo, o DM2 influencia negativamente a arteriogênese, por redução do stress de cisalhamento, redução do número de colaterais e inibição de quimiotaxia[19].

As células precursoras podem ser administradas por via intramuscular ou intra-arterial, não ocorrendo diferenças significativas entre os métodos, porém a via intramuscular tem sido adotada pela maioria dos estudos, o que estaria de acordo com o mecanismo de ação esperado destas células precursoras: incorporação direta em vasos nascentes ou liberação de fatores de crescimento que estimulariam as células hospedeiras a secretar fatores de crescimento angiogênico; o músculo isquêmico atuaria como depósito de alta concentração de células precursoras e estas poderiam migrar para áreas mais comprometidas[19]; a aplicação intra-arterial poderia não garantir concentração mínima em áreas isquêmicas; há controvérsias quanto ao número de sessões necessárias[19].

Atualmente, a indicação mais comum para terapia celular são os doentes com CLI para os quais não existe alternativa de tratamento invasivo, podendo ainda ter aplicabilidade em doentes que necessitem de múltiplas abordagens por falência de tratamentos pregressos[19]; sua eficácia é controversa em função da discrepância de resultados entre diferentes estudos, impedindo qualquer conclusão que possa determinar conduta de aplicação pratica no momento[34], possivelmente em função da multifatorialidade que envolve a questão, demandando aprofundamento.

Conclusões

O impacto da DAOP sobre a cicatrização de lesões ulceradas nos membros inferiores é determinado por sua severidade e extensão, mas também por outros fatores como presença de tecido necrótico, infecção, controle glicêmica inadequado, distribuição de carga inadequada sobre os pés. O tratamento deve envolver, portanto, todos estes aspectos; a revascularização em DM consiste em desafio à parte, devendo ser parte de um plano maior que envolve o tratamento da infecção, debridamentos, compensações biomecânicas, controle glicêmico e de comorbidades.

Especificamente em relação a DAOP no DM2, as possibilidades de tratamento envolvem o tratamento conservador, amputação primária, revascularização aberta ou endovascular; a escolha depende de uma série de fatores como anatomia local, condições clínicas gerais do doente, expertise local.

A revascularização deve sempre ser considerada em pacientes com dor isquêmica de repouso ou em paciente com lesões tróficas com baixa probabilidade de cicatrização, que apresentem condições anatômicas, técnicas e clínicas gerais para tais procedimentos. O objetivo é a restauração de fluxo pulsátil direto de ao menos uma das artérias de perna, sendo que indivíduos com DAOP submetidos à revascularização apresentam uma redução do tempo necessário para a cicatrização da lesão, com redução das taxas de amputação, de maneira que a revascularização precoce é imperativa para maximizar a cicatrização e salvamento do membro. Dentro do conceito "tempo é tecido", deve ser o mais precoce o possível.

Quer a revascularização aberta ou endovascular, as diferenças de eficácia da revascularização entre indivíduos DM e NAO DM são inconsistentes; alguns estudos dispõem que os indivíduos com DM apresentam pior evolução quando submetidos a revascularização, porém estes estudos envolvem intervenções realizadas em diferentes níveis por um amplo espectro de indicações tornando comparações entre grupos distintos inviáveis, de maneira que as tentativas invasivas de salvamento de membro nos pacientes com isquemia crítica devem ser realizadas independentemente do status do DM.

Além do que, o DM por si só não é considerado fator de risco para a falência do enxerto, mas para mortalidade e perda de membro; isto denota a multifatorialidade do problema, envolvendo infecção, comorbidades como insuficiência renal e desnutrição, disfunção microvascular; portanto a abordagem agressiva e multidisciplinar é mandatória para o sucesso pós revascularização.

Referências

1. Chuengsamarn S, Rattanamongkolgul S, Sittithumcharee G, Jirawatnotai S. Association of serum high--sensitivity C-reactive protein with metabolic control and diabetic chronic vascular complications in patients with type 2 diabetes. Diabetes & Metabolic Syndrome: Clinical Research & Reviews 2017; 11:103-8.
2. Mohammedi K, Woodward M, Hirakawa Y, Zoungas S, Williams B et al., ADVANCE Collaborative Group. Microvascular and Macrovascular Disease and Risk for Major Peripheral Arterial Disease in Patients with Type 2 Diabetes. Diabetes Care 2016; 39:1796-803.
3. Hicks CW, Najafian A, Farber A, Menard MT, Malas MB et al. Diabetes does not worsen outcomes following infrageniculate bypass or endovascular intervention for patients with critical limb ischemia. J Vasc Surg 2016; 64:1667-74.
4. Mohammedi WM, Zoungas S, Li Q, Harrap S, Patel A, Marre M, Chalmers J. Absence of Peripheral Pulses and Risk of Major Vascular Outcomes in Patients with Type 2 Diabetes Absence of Peripheral Pulses and Risk of Major Vascular Outcomes in Patients with Type 2 Diabetes. Diabetes Care 2016;39:2270-7.
5. Mantovani AE, Fregonesi CEPT, Palma MR, Ribeiro FE, Fernandes RA, Diego G. Relation between amputation and risk factors in individuals with diabetes mellitus: A study with Brazilian patients. Diabetes & Metabolic Syndrome: Clinical Research & Reviews 2017; 11:47-50.

6. Barshes NR, Flores E, Belkin M, Kougias P, Armstrong D G, Mills J L. The accuracy and cost – effectiveness of strategies used to identify peripheral artery disease among patients with diabetic foot ulcers. J Vasc Surg 2016; 64:1682-90.
7. Vogel TR, Smith JB, Kruse RL. The association of postoperative glycemic control and lower extremity procedure outcomes. J Vasc Surg 2017; 66:1123-32.
8. Humphries MD, Brunson A, Shang-Li C, Melnikow J, Romana PS. Amputation trends for patients with lower extremity ulcers due to diabetes and peripheral artery disease using statewide data. J Vasc Surg 2016; 64:1747-55.
9. Ahmad N, Thomas GN, Gill P, Torella F. The prevalence of major lower limb amputation in the diabetic and non-diabetic population of England 2003-2013. Diabetes & Vascular Disease Research 2016; 13(5):348-53.
10. Moens SJB, Stoekenbroek RM, der Valk FM, Verweij SL, Koelemay MJW, Verberne HJ, Nieuwdorp M. Carotid arterial wall inflammation in peripheral artery disease is augmented by type 2 diabetes: a cross sectional study. BMC Cardiovascular Disorders 2016; 16:237.
11. Vrsalovic M, Vucur K, Presecki AV, Fabijanic D, Milosevic M. Impact of diabetes on mortality in peripheral artery disease: a meta-analysis. Clinical Cardiology 2017; 40:287-91.
12. Icks CW, Najafian A, Farber A, Menard MT, Malas MB et al. Diabetes does not worsen outcomes following infrageniculate bypass or endovascular intervention for patients with critical limb ischemia. J Vasc Surg 2016; 64:1667-74.
13. Shammas AN, Jeon-Slaughter H, Tsai S, Khalili H, Ali M et al. Major limb outcomes following lower extremity endovascular revascularization in patients with and without Diabetes mellitus. Journal of Endovascular Therapy 2017; 24(3):376-82.
14. Mueller T, Hinterreiter F, Poelz W, Haltmayer M, Dieplinger B. Mortality rate at 10 years are higher in diabetic than in non diabetic patients with chronic lower extremity peripheral arterial disease. Vascular Medicine 2016; 21(5):445-52.
15. Van Haelst STW, Haitjerna S, de Vries JPPM, Moll FL, Pasterkamp G et al. Patients with diabetes differ in atherosclerotic plaque characteristics and have worse clinical outcome after iliofemoral endarterectomy compared with patients without diabetes. J Vasc Surg 2017; 65:414-21.
16. Del Rio VC, Mostaza J, Lahoz C, Sanchez-Arroyo V, Sabin C, Lopez S et al. Prevalence of peripheral artery disease and factors associated: an epidemiological analysis from the population based Screening PRE diabetes and type 2 DIAbetes (SPREDIA 2) study. PLOS ONE | https://doi.org/10.1371/journal.pone.0186220 October 26, 2017.
17. Dubsky M, Jirkovska A, Bem R, Nemcova A, Fejfarova V, Jude EB. Cell therapy of critical limb ischemia in diabetic patients – State of art. Diabetes research and clinical practice 2017; 126:263-71.
18. Grotti S, Liistro F, Angiolo P, Ducci K, Falsini G et al. Paclitaxel-Eluting Balloon vs Standard Angioplasty to Reduce Restenosis in Diabetic Patients with in Stent – Restenosis of the Superficial Femoral and Proximal Popliteal Arteries: Three- Year Results of the DEBAT-ISR Study. Journal of Endovascular Therapy 2016; 23(1):52-57.
19. Xiao L, Huang D, Tong J, Shen J. Efficacy of endoluminal interventional therapy in diabetic peripheral arterial occlusive disease: a retrospective trial. Cardiovascular Diabetology 2012; 11:17.
20. Conte M. Challenges of distal bypass surgery in patients with diabetes: Patient selection, techniques and outcomes. J Vasc Surg 2010; 52:96S-103S.
21. Oz II, Serifoglu I, Bilici M, Altibas NK, Oz EB, Akduman EI. Comparison of Drug Eluting Ballon and Standart Ballon Angioplasty for Infrapopliteal Arterial Diseases in Diabetic Patients. Vascular and Endovascular Surgery 2016; 50(8):534-40.
22. Ihnat DM, Mills JL. Current assessment of endovascular therapy for infraingunal arterial occlusive disease in patients with diabetes. J Vasc Surg 2010; 52:92S-95S.
23. Freisinger E, Malyar NM, Reinecke H, Lawall H. Impact of diabetes on outcome in critical limb ischemia with tissue loss: a large – scaled routine data analysis. Cardiovasc Diabetol 2017; 16:41.
24. Reekers JA, Lammer J. Diabetic foot and PAD: the endovascular approach. Diabetes/Metabolism Research and Reviews 2012; 28 (Suppl 1): 36-9.
25. Pomposelli F. Arterial imaging in patients with lower extremity ischemia and diabetes mellitus. J Vasc Surg 2010; 52:81S-91S.

26. Troidl K, Schaper W. Arteriogenesis versus angiogenesis in peripheral artery disease. Diabetes Metabolism Research and Reviews 2012; 28 (Suppl 1):27-9.
27. Kateel R, Augustine AJ, Prabhu S, Ullal S, Pai M, Adhikari P. Clinical and microbiological profile of diabetic foot ulcer patients in a tertiary care hospital. Diabetes & Metabolic Syndrome: Clinical Research & Reviews 2018; 12:27-30.
28. Darling JD, McCallum JC, Soden PA, Hon JJ, Cuzman RJ et al. Clinical results of single-vessel versus multiple vessel infrapopliteal intervention. J Vasc Surg 2016; 64:1675-81.
29. Schaper NC, Andros G, Apelqvist J, Bakker K, Lammer J et al. Diagnosis and treatment of peripheral arterial disease in diabetic patients with a foot ulcer. A progress report of the International Working Group on the Diabetic Foot. Diabetes Metb Res Rev 2012; 28(Suppl 1): 218-24.
30. Vouillarmet J, Bourron O, Gaudric J, Lermusiaux P, Millon A, Hartemann A. Lower extremity arterial revascularization: Is there any evidence for diabetic foot ulcer-healing? Diabetes & Metabolism 2016; 42:4-15.
31. Schaper NC, Andros G, Apelqvist J, Bakker K, Lammer J et al. Specific guidelines for the diagnosis and treatment of peripheral arterial disease in a patient with diabetes and ulceration of the foot 2001. Diabetes Metab Res Rev 2012; 28 (Suppl 1):236-37.
32. Andersen CA. Noninvasive assessment of lower extremity hemodynamics in individuals with diabetes mellitus. J Vasc Surg 2010; 52:76S-80S.

CAPÍTULO 15

Papel da Ecodopplercardiografia na Avaliação do Idoso e do Diabético

Jeane M. Tsutsui ▪ João César Nunes Sbano ▪
Wilson Mathias Junior

Introdução

O processo de envelhecimento está associado a uma série de alterações cardiovasculares, caracterizadas por perda da elasticidade das artérias de pequeno e grande calibre, aumento de fibroblastos e consequentemente de tecido conectivo, com resultante um aumento da resistência arterial, e diminuição da complacência ventricular esquerda. Aliadas a estas alterações degenerativas, o diabetes *mellitus* tipo 2 (DM2) tem o potencial de ampliar e agravar estas alterações degenerativas que ocorrem no coração e piorar o prognóstico dos pacientes. A ecodopplercardiografia é um método não invasivo amplamente disponível, que permite uma adequada avaliação das alterações anatômicas e funcionais que ocorrem habitualmente no coração do diabético, incluindo o aumento da espessura miocárdica do ventrículo esquerdo, as alterações do relaxamento ventricular, a dilatação do átrio esquerdo, e o espessamento e calcificação valvares.

Como as doenças cardiovasculares permanecem como a principal causa de morbidade e mortalidade no diabético, a nossa capacidade de diferenciação entre as alterações fisiológicas que ocorrem com o aumento da idade e os estados patológicos induzidos pelo diabetes são de fundamental importância na avaliação cardiovascular deste crescente grupo de pacientes. A ecodopplercardiografia também permite a detecção de várias cardiopatias relacionadas com o avançar da idade e que são frequentemente encontradas em pacientes diabéticos, entre elas as valvopatias, principalmente a estenose aórtica degenerativa e insuficiência mitral secundária a calcificação do anel mitral ou prolapso valvar, a cardiomiopatia hipertrófica primária ou secundária à hipertensão arterial ou amiloidose senil, a insuficiência cardíaca com função sistólica preservada e a cardiopatia isquêmica.

Alterações ecocardiográficas comumente encontradas no diabético

Função sistólica do ventrículo esquerdo

A ecodopplercardiografia possibilita a visibilização das cavidades cardíacas e de todos os segmentos do ventrículo esquerdo com grande resolução espacial e temporal, sendo amplamente utilizada na prática clínica para a determinação do tamanho de cavidades, da massa ventricular, e da função do ventrículo esquerdo. Uma das principais indicações da ecocardiografia é a avaliação da função sistólica ventricular, geralmente expressa pelos índices de performance sistólica. A fração de encurtamento (porcentagem de diminuição do diâmetro ventricular esquerdo durante a sístole) é calculada pelo modo M e pode ser usada como um método rápido para estimativa da performance ventricular. Entretanto, este índice apresenta importantes limitações em casos de dilatação ventricular e alteração da contração segmentar[1]. A fração de ejeção (porcentagem de diminuição do volume ventricular esquerdo ao final da sístole), indicando o volume sistólico ejetado, calculada pelo modo bidimensional utilizando o método de Simpson ou método dos discos são mais fidedignas, apresentando boa correlação com a angiografia mesmo em casos de disfunção segmentar ou dilatação das cavidades ventriculares[2].

Vários estudos têm demonstrado que, fisiologicamente, a função sistólica do ventrículo esquerdo é mantida dentro da faixa de normalidade com o decorrer da idade[3-5] e no diabético sem complicações cardiovasculares.

Função diastólica do ventrículo esquerdo

A função diastólica normal é clinicamente definida como a habilidade do ventrículo esquerdo de acomodar, ativamente por efeito de sucção e passivamente como câmara receptora, um adequado volume de enchimento para manter o débito cardíaco normal, mantendo baixas pressões de enchimento. A diástole inclui o período de relaxamento isovolumétrico, que se inicia logo após o fechamento da valva aórtica e perdura até a abertura da valva mitral, o período de enchimento ventricular esquerdo rápido, o período de enchimento ventricular esquerdo passivo, ou diástase, e finalmente, o período de contração atrial, que termina com o fechamento da valva mitral.

As velocidades do fluxo de enchimento ventricular esquerdo são obtidas com a amostra do *Doppler* pulsado posicionada entre as pontas das cúspides da valva mitral no corte apical quatro câmaras, enquanto as velocidades do fluxo venoso pulmonar geralmente são obtidas com a amostra do *Doppler* pulsado posicionada a um centímetro da desembocadura das veias pulmonares (habitualmente a veia pulmonar superior esquerda) no átrio esquerdo. O fluxo venoso pulmonar pode ser obtido pela ecodopplercardiografia transtorácica em aproximadamente 90% dos pacientes[6]. Os índices mais utilizados para o estudo da função diastólica são: velocidade máxima de enchimento ventricular esquerdo precoce (onda E), velocidade de enchimento ventricular esquerdo tardio (onda A), relação entre as velocidades precoce e tardia (relação E/A), tempo de relaxamento isovolumétrico (TRIV), tempo de desaceleração da onda E (TD), velocidades sistólica (VPS) e diastólica (VPD) do fluxo venoso pulmonar, e duração e velocidade da onda A pulmonar (AP).

Embora as medidas invasivas de pressões e volumes intraventriculares sejam consideradas como o padrão-ouro para avaliação da função diastólica, essa avaliação é tecnicamente difícil, tornando-se pouco útil na prática clínica. A ecodopplercardiografia permite o estudo das velocidades de fluxo de enchimento ventricular esquerdo, assim como das velocidades de fluxo nas veias pulmonares, sendo que vários estudos na literatura têm demonstrado sua utilidade para a avaliação da função diastólica[7-9]. Essa técnica tem a vantagem de ser realizada de forma relativamente rápida, não invasiva, com baixo custo e, portanto, também permite a avaliação seriada dos pacientes. Embora nenhuma técnica não invasiva possa medir diretamente a função diastólica, as velocidades de fluxo obtidas pelo *Doppler* são usadas para inferir os parâmetros de performance diastólica. Na maioria dos casos, uma cuidadosa avaliação dos padrões de fluxo transvalvar mitral e do fluxo venoso pulmonar, combinados com os achados da ecocardiografia bidimensional, podem fornecer uma estimativa acurada da função diastólica e das pressões de enchimento do ventrículo esquerdo. Vários estudos utilizando a ecodopplercardiografia têm demonstrado que o aumento da idade e o diabetes estão frequentemente associados com um padrão anormal de enchimento ventricular esquerdo[10,11]. Especificamente, em indivíduos diabéticos são comuns os achados de diminuição da velocidade da onda E, aumento da velocidade da onda A, diminuição da relação E/A, aumento do TRIV, e um aumento do TD. No estudo Framingham, 127 indivíduos saudáveis com idade variando de 30 a 80 anos foram avaliados pela ecodopplercardiografia com estudo do fluxo transvalvar mitral. Nesse estudo foi demonstrado que a relação E/A passou de 2,1 ± 0,5 nos indivíduos com 30 anos para 0,8 ± 0,3 nos indivíduos com 80 anos. Pela análise multivariada, a relação E/A estava altamente correlacionada com a idade ($r = -0,8$; $p < 0,0001$), sendo que uma relação E/A menor que 1,0 foi encontrada na maioria dos indivíduos com idade acima de 70 anos[12].

As anormalidades do relaxamento ventricular comumente encontradas nos diabéticos estão relacionadas com as alterações miocárdicas que também ocorrem com o avançar da idade, incluindo o aumento do tecido conectivo e a redução do tônus beta-adrenérgico, e são independentes da massa ventricular, frequência cardíaca, contratilidade e condições de pré ou pós-carga e mudanças nos padrões da função diastólica[13].

A disfunção diastólica também está associada a algumas cardiopatias que são frequentes no diabético, como a hipertensão arterial, doença arterial coronariana aguda e crônica, e insuficiência cardíaca.

A Figura 15.1 e um exemplo ilustrativo de indivíduo diabético assintomático, com função sistólica preservada e alteração do padrão de enchimento ventricular esquerdo detectado pelo *Doppler*.

Massa ventricular esquerda e cavidades cardíacas

Os diâmetros ventriculares e a espessura miocárdica podem ser medidos pelo modo unidimensional ou bidimensional. A massa ventricular esquerda geralmente é estimada a partir dos valores do diâmetro diastólico do ventrículo esquerdo, e da espessura do septo interventricular e da parede posterior, utilizando fórmulas já estabelecidas na literatura.

Vários estudos ecocardiográficos e de necrópsia avaliando grande número de indivíduos normais sem história de hipertensão arterial, diabetes ou outras doenças cardiovasculares têm demonstrado aumento da espessura de parede e da massa ventricular esquerda com o avançar da idade. Entretanto, essas alterações são gradativas e geralmente discretas, sendo que a espessura absoluta de parede medida em indivíduos diabéticos, sem outras patologias concomitantes, raramente excede o limite superior da normalidade.

Embora alguns estudos tenham demonstrado pequenas alterações nos diâmetros ventriculares, geralmente estes permanecem inalterados no diabético, sendo que o aumento da massa ventricular é decorrente do aumento na espessura e não dos diâmetros ventriculares[14,15]. Esta alteração parece ser uma resposta adaptativa ao aumento da pós-carga causada pela rigidez arterial que ocorre com o avançar da idade e com o avançar da cardiopatia diabética, assim como a diminuição da complacência arterial. Portanto, estas alterações relacionadas com a idade devem ser consideradas principalmente ao avaliar as repercussões de outras cardiopatias nas dimensões das cavidades cardíacas.

Alterações das valvas cardíacas

A ecodopplercardiografia é o método de escolha para avaliação das valvas cardíacas. Enquanto o bidimensional permite uma completa avaliação anatômica das estruturas valvares, assim como das repercussões que possíveis sobrecargas de volume ou pressão possam exercer no ventrículo esquerdo, o mapeamento de fluxo em cores e o *Doppler* espectral permitem a determinação da gravidade das alterações de forma qualitativa e quantitativa.

Vários estudos demonstraram que o envelhecimento está associado a alterações valvares, sendo comuns o espessamento e calcificação principalmente nas valvas mitral e aórtica. Assim, depósitos

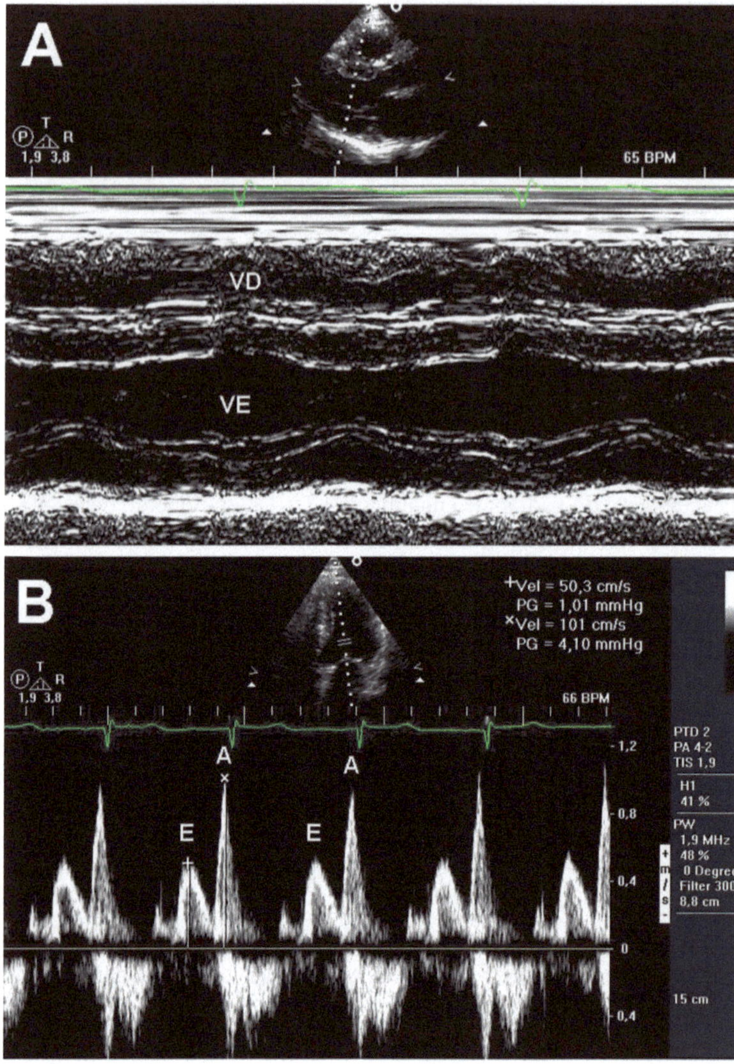

Figura 15.1 Exemplo ilustrativo de paciente de 75 anos de idade, assintomático, que apresenta função sistólica normal como demonstrado pelo modo M do ventrículo esquerdo ao nível dos músculos papilares (A), e fluxo de enchimento ventricular esquerdo obtido pelo *Doppler* pulsado (B) com velocidade de onda E menor que da onda A (relação E/A menor que 1). Este padrão de enchimento ventricular esquerdo é frequente em indivíduos saudáveis com idade superior a 65 anos.

VD: ventrículo direito; VE: ventrículo esquerdo.

de cálcio ocorrem na base das cúspides da valva aórtica, no anel e nas bordas das cúspides da valva mitral, que são facilmente detectadas pela ecodopplercardiografia. Um achado comum no idoso e no diabético é a chamada síndrome da calcificação senil, que consiste na tríade de calcificação da valva aórtica, calcificação do anel mitral e depósitos de cálcio nas artérias coronárias epicárdicas[16].

A quantidade de cálcio detectada pela ecocardiografia no anel mitral pode variar desde pequenos pontos até uma grande massa localizada atrás da cúspide posterior, formando um anel que envolve toda a valva mitral (Figura 15.2). Esta pode levar a alteração na dinâmica das cúspides valvares e, consequentemente, à insuficiência mitral que geralmente é de grau discreto. Embora a calcificação possa restringir a movimentação das cúspides valvares, a estenose secundária ao processo de degeneração é mais rara. A calcificação do anel também pode resultar em ulceração e exposição dos depósitos de cálcio levando a agregação plaquetária e fenômenos tromboembólicos[16].

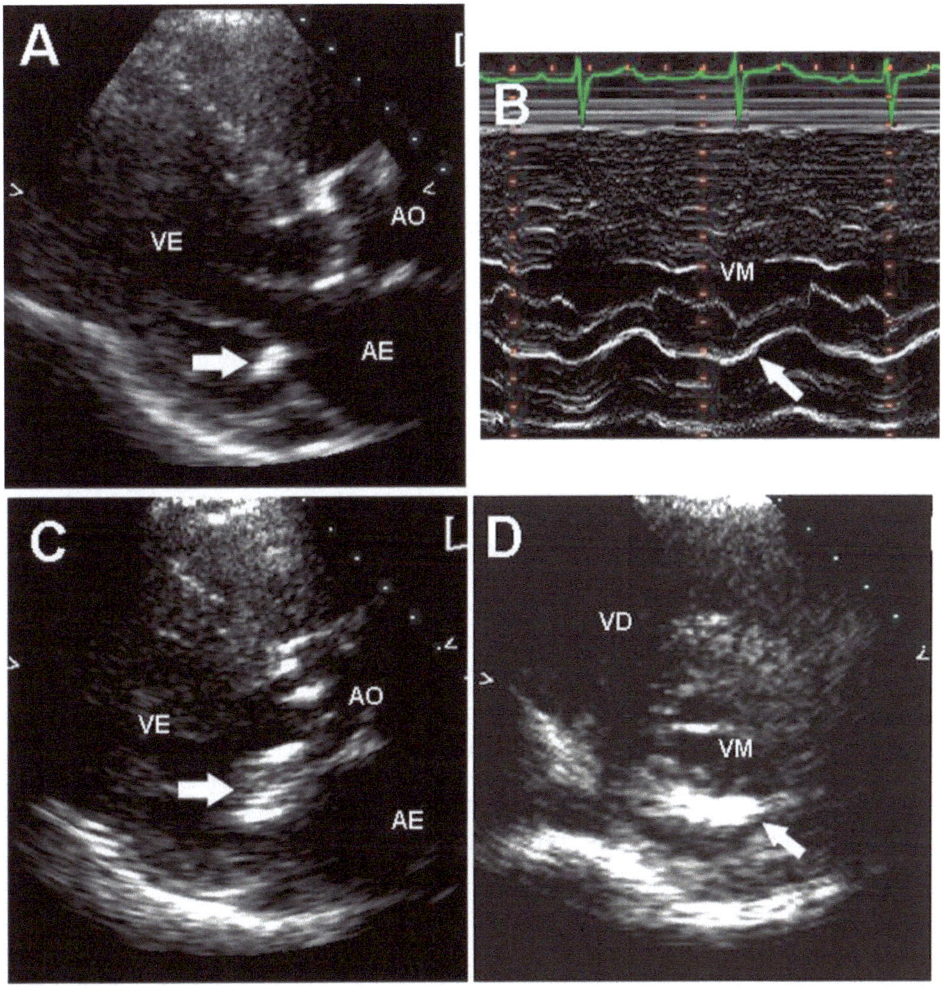

Figura 15.2 Exemplos de calcificação do anel mitral detectada pela ecocardiografia em indivíduos diabéticos. O painel A demonstra calcificação discreta e localizada na região posterior do anel mitral (seta), que não interfere com a movimentação das cúspides valvares, como demonstrado pelo modo M da valva mitral (B, seta). Os painéis inferiores são imagens em corte paraesternal longitudinal (C) e transverso (D) demonstrando calcificação mais importante, acometendo maior porção do anel mitral (setas).

AE: átrio esquerdo; AO: aorta; VD: ventrículo direito; VE: ventrículo esquerdo; VM: valva mitral.

A esclerose valvar aórtica, definida como calcificação e espessamento de uma valva aórtica trivalvular na ausência de obstrução na via de saída do ventrículo esquerdo, acomete cerca de 21% a 26% dos adultos com idade acima de 65 anos. Quando o grau de calcificação e espessamento é mais avançado, a diminuição da mobilidade dos folhetos valvares resulta em obstrução ao fluxo sanguíneo na via de saída do ventrículo esquerdo, causando a estenose aórtica (Figuras 15.3 e 15.4).

Lindroos e cols.[17] estudaram 552 participantes do Helsinki Ageing Study que foram submetidos à ecodopplercardiografia, com medida da área valvar aórtica obtida pela equação de continuidade, e da relação de velocidade da via de saída do ventrículo esquerdo e da velocidade através da valva aórtica. Calcificação aórtica discreta foi encontrada em 40% dos pacientes, e estenose significativa em 13%. A prevalência de estenose aórtica importante foi 2,9% no grupo com idade entre 75 e 86 anos, e insuficiência aórtica, geralmente de grau discreto, ocorreu em 29% da população de estudo demonstrando que as alterações degenerativas da valva aórtica são comuns e facilmente detectadas pela avaliação ecodopplercardiográfica.

Por meio da ecocardiografia pode-se avaliar na gravidade da estenose (Figura 15.3), a avaliação do ventrículo esquerdo submetido à sobrecarga crônica de pressão, e a estimativa das pressões em artéria pulmonar. Adicionalmente, permite a avaliação de outras alterações associadas a esta patologia, como a dilatação da aorta ascendente e a presença de valvopatia concomitante como a insuficiência mitral.

A determinação da gravidade da estenose aórtica pela ecodopplercardiografia baseia-se na medida do gradiente de pressão transvalvar aórtico e da área valvar. Sabe-se que velocidade de fluxo através de um orifício estenótico está diretamente relacionada com o gradiente de pressão, como descrito pela equação de Bernoulli. Assim, utilizando-se o *Doppler* contínuo obtém-se a velocidade de fluxo através da valva aórtica estenótica e, pela equação simplificada de Bernoulli (Equação 1) é possível fazer a estimativa do gradiente de pressão transvalvar aórtico máximo e médio.

$$\Delta P = 4 \times V^2$$

Equação 1

ΔP: gradiente instantâneo de pressão em mmHg, e V: velocidade instantânea do fluxo em m/s, calculada através do *Doppler* espectral.

A estimativa da área valvar aórtica pela ecodopplercardiografia é realizada baseando-se no princípio da conservação de massa, que determina que o fluxo de sangue que passa através da via de saída do ventrículo esquerdo é o mesmo que passa através da valva aórtica. O fluxo sanguíneo em um determinado local pode ser calculado multiplicando-se a área secional transversa pela integral de tempo-velocidade nesse local. Desse modo, pela equação de continuidade (Equação 2) podemos calcular a área valvar aórtica.

$$\text{Área VAo} = \frac{\text{Área VSVE} \times \text{VTI VSVE}}{\text{VTI VAo}}$$

Equação 2

Área VAo: área valvar aórtica; Área VSVE: área da via de saída do ventrículo esquerdo calculada pelo medida do diâmetro neste local pela ecocardiografia bidimensional; VTI VSVE: integral de tempo-velocidade na via de saída do ventrículo esquerdo; e VTI VAo: integral de tempo-velocidade através da valva aórtica (obtidos pelo *Doppler* espectral pulsado e contínuo, respectivamente)[18].

Vários estudos demonstraram que a determinação dos gradientes transvalvares e da área valvar pela ecodopplercardiografia, pela equação simplificada de Bernoulli, é altamente acurada, sendo comparável com medidas por técnicas invasivas. A medida do gradiente máximo de pressão obtido pelo *Doppler* é um pouco maior que o gradiente pico a pico (diferença entre a pressão de pico no ventrículo esquerdo e na aorta) obtido pelo cateterismo cardíaco, uma vez que neste último a determinação da pressão máxima no ventrículo esquerdo e na aorta ocorre em diferentes momentos,

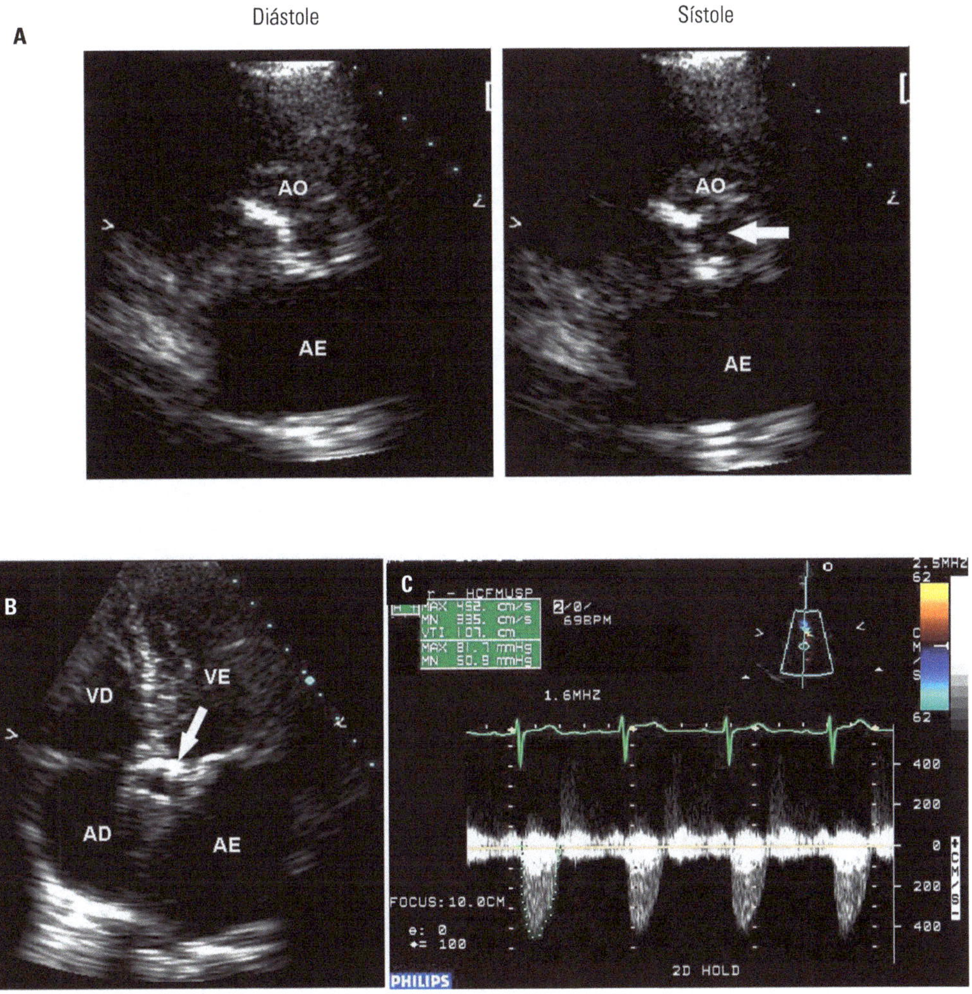

Figura 15.3 Imagens ecocardiográficas obtidas em paciente de 65 anos sintomas de dispneia aos esforços. A) Corte transverso ao nível da valva aórtica demonstrando calcificação dos folhetos e redução do grau de abertura valvar durante a sístole (seta). B) Importante calcificação da valva aórtica visibilizada pelo corte apical cinco câmaras. C) Curva espectral do *Doppler* contínuo mostrando gradiente transvalvar aórtico de 82 mmHg (máximo) e 51 mmHg (médio). Pelas características ecocardiográficas a estenose aórtica foi classificada como de grau importante.

AD: átrio direito; AE: átrio esquerdo; AO: aorta; VD: ventrículo direito; VE: ventrículo esquerdo.

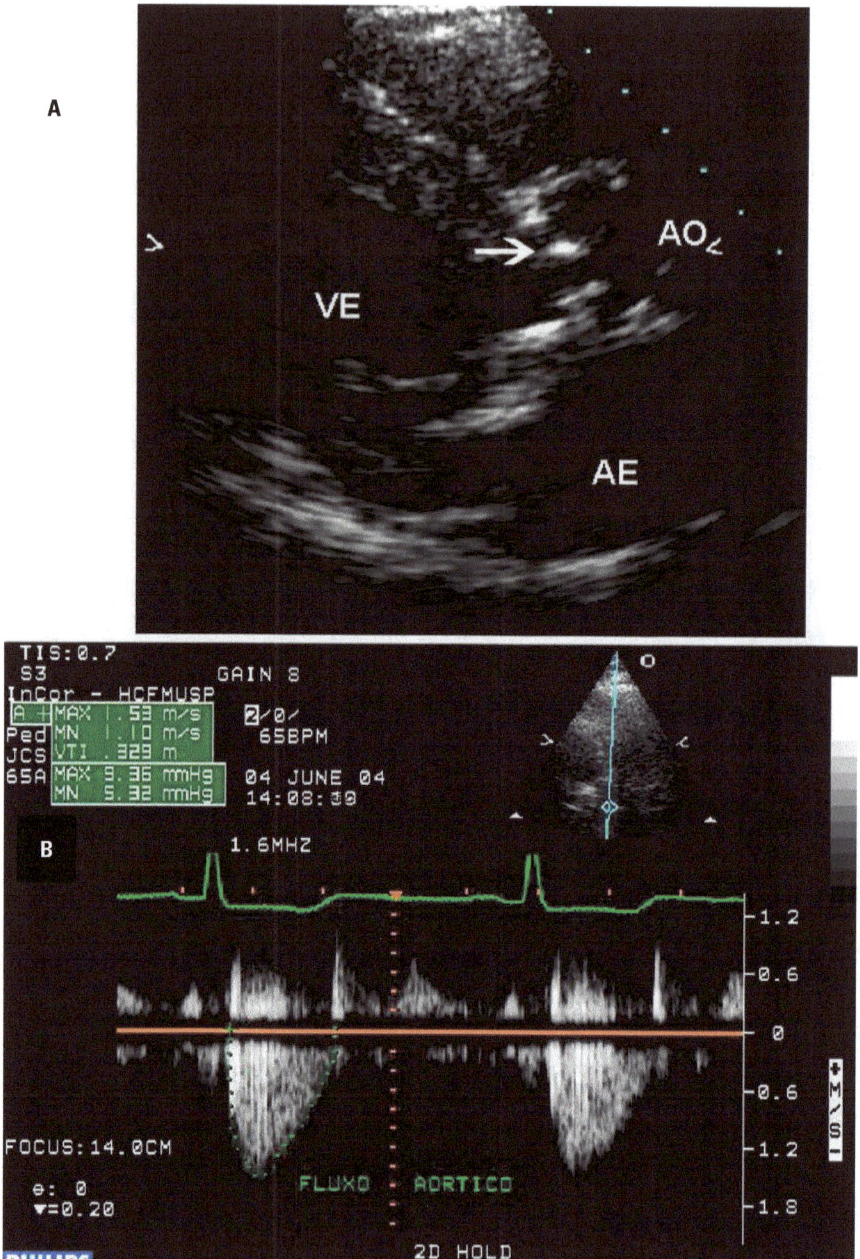

Figura 15.4 Imagem ecocardiográfica obtida em indivíduo diabético assintomático com achado de sopro sistólico ao exame físico. A) Corte paraesternal longitudinal demonstrando valva aórtica espessada com pontos de calcificação, e discreta redução da mobilidade (seta). B) Curva espectral do *Doppler* contínuo confirmou ausência de obstrução significativa na via de saída do ventrículo esquerdo (gradiente transvalvar máximo de 9 mmHg, e médio de 5 mmHg), caracterizando esclerose aórtica.

AE: átrio esquerdo; AO: aorta; VE: ventrículo esquerdo.

podendo levar a uma subestimativa do gradiente máximo de pressão. Vale ressaltar que a medida do gradiente médio pelo *Doppler* apresenta melhor correlação com o gradiente médio obtido pelo cateterismo cardíaco, uma vez que ambos representam uma média das diferenças de pressão durante toda a fase de ejeção ventricular esquerda.

Esta avaliação permite uma adequada estratificação do grau de estenose mesmo nos pacientes com disfunção ventricular, em que o gradiente de pressão transvalvar pode estar reduzido. Quando os achados do ecocardiograma transtorácico são duvidosos, ou há limitações técnicas para uma análise adequada, o ecocardiograma transesofágico pode fornecer informações anatômicas e funcionais adicionais, por permitir uma maior resolução na avaliação bidimensional da valva aórtica, ou melhorar o acesso acústico para estimativa do gradiente transvalvar aórtico pelo *Doppler* espectral[19].

Nos casos em que não é possível determinar se a restrição à abertura valvar aórtica é devida à excessiva rigidez de suas válvulas, ou a um reduzido volume de ejeção transvalvar por disfunção ventricular, a ecocardiografia sob estresse pode fornecer informações adicionais. Quando a estenose é de grau discreto a moderado, o aumento do fluxo volumétrico transvalvar aórtico, que ocorre com exercício ou uso de agente inotrópico, resultará em um aumento significativo na área valvar (> 0,2 cm^2), pois as válvulas ainda flexíveis apresentarão maior abertura. Por outro lado, nos pacientes com estenose aórtica crítica, a área valvar geralmente apresenta pouca ou nenhuma mudança com o estresse, devido à limitação anatômica que impede sua maior abertura. Porém, em alguns pacientes com estenose aórtica crítica confirmada cirurgicamente, um aumento na área valvar pode ser encontrado e, em outros casos, o ventrículo esquerdo pode não apresentar resposta a agentes inotrópicos, tornando a interpretação dos dados mais difícil.

A ecodopplercardiografia também é utilizada para o acompanhamento, indicação do tratamento cirúrgico e avaliação prognóstica dos pacientes com estenose aórtica. A presença de calcificação valvar moderada a importante, associada com uma rápida progressão no gradiente transvalvar identifica um subgrupo de pacientes assintomáticos com prognóstico reservado, que provavelmente desenvolverão sintomas em curto espaço de tempo[20].

Papel da ecodopplercardiografia no diagnóstico e manuseio de pacientes diabéticos com insuficiência cardíaca

A insuficiência cardíaca é uma síndrome clínica comum na população de diabéticos, acometendo mais de 10% dos indivíduos diabéticos com consequente alta taxa de morbidade e mortalidade. Embora o diagnóstico de insuficiência cardíaca seja clínico, a ecocardiografia fornece informações quanto à possível etiologia da insuficiência cardíaca e permite a avaliação da função sistólica e diastólica do ventrículo esquerdo, do débito cardíaco, assim como a estimativa das pressões na artéria pulmonar e pressões de enchimento ventricular[21].

Ainda permite a quantificação do grau de comprometimento da função sistólica, importante marcador prognóstico em pacientes com insuficiência cardíaca, assim como a detecção de alterações da contração segmentar, indicativo de doença arterial coronariana (Figura 15.4). A insuficiência mitral é bastante comum em pacientes com disfunção sistólica e dilatação do ventrículo esquerdo. A dilatação secundária do anel mitral prejudica a coaptação adequada das cúspides valvares, sendo geralmente associada com insuficiência valvar central. Pela ecocardiografia bidimensional a aparência da valva mitral é normal, e o grau de insuficiência mitral raramente é importante, exceto em casos extremos de disfunção ventricular. Uma vez que a insuficiência mitral primária também pode levar a sintomas de insuficiência cardíaca, esta diferenciação é importante para o manuseio dos pacientes. Quando a disfunção ventricular é secundária à insuficiência mitral, a valva mitral geralmente apresenta anormalidades estruturais degenerativas que podem ser potencializadas pelo diabetes são facilmente detectadas pela ecocardiografia bidimensional. Nestas situações o grau da insuficiência mitral é importante, jatos excêntricos são frequentemente encontrados (p. ex., em direção oposta a uma cúspide com prolapso ou com rotura de cordoalha, ou na mesma direção que uma cúspide com fibrose e restrição de movimento).

Aproximadamente 50% dos pacientes diabéticos com sintomas de insuficiência cardíaca, portadores de insuficiência cardíaca diastólica, apresentam função sistólica preservada[22].

A disfunção diastólica inclui as alterações do relaxamento ventricular (relaxamento ativo ou energético-dependente alterado) e da complacência ventricular (alterações das propriedades elásticas do miocárdio) e pode ocorrer antes do desenvolvimento de qualquer outra alteração estrutural. A disfunção diastólica pode ser resultante de fatores como a isquemia miocárdica, hipertrofia miocárdica, redução do tônus beta-adrenérgico, e aumento do tecido conectivo. A hipertensão arterial e a doença arterial coronariana são as duas principais causas de disfunção diastólica no idoso. O quadro clínico típico de disfunção diastólica nessa população se caracteriza por pacientes com fatores de risco para doença aterosclerótica como hipertensão arterial crônica, tabagismo e o maior deles, o diabete, ocasionando episódios de exacerbações agudas de dispneia por congestão venocapilar pulmonar.

A presença de padrão de enchimento restritivo tem importantes implicações prognósticas. Em pacientes com cardiomiopatia dilatada, este padrão é mais preditivo de desenvolvimento de sintomas importantes que os índices de função sistólica[23].

Recentemente, novas técnicas ecocardiográficas têm sido utilizadas para avaliação da função diastólica, incluindo *Doppler* tecidual, Strain e Strain rate.

Papel da ecocardiografia sob estresse no diagnóstico e manuseio de pacientes diabéticos com DAC

Na população de indivíduos diabéticos, a prevalência de DAC é alta, sendo a principal causa de morte cardíaca. Portanto, um apropriado diagnóstico por teste não invasivo é fundamental para o manuseio e acompanhamento dos diabéticos. A ecocardiografia possibilita a avaliação de todos os segmentos miocárdicos do ventrículo esquerdo, permitindo a detecção de alterações da contração segmentar em tempo-real, tanto em repouso como durante o estresse. As alterações da contração segmentar ocorrem segundos após a oclusão coronariana e persistem durante todo o processo isquêmico do miocárdio sendo, portanto, marcador específico de coronariopatia[24,25]. Desta forma, a ecocardiografia tem se mostrado um excelente método de triagem em indivíduos com suspeita de DAC, assim como para estratificação de risco naqueles pacientes com a doença conhecida. Além de afastar outras causas de dor precordial, como dissecção de aorta, pericardite, embolia pulmonar, este método também fornece uma série de informações sobre a função ventricular esquerda e viabilidade miocárdica, com importantes implicações terapêuticas e prognósticas em pacientes com IAM. Dados do estudo GISSI demonstraram que um dos principais fatores prognósticos de mortalidade cardíaca após o infarto é a função ventricular esquerda, com maiores incrementos da mortalidade associados à redução progressiva da fração de ejeção ventricular, sendo que pacientes de alto risco são aqueles com fração de ejeção do ventrículo esquerdo menor que 35%[26].

A ecocardiografia sob estresse é um método já estabelecido para avaliação de pacientes com doença DAC, exercendo importante papel na determinação do seu diagnóstico e prognóstico, na avaliação do impacto de terapias de revascularização, na detecção de viabilidade miocárdica e no auxílio às decisões terapêuticas. O estresse cardiovascular causa isquemia miocárdica em regiões supridas por uma artéria com grau significativo de estenose e causa fenômenos contráteis que obedecem a uma sequência de eventos conhecidos por cascata isquêmica, onde ocorrem inicialmente fenômenos metabólicos, perfusionais, de alterações transitórias da contração segmentar e finalmente, alterações eletrocardiográficas e dor precordial. Os métodos disponíveis para a indução do estresse são o esforço físico (esteira ou bicicleta ergométrica), uso de drogas vasodilatadoras (dipiridamol e adenosina) ou de estimulantes adrenérgicos (dobutamina)[27].

As técnicas de ecocardiografia sob estresse apresentam boa acurácia para detecção de isquemia miocárdica induzida, em pacientes com probabilidade pré-teste intermediária ou alta[28,29]. Quando comparada ao teste ergométrico, a ecocardiografia sob estresse tem maior sensibilidade e especificidade para o diagnóstico de DAC e apresenta valor clínico adicional na detecção e localização da isquemia miocárdica[30].

O teste de esforço isolado ou associado a cintilografia miocárdica ou a ecocardiografia permanece uma ferramenta útil para avaliação dos diabéticos que conseguem realizar um esforço vigoroso. Enquanto a ecocardiografia pela dobutamina e pelo exercício apresentam acurácia diagnóstica semelhantes (83% e 85%, respectivamente), a ecocardiografia sob estresse pelo dipiridamol, em alguns estudos, apresenta uma acurácia diagnóstica um pouco menor, e esta diferença pode ser atribuída a uma menor sensibilidade do dipiridamol na identificação de pacientes com doença uniarterial[31,32]. Como com outros métodos não invasivos, a sensibilidade da ecocardiografia sob estresse é maior em pacientes com doença multiarterial do que em uniarteriais, em pacientes com infarto miocárdico prévio e aqueles com lesões >70% de obstrução.

Em indivíduos com DAC, a função ventricular esquerda determinada pela ecocardiografia em repouso é um excelente marcador de prognóstico de morte cardíaca, enquanto a isquemia induzida durante o estresse prediz efetivamente a recorrência de angina e de morte, de forma adicional à simples avaliação da função em repouso. Um estudo de ecocardiografia sob estresse negativa em pacientes com função ventricular esquerda normal ou levemente deprimida tem um excelente valor preditivo negativo para morte e infarto, porém, um teste positivo em indivíduos com disfunção em repouso confere risco de morte em um ano superior a 10%[33-35].

Arruda e cols.[36] estudaram 2.632 pacientes pela ecocardiografia sob esforço físico e demonstraram que este exame apresentou valor preditivo para eventos cardíacos superior às características clínicas, incluindo a idade, diabetes, e infarto miocárdico prévio, e ao ecocardiograma em repouso (p = 0,003). Entre as variáveis eletrocardiográficas, a carga máxima atingida durante o esforço foi o fator mais importante para predizer eventos cardíacos. As variáveis obtidas pela ecocardiografia sob esforço, especialmente a mudança no volume sistólico final com o esforço e a fração de ejeção no esforço, apresentaram valor adicional como preditores de morte e infarto do miocárdio, confirmando o valor do método na avaliação prognóstica.

Cortigiani L e cols.[37] avaliaram a o valor prognóstico da detecção de viabilidade ecocardiografia sob estresse farmacológico pela dobutamina em 612 pacientes diabéticos e não diabéticos com disfunção ventricular esquerda de causa isquêmica e insuficiência cardíaca.

Foram 262 pacientes (75 diabéticos, 187 não diabéticos) submetido à revascularização e 350 (88 diabéticos, 262 não diabéticos) que estavam em terapia medicamentosa. Durante o seguimento, 215 pacientes morreram. Nos pacientes revascularizados, a mortalidade em 4 anos foi de 15% naqueles com viabilidade e 26% naqueles sem viabilidade (p = 0,04). Não houve diferença entre diabéticos e não diabéticos (24% *vs.* 22%; p = 0,24).

Concluíram que a viabilidade do ecocardiograma sob estresse com dobutamina pode prever, de maneira independente, melhor prognóstico após revascularização em não diabéticos bem como pacientes diabéticos com disfunção ventricular esquerda isquêmica.

Em outro estudo o mesmo autor avaliou o valor prognóstico da ecocardiografia pela dobutamina e eletrocardiografia sob esforço em diabéticos com dor torácica. Um total de 935 pacientes com dor torácica (131 pacientes diabéticos) com supradesnivelamento do segmento ST ≥1 mm ao eletrocardiograma de esforço com carga ≥75-W foram submetidos a ecocardiografia sob estresse

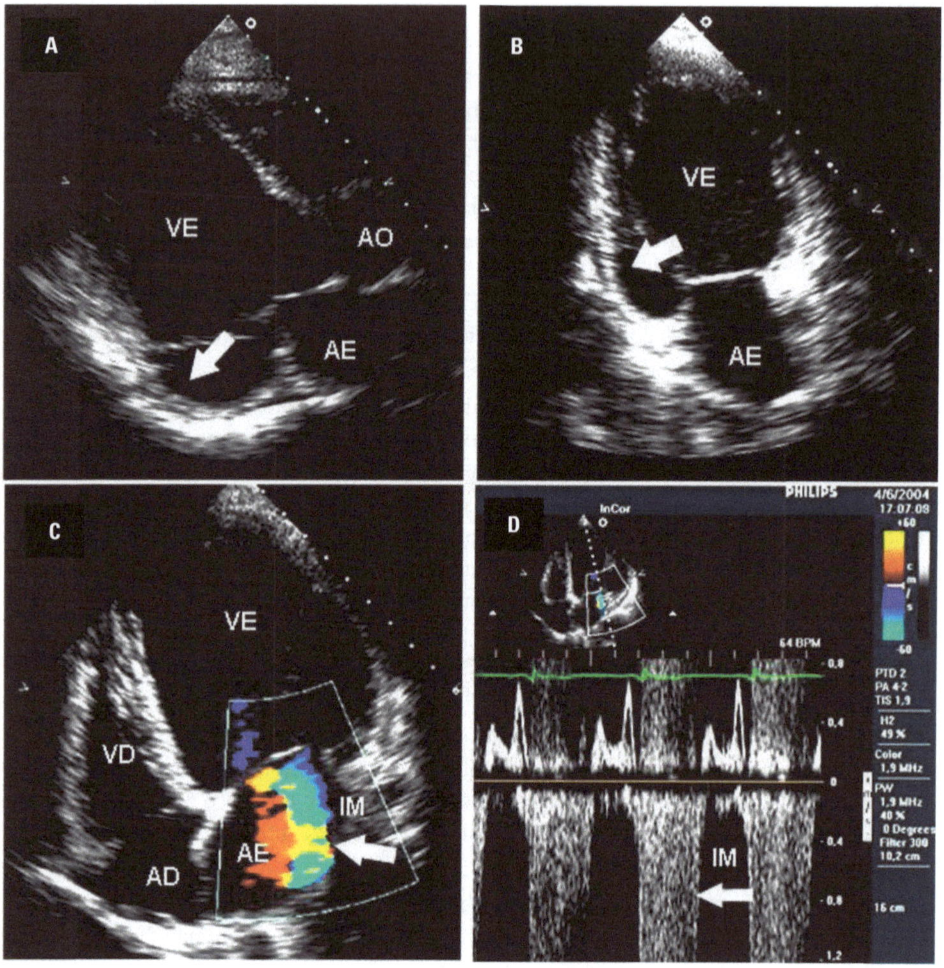

Figura 15.5 Imagens ecocardiográficas de paciente de 72 anos com infarto prévio e sintomas de insuficiência cardíaca. O ecocardiograma demonstrou disfunção ventricular importante, com fração de ejeção estimada em 30% e área de acinesia em parede inferior como demonstrado nos cortes paraesternal longitudinal (A, seta) e apical duas câmaras (B, seta). A análise dos fluxos pelo mapeamento de fluxo a cores (C) e *Doppler* p pulsado (D) mostrou insuficiência mitral de grau moderado.

AD: átrio direito; AE: átrio esquerdo; AO: aorta; IM: insuficiência mitral; VD: ventrículo direito; VE: ventrículo esquerdo.

com dipiridamol (n = 786) ou dobutamina (n = 149) e foram seguidos para a ocorrência de eventos graves (morte e infarto). Durante um acompanhamento médio de 26 meses, ocorreram 158 eventos (51 mortes, 28 infartos do miocárdio: 34 em pacientes diabéticos e 124 em não diabéticos (26% vs. 15%, p = 0,003). Preditores independentes de morte e infarto agudo do miocárdio foram idade, diabetes e isquemia no ecocardiograma sob estresse. As taxas de eventos em cinco anos foram de 46% em pacientes com isquemia e 7% naqueles sem isquemia (p < 0,0001). No entanto os diabéticos apresentaram piores desfechos, mesmo na ausência de isquemia. Ainda, após o primeiro ano, ambos os testes perderam significativamente seu valor prognóstico, mesmo em pacientes com exames negativos para isquemia.

Desta forma, o paciente diabético constitui um grupo particular de pacientes onde alterações cardiovasculares que comumente ocorrem com a idade são exacerbadas e devem ser tanto diagnosticadas quanto tratadas de forma intensa. Como o paciente diabético apresenta aceleração no processo do desenvolvimento da aterosclerose e suas complicações o valor prognóstico da ecocardiografia sob estresse é limitado após o primeiro ano nos pacientes com testes negativos para isquemia, reforçando a necessidade de monitoramento mais intensivo neste grupo de pacientes.

Referências

1. Teichholz LE, Kreulen T, Herman MV, Gorlin R. Problems in echocardiographic volume determinations: echocardiographic-angiographic correlations in the presence of absence of asynergy. Am J Cardiol 1976; 37:7-11.
2. Parisi AF, Moynihan PF, Feldman CL, Folland ED. Approaches to determination of left ventricular volume and ejection fraction by real-time two-dimensional echocardiography. Clin Cardiol 1979; 2:257-63.
3. Rodeheffer RJ, Gerstenblith G, Becker LC, Fleg JL, Weisfeldt ML, Lakatta EG. Exercise cardiac output is maintained with advancing age in healthy human subjects: cardiac dilatation and increased stroke volume compensate for a diminished heart rate. Circulation 1984; 69:203-13.
4. Lakatta EG, Gerstenblith G, Angell CS, Shock NW, Weisfeldt ML. Prolonged contraction duration in aged myocardium. J Clin Invest 1975; 55:61-8.
5. Slotwiner DJ, Devereux RB, Schwartz JE et al. Relation of age to left ventricular function in clinically normal adults. Am J Cardiol 1998; 82:621-6.
6. Jensen JL, Williams FE, Beilby BJ et al. Feasibility of obtaining pulmonary venous flow velocity in cardiac patients using transthoracic pulsed wave Doppler technique. J Am Soc Echocardiogr 1997; 10:60-6.
7. Nishimura RA, Tajik AJ. Evaluation of diastolic filling of left ventricle in health and disease: Doppler echocardiography is the clinician's Rosetta Stone. J Am Coll Cardiol 1997; 30:8-18.
8. Nishimura RA, Housmans PR, Hatle LK, Tajik AJ. Assessment of diastolic function of the heart: background and current applications of Doppler echocardiography. Part I. Physiologic and pathophysiologic features. Mayo Clin Proc 1989; 64:71-81.
9. Oh JK, Appleton CP, Hatle LK, Nishimura RA, Seward JB, Tajik AJ. The noninvasive assessment of left ventricular diastolic function with two-dimensional and Doppler echocardiography. J Am Soc Echocardiogr 1997; 10:246-70.
10. Kitzman DW, Sheikh KH, Beere PA, Philips JL, Higginbotham MB. Age-related alterations of Doppler left ventricular filling indexes in normal subjects are independent of left ventricular mass, heart rate, contractility and loading conditions. J Am Coll Cardiol 1991; 18:1243-50.
11. Gardin JM, Arnold AM, Bild DE et al. Left ventricular diastolic filling in the elderly: the cardiovascular health study. Am J Cardiol 1998; 82:345-51.

12. Benjamin EJ, Levy D, Anderson KM, et al. Determinants of Doppler indexes of left ventricular diastolic function in normal subjects (the Framingham Heart Study). Am J Cardiol 1992; 70:508-15.
13. Klein AL, Burstow DJ, Tajik AJ, Zachariah PK, Bailey KR, Seward JB. Effects of age on left ventricular dimensions and filling dynamics in 117 normal persons. Mayo Clin Proc 1994; 69:212-24.
14. Gardin JM, Siscovick D, Anton-Culver H et al. Sex, age, and disease affect echocardiographic left ventricular mass and systolic function in the free-living elderly. The Cardiovascular Health Study. Circulation 1995; 91:1739-48.
15. Gardin JM, Henry WL, Savage DD, Ware JH, Burn C, Borer JS. Echocardiographic measurements in normal subjects: evaluation of an adult population without clinically apparent heart disease. J Clin Ultrasound 1979; 7:439-47.
16. Aronow WS, Ahn C, Kronzon I, Gutstein H. Association of mitral annular calcium with new thromboembolic stroke at 44-month follow-up of 2,148 persons, mean age 81 years. Am J Cardiol 1998; 81:105-6.
17. Lindroos M, Kupari M, Heikkila J, Tilvis R. Prevalence of aortic valve abnormalities in the elderly: an echocardiographic study of a random population sample. J Am Coll Cardiol 1993; 21:1220-5.
18. Otto CM, Pearlman AS, Comess KA, Reamer RP, Janko CL, Huntsman LL. Determination of the stenotic aortic valve area in adults using Doppler echocardiography. J Am Coll Cardiol 1986; 7:509-17.
19. Bermejo J, Garcia-Fernandez MA, Antoranz JC, Moreno MM, Delcan JL. Stress Echocardiography in Aortic Stenosis: Insights into Valve Mechanics and Hemodynamics. Echocardiography 1999; 16:689-99.
20. Rosenhek R, Binder T, Porenta G et al. Predictors of outcome in severe, asymptomatic aortic stenosis. N Engl J Med 2000; 343:611-7.
21. Sorrell VL, Nanda NC. Role of echocardiography in the diagnosis and management of heart failure in the elderly. Clin Geriatr Med 2000; 16:457-76.
22. Sorrell VL, Nanda NC. Role of echocardiography in the diagnosis and management of heart failure in the elderly. Clin Geriatr Med 2000; 16:457-76.
23. Vanoverschelde JL, Raphael DA, Robert AR, Cosyns JR. Left ventricular filling in dilated cardiomyopathy: relation to functional class and hemodynamics. J Am Coll Cardiol 1990; 15:1288-95.
24. Hauser AM, Gangadharan V, Ramos RG, Gordon S, Timmis GC. Sequence of mechanical, electrocardiographic and clinical effects of repeated coronary artery occlusion in human beings: echocardiographic observations during coronary angioplasty. J Am Coll Cardiol 1985; 5:193-7.
25. Cwajg JM, Cwajg E, Nagueh SF et al. End-diastolic wall thickness as a predictor of recovery of function in myocardial hibernation: relation to rest-redistribution T1-201 tomography and dobutamine stress echocardiography. J Am Coll Cardiol 2000; 35:1152-61.
26. Volpi A, De Vita C, Franzosi MG et al. Determinants of 6-month mortality in survivors of myocardial infarction after thrombolysis. Results of the GISSI-2 data base. The Ad hoc Working Group of the Gruppo Italiano per lo Studio della Sopravvivenza nell'Infarto Miocardico (GISSI)-2 Data Base. Circulation 1993; 88:416-29.
27. Armstrong WF, Pellikka PA, Ryan T, Crouse L, Zoghbi WA. Stress echocardiography: recommendations for performance and interpretation of stress echocardiography. Stress Echocardiography Task Force of the Nomenclature and Standards Committee of the American Society of Echocardiography. J Am Soc Echocardiogr 1998; 11:97-104.
28. Salustri A, Fioretti PM, McNeill AJ, Pozzoli MM, Roelandt JR. Pharmacological stress echocardiography in the diagnosis of coronary artery disease and myocardial ischaemia: a comparison between dobutamine and dipyridamole. Eur Heart J 1992; 13:1356-62.
29. Geleijnse ML, Fioretti PM, Roelandt JR. Methodology, feasibility, safety and diagnostic accuracy of dobutamine stress echocardiography. J Am Coll Cardiol 1997; 30:595-606.
30. Beleslin BD, Ostojic M, Stepanovic J et al. Stress echocardiography in the detection of myocardial ischemia. Head-to-head comparison of exercise, dobutamine, and dipyridamole tests. Circulation 1994; 90:1168-76.
31. Gibbons RJ, Balady GJ, Beasley JW et al. ACC/AHA Guidelines for Exercise Testing. A report of the American College of Cardiology/American Heart Association Task Force on Practice Guidelines (Committee on Exercise Testing). J Am Coll Cardiol 1997; 30:260-311.

32. Marcovitz PA, Armstrong WF. Accuracy of dobutamine stress echocardiography in detecting coronary artery disease. Am J Cardiol 1992; 69:1269-73.
33. Armstrong WF, Pellikka PA, Ryan T, Crouse L, Zoghbi WA. Stress echocardiography: recommendations for performance and interpretation of stress echocardiography. Stress Echocardiography Task Force of the Nomenclature and Standards Committee of the American Society of Echocardiography. J Am Soc Echocardiogr 1998; 11:97-104.
34. Picano E, Landi P, Bolognese L et al. Prognostic value of dipyridamole echocardiography early after uncomplicated myocardial infarction: a large-scale, multicenter trial. The EPIC Study Group. Am J Med 1993; 95:608-18.
35. Arruda AM, Das MK, Roger VL, Klarich KW, Mahoney DW, Pellikka PA. Prognostic value of exercise echocardiography in 2,632 patients > or = 65 years of age. J Am Coll Cardiol 2001; 37:1036-41.
36. Cortigiani LA, Sicari RB, Desideri AC, Bigi DR, Bovenzi AF, Picano E. Dobutamine stress echocardiography and the effect of revascularization on outcome in diabetic and non-diabetic patients with chronic ischaemic left ventricular dysfunction. Eur J Heart Fail 2007; 9:1038-43.
37. Cortigiani L, Bigi R, Sicari R, Rigo F, Bovenzi F, Picano E. Comparison of Prognostic Value of Pharmacologic Stress Echocardiography in Chest Pain Patients With Versus Without Diabetes Mellitus and Positive Exercise Electrocardiography. Am J Cardiol 2007; 100:1744-9.

CAPÍTULO 16

Diabetes, Tomografia Computadorizada e Ressonância Magnética

José de Arimateia Batista Araujo-Filho ▪ Cesar Higa Nomura

Introdução

Pacientes com *diabetes mellitus* (DM) comumente apresentam elevado risco de morbidade e mortalidade cardiovascular como resultado da associação de inúmeras alterações fisiopatológicas que incluem desde doença coronariana (epicárdica ou microvascular) e disfunção endotelial, até mecanismos de remodelamento cardíaco e disfunção diastólica, resultando em insuficiência cardíaca[1]. Tal complexidade de fatores torna a investigação clínica desses pacientes muitas vezes desafiadora.

Várias modalidades de imagem podem ser usadas na propedêutica cardiovascular de pacientes diabéticos, fornecendo informações valiosas na compreensão da história natural e na estratificação de risco desses indivíduos. A ecocardiografia é frequentemente a modalidade de primeira linha nessa avaliação, conforme discutido em capítulo anterior, com algumas limitações sobretudo relacionadas à janela acústica limitada em pacientes obesos e à dificuldade técnica do exame com stress farmacológico em pacientes específicos. O excesso de peso e a doença vascular periférica frequentemente encontrada em alguns pacientes também pode limitar a indicação de testes de esforço para pesquisa de isquemia miocárdica.

Nas últimas décadas, a tomografia computadorizada (TC) tem desempenhado um papel cada vez maior na avaliação de pacientes diabéticos, e há um debate contínuo sobre seu uso (sobretudo do escore de cálcio coronariano) em pacientes assintomáticos e na tentativa de evitar cateterismos desnecessários em pacientes sintomáticos. Por outro lado, estudos com ressonância magnética (RM) têm sido categóricos ao descrever a excelente acurácia do método na detecção de infarto miocárdico em pacientes diabéticos, com resolução espacial superior às técnicas de medicina nuclear. No entanto, o uso de contraste iodado potencialmente nefrotóxico (no caso da angiotomografia) ou do gadolínio intravenoso (no caso da RM), são fatores a serem mandatoriamente considerados na indicação criteriosa desses métodos em paciente selecionados.

Nesse capítulo, discutiremos as principais evidencias científicas relacionadas à utilização desses métodos na avaliação cardiovascular de pacientes diabéticos (com foco no DM tipo 2), sintomáticos ou assintomáticos do ponto de vista cardiovascular.

Tomografia computadorizada em pacientes diabéticos assintomáticos

Embora o DM tenha sido considerado anteriormente um equivalente de doença coronariana, o risco médio de doença aterosclerótica cardiovascular (DAC) em indivíduos diabéticos assintomáticos diminuiu acentuadamente nos últimos anos e varia significativamente de acordo com outros fatores de risco[2,3]. Se por um lado pacientes diabéticos de maior risco podem ser identificados por fatores de risco tradicionais e marcadores específicos da doença (como DM de longa duração, dependência de insulina, taxa de filtração glomerular reduzida, albuminúria ou outras doenças microvasculares), o manejo de pacientes com risco menos elevado envolve questões e desafios específicos.

O escore de cálcio coronariano (ECC) por TC é uma exame realizado sem a necessidade de contraste endovenoso (Figura 16.1) que pode otimizar a estratificação de risco em pacientes com DM tipo 2, particularmente naqueles que não são considerados de alto risco com base apenas em fatores de risco clínicos conhecidos[4]. Nesse contexto, o estudo MESA (*Multi-Ethnic Study of Atherosclerosis*) descreveu que o ECC melhorou significativamente a discriminação de pacientes com risco elevado para eventos adversos futuros, além dos fatores de risco clínicos e da duração da doença. Segundo esse mesmo estudo, um ECC de 0 tem o melhor valor preditivo negativo entre vários marcadores de risco na população geral, para identificar baixas taxas de eventos cardiovasculares em um período de 10 anos[4].

A triagem para DAC com testes anatômicos ou funcionais não é rotineiramente indicada em pacientes assintomáticos com DM. No entanto, a recente disponibilidade de múltiplas terapias preventivas farmacológicas, pode constituir justificativa adicional para um uso seletivo de ferramentas de imagem mais acessíveis, como o ECC[6]. Como uma estratégia de estratificação de risco cardiovascular, o ECC pode ser útil no contexto da prevenção primária de eventos cardiovasculares em pacientes com DM[7], inclusive guiando a necessidade de mudanças de estilo de vida e de intervenções farmacológicas como estatinas, aspirina, inibidores do cotransportador-2 de glicose sódica (SGLT2) e agonistas do receptor peptídeo-1 do tipo glucagon (GLP-1RA).

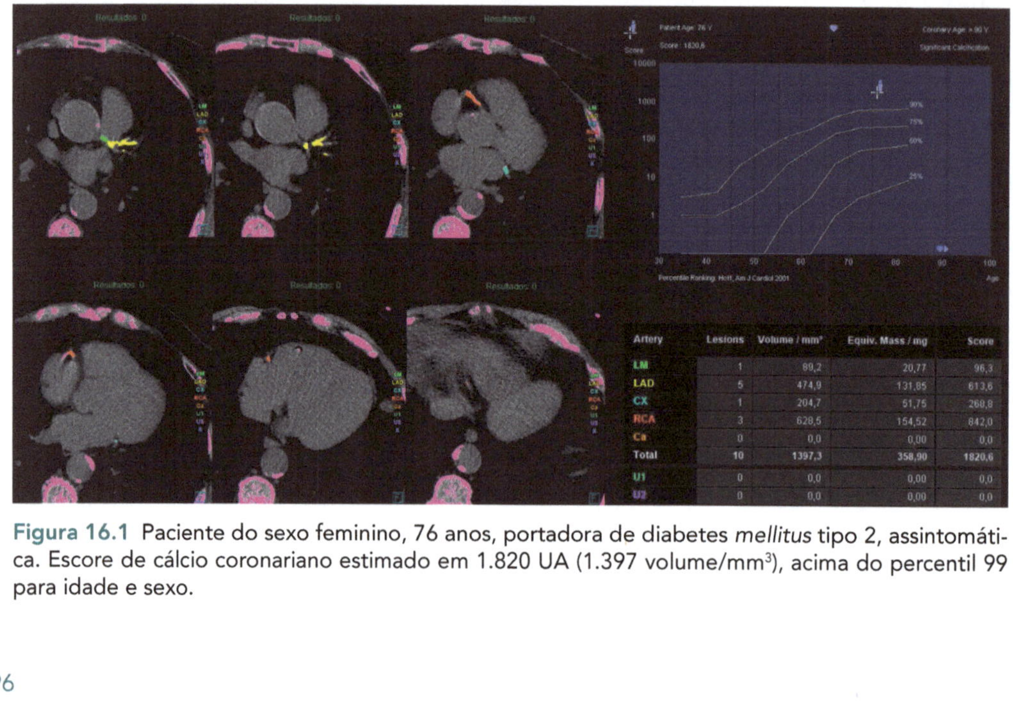

Figura 16.1 Paciente do sexo feminino, 76 anos, portadora de diabetes *mellitus* tipo 2, assintomática. Escore de cálcio coronariano estimado em 1.820 UA (1.397 volume/mm³), acima do percentil 99 para idade e sexo.

No contexto específico da terapia antilipemiante, um ECC de 0 não deve ser entendido como um indicador da não necessidade de uso de estatinas na prevenção primária de eventos cardiovasculares em pacientes com DM tipo 2. No entanto, pode ser razoável considerarem-se drogas com menor intensidade ou dosagem nesses pacientes[6]. Por outro lado, uma ECC elevado indica um alto risco de eventos cardiovasculares adversos em pacientes diabéticos, o que pode ser um fator a mais na recomendação de medidas preventivas adicionais, incluindo o uso de estatinas em pacientes selecionados[6]. O ECC pode também ser útil na recomendação de aspirina em baixa dose na prevenção primária de pacientes com DM com risco intermediário ou alto de eventos cardiovasculares e sem alto risco de sangramento, sobretudo diante de valores maiores ou igual a 100[2].

Tomografia computadorizada em pacientes diabéticos sintomáticos

Dor torácica estável

A angiotomografia coronariana (ATC) é um método realizado com a injeção de contraste iodado endovenoso (Figura 16.2) amplamente utilizado na prática cardiológica moderna. Em pacientes com dor torácica estável, a ATC tem se estabelecido como uma ferramenta poderosa para fins diagnósticos e prognósticos, com excelente valor preditivo negativo (≥ 97%) para DAC obstrutiva em comparação com o cateterismo[8].

Embora a literatura descreva resultados díspares sobre se a ATC apresenta vantagens sobre os testes funcionais na avaliação de pacientes com dor torácica estável[6], estudos recentes com grande

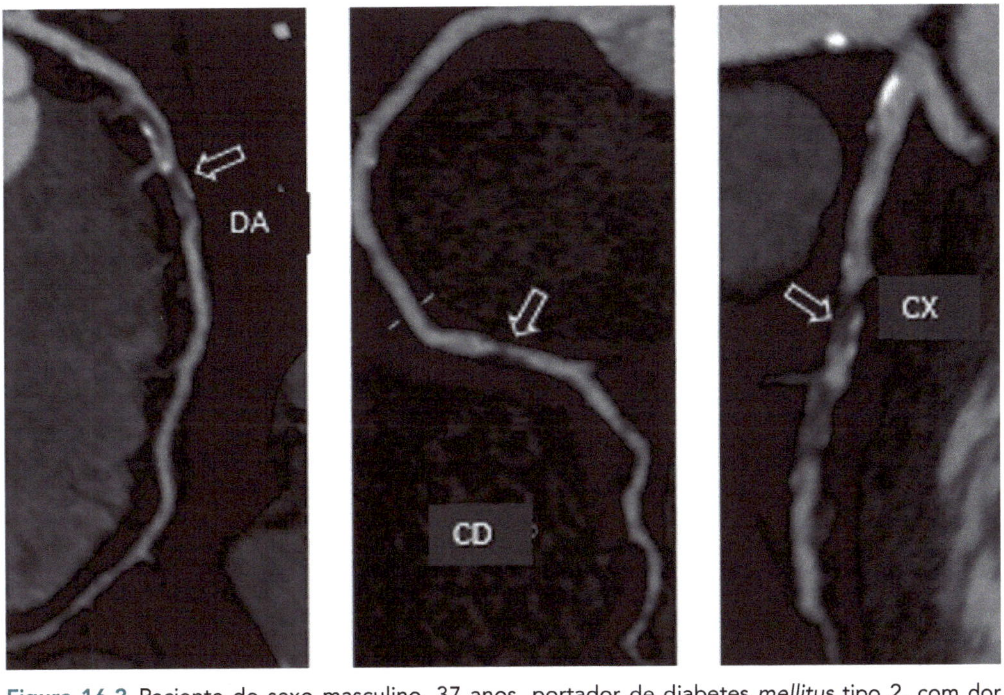

Figura 16.2 Paciente do sexo masculino, 37 anos, portador de diabetes *mellitus* tipo 2, com dor torácica típica. Angiotomografia evidencia estenose significativa (> 70%) triarterial, confirmada por cateterismo.

quantidade de pacientes incluídos foram concordantes em descrever que o uso de ATC diminuiu significativamente o número de cateterismos desnecessários (ou seja, sem evidência de DAC) nessa população[9-11]. Na subpopulação específica de pacientes com DM e dor torácica estável, dois desses estudos sugeriram que o manejo clínico guiado por ATC diminuiu desfechos adversos (incluindo morte por causa coronariana)[10,11], provavelmente devido ao uso de medicamentos preventivos impulsionados pela detecção precoce de DAC.

Novos estudos são necessários para evidências científicas mais robustas sobre o tema, incluindo análise do custo-benefício e das implicações a longo prazo da inclusão da ATC na avaliação desses pacientes.

Dor torácica aguda

Nos últimos anos, vários estudos descreveram que o uso da ATC em pacientes com dor torácica aguda de baixo risco no pronto-socorro é capaz de aumentar a detecção de DAC, além de diminuir o número e a duração das hospitalizações[12,13].

Um estudo específico avaliando pacientes diabéticos com dor torácica aguda no pronto-socorro, sem alterações enzimáticas ou eletrocardiográficas isquêmicas, corroborou tais achados aos relacionar o uso de ATC a um menor número de internações (alta direta do pronto-socorro) e a um maior número de diagnósticos de DAC (identificada em 68% dos pacientes que realizaram o exame) nessa população[14]. No entanto, ainda não está claro se a maior frequência de diagnóstico de DAC em pacientes submetidos à ATC no pronto-socorro se relaciona a melhores resultados em longo prazo, embora os dados sugiram que tal estratégia aumente a prescrição adequada de terapias preventivas[15].

Por outro lado, em pacientes com DM que apresentam dor torácica aguda e elevação da troponina ou achados de isquemia no eletrocardiograma, a ATC não deve ser realizada de forma rotineira, uma vez que tais pacientes usualmente necessitarão de angiografia invasiva, evitando-se assim o uso duplicado de radiação e contraste[16].

Ressonância magnética cardiovascular

A RM cardiovascular (RMC) tem feito progressos contínuos na avaliação de pacientes com DM, sobretudo diante da excelente acurácia do método na detecção de áreas de infarto do miocárdio (Figura 16.3).

Um estudo com pacientes portadores de DM e idade entre 67 e 93 anos estimou uma prevalência de 32% de infarto miocárdico pela RMC, muitos deles não conhecidos previamente à realização do exame[17]. Aumento da massa ventricular esquerda e redução dos volumes diastólicos finais na RMC também foram relacionados a diversos fatores de risco cardiovascular em pacientes com DM tipo 1[18]. Mais recentemente, estudos com RMC descreveram uma associação entre esteatose miocárdica e disfunção diastólica em pacientes diabéticos[19], assim como validaram o uso de sequências de perfusão miocárdica (Figura 16.4) na avaliação de isquemia nessa população[20]. A RMC permite ainda a avaliação de doença microvascular e pode detectar e quantificar outras anormalidades miocárdicas frequentemente observadas em pacientes diabéticos, como infiltração gordurosa, disfunção diastólica e fibrose miocárdica difusa[1].

Nos últimos anos, vários estudos relataram que a gordura epicárdica medida por TC ou RM está anormalmente aumentada em pacientes com DM. Em pacientes com DM tipo 2, essa medida foi relacionada à obesidade, níveis de glicose no sangue em jejum, resistência à insulina e adiponectina[21].

Vale ressaltar que embora a RM não utilize radiação ionizante ou agentes de contraste nefrotóxico, o uso de contraste baseado em gadolínio (essencial para detecção das áreas de isquemia e

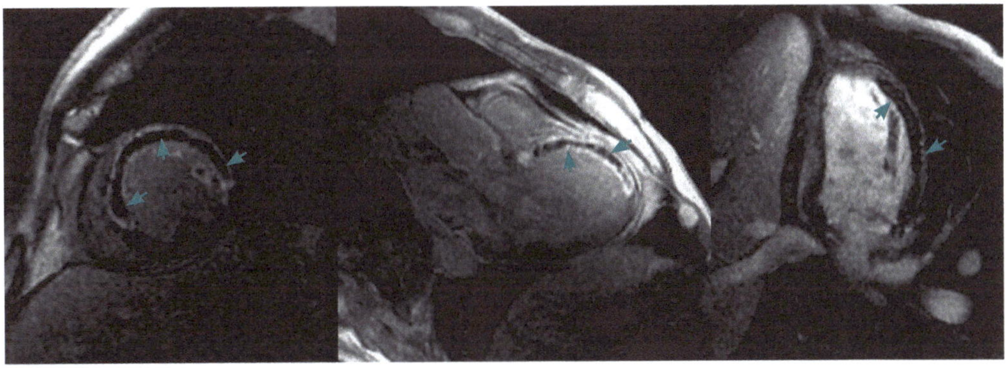

Figura 16.3 Paciente sexo masculino, 67 anos, portador de diabetes *mellitus* tipo 2, com dor torácica aos esforços. Ressonância magnética cardíaca (sequência de realce tardio) evidencia extenso infarto transmural (hipersinal) com áreas de *no reflow* (hiposinal de permeio, indicadas pelas setas), sugerindo obstrução microvascular associada.

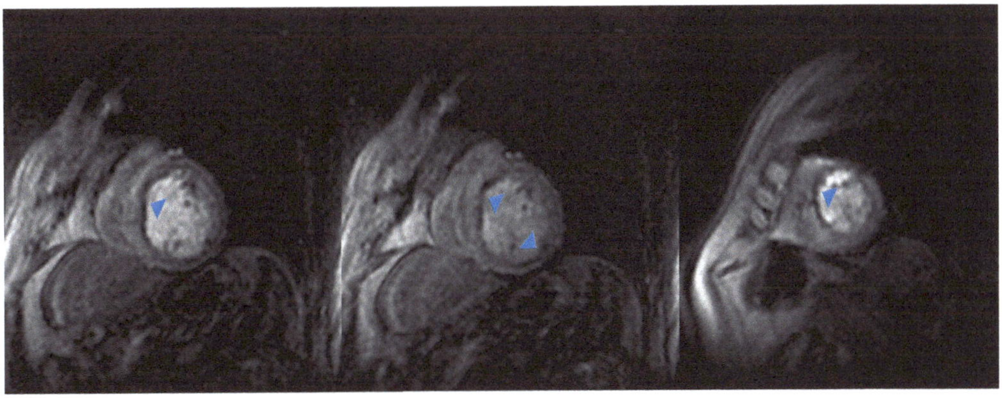

Figura 16.4 Paciente sexo feminino, 70 anos, com diabetes mellitus tipo 2 com dor torácica mal caracterizada. Ressonância magnética cardíaca (perfusão miocárdica após estresse farmacológico com dipiridamol) evidenciando áreas de isquemia subendocárdicas no septo, parede lateral e ápice do ventrículo esquerdo (cabeça de seta).

infarto miocárdico) deve ser evitado em pacientes com função renal comprometida (taxa de filtração glomerular estimada < 30) devido ao risco potencial de causar fibrose nefrogênica sistêmica. Recentemente, o uso de agentes de contraste mais seguros ou em doses menores e a indicação criteriosa do método em pacientes de maior risco tornaram a ocorrência dessa complicação bastante rara[1].

Pontos-chave

- Pacientes com DM representam um grupo heterogêneo de indivíduos, cuja estratificação do risco cardiovascular pode ser desafiadora, requerendo a avaliação conjunta de fatores de risco tradicionais e de marcadores de risco específicos para a doença.
- O ECC é uma excelente estratégia para otimizar a avaliação de risco de pacientes diabéticos assintomáticos no contexto da prevenção primária de eventos cardiovasculares.
- Em pacientes com dor torácica estável, a ATC tem se estabelecido como uma ferramenta poderosa para fins diagnósticos e prognósticos, evitando muitos cateterismos desnecessários.
- Em pacientes diabéticos com dor torácica aguda no pronto-socorro, a ATC é capaz de aumentar a detecção de DAC em pacientes sem alterações enzimáticas ou eletrocardiográficas isquêmicas.
- A ATC não deve ser rotineiramente recomendada em pacientes com diabéticos com dor torácica aguda e elevação da troponina ou achados de isquemia no eletrocardiograma, uma vez que tais pacientes usualmente necessitarão de angiografia invasiva.
- A RMC tem se destacado na avaliação cardíaca de pacientes diabéticos, sobretudo diante da excelente acurácia do método na detecção de áreas de infarto do miocárdio.

Referências

1. Nagel E. Cardiovascular Magnetic Resonance in Diabetic Patients. Circ Cardiovasc Imaging [Internet]. 2016 Apr 1;9(4):e004699. Disponível em: https://doi.org/10.1161/CIRCIMAGING.116.004699.
2. Hecht H, Blaha MJ, Berman DS, Nasir K, Budoff M, Leipsic J et al. Clinical indications for coronary artery calcium scoring in asymptomatic patients: Expert consensus statement from the Society of Cardiovascular Computed Tomography. J Cardiovasc Comput Tomogr [Internet]. 2017 Mar 1;11(2):157-68. Disponível em: https://doi.org/10.1016/j.jcct.2017.02.010.
3. Rawshani A, Rawshani A, Franzén S, Sattar N, Eliasson B, Svensson A-M et al. Risk Factors, Mortality, and Cardiovascular Outcomes in Patients with Type 2 Diabetes. N Engl J Med [Internet]. 2018 Aug 15;379(7):633-44. Disponível em: https://doi.org/10.1056/NEJMoa1800256.
4. Malik S, Zhao Y, Budoff M, Nasir K, Blumenthal RS, Bertoni AG et al. Coronary Artery Calcium Score for Long-term Risk Classification in Individuals With Type 2 Diabetes and Metabolic Syndrome From the Multi-Ethnic Study of Atherosclerosis. JAMA Cardiol [Internet]. 2017 Dec 1;2(12):1332-40. Disponível em: https://doi.org/10.1001/jamacardio.2017.4191.
5. Blaha MJ, Cainzos-Achirica M, Greenland P, McEvoy JW, Blankstein R, Budoff MJ et al. Role of Coronary Artery Calcium Score of Zero and Other Negative Risk Markers for Cardiovascular Disease. Circulation [Internet]. 2016; 133(9):849-58. Disponível em: https://doi.org/10.1161/CIRCULATIONAHA.115.018524.
6. Cardoso R, Dudum R, Ferraro RA, Bittencourt M, Blankstein R, Blaha MJ et al. Cardiac Computed Tomography for Personalized Management of Patients With Type 2 Diabetes Mellitus. Circ Cardiovasc Imaging [Internet]. 2020;13(9):e011365. Disponível em: https://doi.org/10.1161/CIRCIMAGING.120.011365.
7. Arnett DK, Blumenthal RS, Albert MA, Buroker AB, Goldberger ZD, Hahn EJ et al. 2019 ACC/AHA Guideline on the Primary Prevention of Cardiovascular Disease: A Report of the American College of Cardiology/American Heart Association Task Force on Clinical Practice Guidelines. Circulation [Internet]. 2019;140(11):e596–646. Disponível em: https://doi.org/10.1161/CIR.0000000000000678.

8. Marwick TH, Cho I, ó Hartaigh B, Min JK. Finding the Gatekeeper to the Cardiac Catheterization Laboratory: Coronary CT Angiography or Stress Testing? J Am Coll Cardiol [Internet]. 2015; 65(25):2747-56. Disponível em: https://www.sciencedirect.com/science/article/pii/S073510971502224X.
9. Maron DJ, Hochman JS, Reynolds HR, Bangalore S, O'Brien SM, Boden WE et al. Initial Invasive or Conservative Strategy for Stable Coronary Disease. N Engl J Med [Internet]. 2020; 382(15):1395-407. Disponível em: https://doi.org/10.1056/NEJMoa1915922.
10. Budoff MJ, Mayrhofer T, Ferencik M, Bittner D, Lee KL, Lu MT et al. Prognostic Value of Coronary Artery Calcium in the PROMISE Study (Prospective Multicenter Imaging Study for Evaluation of Chest Pain). Circulation [Internet]. 2017 Nov 21;136(21):1993-2005. Disponível em: https://doi.org/10.1161/CIRCULATIONAHA.117.030578.
11. CT coronary angiography in patients with suspected angina due to coronary heart disease (SCOT--HEART): an open-label, parallel-group, multicentre trial. Lancet [Internet]. 2015; 385(9985):2383-91. Disponível em: https://doi.org/10.1016/S0140-6736(15)60291-4.
12. Hoffmann U, Truong QA, Schoenfeld DA, Chou ET, Woodard PK, Nagurney JT et al. Coronary CT Angiography versus Standard Evaluation in Acute Chest Pain. N Engl J Med [Internet]. 2012; 367(4):299-308. Disponível em: https://doi.org/10.1056/NEJMoa1201161.
13. Litt HI, Gatsonis C, Snyder B, Singh H, Miller CD, Entrikin DW et al. CT Angiography for Safe Discharge of Patients with Possible Acute Coronary Syndromes. N Engl J Med [Internet]. 2012; 366(15):1393-403. Disponível em: https://doi.org/10.1056/NEJMoa1201163.
14. Truong QA, Schulman-Marcus J, Zakroysky P, Chou ET, Nagurney JT, Fleg JL et al. Coronary CT Angiography Versus Standard Emergency Department Evaluation for Acute Chest Pain and Diabetic Patients: Is There Benefit With Early Coronary CT Angiography? J Am Heart Assoc [Internet]. 2021;5(3):e003137. Disponível em: https://doi.org/10.1161/JAHA.115.003137.
15. Honigberg MC, Lander BS, Baliyan V, Jones-O'Connor M, Healy EW, Scholtz J-E et al. Preventive Management of Nonobstructive CAD After Coronary CT Angiography in the Emergency Department. JACC Cardiovasc Imaging [Internet]. 2020; 13(2, Part 1):437-48. Disponível em: https://www.sciencedirect.com/science/article/pii/S1936878X19305467.
16. Linde JJ, Kelbæk H, Hansen TF, Sigvardsen PE, Torp-Pedersen C, Bech J et al. Coronary CT Angiography in Patients With Non-ST-Segment Elevation Acute Coronary Syndrome. J Am Coll Cardiol [Internet]. 2020; 75(5):453-63. Disponível em: https://www.sciencedirect.com/science/article/pii/S0735109719386802.
17. Schelbert EB, Cao JJ, Sigurdsson S, Aspelund T, Kellman P, Aletras AH et al. Prevalence and Prognosis of Unrecognized Myocardial Infarction Determined by Cardiac Magnetic Resonance in Older Adults. JAMA [Internet]. 2012; 308(9):890-6. Disponível em: https://doi.org/10.1001/2012.jama.11089.
18. Turkbey EB, Backlund J-YC, Genuth S, Jain A, Miao C, Cleary PA et al. Myocardial Structure, Function, and Scar in Patients With Type 1 Diabetes Mellitus. Circulation [Internet]. 2011 Oct 18;124(16):1737–46. Disponível em: https://doi.org/10.1161/CIRCULATIONAHA.111.022327.
19. Rijzewijk LJ, van der Meer RW, Smit JWA, Diamant M, Bax JJ, Hammer S et al. Myocardial Steatosis Is an Independent Predictor of Diastolic Dysfunction in Type 2 Diabetes Mellitus. J Am Coll Cardiol [Internet]. 2008;52(22):1793-9. Disponível em: https://www.sciencedirect.com/science/article/pii/S0735109708029914.
20. Heydari B, Juan Y-H, Liu H, Abbasi S, Shah R, Blankstein R et al. Stress Perfusion Cardiac Magnetic Resonance Imaging Effectively Risk Stratifies Diabetic Patients With Suspected Myocardial Ischemia. Circ Cardiovasc Imaging [Internet]. 2016 Apr 1;9(4):e004136. Disponível em: https://doi.org/10.1161/CIRCIMAGING.115.004136.
21. Li Y, Liu B, Li Y, Jing X, Deng S, Yan Y et al. Epicardial fat tissue in patients with diabetes mellitus: a systematic review and meta-analysis. Cardiovasc Diabetol [Internet]. 2019 Jan 10;18(1):3. Disponível em: https://pubmed.ncbi.nlm.nih.gov/30630489.

CAPÍTULO 17

Diabetes e Transplante Cardíaco

Germano Emílio Conceição Souza ▪ Gustavo Arruda Braga

Prevalência de DM entre pacientes com IC e sua importância prognóstica

Diabetes *mellitus* (DM) é uma condição clínica frequentemente encontrada em pacientes com Insuficiência Cardíaca (IC) avançada listadas para transplante cardíaco (TC). De fato, o DM e a IC compartilham alguns aspectos fisiopatológicos em comum, como a presença de acoplamento não enzimático de estruturas celulares e proteicas com a glicose levando à formação de produtos de glicação avançada (PGA). Os PGA, por sua vez, estão associados ao desenvolvimento de complicações diabéticas, mais frequentemente vistas com o envelhecimento, havendo demonstração recente que a quantidade de PGA nos cardiomiócitos aumenta significativamente tanto no DM quanto na IC, com um padrão de distribuição típico para cada uma dessas condições[1].

Embora o DM, no passado, tenha sido considerado uma contraindicação relativa para TC, o manejo cuidadoso no perioperatório, bem como uma abordagem individualizada dos fármacos usados no pós-operatório resultaram em um prognóstico semelhante, em geral, após o TC entre pacientes diabéticos e não diabéticos no longo prazo. No entanto, analisando-se a gravidade do DM antes do TC, observa-se tendência a pior prognóstico no seguimento após TC entre pacientes que se apresentavam com DM mais grave antes do TC.

Tanto a intolerância à glicose quanto o DM são muito prevalentes na IC. Cerca de 12% dos diabéticos têm IC, mas essa prevalência pode chegar a até 22% entre pacientes de faixas etárias mais altas. De fato, a presença de DM é fator de risco para o desenvolvimento de IC, sendo duas a quatro vezes maior nesse grupo do que entre não diabéticos, independentemente da presença de doença aterosclerótica coronária. Pacientes que tenham ao mesmo tempo IC e DM apresentam pior prognóstico do que pacientes com IC e sem DM[2].

Atualmente, medicamentos usados originalmente para o tratamento do DM têm reduzido desfechos clinicamente relevantes, principalmente em relação à redução de hospitalização por IC. Essa classe, os inibidores da SGLT2, têm ganhado espaço no tratamento de base de pacientes com IC, particularmente o subgrupo com fração de ejeção reduzida[3]. Mais recentemente, esse benefício também foi observado em pacientes com fração de ejeção levemente reduzida e preservada[4].

A despeito dos recentes avanços no tratamento farmacológico da IC, muitos pacientes ainda necessitam de tratamento cirúrgico. Nesse contexto, o transplante cardíaco (TC) é a melhor alternativa terapêutica, quando não há contraindicações. O DM já foi considerado, no passado, uma contraindicação para o TC. No entanto, estudos mais recentes têm demonstrado que o DM, por si só, não configura contraindicação para o TC. Por exemplo, um estudo retrospectivo com 141 pacientes adultos submetidos a TC na Universidade de Coimbra em Portugal comparou a morbimortalidade entre diabéticos (29%) e não diabéticos (71%), com seguimento mínimo de um ano; os diabéticos eram mais idosos e tinham *clearance* de creatinina mais baixo. Nove pacientes foram a óbito na internação-índice (6,4%). Após o primeiro ano de seguimento, não houve diferença na incidência de rejeição (14% *vs.* 20%), infecção (31% *vs.* 33%), insuficiência renal aguda (8% *vs.* 14%) ou mortalidade (17% *vs.* 7%). NO entanto, houve redução significativa na sobrevida entre os diabéticos após três anos de seguimento (73% *vs.* 91%; p = 0,020). Os autores concluem que, embora tenha havido redução na sobrevida após o terceiro ano de seguimento, em comparação com a história natural da doença, os diabéticos se beneficiaram do tratamento e, portanto não devem ser excluídos da possibilidade de TC pelo simples fato de terem esse diagnóstico no pré-operatório[5].

Uma coorte austríaca de 773 pacientes submetidos a TC, 140 eram diabéticos e 633 não eram diabéticos imediatamente antes do transplante. Os diabéticos, mais uma vez, eram mais idosos, tinham maior incidência de cardiomiopatia isquêmica e menor sobrevida no seguimento de 10 anos (40% *vs.* 58%; *log rank* = 0,025). Surpreendentemente, a incidência de doença vascular do enxerto (DVE) foi semelhante 28% *vs.* 22%; *log rank* = 0,625. Após análise (Cox) proporcional de risco multivariada, o DM no momento do TC foi preditor independente de pior sobrevida (HR 1,594; IC 95% 1,009-2,518; p = 0,045). Portanto, a presença de DM no momento do TC está associada a menor sobrevida no longo prazo após TC, embora não tenha afetado significativamente a incidência de DVE. Os mecanismos para essa menor sobrevida parecem estar ligados a maior disfunção de múltiplos órgãos e sistemas. Esses autores também concluem que, embora haja redução comparativa de sobrevida entre os diabéticos, esse grupo também se beneficiou do TC, portanto tais achados não devem servir como fundamento para a contraindicação do TC[6].

Um estudo de coorte da Universidade de Columbia nos Estados Unidos avaliou 20.412 pacientes adultos submetidos a TC, dividindo-os em diabéticos e não diabéticos; para determinar a gravidade do DM, esse grupo foi estratificado pelo número de complicações relacionadas ao DM agregadas, incluindo história pré-transplante de insuficiência renal (creatinina sérica > 2,5 mg/dL), doença vascular periférica, acidente vascular encefálico e índice de massa corpórea > 35 kg/m^2. Através do método de Kaplan-Meier, de uma forma geral, a mediana de sobrevida após transplante foi menor no grupo diabético (9,0 anos *vs.* 10,1 anos); p < 0,001). No entanto, não houve diferença na comparação da mediana de sobrevida entre diabéticos não complicados e não diabéticos (9,3 anos *vs.* 10,1 anos; p = 0,08). Por outro lado, entre os diabéticos, a mediana de sobrevida era progressivamente menor de acordo com o número de complicações do DM (CDM) presentes (CDM = 0, 9,3 anos; CDM = 1, 6,7 anos; CDM ≥ 2, 3,6 anos). Embora a incidência de rejeição aguda e DVE não tenha sido diferente entre os grupos, a incidência de insuficiência renal e a sobrevida livre de infecção eram piores no grupo diabético, à medida que aumentavam o número de CDM. Os autores advogam que, embora o DM não seja uma contraindicação por si só ao TC, a presença de comorbidades deve suscitar discussão sobre inclusão desses pacientes mais graves em listas de alto risco ou direcionamento para terapia de destino[7].

Nessa mesma linha, autores alemães defendem que, embora a sobrevida entre diabéticos não complicados e não diabéticos antes do TC não tenha diferido significativamente, é importante considerar que pacientes diabéticos que apresentem uma forma mais agressiva da doença, e que tenham IC avançada, devem ser individual e minuciosamente avaliados para que a equipe multidisciplinar opte pela melhor estratégia terapêutica, o que pode incluir dispositivos de assistência ventricular como terapia de destino, principalmente numa situação de escassez de órgãos[8]. Esse mesmo grupo, no entanto, publicou um estudo de coorte retrospectivo em que pacientes diabéticos insulino-requerentes e com complicações relacionadas ao DM (grupo ; n = 47) foram comparados a pacientes não diabéticos (grupo 2; n = 1.067), seguidos por uma mediana de 68 meses. Observou-se mortalidade global de 42%, sendo que não houve diferença significativa entre os grupos (p = 0,07). Observou-se, também, que os pacientes em que foram desmamados os esteroides ao longo do segmento tiveram melhor prognóstico. Os autores concluem que não se deve deixar de indicar TC para diabéticos apenas por usarem insulina ou terem complicações. Nesse estudo, como em qualquer estudo observacional, há potencial viés de seleção, uma vez que pacientes que eram usuários de insulina podem ter passado por um crivo clínico antes da sua efetiva inclusão na lista de transplante, potencialmente selecionando pacientes um pouco menos graves; além disso, o desmame de esteroides é mais provável em pacientes com menor taxa de rejeição, o que também pode gerar confusão. Portanto, embora a conclusão do estudo seja plausível, há que se destacar que não se pode inferir causalidade na supressão de esteroide e melhora de desfechos[9].

Estudo da Universidade de Heidelberg, também na Alemanha, analisou a sobrevida de 243 pacientes submetidos a TC entre 1983 e 2003, com seguimento mediano de 5,2 anos, tendo sido observada pior sobrevida entre os pacientes que eram diabéticos antes do TC (n-53) comparados com não diabéticos (n = 190). Nessa casuística, a presença de DM antes do TC foi a única variável preditora de redução de sobrevida após um ano. Um dado interessante é que, analisando os dados anteriores a 1994 e após, percebe-se que esse excesso de mortalidade ocorreu predominantemente no primeiro período (p < 0,0001), sendo que nos casos operados de 1995 a 2003 não houve diferença na sobrevida (p-0,5), o que sugere que a evolução do tratamento do diabetes *mellitus* e das estratégias terapêuticas imunossupressoras podem ter influenciado positivamente o prognóstico dos diabéticos submetidos a TC[10].

Dessa forma, pacientes portadores de diabetes *mellitus* (DM) com lesões graves em órgão-alvo e/ou controle glicêmico inadequado representados por uma hemoglobina glicada > 7,5% são considerados potencial contraindicação para o transplante cardíaco (TC) pela Diretriz da Sociedade Brasileira de Cardiologia (Tabela 17.1)[11].

Por esse motivo, é muito importante, durante a seleção de potenciais candidatos a TC, tanto a detecção de DM ou síndromes associadas a resistência à insulina quanto a potenciais lesões de órgãos-alvo em pacientes portadores de DM a fim de que seja discutido, em equipe transdisciplinar especializada em TC, a adequação da indicação, levando-se em consideração o status de controle glicêmico do DM, a presença e tipo de lesões de órgãos-alvo e a expectativa de obtenção de órgãos no Serviço em questão, bem como a disponibilidade de recursos suficientes para eventuais alternativas como o uso de dispositivos de assistência circulatória mecânica como ponte ou como alternativa ao TC (terapia de destino) em casos selecionados. Em todo caso, o tratamento do DM deve ser realizado de forma ampla e por equipe multidisciplinar.

Há a necessidade, ainda, de se considerar a hipótese de que determinados pacientes não sejam candidatos apropriados a quaisquer tratamentos cirúrgicos para a IC e que, na realidade, podem ser considerados candidatos a tratamento paliativo exclusivo, como é o caso de pacientes com lesões muito graves de múltiplos órgãos e sistemas, ou vasculopatias graves intratáveis ou lesões neurológicas irreversíveis, por exemplo.

Diabetes *mellitus* pós-transplante

Se a presença de DM antes da cirurgia é fator de risco para eventos adversos no pós-operatório do TC, por outro lado parte dos pacientes que não têm esse diagnóstico no pré-operatório podem desenvolver o diabetes *mellitus* pós-transplante (DMPT).

Tabela 17.1 Principais contraindicações para transplante cardíaco

Situação clínica	Considerações
Idade > 70 anos	Pacientes selecionados podem ser considerados para transplante
Comorbidades com baixa expectativa de vida	
Infecção sistêmica ativa	
Índice de massa corporal 35 kg/m^2	
Doença cerebrovascular grave sintomática	
Doença vascular periférica grave sem possibilidade de revascularização e/ou reabilitação	
Doença hepática ou pulmonar avançadas	Em candidatos apropriados e centros habilitados, transplante de múltiplos órgãos pode se considerado
Doença psiquiátrica grave, dependência química e/ou baixo suporte social e/ou baixa adesão ao tratamento e recomendações vigentes	Avaliação cautelosa de especialistas é sugerida em pacientes com história recente de abuso substâncias (últimos 2 anos), incluindo álcool Documentação de baixa adesão ao tratamento medicamentoso em múltiplas ocasiões deve ser considerada contraindicação para transplante
DM com lesões graves em órgão-alvo e/ou controle glicêmico inadequado (Hba_{1c} > 7,5%)	
Incompatibilidade ABO	
Embolia pulmonar < 3 semanas	O risco é maior em caso de infarto pulmonar e/ou hipertensão pulmonar
Hipertensão pulmonar fixa	Persistência de resistência vascular pulmonar > 5 unidades Wood, apesar de testes de vasorreatividade pulmonar e descompressão cardíaca com dispositivos de assistência ventricular mecânica, indicam risco cirúrgico elevado e devem ser considerados no risco global do receptor Em candidatos apropriados e centros habilitados, dispositivo de assistência ventricular mecânica como ponte para candidatura/decisão à transplante, visando à redução das pressões pulmonares, pode ser considerado Em candidatos apropriados e centros habilitados, transplante cardiopulmonar ou heterotópico pode ser considerado
Neoplasia com risco de recorrência elevado ou incerto	Colaboração com o oncologista é fundamental para estratificar o risco de recorrência e definir o tempo em remissão necessário para que o transplante seja considerado
Perda de função renal intrínseca e irreversível apesar de tratamento clínico otimizado (taxa de filtração glomerular estimada < 30 mL/min/1,73 m^2)	Em candidatos selecionados e centros habilitados, transplante combinado de coração e rim pode ser considerado
Síndromes demenciais ou retardo mental graves	
Tabagismo ativo	O período de abstinência sugerido de 6 meses, pela associação com desfechos desfavoráveis no pós-transplante, deve ser individualizado conforme opções do centro transplantador e gravidade do caso

DM: diabetes *mellitus*; HbA1c: hemoglobina glicada.

Fonte: 3ª Diretriz de Transplante Cardíaco da Sociedade Brasileira de Cardiologia.[11]

Na literatura médica, diversos termos foram utilizados, no passado, para descrever o DM que sucede um transplante de órgãos; o termo "*New-onset diabetes following transplant* – NODAT" foi, por muito tempo o termo utilizado. Recentemente, esse termo foi substituído por "*post transplant diabetes mellitus* – PTDM", que traduzimos, nesse texto, como DMPT. Vale ressaltar que a definição do NODAT era de indivíduos que desenvolviam DM novo, ou seja, pela primeira vez, no período pós transplante, excluindo os pacientes que já tinham DM antes da realização dessa cirurgia; também eram excluídos desse diagnóstico, os pacientes que apresentavam hiperglicemia que se resolvia no momento da alta da internação-índice pós-transplante[12]. Já o termo DMPT descreve a presença de DM no período pós-transplante independentemente do momento do seu diagnóstico[12,13]. A incidência de NODAT em diferentes tipos de transplantes foi analisada no registro norte-americano de transplantes[14] está disposta na Figura 17.1.

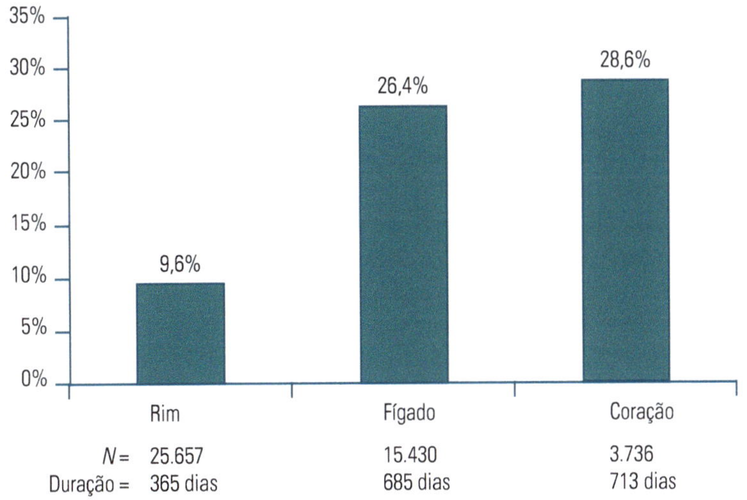

Figura 17.1 Incidência de NODAT (*new-onset diabetes after transplant*) entre pacientes submetidos a transplante de rim, fígado e coração.

Fonte: Adaptada de Dong e cols.[14]

De fato, é muito comum observarmos hiperglicemia durante o período imediatamente após a realização de transplantes de órgãos sólidos. Estima-se que 90% dos receptores de enxertos renais exibam hiperglicemia nas primeiras semanas após um transplante[15-17]. A maior parte desses casos de hiperglicemia nas primeiras semanas após um transplante pode ser considerada uma resposta metabólica ao stress cirúrgico e/ou ao uso de imunossupressores e tendem a se resolver até a alta hospitalar[14,18].

Embora o uso de imunossupressores sejam um fator relevante para o desenvolvimento de DMPT, os riscos relacionados a uma possível rejeição ao enxerto suplantam os riscos inerentes ao desenvolvimento de DM e o papel da equipe transdisciplinar que cuida do paciente deve ser de tratar apropriadamente a hiperglicemia, independentemente do regime imunossupressor adotado.

Alguns fatores de risco para o desenvolvimento de DMPT têm sido descritos e, em geral, são comuns aos fatores de risco para o DM tipo 2 (p. ex., idade, obesidade, história familiar de DM);

também há fatores de risco específicos como o uso de alguns tipos de imunossupressores (p. ex.: corticosteroides, tacrolimus). Embora o aparecimento de hiperglicemia seja um importante fator de risco para o subsequente diagnóstico de DMPT, o diagnóstico preciso dessa condição deve ser feito apenas quando o paciente esteja estável em relação ao seu tratamento imunossupressor e na ausência de quaisquer infecções[19].

Obedecendo esses critérios, estudo recente realizado entre 152 pacientes submetidos a TC, observou uma incidência de 38% de DMPT após um ano de seguimento. Fatores de risco para DMPT incluíram IMC elevado, alta hospitalar em uso de insulina e valores elevados de glicose nas 24 horas que antecederam a alta[20]. Outro estudo, realizado na Irlanda, encontrou incidência de 19% de incidência de DMPT entre pacientes que foram submetidos a transplante de coração e pulmão[21].

O diagnóstico de DMPT deve ser realizado através do método padrão-ouro, o teste de tolerância oral à glicose (TTOG)[22,23]. No entanto, triagem de pacientes usando glicemia de jejum e/ou hemoglobina glicada podem identificar pacientes de alto risco que necessitem de avaliação adicional, de forma que o seu uso pode reduzir a necessidade de uso do TTOG que é de mais difícil execução.

Pouco ensaios clínicos randomizados têm sido executados no tratamento de curto e longo prazo do DMPT[24,25]. A maior parte desses estudos têm demonstrado que pacientes submetidos a transplante que apresentam hiperglicemia e, principalmente DMPT têm risco maior de desenvolver rejeição, infecções e novas hospitalizações[26].

A terapia com insulina é o agente de escolha para o manejo da hiperglicemia e diabetes no ambiente hospitalar. Após a alta, pacientes com DM pré-existente podem voltar a reconciliar os medicamentos de uso crônico continuado caso o paciente estivesse sob controle adequado das metas antes da cirurgia do transplante. Pacientes que não vinham obtendo controle adequado ou que desenvolvam hiperglicemia persistente durante a hospitalização, devem ter alta em uso de insulina com recomendação de automonitoramento frequente da glicemia a fim de determinar quando e se será possível realizar redução progressiva das doses de insulina e/ou transição para antidiabéticos orais[27].

Até o momento, não está estabelecida a superioridade entre um agente antidiabético oral sobre os demais no tratamento do DMPT. O agente de escolha deve ser selecionado com base no perfil de comorbidades do paciente, dos potenciais efeitos colaterais que seriam tolerados e no perfil de interação medicamentosa com o regime imunossupressor adotado.

Ajustes de doses podem ser necessários caso ocorra redução da taxa de filtração glomerular, fato frequente em pacientes submetidos a tratamento de longo prazo com inibidores de calcineurina. Um pequeno estudo piloto apontou para segurança com o uso de metformina em pacientes submetidos a transplante renal[28]. Estudo realizado entre pacientes submetidos a TC, revelou que a metformina não somente foi segura, como também esteve associada a menor incidência de doença vascular do enxerto e mortalidade cardiovascular[29]. Vale ressaltar que se trata de estudo observacional em que, mais uma vez, não é possível estabelecer relação de causalidade entre o uso desse medicamento e redução de tais desfechos, mas esses achados sugerem segurança da medicação nesse contexto.

As tiazolidinedionas têm sido utilizadas com sucesso em pacientes submetidos a transplantes de fígado e rim mas, dentre os seus efeitos colaterais estão retenção de fluidos, insuficiência cardíaca e osteopenia[30,31], o que pode representar um ponto de atenção caso se opte por extrapolar esses dados para a prática clínica após TC.

Inibidores da dipeptidil peptidase 4 (iDPP4) não interagem com imunossupressores e têm sido reputados como seguros em pequenos estudos clínicos[32,33].

Inibidores do cotransportador sódio-glicose (SGLT2) têm sido recomendados para o tratamento de pacientes com DM e doença cardiovascular, insuficiência cardíaca e doença renal crônica[34]. Achados de eficácia e segurança da empagliflozina em pacientes submetidos a transplante renal que desenvolveram DMPT são animadores, embora ensaios clínicos de melhor qualidade ainda sejam necessários para que seja definido o seu papel. Há a necessidade de pesar também o risco de infecções geniturinárias nesse contexto de imunossupressão.

De uma forma geral, a maior parte das evidências encontradas na literatura advêm de transplantes de outros tipos de órgãos sólidos como rim e fígado. São necessários ensaios clínicos randomizados de grande porte para investigar a eficácia potencial de uma classe sobre a outra no contexto do DMPT, inclusive no contexto pós TC.

O Quadro 17.1 descreve as recomendações sumarizadas do manejo do DMPT.

Quadro 17.1 Recomendações da American Diabetes Association para o manejo do DMPT

1.	Pacientes devem ser triados para hiperglicemia após transplantes e órgãos, sendo que um diagnóstico formal de DMPT deve ser feito uma vez que o paciente esteja em doses estáveis do seu regime imunossupressor e na ausência de infecção.
2.	O TTOG é o teste padrão-ouro para o diagnóstico de DMPT.
3.	A melhor estratégia imunossupressora deve ser usada com o objetivo de reduzir as chances de rejeição e melhorar a sobrevida global do paciente, de forma independente do diagnóstico de DMPT

DMTP: diabetes *mellitus* pós-transplante; TTOG: teste de tolerância oral à glicose.

Conclusão

- Diabetes *mellitus* (DM) é uma condição clínica frequentemente encontrada em pacientes com insuficiência cardíaca (IC) avançada listadas para transplante cardíaco (TC).
- Embora o DM, no passado, tenha sido considerado uma contraindicação relativa para TC, o manejo cuidadoso no perioperatório, bem como uma abordagem individualizada dos fármacos usados no pós-operatório resultaram em um prognóstico semelhante, em geral, após o TC entre pacientes diabéticos e não diabéticos no longo prazo.
- No entanto, analisando-se a gravidade do DM antes do TC, observa-se tendência a pior prognóstico no seguimento após TC entre pacientes que se apresentavam com DM mais grave antes do TC
- Aproximadamente um terço dos pacientes submetidos a transplantes de órgãos sólidos que não tinham diagnóstico prévio de DM, desenvolvem uma condição que se intitula diabetes *mellitus* pós-transplantes (DMPT) e diversos fatores de risco têm sido identificados para tal.
- Na maior parte das vezes, as hiperglicemias que incidem após transplantes têm caráter transitório, por isso, é importante se levar em conta o momento após o transplante em que essas alterações ocorram a fim de se obter um diagnóstico mais preciso do que é ou do que não é DMPT.
- O padrão-ouro para o diagnóstico do DMPT é o TTOG, mas a glicemia de jejum e a hemoglobina glicada podem ser utilizadas como ferramentas de triagem para a otimização da utilização dos exames diagnósticos.
- As evidências acerca do DMPT no TC são muitas vezes extrapolações daquelas oriundas de outros transplantes de órgãos sólidos como rim e fígado, embora, cada vez mais, informações específicas sobre o DMPT no TC têm sido publicadas.

- Alguns estudos demonstraram que a presença de DM não aumenta significativamente a incidência de doença vascular do enxerto, neoplasias ou rejeição após TC, enquanto outros estudos têm demonstrado que pior prognóstico pode estar associado à presença de complicações do diabetes no momento do transplante.
- Recomenda-se que o regime imunossupressor seja escolhido com base na sua eficácia, de forma independente do desenvolvimento de DMPT.
- O tratamento da hiperglicemia perioperatória deve ser feito principalmente com insulinoterapia.
- Os antidiabéticos orais podem ser usados após controle adequado da hiperglicemia inicial, sendo que não há clara superioridade de uma classe em relação às outras no tratamento do DMPT.
- Finalmente, o manejo através de equipes multidisciplinares são parte fundamental para a monitorização e manejo adequados dos pacientes que apresentam DM tanto antes quanto após o TC.

Referências

1. Nożyński J, Zakliczyński M, Konecka-Mrowka D, Zielinska T, Zakliczynska H et al. Advanced glycation end product accumulation in the cardiomyocytes of heart failure patients with and without diabetes. Ann Transplant. 2012; 17(2):53-61.
2. Comitê Coordenador da Diretriz de Insuficiência Cardíaca. Diretriz Brasileira de Insuficiência Cardíaca Crônica e Aguda. Arq Bras Cardiol. 2018; 111(3):436-539.
3. Marcondes-Braga FG, Moura LAZ, Issa VS, Vieira JL, Rohde LE, Simões MV, et al. Atualização de Tópicos Emergentes da Diretriz de Insuficiência Cardíaca – 2021. Arq Bras Cardiol. 2021; 116(6):1174-12.
4. Anker SD, Butler J, Filippatos G, Ferreira JP, Bocchi E et al.; EMPEROR-Preserved Trial Investigators. Empagliflozin in Heart Failure with a Preserved Ejection Fraction. N Engl J Med. 2021; 385(16):1451-61.
5. Saraiva J, Sola E, Prieto D, Antunes MJ. Diabetes as an outcome predictor after heart transplantation. Interact Cardiovasc Thorac Surg. 2011; 13(5):499-504.
6. Czerny M, Sahin V, Fasching P, Zuckermann A, Zimpfer D et al. The impact of diabetes mellitus at the time of heart transplantation on long-term survival. Diabetologia. 2002; 45(11):1498-508.
7. Russo MJ, Chen JM, Hong KN, Stewart AS, Ascheim DD et al.; Columbia University Heart Transplant Outcomes Research Group. Survival after heart transplantation is not diminished among recipients with uncomplicated diabetes mellitus: an analysis of the United Network of Organ Sharing database. Circulation. 2006; 114(21):2280-7.
8. Reiss N, Kleikamp G, Tenderich G, Tschöpe D, Körfer R. Diabetes mellitus und Herzinsuffizienz – Inzidenz und chirurgische Therapieoptionen [Diabetes mellitus and heart failure – incidence and surgical therapy options]. Herz. 2008; 33(3):206-10.
9. Ikeda Y, Tenderich G, Zittermann A, Minami K, Koerfer R. Heart transplantation in insulin-treated diabetic mellitus patients with diabetes-related complications. Transpl Int. 2007; 20(6):528-33.
10. Klingenberg R, Gleissner C, Koch A, Schnabel PA, Sack FU et al. Impact of pre-operative diabetes mellitus upon early and late survival after heart transplantation: a possible era effect. J Heart Lung Transplant. 2005; 24(9):1239-46.
11. Bacal F, Marcondes-Braga FG, Rohde LEP, Xavier Júnior JL, de Souza Brito F et al. 3ª Diretriz Brasileira de Transplante Cardíaco. Arq Bras Cardiol. 2018; 111(2):230-89.
12. Sharif A, Hecking M, de Vries AP, Porrini E, Hornum M et al. Proceedings from an international consensus meeting on posttransplantation diabetes mellitus: recommendations and future directions. Am J Transplant. 2014; 14(9):1992-2000.
13. Hecking M, Werzowa J, Haidinger M, Hörl WH, Pascual J et al.; European-New-Onset Diabetes After Transplantation Working Group. Novel views on new-onset diabetes after transplantation: development, prevention and treatment. Nephrol Dial Transplant. 2013; 28(3):550-66.

14. Dong M, Parsaik AK, Eberhardt NL, Basu A, Cosio FG, Kudva YC. Cellular and physiological mechanisms of new-onset diabetes mellitus after solid organ transplantation. Diabet Med. 2012; 29(7):e1-12.
15. Ramirez SC, Maaske J, Kim Y, Neagu V, DeLange S et al. The association between glycemic control and clinical outcomes after kidney transplantation. Endocr Pract. 2014; 20(9):894-900.
16. Bloom RD, Crutchlow MF. Transplant-associated hyperglycemia. Transplant Rev (Orlando). 2008; 22(1):39-51.
17. Thomas MC, Moran J, Mathew TH, Russ GR, Rao MM. Early peri-operative hyperglycaemia and renal allograft rejection in patients without diabetes. BMC Nephrol. 2000; 1:1.
18. Chakkera HA, Weil EJ, Castro J, Heilman RL, Reddy KS et al. Hyperglycemia during the immediate period after kidney transplantation. Clin J Am Soc Nephrol. 2009; 4(4):853-9.
19. Wallia A, Illuri V, Molitch ME. Diabetes Care After Transplant: Definitions, Risk Factors, and Clinical Management. Med Clin North Am. 2016; 100(3):535-50.
20. Munshi VN, Saghafian S, Cook CB, Eric Steidley D, Hardaway B, Chakkera HA. Incidence, Risk Factors, and Trends for Postheart Transplantation Diabetes Mellitus. Am J Cardiol. 2020; 125(3):436-40.
21. Kgosidialwa O, Blake K, O'Connell O, Egan J, O'Neill J, Hatunic M. Post-transplant diabetes mellitus associated with heart and lung transplant. Ir J Med Sci. 2020; 189(1):185-189.
22. Sharif A, Moore RH, Baboolal K. The use of oral glucose tolerance tests to risk stratify for new-onset diabetes after transplantation: An underdiagnosed phenomenon. Transplantation. 2006;82(12):1667-72.
23. Sharif A, Roden M, Moro E, Pacini G, Port FK, Säemann MD. Glucose metabolism after renal transplantation. Diabetes Care. 2013; 36(9):2763-71.
24. Galindo RJ, Fried M, Breen T, Tamler R. Hyperglycemia Management in Patients With Posttransplantation Diabetes. Endocr Pract. 2016; 22(4):454-65.
25. Jenssen T, Hartmann A. Post-transplant diabetes mellitus in patients with solid organ transplants. Nat Rev Endocrinol. 2019; 15(3):172-188.
26. Thomas MC, Mathew TH, Russ GR, Rao MM, Moran J. Early peri-operative glycaemic control and allograft rejection in patients with diabetes mellitus: a pilot study. Transplantation. 2001; 72(7):1321-4.
27. American Diabetes Association. 2. Classification and Diagnosis of Diabetes: Standards of Medical Care in Diabetes-2021. Diabetes Care. 2021; 44(Suppl 1):S15-S33.
28. Kurian B, Joshi R, Helmuth A. Effectiveness and long-term safety of thiazolidinediones and metformin in renal transplant recipients. Endocr Pract. 2008; 14(8):979-84.
29. Ram E, Lavee J, Tenenbaum A, Klempfner R, Fisman EZ et al. Metformin therapy in patients with diabetes mellitus is associated with a reduced risk of vasculopathy and cardiovascular mortality after heart transplantation. Cardiovasc Diabetol. 2019; 18(1):118.
30. Budde K, Neumayer HH, Fritsche L, Sulowicz W, Stompôr T, Eckland D. The pharmacokinetics of pioglitazone in patients with impaired renal function. Br J Clin Pharmacol. 2003; 55(4):368-74.
31. Luther P, Baldwin D Jr. Pioglitazone in the management of diabetes mellitus after transplantation. Am J Transplant. 2004; 4(12):2135-8.
32. Lane JT, Odegaard DE, Haire CE, Collier DS, Wrenshall LE, Stevens RB. Sitagliptin therapy in kidney transplant recipients with new-onset diabetes after transplantation. Transplantation. 2011; 92(10):e56-7.
33. Lane JT, Odegaard DE, Haire CE, Collier DS, Wrenshall LE, Stevens RB. Sitagliptin therapy in kidney transplant recipients with new-onset diabetes after transplantation. Transplantation. 2011; 92(10):e56-7.
34. Hecking M, Jenssen T. Considerations for SGLT2 inhibitor use in post-transplantation diabetes. Nat Rev Nephrol. 2019;15(9):525-526.

CAPÍTULO 18

Cirurgia Cardíaca nos Pacientes Diabéticos

Fábio Antonio Gaiotto ▪ Lucas Figueredo Cardoso ▪
Samuel Padovani Steffen

Introdução

A prevalência global de diabetes tem aumentado paralelamente ao aumento das taxas de obesidade, mudanças nos hábitos alimentares e aumento do sedentarismo. Concomitantemente, há também uma prevalência cada vez maior de pacientes diabéticos referenciados para cirurgia cardíaca, variando de 12% a 38% nos países ocidentais[1].

O diabetes é sabidamente um fator de risco para doença arterial coronariana, também relacionado a piores desfechos após a cirurgia cardíaca. Um recente estudo asiático correlacionou o diabetes à internação mais prolongada, maior risco de readmissão na UTI, insuficiência renal e infecção no pós-operatório. O pior desfecho da função renal é traduzido pela maior atividade inflamatória e estresse oxidativo observado nos pacientes diabéticos, que se associa a maior injúria renal[1].

A ocorrência de infecção no pós-operatório é quase duas vezes maior nos pacientes diabéticos, incluindo infecções esternais profundas, que comprometem significativamente o prognóstico e o desfecho destes pacientes. A hiperglicemia em última análise compromete o sistema imunológico e a resposta inflamatória, que são fundamentais no processo de recuperação e cicatrização no pós-operatório[1].

As evidências atuais apontam que um melhor controle glicêmico nestes pacientes é capaz de reduzir a morbidade perioperatória e melhorar a sobrevida a curto e longo prazo[2].

Alterações bioquímicas

Sabe-se que o trauma cirúrgico e a anestesia pioram a deficiência e a resistência à insulina, podendo levar a lipólise e cetogênese, o que pode resultar em acidose, alterações hidroeletrolíticas e aumento do catabolismo proteico[3]. Durante períodos de isquemia, a glicose é o substrato metabólico preferido pela fibra miocárdica, no entanto, a oxidação da glicose é comprometida nos pacientes diabéticos, tanto pela deficiência no transporte para o interior do miócito, como também pela menor taxa de fosforilação da glicose dentro da célula[4].

Alterações bioquímicas na neurorregulação do sistema nervoso autônomo com redução do tônus parassimpático geram um aumento do estado inflamatório. A hiperglicemia cronicamente também se associa a inflamação por aumentar a glicação de proteínas e levar ao acúmulo de produtos de glicação avançada (AGE) nos tecidos. O acúmulo de AGEs exibe correlação com o grau de gravidade das anormalidades do sistema nervoso periférico e autônomo visto no diabetes, precocemente às manifestações clínicas[5].

Provavelmente, o maior fator de risco relacionado à mortalidade dos pacientes diabéticos seja a maior predisposição a eventos trombóticos. Além da disfunção endotelial, há uma elevação dos fatores plasmáticos de coagulação ao passo que se observa níveis mais baixos de fatores anticoagulantes, como a proteína C, levando a um estado pró-trombótico. Além do mais, há uma relativa inibição do sistema fibrinolítico pela formação anormal da estrutura do coágulo e maior nível de proteínas que impedem a ativação do plasminogênio, somado também a uma maior atividade plaquetária[5].

O diabetes também se relaciona diretamente à cardiomiopatia por aumento dos níveis de ácidos graxos livres, associado a redução da atividade da insulina e hiperglicemia prolongada, que cumulativamente resultam em dano celular e remodelamento das fibras miocárdicas. Os ácidos graxos livres causam dano celular mediado pela ativação anormal da cascata mediada pela proteína C quinase que compromete a transdução de sinal da insulina, além de causar morte celular diretamente pelo seu acúmulo no meio intracelular, ao passo que a hiperinsulinemia (devido à resistência à insulina) estimula a atividade mitótica no miocárdio com consequente hipertrofia, e a hiperglicemia promove dano tecidual mediado pela geração de espécies reativas de oxigênio[5,6].

Todas essas alterações exibem grande impacto no paciente diabético submetido a cirurgia cardíaca, uma vez que estas se somam à resposta endócrina, metabólica e imunológica ao trauma cirúrgico e, sobretudo, à resposta inflamatória na circulação extracorpórea. O contato do sangue com a superfície não endotelizada da CEC desencadeia uma resposta humoral com ativação do sistema complemento que, entre outras coisas, aumenta a permeabilidade vascular e estimula a quimiotaxia de neutrófilos. A ativação dos neutrófilos contribui para os efeitos deletérios da CEC, principalmente pela liberação dos radicais livres de oxigênio[7].

Controle glicêmico perioperatório

A hiperglicemia é identificada como um preditor independente para complicações perioperatórias e aumento da mortalidade. Diversos autores demonstraram que pacientes com glicemia de jejum alterada possuem risco de mortalidade pelo menos duas vezes maior e que a hiperglicemia no intraoperatório é um fator de risco independente para morbimortalidade, além de poder aumentar em até dez vezes o risco de complicações quando persistentemente elevada no pós-operatório[2].

Os benefícios do controle glicêmico nos pacientes diabéticos submetidos a cirurgia cardíaca incluem: redução de mortalidade, infecção de sítio cirúrgico e tempo de internação, além de aumentar a sobrevida a longo prazo[3]. As evidências atuais tem sido controversas no que diz respeito ao alvo glicêmico em pacientes criticamente enfermos. Estudos recentes demonstraram redução de morbimortalidade com o controle glicêmico rigoroso entre 80 a 110 mg/dL, por outro lado outros ensaios clínicos apontaram o impacto negativo sobre a mortalidade decorrente do risco de hipoglicemia[8].

Um estudo pioneiro conduzido por Zerr e cols.[9] mostraram uma redução significativa na incidência de infecção da ferida esternal em pacientes diabéticos submetidos a cirurgia cardíaca após a implementação de um protocolo de controle glicêmico, que consistia na titulação da insulinoterapia intravenosa para manutenção da glicemia abaixo de 200 mg/dL. Observou-se que a glicemia elevada nas primeiras 48 horas após a cirurgia foi um fator de risco independente para esta complicação. Furnary e cols.[10] também mostraram que o controle glicêmico após a adoção de protocolos de infusão contínua de insulina reduziram pela metade a mortalidade dos pacientes diabéticos, que passou a ser similar aos pacientes não diabéticos, além de se obter uma redução significativa nas taxas de infeções de sítio cirúrgico.

Um dos primeiros ensaios clínicos que avaliou o controle glicêmico rigoroso, com alvo glicêmico entre 80 e 110 mg/dL comparado ao controle convencional entre 180 e 200 mg/dL, foi conduzido por van den Berghe e cols.[11] com 1.548 pacientes diabéticos e não diabéticos, grande parte deles submetidos a cirurgia cardíaca. Houve uma redução significativa na mortalidade geral de 8% para 4,6% no grupo em que se impôs o controle glicêmico mais restrito, além de ter-se reduzido a incidência de sepse com disfunção de múltiplos órgãos, infecções de corrente de sanguínea, transfusões de hemoderivados, insuficiência renal e outras complicações. Este pode ser considerado o estudo com maior impacto positivo relacionado ao controle glicêmico rigoroso em pacientes críticos, no entanto outros estudos foram conduzidos para avaliação de diferentes alvos glicêmicos em pacientes submetidos a cirurgia cardíaca, os quais não foram capazes de reproduzir estes resultados.

O estudo NICE-SUGAR (*The Normoglycemia in Intensive Care Evaluation – Survival Using Glucose Algorithm Regulation*)[12] randomizou 6.104 pacientes admitidos em Unidade de Terapia Intensiva divididos em dois grupos (controle glicêmico intensivo, com alvo entre 81 a 108 mg/dL ou convencional, abaixo de 180 mg/dL). A mortalidade geral em 90 dias foi maior no grupo com controle glicêmico mais rigoroso, associado a uma maior incidência de hipoglicemia grave (≤ 40 mg/dL) nestes pacientes (6,8% *vs.* 0,5%). Estes resultados trouxeram um grande contraponto às evidências anteriores, propondo uma reavaliação dos alvos glicêmicos para pacientes críticos, embora uma pequena proporção destes pacientes fosse pós-operatório.

O controle glicêmico intraoperatório dos pacientes submetidos a cirurgia cardíaca com circulação extracorpórea (CEC) também foi avaliado para se determinar se a glicemia elevada durante o *by-pass* cardiopulmonar afetaria a mortalidade. Lazar e cols.[4] analisaram prospectivamente 141 pacientes diabéticos submetidos a revascularização miocárdica com CEC, randomizados quanto ao esquema de controle glicêmico iniciado antes da indução anestésica até 12 horas após a admissão na UTI, utilizando-se uma solução intravenosa de glicose, insulina e potássio (GIK) para se obter um alvo de glicemia entre 125 e 200 mg/dL ou pela terapia convencional com insulina subcutânea intermitente para um alvo abaixo de 250 mg/dL. Não houve impacto sobre a mortalidade, no entanto o grupo que recebeu a infusão de GIK apresentou menor incidência de fibrilação atrial e menor tempo de internação hospitalar. Além disso, no seguimento em 2 anos, também tiveram melhor sobrevida, menos episódios isquêmicos (infarto agudo do miocárdio ou angina instável) e menor taxa de infecção de ferida esternal.

Diante dessas evidências, é possível destacar que a insulinoterapia intravenosa é o método de eleição para o controle glicêmico perioperatório, permitindo uma titulação mais eficiente da dose de insulina, facilitando o manejo glicêmico durante os períodos de mal absorção e resistência à insulina. Todos os pacientes diabéticos submetidos a cirurgia cardíaca devem receber infusão de insulina na sala operatória, mantendo-se pelo menos até 24 horas do pós-operatório, com o objetivo de se alcançar valores de glicemia inferiores a 180 mg/dL [2]. Vale salientar que as medicações de uso contínuo também devem ser reavaliadas no pré-operatório pelo potencial de induzir resistência à insulina, como corticosteroides, inibidores de protease e antipsicóticos.

Para os pacientes que tenham necessidade de tempo prolongado de ventilação mecânica invasiva, uso de inotrópicos ou dispositivo de assistência circulatória, e terapia de substituição renal, o alvo glicêmico pode ser considerado abaixo de 150 mg/dL.

Manejo da terapia hipoglicemiante

Pacientes que fazem uso de insulinas nas refeições (regular, lispro, asparte) devem manter o seu uso até a noite anterior à cirurgia. A dosagem de NPH também pode ser reduzida pela metade ou em um terço. Já os hipoglicemiantes orais, estes devem ser suspensos 24 horas antes da cirurgia, especialmente as sulfonilureias e glinidas, pelo risco de hipoglicemia na ausência de alimentação. Atenção especial deve ser dada aos pacientes com doença renal crônica, uma vez que o *clearance* de insulina é comprometido, sendo dessa forma maior o risco de hipoglicemia[3].

A dosagem de hemoglobina glicada deve ser realizada em todos os pacientes diabéticos ou naqueles com risco de hiperglicemia no pós-operatório, para se determinar o nível de controle glicêmico no pré-operatório. Um nível inferior a 7% é considerado adequado, e quando elevado pode-se lançar mão de protocolos otimizados para um controle glicêmicos mais agressivo[3].

Diabetes e revascularização miocárdica

Pacientes diabéticos que são submetidos a revascularização miocárdica possuem maior mortalidade e morbidade perioperatória, menor sobrevida a longo prazo e maior recorrência de eventos isquêmicos[4,2]. Em geral, a piora dos desfechos é atribuída à maior incidência de disfunção ventricular, disfunção endotelial, doença arterial coronariana difusa, anormalidades na atividade fibrinolítica e plaquetária, além do prejuízo no aproveitamento da glicose[4].

Estes indivíduos, particularmente, possuem maiores níveis de citocinas pró-inflamatórias, como interleucina-6 (IL-6) e fator de necrose tumoral, que estimulam a produção de proteínas de fase aguda. O aumento da atividade inflamatória leva também a um aumento da permeabilidade capilar, que resulta em acúmulo de fluidos nos pulmões e maior tempo de ventilação mecânica. A atividade plaquetária alterada, por sua vez, caracteriza-se por um estado de hiperagregação, que predispõe a ocorrência de trombose coronariana, podendo afetar também a patência dos enxertos a longo prazo[4].

Além de explorar a importância do controle perioperatório adequado da glicemia, vários estudos também compararam qual a melhor estratégia de revascularização do miocárdio nestes pacientes. O estudo FREEDOM avaliou os benefícios da angioplastia em comparação com a cirurgia de revascularização miocárdica em 1.900 pacientes diabéticos com doença arterial coronariana triarterial, demonstrando taxas significativamente menores de mortalidade e eventos cardiovasculares no grupo cirúrgico. Frente a essa e outras evidências, as diretrizes atuais recomendam a revascularização cirúrgica do miocárdio como o método de eleição para pacientes diabéticos com doença coronariana multiarterial.

Tradicionalmente, o uso de artéria torácica interna para a artéria interventricular anterior tem sido o padrão ouro da cirurgia de revascularização do miocárdico por estar associada a um aumento significativo da sobrevida em 10 anos, com menor incidência de eventos tardios e necessidade de nova revascularização, pela maior patência do enxerto. Vários estudos têm demonstrado a superioridade do uso das duas artérias torácica interna e já é comprovado a superioridade da artéria torácica interna direita quando comparada a artéria radial ou veia safena. Apesar disso, o uso deliberado desse enxerto não se estabeleceu, principalmente pelo risco maior de infecção profunda de ferida operatória pelo déficit de perfusão do esterno após a dissecção das duas artérias torácica interna[13]. Esse fato é nitidamente mais presente em pacientes diabéticos, obesos, com doença pulmonar obstrutiva ou mulheres. As contraindicações mais importantes do uso de ambas as mamárias para revascularização do miocárdio são demonstradas no Quadro 18.1. O uso de técnica esqueletizada na dissecção das artérias é recomendado por diminuir o dano da parede torácica e preservar colaterais que irrigam o esterno. O estudo ART é o único randomizado que avaliou esse tema, porém não demonstrou um benefício real do uso de ambas as mamárias, mesmo após o seguimento de 10 anos. Um dos fatores que pode ter confundido os resultados foi o alto índice de uso da artéria radial no grupo de uma mamária, além de uma porcentagem alta da não efetiva utilização dos dois enxertos nos pacientes quando randomizados para tal grupo, porém tendo em vista o método estatístico utilizado (*intention to treat*), esses pacientes permaneceram mesmo assim no grupo das duas mamárias no seguimento[14].

Quadro 18.1 Principais contraindicações do uso das duas mamárias para revascularização do miocárdio

Diabetes *mellitus não controlado*
Obesidade
Mulheres acima de 65 anos com osteoporose estabelecida
Doença pulmonar obstrutiva crônica
Doença renal avançada em hemodiálise
Irradiação prévia do tórax
Uso crônico de corticoides

Diabetes e infecção de sítio cirúrgico

De acordo com o banco de dados do STS, pacientes diabéticos apresentam uma incidência quase duas vezes maior de infecções profundas de ferida esternal, independentemente do tipo de procedimento[15]. Estas complicações aumentam consideravelmente as taxas de mortalidade, o tempo de internação e os custos hospitalares. A incidência de infecção de ferida operatória em pacientes diabéticos após cirurgia cardíaca varia entre 5 a 10% segundo estudos mais recentes, sendo os germes mais frequentemente encontrados o *S. aureus, S. epidermitis, P. aeruginosa e E. coli*[16,17]. As características demográficas que mais tem associação à infecção de ferida operatória são: sexo feminino, idade avançada e obesidade. Em relação as comorbidades, além da presença do diabetes, um dos fatores que aumenta consideravelmente o risco é a doença pulmonar obstrutiva crônica. Os fatores relacionados ao procedimento que também tem associação são cirurgias prolongadas, tempo de ventilação mecânica e tempo de internação na UTI[18].

Várias são as medidas que podem diminuir a incidência de infecção de ferida operatória em pacientes diabéticos. Alguns dos fatores técnicos já comprovadamente eficazes e que julgamos extremamente importantes são a dissecção endoscópica da veia safena (Figuras 18.1 e 18.2), a dissecção da artéria torácica interna de forma esqueletizada (Figura 18.3) e o uso de placas de titânio para a síntese do esterno, principalmente quando o uso de duas mamárias foi utilizado (Figura 18.4).

Conclusão

O diabetes é uma doença extremamente prevalente e que impacta de forma importante nos pacientes que necessitam de tratamento cirúrgico do coração. A revascularização do miocárdio é o procedimento mais realizado nesse grupo de pacientes e o resultado a longo prazo é incontestável, porém o impacto a curto prazo das possíveis complicações relacionados ao diabetes, principalmente a infecção de ferida operatória, deve ser sempre considerado. Todos os esforços devem ser realizados para diminuir essas complicações e oferecer o melhor resultado aos pacientes.

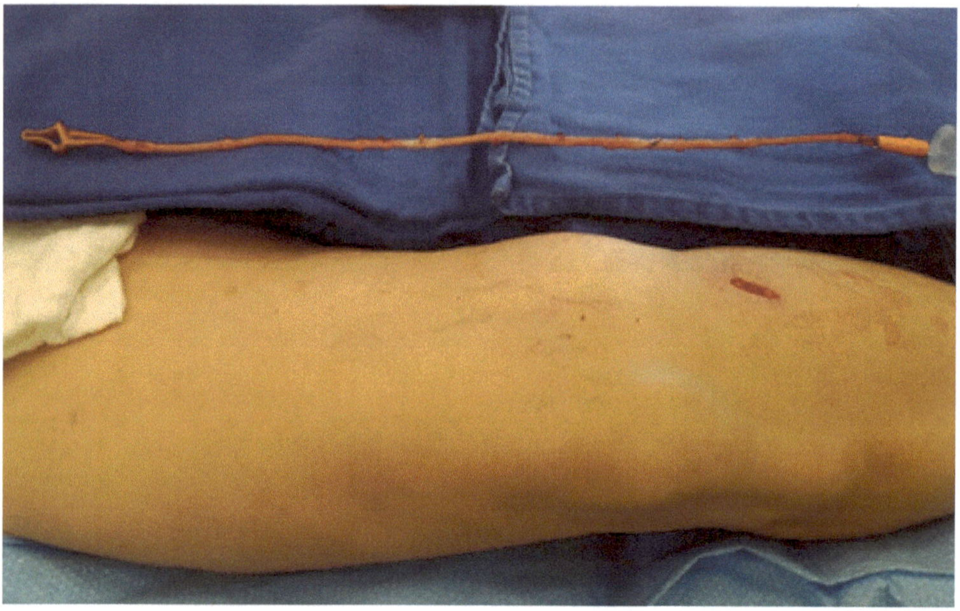

Figura 18.1 Segmento de veia safena dissecado por técnica endoscópica. Notar a pequena incisão realizada.

Fonte: Foto do acervo pessoal dos autores.

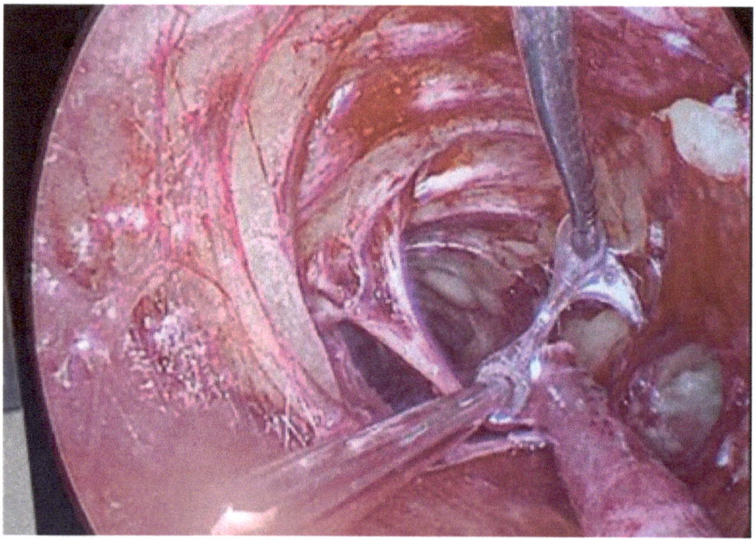

Figura 18.2 Visão da dissecção endoscópica da veia safena.

Fonte: Foto do acervo pessoal dos autores.

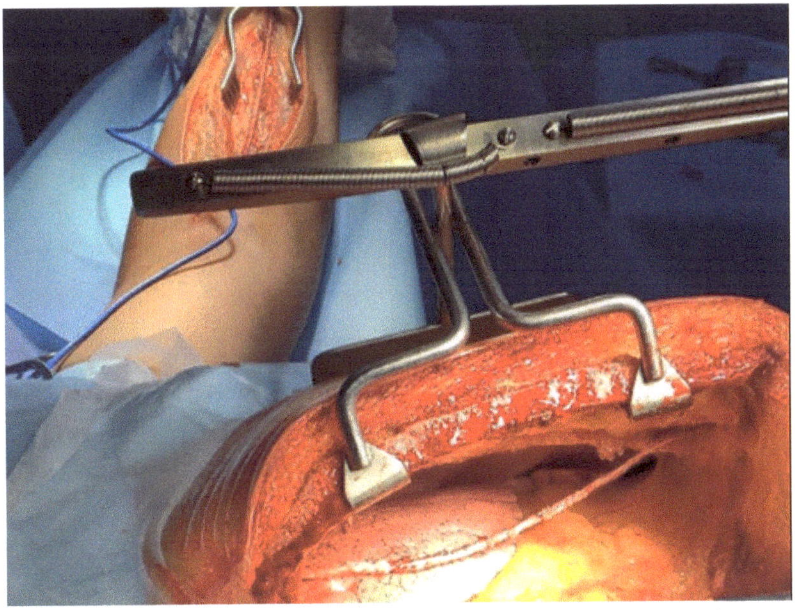

Figura 18.3 Dissecção da artéria torácica interna esquerda de forma esqueletizada. Notar ao fundo a dissecção da artéria radial.

Fonte: Foto do acervo pessoal dos autores.

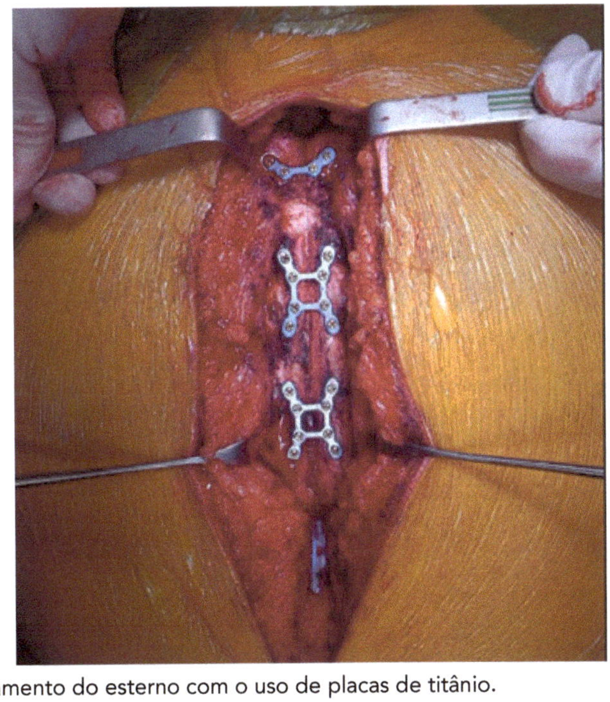

Figura 18.4 Fechamento do esterno com o uso de placas de titânio.

Fonte: Foto do acervo pessoal dos autores.

Take home messages
O Diabetes aumenta o risco cirúrgico
Revascularização do miocárdio é superior a angioplastia nos pacientes diabéticos multiarteriais
O controle glicêmico pré-operatório é mandatório
Os enxertos arteriais são a melhor escolha, porém o uso das duas mamárias pode aumentar o risco de infecção de ferida operatória
Técnica cirúrgica apurada e uso de materiais adequados (p. ex., dissecção endoscópica da veia safena) são mandatórios
O Heart Team deve ser sempre aplicado

Referências

1. Moorthy V, Liu W, Chew STH, Ti LK. Impact of diabetes on outcomes of cardiac surgery in a multiethnic Southeast Asian population. Diabetes Vasc Dis Res. 2019;16(6):549-55.
2. Lazar HL, McDonnell M, Chipkin SR, Furnary AP, Engelman RM, Sadhu AR et al. The Society of Thoracic Surgeons Practice Guideline Series: Blood Glucose Management During Adult Cardiac Surgery. Ann Thorac Surg. 2009;87(2):663-9.
3. Arthur CP de S, Mejía OAV, Lapenna GA, Brandão CM de A, Lisboa LAF, Dias RR et al. Perioperative management of the diabetic patient referred to cardiac surgery. Brazilian J Cardiovasc Surg. 2018;33(6):618-25.
4. Lazar HL, Chipkin SR, Fitzgerald CA, Bao Y, Cabral H, Apstein CS. Tight Glycemic Control in Diabetic Coronary Artery Bypass Graft Patients Improves Perioperative Outcomes and Decreases Recurrent Ischemic Events. Circulation. 2004;109(12):1497-502.
5. Abuelgasim E, Shah S, Abuelgasim B, Soni N, Thomas A, Elgasim M, et al. Clinical overview of diabetes mellitus as a risk factor for cardiovascular death. Rev Cardiovasc Med. 2021;22(2):301-14.
6. Liu Q, Docherty JC, Rendell JCT, Clanachan AS, Lopaschuk GD. High levels of fatty acids delay the recovery of intracellular pH and cardiac efficiency in post-ischemic hearts by inhibiting glucose oxidation. J Am Coll Cardiol. 2002;39(4):718-25.
7. Kouchoukos, Nicholas T; Blackstone, Eugene H; Hanley Frank L; Kirklin JK. Hypothermia, Circulatory Arrest, and Cardiopulmonary Bypass. In: Kirklin/Barratt-Boyes Cardiac Surgery. 4th ed. 2012; p. 89-99.
8. Breithaupt T. Postoperative Glycemic Control in Cardiac Surgery Patients. Baylor Univ Med Cent Proc. 2010;23(1):79-82.
9. Zerr KJ, Furnary AP, Grunkemeier GL, Bookin S, Kanhere V, Starr A. Glucose control lowers the risk of wound infection in diabetics after open heart operations. Ann Thorac Surg. 1997;63(2):356-61.
10. Furnary AP, Gao G, Grunkemeier GL, Wu YX, Zerr KJ, Bookin SO et al. Continuous insulin infusion reduces mortality in patients with diabetes undergoing coronary artery bypass grafting. J Thorac Cardiovasc Surg. 2003;125(5):1007-21.
11. Van Den Berghe G, Wourtes P, Weekers F, Verwaest C, Bruyninckx F, Schetz M, et al. Intensive Insulin Therapy in Critically Ill Patients. N Engl J Med. 2001;345(19):1359-67.
12. NICE-SUGAR Study Investigators; Finfer S, Chittock DR, Su SY, Blair D, Foster D et al.. Intensive versus conventional glucose control in critically ill patients. New Engl J Med. 2009;10(3):1283-97.
13. Perrault LP, Kirkwood KA, Chang HL, Mullen JC, Gulack BC, Argenziano M et al. A prospective multi--institutional cohort study of mediastinal infections after cardiac operations, Ann Thorac Surg 2018; 105:461-8. Disponível em: https://doi.org/10.1016/j.athoracsur.2017.06.078.

14. Davorin S, Shahzad RG. Bilateral internal thoracic artery use in coronary artery bypass grafting in the post-ART era – Perspective. International Journal of Surgery 2021; 86:1-4.
15. Brown JR, Edwards FH, O'Connor GT, Ross CS, Furnary AP. The Diabetic Disadvantage: Historical Outcomes Measures in Diabetic Patients Undergoing Cardiac Surgery-The Pre-Intravenous Insulin Era. Semin Thorac Cardiovasc Surg. 2006; 18(4):281-8.
16. Si D, Rajmokan M, Lakhan P,et al. Surgical site infections following coronary artery bypass graft procedures: 10 years of surveillance data. BMC Infect Dis 2014; 14:318.
17. Gatti G, Rochon M, Raja SG et al. Predictive models of surgical site infections after coronary surgery: insights from a validation study on 7090 consecutive patients. J Hosp Infect 2019; 102:277-86.
18. Meszaros K, Fuehrer U, Grogg S et al. Risk factors for sternal wound infection after open heart operations vary according to type of operation. Ann Thorac Surg 2016; 101:1418-25.

CAPÍTULO 19

Cirurgia Metabólica no Paciente Diabético e Doenças Cardiovasculares

Hilton Telles Libanori ▪ Allan Garms Marson

Introdução

Atualmente a cirurgia bariátrica e metabólica é rotineira na maior parte do planeta. Técnicas minimamente invasivas e a grande segurança dos procedimentos atuais levaram à taxa de centenas de milhares de operações realizadas anualmente. Porém, nem sempre foi assim. Para a compreensão dos mecanismos de ação das operações metabólicas, assim como para se desenvolver uma visão crítica sobre novas propostas, nos parece fundamental o entendimento da evolução da cirurgia bariátrica e metabólica desde seus primórdios.

A cirurgia bariátrica, definida como tratamento cirúrgico da obesidade mórbida, passou por várias fases desde seus primórdios na metade do século XX. Inicialmente, foram propostas operações de derivação intestinal, visando a má-absorção calórica e, consequente, perda ponderal. Dos anos 50 aos anos 70, operações como a derivação jejunoileal foram as técnicas mais empregadas. Apesar de promoverem ótima perda ponderal, os efeitos colaterais advindos da má absorção de gordura e proteína, assim como os resultantes de proliferação bacteriana no segmento excluso do intestino, levaram ao desenvolvimento de outras técnicas.

Nessa época, os mecanismos das operações eram compreendidos como resultado de restrição alimentar ou da má-absorção. Visando evitar as complicações das derivações intestinais, foram desenvolvidas as gastroplastias, onde se entendia que seus efeitos eram devidos somente à restrição da quantidade de alimentos ingerida. Duas operações tornaram-se mais populares: a Gastroplastia Vertical com Bandagem GVB), ou operação de Mason, e a Derivação Gástrica em Y de Roux (DGYR). Em ambos os casos houve aprimoramento das técnicas a partir de operações que se mostraram falhas ou problemáticas. No entanto, com o passar dos anos a DGYR mostrou-se superior à GVB, sendo inclusive a primeira utilizada como técnica de resgate para os maus resultados da segunda. Observou-se então que com a derivação da porção final do estômago, duodeno e porção inicial do jejuno, como ocorre na DGYR, promovia perda ponderal melhor que na GVB, onde esses segmentos digestivos permaneciam em linha e mantendo contato com o alimento, assim como melhora mais acentuada das doenças metabólicas associadas. Só mais recentemente houve melhor compreensão dos mecanismos envolvidos nessa melhora de resultados com a DGYR.

Também nos anos 1970, Nicola Scopinaro, mantendo a linha da disabsorção, propôs uma nova operação. Ele desenvolveu a Derivação Biliopancreática (DBP), visando diminuir os graves problemas da derivação jejunoileal. Na nova operação, não havia mais alça cega, diminuindo assim a ocorrência de efeitos colaterais da proliferação bacteriana e absorção de antígenos bacterianos, que levavam a formação de imunocomplexos com deposição em glomérulos e articulações. As complicações renais e articulares estavam, se não totalmente resolvidas mitigadas. No entanto, mantinha-se a má-absorção. Operações mau absortivas frequentemente levam a anemia ferropriva, desnutrição proteica, hiperparatireoidismo secundário por deficiência de vitamina D e cálcio com possível evolução para osteoporose. Essas complicações são evitáveis com reposição adequada de vitaminas e minerais, o que exige grande comprometimento do paciente e do médico. O maior risco de úlcera péptica na DBP, assim como o aumento do apetite com grande ingestão alimentar e consequente diarreia e esteatorreia foram amenizados com a modificação proposta por Marceau e Hessem em 1993, onde a hemigastrectomia da operação de Scopinaro foi substituída pela gastrectomia vertical com preservação do piloro. Essa modificação trouxe maior saciedade com diminuição da ingesta alimentar, o que possibilitou alongar a alça comum, diminuindo os efeitos da má-absorção. A nova operação ficou conhecida como derivação biliopancreática com duodenal switch (DBP-DS) ou simplesmente duodenal switch.

A DBP-DS tornou-se, em alguns centros, a operação de escolha para superobesos. No entanto, pacientes com índice de massa corporal (IMC) acima de 50 ou mesmo 60 são um grupo mais propenso a morbidade e mortalidade cirúrgicas. Dessa forma, a proposta de operação em dois tempos para pacientes mais graves passou a ser bem aceita. Inicialmente procede-se somente a gastrectomia vertical (GV) e, após perda ponderal inicial nos primeiros seis meses a um ano, complementa-se para a DBP-DS. Todavia, um número significativo de pacientes não se submetia ao segundo tempo da operação, satisfeitos que estavam somente com a GV. A partir dessa observação a GV passou a ser empregada como procedimento único, apresentando as vantagens de ser tecnicamente mais simples e de manter todo o trato digestivo em linha, minimizando efeitos colaterais nutricionais. Não por acaso, hoje é a operação bariátrica mais realizada no mundo[1].

Há décadas se observou a grande melhora do diabetes *mellitus* tipo 2 (DM2) e todos os componentes da síndrome metabólica (SM) após cirurgias bariátricas[2,3]. Os efeitos metabólicos duradouros, muitas vezes independentes da perda ponderal, foram um importante laboratório para o estudo da importância do trato digestivo na fisiopatologia do DM2 e SM. Muito do que se conhece hoje sobre incretinas e outro enterormônios e seus efeitos no controle do DM2 e SM decorrem de estudos cujos modelos foram pacientes submetidos a operações bariátricas[4,5].

O desenvolvimento de técnicas minimamente invasivas como a cirurgia videolaparoscópica trouxeram grande avanço à cirurgia bariátrica e metabólica. Pacientes obesos são especialmente suscetíveis a complicações da parede abdominal, respiratórias e tromboembólicas quando submetidos a laparotomia e à imobilidade resultante. A videolaparoscopia permite que mesmo um paciente superobeso levante-se e caminhe algumas horas após a operação. Complicações como evisceração, hérnia e infecções de parede abdominal foram praticamente esquecidas. A diminuição do trauma cirúrgico, tempo de internação, dor, afastamento das atividades e do risco geral de complicações fez com que as indicações inicialmente bastante restritas das operações passassem a ser questionadas. A isso se somou o excelente controle de doenças metabólicas ligadas à obesidade, proporcionado pelas operações. Assim nasce a Cirurgia Metabólica, onde o objetivo inicial que era a perda de peso passa a ser secundário e, o que realmente se almeja, é a melhora global metabólica, com diminuição de desfechos cardiovasculares entre outros[6].

O grande desenvolvimento da cirurgia bariátrica e metabólica, assim como sua grande interdisciplinaridade, levaram à sua consolidação como Área de Atuação dentro da especialidade de Cirurgia Gastrenterológica.

Mecanismos de ação

Hoje, sabe-se que os mecanismos de ação das principais operações metabólicas, a DGYR e a GV, são decorrentes de alterações da sinalização intestinal de mediadores hormonais e neurológicos, atuando em órgãos-alvo. Entre eles: musculatura esquelética com diminuição da resistência periférica à insulina, pâncreas com melhora na produção e liberação de insulina, fígado e tecido gorduroso com diminuição da lipogênese e no sistema nervoso central com melhor controle do ciclo fome e saciedade. Ocorre a alteração do "*set point*" metabólico, trazendo a regulação do peso para um nível mais baixo. Ao que tudo indica, a perda de peso é decorrente dessas modificações e não a causa. Observamos que mesmo pacientes com perda ponderal não ideal apresentam benefícios metabólicos mesmo muitos anos após as operações. Também, a melhora metabólica em muito precede a perda ponderal[7,8].

Uma miríade de hormônios gastrointestinais como ghrelina, GLP-1, GIP, peptídeo YY_{3-36}, oxintomodulina, entre outros, foram relacionados ao mecanismo de ação por modularem o apetite/saciedade e, alguns, melhorarem a ação da insulina, inclusive com efeitos benéficos sobre a sua resistência periférica. No entanto, o mecanismo primário envolvido parece estar relacionado ao aumento de sais biliares causado pela modificação anatômica do tubo digestivo. Nas derivações, interposições, ou mesmo na gastrectomia vertical pela aceleração do esvaziamento gástrico, há exposição da bile à mucosa ileal sem contato com gordura alimentar. Resulta na ativação de receptores FXR na mucosa intestinal liberando a síntese de FGF-19 (*FibroblastGrowth Factor 19*). O FGF19 não só modula a produção de ácidos biliares primários como apresenta efeitos endócrinos específicos, favoráveis ao controle e remissão da síndrome metabólica[9-15].

Esses efeitos são ainda mediados pela microbiota intestinal. Sabemos que pacientes portadores de síndrome metabólica tem flora intestinal alterada, o que leva a estado inflamatório crônico. A flora alterada tem o predomínio de *Firmicutes* sobre *Bacteroidetes*. No entanto, sabemos que os *Bacteroidetes*, entre outras espécies, são responsáveis pela metabolização dos ácidos biliares primários em secundários, tendo importante ação no controle glicêmico pós cirurgia metabólica. O restabelecimento da microbiota saudável é, pois, importante via para a melhora metabólica pós cirurgia[14,16-26].

A ghrelina é o único hormônio orexígeno conhecido, é produzida preferencialmente no fundo gástrico, mas também no duodeno e porções iniciais do jejuno. É sabida sua grande importância no mecanismo de recuperação de peso após dietas de emagrecimento, através de sua elevação rebote após perda ponderal, que leva a aumento da ingestão calórica. As operações hoje realizadas bloqueiam essa elevação rebote, seja pela ressecção ou pela denervação do fundo gástrico[27-31].

Técnicas e resultados

Vamos nos concentrar nas duas técnicas mais realizadas e estudadas de cirurgia metabólica em nosso meio e no mundo: a derivação gástrica em Y de Roux (DGYR) e a gastrectomia vertical (GV) (Figura 19.1).

A DGYR ou *by-pass* gástrico, realiza-se uma transecção gástrica dividindo-se o estômago em duas porções. A proximal, com cerca de 50 mL, ficará em contato com a via alimentar, sendo que o restante será excluso do trânsito. O jejuno é seccionado a cerca de um metro do ângulo de Treitz e procede-se a reconstrução em Y de Roux. O "Y" fica formado pelos dois braços: alça alimentar e alça biliopancreática e a perna sendo a alça comum. Essa configuração leva à presença de alimento não digerido nas porções médias do intestino delgado com estímulo a incretinas, além das alterações do circuito êntero-hepático da bile, com os efeitos benéficos já explicados acima. A denervação do

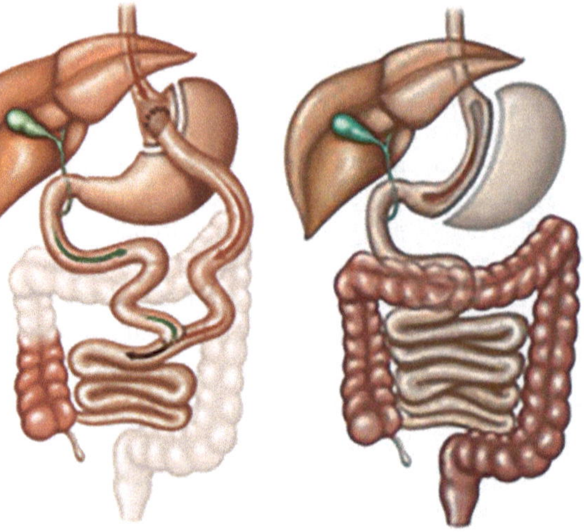

Figura 19.1 Da esquerda para a direita: derivação gástrica em Y de Roux (DGYR)e gastrectomia vertical (GV).

Fonte: Cortesia da SBCBM inwww.sbcbm.org.br.

fundo gástrico inibe a elevação rebote de ghrelina. Essa operação pode ser revertida através da ressecção da alça alimentar e anastomose gastro-gástrica. A restauração de microbiota saudável é bem descrita nessa operação.

A GV, embora pareça uma cirurgia mais simples e menos invasiva, incorre na ressecção definitiva de grande parte do estômago, restando cerca de 15% de seu volume, de forma tubular, através da pequena curvatura gástrica. O piloro é preservado, assim como a continuidade do trânsito intestinal com a passagem pelo duodeno. O resultado da operação, além do efeito restritivo da diminuição da capacidade gástrica, decorre da aceleração do seu esvaziamento, pela diminuição do calibre da câmara gástrica. Essa diminuição de calibre, por sua vez, provoca aumento da pressão interna do conteúdo gástrico, o que justifica seu esvaziamento acelerado. Da passagem mais rápida para o intestino proximal decorrem os efeitos metabólicos da operação, com estímulo às incretinas e aumento de sais biliares, além da própria modulação da flora intestinal.

Vários são os estudos que compararam as operações metabólicas, especialmente a DGYR e GV com o tratamento clínico do DM tipo 2. Dentre todos, podemos destacar o STAMPEDE (*Surgical Therapy and Medications Potentially Eradicate Diabetes Efficiently Trial*), realizado por Schauer e cols. Em *The Cleveland Clinic Bariatric and Metabolic Institute*. Os 150 pacientes estudados tinham IMC entre 27 e 43 kg/m^2 e idade entre 20 e 60 anos. Os resultados foram publicados ao longo de acompanhamento de cinco anos. Demonstrou-se nesse estudo prospectivo e randomizado a grande vantagem da cirurgia metabólica sobre o tratamento clínico bem conduzido, no que tange à redução da hemoglobina glicada. A evolução da hemoglobina glicada em relação à medida basal foi de 8,8% para 8,5% no grupo clínico, de 9,3% para 7,3% na DGYR e de 9,5 para 7,4% na GV (grupos cirúrgicos também recebendo tratamento clínico). Dentre as operações, observou-se ainda vantagens da DGYR sobre a GV, sendo que a primeira atingiu ótimo resultado com diminuição a 1/3 da necessidade de medicamentos para controle do DM2 quando comparada à GV[32,33]. A perda ponderal também foi maior nos grupos cirúrgicos, com vantagem para a DGYR. Cabe salientar que 19% dos pacientes no grupo clínico apresentaram aumento significativo do peso no período de seguimento.

Estudos com pacientes abaixo da indicação tradicional de cirurgia bariátrica são importantes para enfatizar o resultado do benefício metabólico em pacientes portadores de DM2 com IMC abaixo de 35 kg/m^2. Em nosso meio, Cohen apresentou o resultado de cinco anos de seguimento de 66 pacientes com IMC entre 30 e 35 kg/m^2, submetidos a DGYR. Observou-se queda média da hemoglobina glicada de 9,7% para 5,9%. O índice de remissão, ou queda da hemoglobina glicada abaixo de 6,5%, foi de 88%. Chamou atenção o fato de não se observar correlação nítida entre a melhora do DM2 com a perda ponderal nesses pacientes[34,35]. Pode-se assim sugerir que o efeito metabólico das operações suplanta a perda ponderal, sendo a última simplesmente um dos efeitos esperados pelas modificações fisiológicas provocadas pela operação.

Em todos os estudos comparativos observou-se melhor resultado do tratamento cirúrgico em relação ao tratamento clínico, como mostra metanálise com 14 estudos prospectivos randomizados (Figura 19.2). Em estudos onde houve comparação entre a DGYR e GV foram observadas vantagens para a DGYR[36].

Apesar dos melhores resultados metabólicos da DRYR com relação à GV, a última, provavelmente por sua maior facilidade técnica, vem suplantando em números a primeira, sendo a preferida por grande parte dos cirurgiões que procedem cirurgia bariátrica e metabólica. Mingrone e cols. mostraram em estudo comparativo entre derivação biliopancreática (operação de Scopinaro) e DGYR, superioridade da operação de Scopinaro. No entanto, os efeitos colaterais advindos dessa técnica, relacionados à síndrome disabsortiva, não tornam razoável sua utilização rotineira em cirurgia metabólica[37].

O controle do DM2 não deve ser encarado como único objetivo da cirurgia metabólica. Outros componentes da SM são igualmente relevantes e devem ser abordados. Assim, devemos enfatizar o estudo GATEWAY, realizado em nosso meio, com enfoque aos efeitos da DGYR no

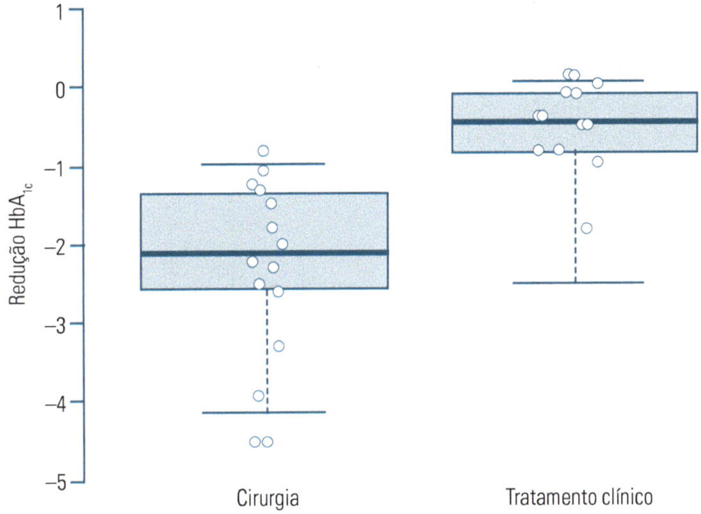

Figura 19.2 Comparação entre cirurgia e tratamento clínico em 14 diferentes estudos prospectivos randomizados, quanto a redução da hemoglobina glicada (HbA).

Fonte: Rubino e cols. Metabolic Surgery in the Treatment Algorithm for type 2 Diabetes: A Joint Statement by International Diabetes Organizations.

controle da hipertensão arterial sistêmica (HAS). Foi realizado em pacientes obesos com IMC entre 30 e 39,9 Kg/m². Realizado como estudo prospectivo randomizado, comparou a terapia mista cirúrgica e clínica com a puramente clínica, no controle da HAS. Nesse grupo de pacientes, apenas 8% apresentavam DM2. A melhora da HAS no grupo cirúrgico foi evidente, com 83% dos pacientes operados tendo redução maior ou igual a 30% no número de medicamentos para controle da HAS. Ainda deve ser salientado que 51% dos pacientes do grupo cirúrgico apresentaram remissão da HAS, sem necessidade de nenhum medicamento anti-hipertensivo em um ano de seguimento[38,39].

A avaliação do resultado da cirurgia metabólica não pode somente se basear em redução da hemoglobina glicada ou dos parâmetros da SM. É fundamental a demonstração da proteção subsequente dos órgãos-alvo. Cohen e cols. demostraram o efeito benéfico da DGYR em pacientes portadores de DM2 em estágio inicial de insuficiência renal crônica. O estudo comparativo e prospectivo randomizou cem pacientes portadores de DM2 e albuminúria em DGYR ou o melhor tratamento clínico. Observou-se remissão da albuminúria em 82% dos pacientes cirúrgicos contra 55% dos pacientes em tratamento clínico. A média da relação albumina/creatinina foi 55% menor no grupo DGYR, sem diferença em efeitos adversos graves[40].

Dessa forma, fica demonstrada a superioridade da cirurgia metabólica sobre o tratamento clínico isolado da DM2 e componentes da SM, assim como suas complicações. Deve ser salientado que, na experiência clínica, o tratamento clínico da SM e DM2 muito difere do que vemos em estudos clínicos. O acompanhamento nem sempre é realizado de forma ideal e muitos pacientes não aderem devidamente ao regime imposto de múltiplos fármacos, a custo muitas vezes insustentável. O tratamento cirúrgico, por sua vez, é efetivo mesmo nessas condições.

Complicações cirúrgicas podem ocorrer e essa possibilidade deve ser confrontada com o risco do controle inadequado de sua doença metabólica, ou seja, deve-se analisar a relação risco/benefício. Hoje, tanto a DGYR quanto a GV, realizadas por videolaparoscopia por equipes especializadas em centros bem equipados, apresentam níveis muito baixos de morbidade e mortalidade. Tais riscos são comparáveis a operações rotineiras de médio porte como a colecistectomia, por exemplo[41,42].

Tanto a DGYR quanto a GV podem resultar em deficiências nutricionais relacionadas à pior absorção de vitaminas e minerais. Estes, principalmente ferro, vitaminas do complexo B e ácido fólico, devem ser monitorados e repostos por toda a vida. Tal seguimento é muito mais fácil e menos dispendioso que o tratamento do DM2 e SM de difícil controle[32,33,43].

Indicações

O DSS-II (*Second Diabetes Surgery Summit*), ocorrido em 2016, reuniu um comitê de especialistas composto principalmente por endocrinologistas e diabetologistas, mas também por cirurgiões bariátricos (25%) e outros especialistas, representando 14 países. Foram analisadas em profundidade as evidências científicas que suportam a cirurgia metabólica. O documento proposto por esse grupo foi um grande avanço, uma vez que entre outros itens o IMC deixou de ser o principal indicador de cirurgias. Mesmo pacientes com IMC abaixo de 35 kg/m² passaram a ser candidatos a cirurgia metabólica, em caso de mau controle glicêmico[36,44].

Em resolução do Conselho Federal de Medicina de 2017, foi realizada a normatização da cirurgia metabólica no Brasil. Definiu-se como candidatos pacientes portadores de DM2 com IMC superior a 30 kg/m², idade entre 30 e 70 anos e difícil controle clínico da doença com acompanhamento endocrinológico por pelo menos dois anos[45].

Deve ser enfatizado o aspecto multidisciplinar da cirurgia metabólica, devendo participar da indicação não apenas paciente e cirurgião, mas outros especialistas envolvidos, principalmente o endocrinologista diabetologista.

Perspectivas

Houve, no passado, tentativas de se desenvolver uma operação puramente metabólica, onde a perda ponderal seria mínima ou inexistente e somente a melhora do metabolismo glicêmico seria observado. O resultado foi que as operações realmente efetivas contra a DM2 e SM tinham também como efeito a perda ponderal. Com o tempo houve a compreensão que os mecanismos de controle metabólico e controle de apetite e saciedade são intrinsecamente relacionados e indissociáveis. Na verdade, um dos efeitos do controle metabólico é a perda ponderal. Dessa forma, o melhor caminho foi partir das operações bariátricas e definir os melhores procedimentos para indicação metabólica[46-50].

Com relação ao futuro da cirurgia metabólica, muito se pesquisa quanto a procedimento minimamente invasivos ou endoscópicos em substituição às operações laparoscópicas em uso atualmente. Acreditamos que seja questão de tempo a evolução para procedimentos endoscópicos ou menos invasivos que repitam as operações atuais. Adaptações com comprometimento dos princípios de funcionamento das operações, desenvolvidos somente para contemplar a via endoscópica têm se mostrado inefetivos.

A cirurgia robótica tem se mostrado como importante ferramenta para controle dos instrumentos laparoscópicos, no entanto, sem vantagens sobre a videolaparoscopia para operações primárias em cirurgia bariátrica e metabólica. No entanto, estamos perto do desenvolvimento de equipamentos que permitam realizar as técnicas hoje em uso por uma única incisão (*single port*), ou até mesmo por via endoscópica através de abertura da parede gástrica e não da parede abdominal.

A partir do momento que essas propostas apresentarem baixo risco, custo compatível e forem acessíveis aos hospitais de médio e grande porte, serão implementadas. Obviamente, deverão apresentar resultados no mínimo equivalentes aos dos procedimentos atuais.

Referências

1. Di Betta E et al. Outcome of duodenal switch with a transitory vertical gastroplasty, in super-super-obese patients in an 8-year series. Obes Surg 2008; 18(2):182-6. Disponível em: <http://www.ncbi.nlm.nih.gov/pubmed/18181007>.
2. Pories WJ et al. Who would have thought it? An operation proves to be the most effective therapy for adult-onset diabetes mellitus. Ann Surg 1995; 222(3):339-50; 350-2. Disponível em: <https://www.ncbi.nlm.nih.gov/pubmed/7677463>.
3. Sjostrom CD et al. Reduction in incidence of diabetes, hypertension and lipid disturbances after intentional weight loss induced by bariatric surgery: the SOS Intervention Study. Obes Res 1999; 7(5):477-84. Disponível em: <http://www.ncbi.nlm.nih.gov/pubmed/10509605>.
4. Rubino F et al. Metabolic surgery to treat type 2 diabetes: clinical outcomes and mechanisms of action. Annu Rev Med 2010; 61:393-411. Disponível em: <http://www.ncbi.nlm.nih.gov/pubmed/20059345>.

5. Marceau P. Contribution of bariatric surgery to the comprehension of morbid obesity. Obes Surg 2005; 15(1):3-10. Disponível em: <http://www.ncbi.nlm.nih.gov/entrez/query.fcgi?cmd=Retrieve&db=PubMed&dopt=Citation&list_uids=15760494>.
6. Yin J, Hou X. Complications of laparoscopic versus open bariatric surgical interventions in obesity management. Cell Biochem Biophys 2014; 70(2):721-8. Disponível em: <http://www.ncbi.nlm.nih.gov/pubmed/24906233>.
7. Batterham RL, Cummings DE. Mechanisms of Diabetes Improvement Following Bariatric/Metabolic Surgery. Diabetes Care 2016; 39(6):893-901. Disponível em: <https://www.ncbi.nlm.nih.gov/pubmed/27222547>.
8. Haluzik M. Bariatric surgery and the mechanism of diabetes remission: are we getting there? J Clin Endocrinol Metab 2013; 98(11):4336-8. Disponível em: <http://www.ncbi.nlm.nih.gov/pubmed/24194619>.
9. Kuipers F, Groen AK. FXR: the key to benefits in bariatric surgery? Nat Med 2014; 20(4):337-8. Disponível em: <http://www.ncbi.nlm.nih.gov/pubmed/24710375>.
10. Li T, Chiang JY. Bile acids as metabolic regulators. Curr Opin Gastroenterol 2015. Disponível em: <http://www.ncbi.nlm.nih.gov/pubmed/25584736>.
11. Pournaras DJ et al. The role of bile after Roux-en-Y gastric bypass in promoting weight loss and improving glycaemic control. Endocrinology 2012; 153(8):3613-9. Disponível em: <https://www.ncbi.nlm.nih.gov/pubmed/22673227>.
12. Ryan KK et al. FXR is a molecular target for the effects of vertical sleeve gastrectomy. Nature 2014; 509(7.499):183-8. Disponível em: <http://www.ncbi.nlm.nih.gov/pubmed/24670636>.
13. Steinert RE et al. Bile acids and gut peptide secretion after bariatric surgery: a 1-year prospective randomized pilot trial. Obesity (Silver Spring) 2013; 21(12):E660-8. Disponível em: <http://www.ncbi.nlm.nih.gov/pubmed/23804517>.
14. Sweeney TE, Morton J. M. Metabolic surgery: action via hormonal milieu changes, changes in bile acids or gut microbiota? A summary of the literature. Best Pract Res Clin Gastroenterol 2014; 28(4):727-40. Disponível em: <http://www.ncbi.nlm.nih.gov/pubmed/25194186>.
15. Taylor DR et al. Urine bile acids relate to glucose control in patients with type 2 diabetes mellitus and a body mass index below 30 kg/m2. PLoS One 2014; 9(4):e93540. Disponível em: <http://www.ncbi.nlm.nih.gov/pubmed/24736330>.
16. Acosta A et al. Recent advances in clinical practice challenges and opportunities in the management of obesity. Gut 2014; 63(4):687-95. Disponível em: <http://www.ncbi.nlm.nih.gov/pubmed/24402654>.
17. Erejuwa OO, Sulaiman SA, Ab Wahab MS. Modulation of gut microbiota in the management of metabolic disorders: the prospects and challenges. Int J Mol Sci 2014; 15(3):4158-88. Disponível em: <http://www.ncbi.nlm.nih.gov/pubmed/24608927>.
18. Festi D et al. Gut microbiota and metabolic syndrome. World J Gastroenterol 2014; 20(43):16079-94. Disponível em: <http://www.ncbi.nlm.nih.gov/pubmed/25473159>.
19. Furet JP et al. Differential adaptation of human gut microbiota to bariatric surgery-induced weight loss: links with metabolic and low-grade inflammation markers. Diabetes 2010; 59(12):3049-57. Disponível em: <http://www.ncbi.nlm.nih.gov/pubmed/20876719>.
20. Han JL, Lin HL. Intestinal microbiota and type 2 diabetes: From mechanism insights to therapeutic perspective. World J Gastroenterol 2014; 20(47):17737-45. Disponível em: <http://www.ncbi.nlm.nih.gov/pubmed/25548472>.
21. Hartstra AV et al. Insights Into the Role of the Microbiome in Obesity and Type 2 Diabetes. Diabetes Care 2015; 38(1):159-65. Disponível em: <http://www.ncbi.nlm.nih.gov/pubmed/25538312>.
22. Jess T. Microbiota, antibiotics, and obesity. N Engl J Med 2014; 371(26):2526-8. Disponível em: <http://www.ncbi.nlm.nih.gov/pubmed/25539109>.
23. Matuchansky C. Fecal microbiota after gastric bypass in human obesity. Am J Clin Nutr 2014; 99(3):649-50. Disponível em: <http://www.ncbi.nlm.nih.gov/pubmed/24557535>.
24. Osto M et al. Roux-en-Y gastric bypass surgery in rats alters gut microbiota profile along the intestine. Physiol Behav 2013; 119:92-6. Disponível em: <http://www.ncbi.nlm.nih.gov/pubmed/23770330>.
25. Remely M et al. Gut microbiota composition correlates with changes in body fat content due to weight loss. Benef Microbes 2015; p. 1-9. Disponível em: <http://www.ncbi.nlm.nih.gov/pubmed/25609655>.

26. Sweeney TE, Morton JM. The human gut microbiome: a review of the effect of obesity and surgically induced weight loss. JAMA Surg 2013; 148(6):563-9. Disponível em: <http://www.ncbi.nlm.nih.gov/pubmed/23571517>.
27. Carabotti M et al. Helicobacter pylori infection in obesity and its clinical outcome after bariatric surgery. World J Gastroenterol 2014; 20(3):647-53. Disponível em: <http://www.ncbi.nlm.nih.gov/pubmed/24574738>.
28. Cummings DE, Shannon MH. Ghrelin and gastric bypass: is there a hormonal contribution to surgical weight loss? J Clin Endocrinol Metab 2003; 88(7):2999-3002. Disponível em: <http://www.ncbi.nlm.nih.gov/entrez/query.fcgi?cmd=Retrieve&db=PubMed&dopt=Citation&list_uids=12843132>.
29. Cummings DE et al. Hormonal mechanisms of weight loss and diabetes resolution after bariatric surgery. Surg Obes Relat Dis 2005; 1(3):358-68. Disponível em: <http://www.ncbi.nlm.nih.gov/pubmed/16925248>.
30. Cummings DE, Rubino F. Metabolic surgery for the treatment of type 2 diabetes in obese individuals. Diabetologia 2018; 61(2):257-64. Disponível em: <https://www.ncbi.nlm.nih.gov/pubmed/29224190>.
31. Geloneze B et al. Ghrelin: a gut-brain hormone: effect of gastric bypass surgery. Obes Surg 2003; 13(1):17-22. Disponível em: <http://www.ncbi.nlm.nih.gov/entrez/query.fcgi?cmd=Retrieve&db=PubMed&dopt=Citation&list_uids=12630608>.
32. Schauer PR et al. Bariatric surgery versus intensive medical therapy for diabetes--3-year outcomes. N Engl J Med 2002; 70(21):2002-13. Disponível em: <http://www.ncbi.nlm.nih.gov/pubmed/24679060>.
33. Schauer PR et al. Bariatric Surgery versus Intensive Medical Therapy for Diabetes - 5-Year Outcomes. N Engl J Med 2017; 376(7):641-51. Disponível em: <https://www.ncbi.nlm.nih.gov/pubmed/28199805>.
34. Cohen RV et al. Effects of gastric bypass surgery in patients with type 2 diabetes and only mild obesity. Diabetes Care 2012; 35(7):1420-8. Disponível em: <http://www.ncbi.nlm.nih.gov/pubmed/22723580>.
35. Cummings DE, Cohen RV. Bariatric/Metabolic Surgery to Treat Type 2 Diabetes in Patients With a BMI <35 kg/m2. Diabetes Care 2016; 39(6):924-33. Disponível em: <https://www.ncbi.nlm.nih.gov/pubmed/27222550>.
36. Rubino F et al. Metabolic Surgery in the Treatment Algorithm for Type 2 Diabetes: A Joint Statement by International Diabetes Organizations. Surg Obes Relat Dis 2016; 12(6):1144-62. Disponível em: <https://www.ncbi.nlm.nih.gov/pubmed/27568469>.
37. Mingrone G et al. Bariatric surgery versus conventional medical therapy for type 2 diabetes. N Engl J Med 2012; 366(17):1577-85. Disponível em: <http://www.ncbi.nlm.nih.gov/pubmed/22449317>.
38. Schiavon CA et al. Effects of Bariatric Surgery in Obese Patients With Hypertension: The GATEWAY Randomized Trial (Gastric Bypass to Treat Obese Patients With Steady Hypertension). Circulation 2018; 137(11):1132-42. Disponível em: <https://www.ncbi.nlm.nih.gov/pubmed/29133606>.
39. Schiavon CA et al. Does the RYGB common limb length influence hypertension remission and cardiometabolic risk factors? Data from the GATEWAY trial. Surg Obes Relat Dis 2019; 15(2):211-7. Disponível em: <https://www.ncbi.nlm.nih.gov/pubmed/30679036>.
40. Cohen RV et al. Renoprotective Effects of the Combination of Empagliflozin and Liraglutide Compared With Roux-en-Y Gastric Bypass in Early-Stage Diabetic Kidney Disease: A Post Hoc Analysis of the Microvascular Outcomes after Metabolic Surgery (MOMS) Randomized Controlled Clinical Trial. Diabetes Care 2021. Disponível em: <https://www.ncbi.nlm.nih.gov/pubmed/34362818>.
41. Inaba CS et al. One-Year Mortality after Contemporary Laparoscopic Bariatric Surgery: An Analysis of the Bariatric Outcomes Longitudinal Database. J Am Coll Surg 2108; 226(6):1166-74. Disponível em: <https://www.ncbi.nlm.nih.gov/pubmed/29551698>.
42. Maciejewski ML et al. Risk stratification of serious adverse events after gastric bypass in the Bariatric Outcomes Longitudinal Database. Surg Obes Relat Dis 2012; 8(6): 671-7. Disponível em: <https://www.ncbi.nlm.nih.gov/pubmed/23058451>.
43. Faintuch J. et al. Severe protein-calorie malnutrition after bariatric procedures. Obes Surg 2004; 14(2):175-81. Disponível em: <http://www.ncbi.nlm.nih.gov/entrez/query.fcgi?cmd=Retrieve&db=PubMed&dopt=Citation&list_uids=15018745>.

44. Rubino F et al. Metabolic Surgery in the Treatment Algorithm for Type 2 Diabetes: a Joint Statement by International Diabetes Organizations. Obes Surg 2017; 27(1):2-21. ISSN 1708-0428. Disponível em: <https://www.ncbi.nlm.nih.gov/pubmed/27957699>.
45. Conselho Federal de Medicina, C. F. D. M. RESOLUÇÃO CFM Nº 2.172, DE 22.11.2017. 22/11/2027. UNIÃO, D. O. D. Brasília 2017.
46. Cohen RV et al. Diabetes remission without weight loss after duodenal bypass surgery. Surg Obes Relat Dis 2012; 8(5):e66-8. Disponível em: <http://www.ncbi.nlm.nih.gov/pubmed/21925965>.
47. Rubino F, Gagner M. Potential of surgery for curing type 2 diabetes mellitus. Ann Surg 2002; 236(5):554-9. Disponível em: <http://www.ncbi.nlm.nih.gov/pubmed/12409659>.
48. De Paula AL et al. Laparoscopic sleeve gastrectomy with ileal interposition ("neuroendocrine brake")--pilot study of a new operation. Surg Obes Relat Dis 2006; 2(4):464-7. Disponível em: <http://www.ncbi.nlm.nih.gov/pubmed/16925382>.
49. De Paula AL et al. Prospective randomized controlled trial comparing 2 versions of laparoscopic ileal interposition associated with sleeve gastrectomy for patients with type 2 diabetes with BMI 21-34 kg/m2. Surg Obes Relat Dis 2010; 6(3):296-304. Disponível em: <http://www.ncbi.nlm.nih.gov/pubmed/20096647>.
50. De Paula AL et al. Improvement in insulin sensitivity and beta-cell function following ileal interposition with sleeve gastrectomy in type 2 diabetic patients: potential mechanisms. J Gastrointest Surg 2011; 15(8):1344-53. Disponível em: <http://www.ncbi.nlm.nih.gov/pubmed/21557013>.

CAPÍTULO 20

Diabetes e Doenças Cardiovasculares na Mulher

Antonio de Pádua Mansur

Epidemiologia

As doenças cardiovasculares (DCV) são as principais causas de morte nas mulheres brasileiras[1]. Desde 1980 vem-se observando uma tendência de queda da mortalidade por DCV nas mulheres em sintonia com a tendência dos países mais desenvolvidos. A redução da mortalidade por DCV nas mulheres brasileiras foi de 34% para a doença arterial coronária (DAC) e de 58% para o acidente vascular cerebral (AVC) no período de 1980 a 2017[2]. Acredita-se que pelo menos 50% da redução da mortalidade por DCV ocorreu devido ao controle dos seus principais fatores de risco[3]. Os principais fatores de risco para as DCV são a idade, sexo, antecedentes familiares, hipertensão arterial (HAS), diabetes *mellitus* (DM), dislipidemia e tabagismo. O controle da HAS teve importante impacto na redução do acidente vascular cerebral, porém para a redução da DAC faz-se necessário uma abordagem mais ampla do controle desses fatores de risco. A abstinência do fumo e a redução dos níveis pressóricos, lipídicos e glicêmicos são igualmente importantes na redução da mortalidade por DAC, o que torna mais complexo o êxito na intensificação da tendência de queda da mortalidade por essas doenças. Estudos epidemiológicos recentes mostraram que a mortalidade por DAC nos EUA parou de cair nos últimos anos e os autores associaram esse fato ao aumento na incidência de DM e da obesidade na população. No Brasil, esse mesmo fenômeno foi observado entre os anos de 2007 a 2012[1]. O Plano Nacional de Saúde de 2013 mostrou que 7% da população feminina de 18 anos ou mais de idade disseram ter diagnóstico médico de diabetes e observou-se um aumento progressivo da prevalência com a idade, de 0,6% na faixa etária de 18 a 29 anos para quase 20% para as mulheres acima de 65 anos[4]. Nos EUA, observou-se aumento significativo na incidência de DM tipo 1 (DM1) e tipo 2 (DM2) entre os jovens no período entre 2002 a 2012, particularmente entre os jovens hispânicos, afrodescendentes e nativos americanos[5]. Em 2014, a prevalência de DM foi de 4% para os adultos na faixa etária entre 20 a 44 anos, de 16,6% entre 45 a 64 anos e de 26,3% para indivíduos com 65 ou mais anos[6]. Porém, a taxa de morte ajustada para a idade associada ao diabetes reduziu 17% nas mulheres entre 2006 e 2016. A mesma tendência foi observada na população brasileira entre 2000 e 2013. As taxas padronizadas de morte prematura (30 a 70 anos) por diabetes reduziu em 24,3%[7]. Na Europa, em 2014, a prevalência de diabetes nas mulheres nos diversos países variou entre 5,2% a 8,9% e, nesses países, a incidência de diabetes de 1995 a 2014 aumentou entre 2% a 4,1%[8]. O DM está se tornando cada vez mais um problema de saúde pública global. Em 2015, o DM foi a 11ª causa de anos de vida perdidos ajustados por incapacidade (DALY - *Disability-Adjusted Life Years*), indicador que mede o efeito da mortalidade e dos problemas de saúde na qualidade de vida. Entre 2005 e 2015, observou-se um aumento de 1,6% na taxa de DALY ajustada para a idade por 100.000 habitantes[9]. A Organização Mundial da Saúde, devido esse aumento progressivo na incidência de DM, apresentou em 2013 o seu Plano de Ação Global para a Prevenção e Controle das Doenças Não Comunicáveis 2013-2020[10]. Esse plano teve como um dos nove objetivos principais a redução relativa de 25% no risco de morte prematura por DCV e diabetes em 2025. O DM é um importante fator de risco para as mulheres, pois ele praticamente anula os benefícios cardiovasculares de sete a 10 anos inerentes ao sexo feminino. As razões dos benefícios adquiridos não são bem conhecidas, provavelmente multifatorial e, possivelmente, relacionadas aos estrógenos endógenos presentes no período da pré-menopausa. O DM2 corresponde a mais de 90% do total dos casos de DM. Porém, o risco de eventos cardiovasculares nas mulheres com DM1 foi três vezes maior que o risco em mulheres com DM2. As mulheres com DM1 tiveram oito vezes maior risco de infarto agudo do miocárdio (IAM) comparadas às mulheres sem DM[11]. O risco de IAM nas mulheres com DM1 foi quase três vezes maior que o risco dos homens com DM1. Para o DM2, o risco de IAM aumentou em mulheres e homens, mas 47% maiores nas mulheres. Estudo na população sueca mostrou maior risco de DCV e maior mortalidade por DCV em mulheres com DM2 comparadas aos homens[12]. O risco de doença arterial coronária foi maior nas mulheres comparadas aos homens para as faixas etárias menores de 70 anos e quanto menor foi a idade do diagnóstico do DM2 maior foi a incidência desses eventos e os anos perdidos de vida. Por exemplo, o risco de doença isquêmica do coração foi de 6,17 vezes maiores nas mulheres com idade ≤ 40 anos com diagnóstico de DM2 comparadas ao risco de 4,05 nos homens na mesma faixa etária. Da mesma forma, o DM2 é o fator de risco mais importante para a insuficiência cardíaca em mulheres com DAC[13]. Estudo observacional em indivíduos com idade entre 45 a 74 anos mostrou que o risco de insuficiência cardíaca foi 4 vezes maiores em mulheres diabéticas enquanto nos homens diabéticos foi 2 vezes maiores quando comparados com indivíduos sem diabetes[14]. O risco de insuficiência cardíaca foi significativamente maior em indivíduos diabéticos com menos de 65 anos de idade[15]. Estudo populacional mostrou também que as mulheres com DM2 tiveram maior prevalência de obesidade, hipertensão e hipercolesterolemia e menor uso de estatinas e inibidores da enzima de conversão da angiotensina comparadas aos homens com DM2[16]. O estudo mostrou uma menor atenção aos cuidados preventivos dos fatores de risco para as DCV nas mulheres com DM2. Por outro lado, o controle adequado dos fatores de risco associou-se com redução significativa do risco cardiovascular. Rawshani e cols. mostraram que os pacientes com DM2 tiveram praticamente o mesmo risco de morte por todas as causas, por IAM e por AVC quando conseguiram o controle de cinco fatores de risco tradicionais (hemoglobina glicada, LDL-colesterol, albuminúria, tabagismo e pressão arterial elevada)[17]. Estudo recente na população norte-americana com ≥20 anos de idade mostrou igual tendência de aumento na prevalência do DM em mulheres e em homens e a mesma taxa de indivíduos em tratamento[18]. No último período analisado, de 2013 a 2016, observou-se prevalência de 11% de DM nas mulheres e de 13% nos homens. No mesmo período, o percentual de indivíduos em tratamento foi semelhante e de 81% nas mulheres e 80% nos homens. Porém, o percentual de controle do DM foi baixo em ambos os sexos e somente de 30% das mulheres e de 20% dos homens.

Portanto, o DM é uma doença associada a um pior prognóstico nas mulheres e devido ao aumento da sua prevalência na população torna-se necessário uma intensificação nos fatores que favorecem o DM em especial na atenção primária à saúde.

Obesidade

A atual alta prevalência da obesidade é um importante problema de saúde pública nas mulheres, por estar associada a maior incidência de DM e de outras doenças crônico-degenerativas em especial as DCV e as neoplasias. Porém, comparadas com o mesmo peso dos homens, o diagnóstico de DM2 ocorre mais tardiamente nas mulheres e com maior IMC mostrando uma relativa proteção sexo-específica na incidência do DM[19]. A distribuição da gordura corpórea é diferente em homens e mulheres, em especial nas mulheres na pré-menopausa. A melhor hipótese para essas diferenças é a presença do estrógeno endógeno na pré-menopausa que seria o principal responsável pelo padrão feminino de distribuição do depósito da gordura corpórea[20]. Da mesma forma, o padrão hormonal das mulheres seria responsável pela maior quantidade de tecido adiposo marrom que se caracteriza por proteção cardiometabólica[21]. O depósito da gordura corpórea nos homens é maior no abdome (gordura visceral), tronco, membros superiores e no fígado (esteatose hepática). Nas mulheres, o depósito de gordura é maior no tecido subcutâneo (quadril e membros inferiores). Porém, após a menopausa, as mulheres vão adquirindo padrão androide de gordura visceral com a idade e a partir desse momento intensificam-se as alterações cardiometabólicas e aumento na incidência de DM[22]. Devido a isso, a medida da circunferência abdominal é a principal ferramenta de predição do DM2 em mulheres, tanto na pré-menopausa como na pós-menopausa. As mulheres na pré-menopausa têm duas vezes maior risco de DM que os homens para o mesmo aumento da circunferência abdominal. Após a menopausa, o risco é igual em homens e mulheres para a mesma circunferência abdominal[23]. O risco aumenta na presença de fatores complicadores, tais como diabetes gestacional, pré-eclâmpsia, síndrome dos ovários policísticos e menopausa prematura. Isoladamente, o diabetes gestacional e a síndrome dos ovários policísticos aumentam de 2 a 4 vezes o risco de DM2[24,25]. Portanto, a redução e posterior manutenção do peso corpóreo são fundamentais na redução da incidência e no resultado do tratamento do DM2. A redução do peso corpóreo está associada à melhora da sensibilidade à insulina pelo tecido adiposo e pelo músculo esquelético. A redução do peso em pacientes com DM2, submetidos à intensiva mudança no estilo de vida, associou-se com significativa redução a curto e a longo prazos dos níveis de hemoglobina glicada[26,27]. Lean e cols. mostraram que a perda de peso corpóreo com a restrição calórica associou-se com remissão do DM2[28]. Quanto maior foi a redução do peso maior o percentual de pacientes que tiveram remissão do diabetes. A remissão do DM manteve-se nos indivíduos que não aumentaram de peso após período de dois anos de seguimento[29].

Fisiopatologia

As mulheres saudáveis tem em geral uma maior proteção vascular quando comparadas aos homens saudáveis. Esse benefício parece estar relacionado aos hormônios sexuais e às especificidades de vários fatores de risco para as DCV nas mulheres. Essas especificidades podem ser categorizadas em sexo-específicas ou ao gênero-específicas. As sexo-específicas são fatores biológicos, isto é resultado de diferenças hormonais e dos cromossomos sexuais. As gênero-específicas são os fatores psicossociais, tais como fatores relacionados às diferenças no estilo de vida, nutrição e demais fatores ambientais. Porém, a intensidade do fenótipo final, os níveis glicêmicos, é diretamente proporcional à intensidade dos fatores ambientais sobre os fatores biológicos. A presença de DM reduz acentuadamente e pode até anular a proteção vascular das mulheres em especial no período da pós-menopausa. A menor incidência de eventos CV e a menor intensidade do processo aterosclerótico presente nas mulheres não diabéticas são comprometidas pela hiperglicemia crônica e pelo distúrbio metabólico associado provocando uma série de lesões em vários órgãos do corpo humano. Essas alterações aceleram o processo aterosclerótico aproximando da aterosclerose observada nos homens. No sistema vascular, a hiperglicemia crônica promove a aterogênese e a trombogênese[30,31]. A hiperglicemia aumenta a concentração sérica dos produtos finais da glicação avançada. Estes intensificam o estresse oxidativo celular ampliando o processo inflamatório local e sistêmico. Essas alterações levam a disfunção endotelial. O endotélio íntegro, devido suas características antitrombogênicas e antiaterogênicas, protege a artéria do processo da aterosclerose. A hiperglicemia crônica estimula também o processo da trombogênese pelo aumento de substâncias pró-coagulantes, tais como fator de von Willebrand, dímero-D e inibidor do ativador de plasminogênio tipo 1[32]. O número e intensidade de outros fatores de risco CV intensifica a lesão endotelial e, consequentemente, lesões macro- e microvasculares mais precoces.

A maioria dos estudos que analisa as diferenças entre mulheres e homens foi realizada em pacientes com DM2. Acredita-se que o risco de eventos CV no DM2 é maior em mulheres e devido principalmente ao maior impacto dos fatores de risco tradicionais[33,34]. Outros fatores de risco sexo-específicos, tais como diabetes gestacional, pré-eclâmpsia, síndrome dos ovários policísticos e menopausa prematura, podem também ter uma influência adicional nas mulheres[35]. Da mesma forma, prevenção, diagnóstico e tratamento inadequados do DM nas mulheres resultam em maiores níveis glicêmicos e consequentemente, maior incidência de complicações cardiovasculares[36,37]. O tratamento inadequado nas mulheres estende-se também aos fatores de risco tradicionais resultando em piores controles dos níveis pressóricos e do perfil lipídico[38-40]. Por outro lado, a participação dos hormônios sexuais endógenos (estrógeno, testosterona) na fisiopatologia do DM e na incidência dos eventos CV nas mulheres é muito questionada, pois é muito baixa concentração desses hormônios na pós-menopausa. Contudo, um estrógeno endógeno predominante na pós-menopausa que pode ter algum efeito benéfico é a estrona. A estrona é considerada um hormônio de baixa potência comparado ao estradiol e é produzido em vários tecidos, em especial o tecido adiposo. Estudo em uma coorte de mulheres de alto risco para eventos CV, a maioria mulheres com DM2, mostrou, a curto prazo[41] e a longo prazo[42], uma menor mortalidade por DCV nas mulheres com maiores concentrações séricas de estrona. Porém, estudos futuros são necessários para avaliar a influência da estrona no risco cardiovascular nas mulheres diabéticas na pós-menopausa.

Diagnóstico

O diagnóstico do DM em mulheres é semelhante ao realizado para os homens. As mulheres assintomáticas com sobrepeso e obesas, antecedentes de diabetes em familiares de primeiro grau (pais e irmãos), presença de doença cardiovascular, hipertensão arterial, dislipidemia, sedentarismo e com síndrome do ovário policístico (SOP) devem ser avaliadas para o diagnóstico de DM. A incidência de DM aumenta com o aumento do número e da intensidade desses fatores de risco. Mulheres com SOP ou de DM gestacional prévia devem ser avaliadas a cada três anos. Da mesma forma, as mulheres com idade > 45 anos deve fazer análise da glicemia a cada três anos. O diagnóstico de diabetes é feito na presença de dois exames de glicemia de jejum com valores ≥ 126 mg/dL ou hemoglobina glicada ≥6,5% ou teste oral de tolerância à glicose (TTOG) com glicemia > 200 mg/dL duas horas após sobrecarga de 75 g de glicose. O diagnóstico de pré-diabetes é feito na presença de glicemia de jejum entre 100 e 125 mg/dL ou hemoglobina glicada entre 5,7% a 6,4% ou TTOG com glicemia entre > 140 e < 200 mg/dL duas horas após sobrecarga de 75 g de glicose.

Diabetes *mellitus* gestacional

A Sociedade Brasileira de Diabetes define o diabetes *mellitus* gestacional (DMG) como: "mulher com hiperglicemia detectada pela primeira vez durante a gravidez, com níveis glicêmicos sanguíneos que não atingem os critérios diagnósticos para DM". O DMG deve ser diferenciado do DM diagnosticado na gestação e também definida pela Sociedade Brasileira de Diabetes como: "mulher sem diagnóstico prévio de DM, com hiperglicemia detectada na gravidez e com níveis glicêmicos sanguíneos que atingem os critérios da OMS (glicemia de jejum ≥ 126 mg/dL ou TTOG 75 g ≥ 200 mg/dL após 2 horas) para a DM na ausência de gestação"[43]. A DMG é também definida como a diabetes diagnosticada no segundo ou no terceiro trimestre da gravidez em uma mulher previamente não diabética. O aumento dos níveis glicêmicos no primeiro trimestre da gravidez não caracteriza a DMG e deve ser diagnosticada como diabetes pré-existente e geralmente de DM2. Os principais fatores de risco para o DMG são a idade, obesidade, antecedentes familiares (pais e irmãos) de DM, ovários policísticos, hipertensão arterial sistêmica, dislipidemia, antecedentes obstétricos de DMG prévio, macrossomia fetal e duas ou mais perdas gestacionais. A DMG está associada com maior risco de complicações para a mulher, ao feto e ao neonato. A macrossomia fetal, hipoglicemia neonatal, icterícia, distocia de ombro são alguns exemplos de complicações do DMG no feto que podem ocorrer durante o segundo e terceiro trimestres. A DMG está também associada ao maior risco de desenvolver DM e maior risco de eventos cardiovasculares[44]. A fisiopatologia da DMG é complexa, mas a maioria das alterações observadas é semelhante ao do DM2 e devido principalmente à obesidade por diminuição de secreção de insulina pela célula beta pancreática e/ou pela resistência à insulina. Outras duas possíveis causas de DMG são a presença de anticorpos circulantes contra as células beta pancreáticas caracterizando o DM1 (< 10%) e formas monogênicas de diabetes (< 5%)[45]. O diagnóstico de DMG é geralmente feito pela glicemia de jejum ≥ 92 mg/ dL e ≤ 125 mg/dL ou pelo TTOG que consiste na ingestão de 75 g de glicose e análise dos níveis glicêmicos antes (jejum) e após 1 e 2 horas. O TTGO deve ser realizado entre a 24 e 28 semanas de gravidez e o diagnóstico de DMG é feito para valores de glicemia ≥ 92 mg/dL no jejum; ≥ 180 mg/dL na primeira hora e ≥ 153 mg/dL na segunda hora[46]. Portanto, podemos considerar o DMG como uma forma geralmente leve de hiperglicemia por incapacidade das células beta pancreáticas em suprir as necessidades de insulina durante a gestação. O tratamento da DMG consiste em adequado aconselhamento nutricional, monitorização da glicose e, se necessário, o uso de insulina. A metformina pode ser uma alternativa às mulheres que recusam usar a insulina, porém os dados de segurança de longo-prazo para a mãe e para o recém-nascido são limitados. O tratamento do DMG com insulina associou com menores taxas de macrossomia fetal, do peso médio ao nascimento e de complicações hipertensivas materna[47]. Estudo recente de revisão sistemática mostrou que as intervenções no estilo de vida (orientação alimentar e atividade física) foram as mais eficazes na melhora da saúde da mulher com DMG e de seus recém-nascidos[48]. Por outro lado, o uso de insulina associou-se com aumento da pressão arterial. Os autores concluem sobre a necessidade futura de estudos de melhor qualidade.

Tratamento

O tratamento não farmacológico com mudanças no estilo de vida é fundamental na história natural do DM nas mulheres, com significativo impacto no controle glicêmico do DM1 e, inclusive, pode resultar na remissão total do DM2 e do DMG[28,29]. As mudanças no estilo de vida compreendem melhorias nos fatores psicossociais (lazer, trabalho, sono etc.), na alimentação, na atividade física e não fumar. Estudo recente mostrou redução significativa ou mesmo cessação do uso de drogas hipoglicêmicas em quase 50% dos pacientes motivados (56% mulheres) com DM2 após mudanças no estilo de vida[49]. As intervenções foram realizadas por uma equipe multiprofissional que incluía um nutricionista, um preparador físico pessoal e uma enfermeira em colaboração com o médico do paciente. Observou-se também no estudo redução significativa do peso corpóreo, circunferência abdominal, glicemia de jejum e hemoglobina glicada. Por outro lado, o tratamento farmacológico está indicado quando não se consegue o controle adequado da glicemia e da hemoglobina glicada com o tratamento não farmacológico. O tratamento farmacológico atual do DM em mulheres deve ser semelhante ao preconizado aos homens, pois não existem estudos de alta qualidade específicos para o tratamento do DM em mulheres. Portanto, a dosagem e a frequência das drogas hipoglicêmicas devem ser semelhantes ao aplicado aos homens. A droga de escolha inicial é a metformina e outras medicações devem ser adicionadas até a obtenção do adequado controle dos níveis séricos de glicose e hemoglobina glicada. Estudos recentes mostraram que os inibidores do cotransportador sódio-glicose 2 (SGLT2)[50,51] e os agonistas do receptor de peptídeo-1 semelhante ao glucagon (GLP-1)[52] associaram-se uma redução de eventos CV e mortalidade total em pacientes com DM2. Porém, a análise de subgrupos específicos para mulheres e homens, dos estudos com os inibidores da SGLT2 (empagliflosina, canagliflozina) e com o agonista da GLP-1 (liraglutide), mostraram que a redução dos eventos CV foi significativa apenas nos homens. Os inibidores da SGLT2 associaram-se a maior incidência de infecções micóticas vaginais e infecções urinárias. Futuros estudos serão necessários para determinar os benefícios na redução dos eventos cardiovasculares dessas drogas especificamente em mulheres com DM2.

Pontos-chave

- O DM é um importante FR para as DCV e sua prevalência nas mulheres brasileiras é em torno de 7%.
- A incidência de DM e obesidade vem aumentando nas mulheres, porém a letalidade está diminuindo.
- As mulheres com DM1 e DM2 têm, respectivamente, 8 e 4 vezes maior risco de infarto agudo do miocárdio (IAM) comparadas às mulheres sem DM.
- A presença de DM reduz acentuadamente ou anula a proteção vascular das mulheres em especial no período da pós-menopausa.
- A DMG está associada com maior risco de complicações para a mulher, ao feto e ao neonato.
- O tratamento não farmacológico com mudanças no estilo de vida tem significativo impacto no controle glicêmico do DM1 e pode também levar na remissão total do DM2 e do DMG.
- O tratamento farmacológico atual do DM em mulheres deve ser semelhante ao preconizado aos homens, pois não existem estudos de alta qualidade específicos para o tratamento do DM em mulheres.

Referências

1. Mansur AP, Favarato D. Tendências da Taxa de Mortalidade por Doenças Cardiovasculares no Brasil, 1980-2012. Arq Bras Cardiol. 2016; 107: 20-25.
2. Mansur AP, Favarato D. Cardiovascular and cancer death rates in the Brazilian population aged 35 to 74 years, 1996-2017. Arq Bras Cardiol (aceito para publicação).
3. Ford ES, Ajani UA, Croft JB, et al. Explaining the decrease in U.S. deaths from coronary disease, 1980-2000. N Engl J Med. 2007;356:2388-98.
4. https://biblioteca.ibge.gov.br/visualizacao/livros/liv91110.pdf
5. Mayer-Davis EJ, Lawrence JM, Dabelea D et al; SEARCH for Diabetes in Youth Study. Incidence Trends of Type 1 and Type 2 Diabetes among Youths, 2002-2012. N Engl J Med. 2017 Apr 13;376(15):1419-1429.
6. https://www.cdc.gov/nchs/data/hus/2017/040.pdf
7. http://conselho.saude.gov.br/ultimas_noticias/2016/docs/planonacionalsaude_2016_2019.pdf

8. Timmis A, Townsend N, Gale C et al; ESC Scientific Document Group. European Society of Cardiology: Cardiovascular Disease Statistics 2017. Eur Heart J. 2018 Feb 14;39(7):508-79.
9. GBD 2015 DALYs and HALE Collaborators. Global, regional, and national disability-adjusted life-years (DALYs) for 315 diseases and injuries and healthy life expectancy (HALE), 1990-2015: a systematic analysis for the Global Burden of Disease Study 2015. Lancet. 2016;388:1603-58.
10. World Health Organization. Global Action Plan for the Prevention and Control of Noncommunicable Diseases. 2013-2020. 2013. Disponível em: http://apps.who.int/iris/bitstream/handle/10665/94384/9789241506236_eng.pdf;jsessionid=2CD59EC45C0BBF62D656F0ED68E5CDEA?sequence=1
11. Millett ERC, Peters SAE, Woodward M. Sex differences in risk factors for myocardial infarction: cohort study of UK Biobank participants. BMJ 2018;363:k4247.
12. Sattar N, Rawshani A, Franzén S, et al. Age at Diagnosis of Type 2 Diabetes Mellitus and Associations With Cardiovascular and Mortality Risks. Findings From the Swedish National Diabetes Registry. Circulation 2019; 139: 2228-37.
13. Bibbins-Domingo K, Lin F, Vittinghoff E et al. Predictors of heart failure among women with coronary disease. Circulation. 2004;110:1424-30.
14. Kannel WB, McGee DL. Diabetes and cardiovascular disease: the Framingham study. JAMA. 1979;241:2035-8.
15. Gottdiener JS, Arnold AM, Aurigemma GP et al. Predictors of congestive heart failure in the elderly: the Cardiovascular Health Study. J Am Coll Cardiol 2000; 35:1628-37.
16. Wright AK, Kontopantelis E, Emsley R et al. Cardiovascular Risk and Risk Factor Management in Type 2 Diabetes Mellitus. Circulation 2019; 139(24):2742-53.
17. Rawshani A, Rawshani A, Franzén S et al. Risk Factors, Mortality, and Cardiovascular Outcomes in Patients with Type 2 Diabetes. N Engl J Med 2018; 379(7):633-44.
18. Peters SAE, Muntner P, Woodward M. Sex Differences in the Prevalence of, and Trends in, Cardiovascular Risk Factors, Treatment, and Control in the United States, 2001 to 2016. Circulation 2019; 139(8):1025-35.
19. Power ML, Schulkin J. Sex differences in fat storage, fat metabolism, and the health risks from obesity: possible evolutionary origins. Br J Nutr 2008; 99:931-40.
20. Meyer MR, Clegg DJ, Prossnitz ER, Barton M. Obesity, insulin resistance and diabetes: sex differences and role of oestrogen receptors. Acta Physiol. 2011; 203:259-69.
21. Bloor ID, Symonds ME. Sexual dimorphism in white and brown adipose tissue with obesity and inflammation. Horm Behav 2014; 66(1):95-103.
22. Carr MC, Brunzell JD. Abdominal obesity and dyslipidemia in the metabolic syndrome: importance of type 2 diabetes and familial combined hyperlipidemia in coronary artery disease risk. J Clin Endocrinol Metab 2004; 89:2601–7.
23. Wannamethee SG, Papacosta O, Whincup PH et al. Assessing prediction of diabetes in older adults using different adiposity measures: a 7-year prospective study in 6,923 older men and women. Diabetologia 2010; 53:890-8.
24. Wild RA, Carmina E, Diamanti-Kandarakis E et al. Assessment of cardiovascular risk and prevention of cardiovascular disease in women with the polycystic ovary syndrome: a consensus statement by the Androgen Excess and Polycystic Ovary Syndrome (AE-PCOS) Society. J Clin Endocrinol Metab 2010; 95(5):2038-49.
25. Baptiste-Roberts K, Barone BB, Gary TL et al. Risk factors for type 2 diabetes among women with gestational diabetes: a systematic review. Am J Med 2009; 122(3):207-14.
26. Look AHEAD Research Group. Reduction in weight and cardiovascular disease risk factors in individuals with type 2 diabetes: one-year results of the look AHEAD trial. Diabetes Care 2007; 30(6):1374-83.
27. Look AHEAD Research Group. Long-term effects of a lifestyle intervention on weight and cardiovascular risk factors in individuals with type 2 diabetes mellitus: four-year results of the Look AHEAD trial. Arch Intern Med 2010; 170(17):1566-75.
28. Lean ME, Leslie WS, Barnes AC et al. Primary care-led weight management for remission of type 2 diabetes (DIRECT): an open-label, cluster-randomised trial. Lancet. 2018; 391(10120):541-51.

29. Lean MEJ, Leslie WS, Barnes AC, et al. Durability of a primary care-led weight-management intervention for remission of type 2 diabetes: 2-year results of the DiRECT open-label, cluster-randomised trial. Lancet Diabetes Endocrinol 2019; 7(5):344-55.
30. Goldberg RB. Cytokine and cytokine-like inflammation markers, endothelial dysfunction, and imbalanced coagulation in development of diabetes and its complications. J Clin Endocrinol Metab 2009; 94(9):3171-82.
31. Domingueti CP, Dusse LM, Carvalho Md et al. Diabetes mellitus: The linkage between oxidative stress, inflammation, hypercoagulability and vascular complications. J Diabetes Complications 2016;30(4): 738-45.
32. Soares AL, Kazmi RS, Borges MA et al. Elevated plasma factor VIII and von Willebrand factor in women with type 2 diabetes: inflammatory reaction, endothelial perturbation or else? Blood Coagul Fibrinolysis 2011; 22(7):600-5.
33. Juutilainen A, Kortelainen S, Lehto S et al. Gender difference in the impact of type 2 diabetes on coronary heart disease risk. Diabetes Care. 2004; 27(12):2898-904.
34. Yusuf S, Hawken S, Ounpuu S et al. Effect of potentially modifiable risk factors associated with myocardial infarction in 52 countries (the INTERHEART study): case-control study. Lancet 2004; 364:937-52.
35. Carpenter MW. Gestational diabetes, pregnancy hypertension, and late vascular disease. Diabetes Care 2007; 30(Suppl 2):S246-50.
36. Zhao M, Vaartjes I, Graham I et al. Sex differences in risk factor management of coronary heart disease across three regions. Heart 2017; 103(20):1587-94.
37. Hyun KK, Redfern J, Patel A et al. Gender inequalities in cardiovascular risk factor assessment and management in primary healthcare. Heart 2017; 103(7):492-8.
38. Turnbull F, Woodward M, Neal B et al. Do men and women respond differently to blood pressure--lowering treatment? Results of prospectively designed overviews of randomized trials. Eur Heart J 2008; 29(21):2669-80.
39. Fulcher J, O'Connell R, Voysey M et al. Efficacy and safety of LDL-lowering therapy among men and women: meta-analysis of individual data from 174,000 participants in 27 randomised trials. Lancet. 2015; 385(9976):1397-405.
40. Di Giosia P, Giorgini P, Stamerra CA et al. Gender Differences in Epidemiology, Pathophysiology, and Treatment of Hypertension. Curr Atheroscler Rep 2018; 20(3):13.
41. Silva TC, Barrett-Connor E, Ramires JA, Mansur AP. Obesity, estrone, and coronary artery disease in postmenopausal women. Maturitas 2008; 59(3):242-8.
42. Mansur AP, Silva TC, Takada JY et al. Long-term prospective study of the influence of estrone levels on events in postmenopausal women with or at high risk for coronary artery disease. Scientific World J 2012; 2012:363595.
43. Organização Pana-Americana da Saúde. Ministério da Saúde. Federação Brasileira das Associações de Ginecologia e Obstetrícia. Sociedade Brasileira de Diabetes Rastreamento e diagnóstico de diabetes mellitus gestacional no Brasil. Brasília, DF: OPAS, 2016. 32p.
44. Bellamy L, Casas JP, Hingorani AD, Williams D. Type 2 diabetes mellitus after gestational diabetes: a systematic review and meta-analysis. Lancet 2009; 373:1773-9.
45. Buchanan TA, Xiang AH, Page KA. Gestational diabetes mellitus: risks and management during and after pregnancy. Nat Rev Endocrinol 2012; 8(11):639-49.
46. Metzger BE, Gabbe SG, Persson B et al. International association of diabetes and pregnancy study groups recommendations on the diagnosis and classification of hyperglycemia in pregnancy. Diabetes Care 2010; 33:676-82.
47. Poolsup N, Suksomboon N, Amin M. Effect of treatment of gestational diabetes mellitus: a systematic review and meta-analysis. PLoS One 2014; 9(3):e92485.
48. Martis R, Crowther CA, Shepherd E et al. Treatments for women with gestational diabetes mellitus: an overview of Cochrane systematic reviews. Cochrane Database Syst Rev 2018; 8:CD012327.
49. Pot GK, Battjes-Fries MC, Patijn ON et al. Nutrition and lifestyle intervention in type 2 diabetes: pilot study in the Netherlands showing improved glucose control and reduction in glucose lowering medication BMJ Nutrition, Prevention & Health 2019;bmjnph-2018-000012.
50. Zinman B, Wanner C, Lachin JM et al; EMPA-REG OUTCOME Investigators. Empagliflozin, Cardiovascular Outcomes, and Mortality in Type 2 Diabetes. N Engl J Med 2015; 373(22):2117-28.

51. Neal B, Perkovic V, Mahaffey KW et al; CANVAS Program Collaborative Group. Canagliflozin and Cardiovascular and Renal Events in Type 2 Diabetes. N Engl J Med 2017; 377(7):644-57.
52. Marso SP, Daniels GH, Brown-Frandsen K et al; LEADER Steering Committee; LEADER Trial Investigators. Liraglutide and Cardiovascular Outcomes in Type 2 Diabetes. N Engl J Med 2016; 375(4):311-22.

CAPÍTULO 21

Valvopatias Cardíacas e Diabetes *Mellitus*

Layara Fernanda Lipari Denardi ▪ Antonio S. de Santis

Introdução

Diabetes *mellitus* (DM) é um fator de risco importante para doença cardiovascular, sobretudo para doença coronariana. No que tange a doença valvar, o papel desempenhado pelo diabetes vem sendo melhor elucidado recentemente. O aumento da expectativa de vida, em associação com o incremento populacional de obesidade, determina maior prevalência de diabetes *mellitus* em concomitância com doença valvar de natureza degenerativa, especialmente a estenose aórtica e, em menor frequência, a calcificação do anel mitral – MAC (*Mitral Annular Calcification*)[1].

Bioquímica e biologia celular

Estudos *in vitro* sugerem um impacto direto do nível sérico de glicose na degeneração e calcificação valvares. Grande-Allen e cols., em estudo experimental, analisaram o metabolismo valvar através do cultivo de valvas porcinas em gel de colágeno, com foco em alterações do interstício valvar[2]. Parâmetros como o grau de contração do gel, produção de lactato e outros metabólitos foram avaliados após manipulação das concentrações de glicose e galactose. Os autores verificaram a existência de um nível ideal de concentração intersticial de glicose com implicação direta na contratilidade do gel. Tanto níveis inferiores como elevados de glicose acarretam redução desta contratilidade. Valores reduzidos de glicose intersticial reduzem a disponibilidade de energia para os processos metabólicos com consequente hipocontratilidade. Já os níveis elevados de glicose aumentam a geração de metabólitos que afetam negativamente o desempenho celular, como espécies reativas de oxigênio (ROS) e ácido lático. Os fibroblastos presentes no miocárdio também se mostram sensíveis às concentrações locais de glicose: níveis elevados deflagram maior produção de colágeno, levando a estados pró-fibróticos associados ao diabetes, podendo ter implicação na fibrogênese observada nas doenças valvares degenerativas[3]. Outros estudos, também baseados em avaliações do interstício valvar, mostraram relação entre a hiperglicemia transitória e o aumento excessivo na síntese de fosfolípides pró-inflamatórios, contribuindo na gênese da estenose aórtica em pacientes com controle glicêmico irregular[4].

A relação fisiopatológica entre o diabetes *mellitus* e condições clínicas como aterosclerose, obesidade e nefropatia tem destacado o papel dos Pequenos Proteoglicanos Ricos em Leucina (PPRL), porém sua influência nas doenças valvares foi investigada mais recentemente. Os PPRL têm como funções biológicas: modular o acúmulo lipídico, interagir com moléculas inflamatórias, controlar a atividade de trombina e células imunes e, nas valvas cardíacas, conferir viscoelasticidade aos folhetos. Um estudo sobre a expressão dos PPRL em humanos e em modelos *in vitro*, em diferentes estágios de estenose valvar aórtica, demonstrou uma expressão prioritária de alguns PPRL em detrimento de outros, sobretudo nas fases mais avançadas de lesão valvar. A consequente expressão aumentada de TGF parece ter papel pró-degenerativo e pró-fibrótico nestes cenários[4].

Análises histopatológicas na estenose aórtica degenerativa demonstram nítida semelhança com a doença aterosclerótica do coração, onde o diabetes é um importante fator de risco. Esta relação fisiopatológica ocorre especialmente nos estágios iniciais da aterosclerose, como a deposição lipídica, inflamação e calcificação. Contudo, nas fases mais avançadas, as fisiopatologias apresentam menos pontos em comum e o tratamento com estatinas não tem impacto sobre o diabetes ou na progressão da estenose aórtica degenerativa, diferentemente dos resultados de redução de desfechos clínicos observados na doença aterosclerótica do coração[5].

Epidemiologia

Diversos estudos epidemiológicos apontam para uma maior prevalência de pacientes com estenose aórtica em grupos de diabéticos quando comparado com a população geral. O estudo MESA (*Multi-Ethnic Study of Atherosclerosis*), feito com quase 6000 participantes, mostrou que o diabetes aumenta o risco de desenvolver estenose aórtica com um *odds ratio* de 2,06 (95%, intervalo de confiança: 1,39-3,06)[6]. O mesmo estudo avaliou ainda a existência de uma relação linear entre a calcificação valvar aórtica e síndrome metabólica, tanto em homens quanto mulheres.

Além deste, o estudo CANHEART (*Cardiovascular Health in Ambulatory Care Research Team*) mostrou resultado parecido. Mesmo sendo observacional, foi um estudo de coorte com 9,8 milhões de adultos, estreitando o intervalo de confiança e culminando em um *hazard ratio* de 1,49 (95% Intervalo de confiança: 1,44-1,54), corroborando o dado epidemiológico que combina o aumento da prevalência do diabetes ao aumento da prevalência de estenose aórtica[6]. Além disso, nos estudos em que é feita análise estatística uni e multivariada, após ajuste de análise pelas demais comorbidades, observa-se associação independente de estenose aórtica e diabetes *mellitus* (Odds ratio 2,0; intervalo de confiança: 2,16-2,3, $p < 0,0001$)[7].

A progressão da calcificação pode ainda estar relacionada ao diabetes, de maneira que alguns estudos demonstram um aumento desproporcionalmente maior do gradiente pressórico transvalvar no subgrupo de pacientes diabéticos, sugerindo participação na evolução da lesão valvar[8].

Implicações do tratamento do diabetes

Sabe-se que o controle do diabetes pode reduzir em até um quarto a ocorrência de eventos cardiovasculares. Contudo, no âmbito da progressão da doença valvar, especialmente na estenose aórtica, esta relação não é observada na prática e as medicações usadas no tratamento do diabetes não apresentam repercussões para as doenças valvares e nem tiveram estudos com bons resultados. Também considerando tratamento farmacológico no contexto da síndrome metabólica, o uso de estatinas também não apresentou efeito sobre a progressão da doença valvar degenerativa, apesar de guardar relação fisiopatológica com a doença aterosclerótica.

Endocardite infecciosa

As alterações imunológicas associadas ao diabetes *mellitus* aumentam ainda o risco de doenças infecciosas, dentre elas a endocardite. Além disso, alguns outros fatores de risco podem ser mencionados, como história prévia de endocardite, lesões valvares pré-existentes, uso de acessos venosos de longa permanência e dispositivos intracardíacos.

Para os pacientes com diabetes *mellitus*, os agentes etiológicos mais comuns para endocardite infecciosa são: *Staphylococcus aureus* e estreptococos.

Tratamento cirúrgico das valvopatias

Pacientes diabéticos, especialmente em uso de insulina, submetidos a tratamento cirúrgico da estenose aórtica apresentam maior incidência de desfechos negativos com maior mortalidade a longo prazo. Estudo prévio demonstra que num período de seguimento de 5 a 10 anos, houve mortalidade de 19,4% no grupo diabético comparado a 12,9% ($p = 0{,}007$) no grupo controle. Estes resultados se mantiveram após análise multivariada[9]. Já a realização de procedimentos menos invasivos, como o implante de bioprótese aórtica transcateter, apresenta menor mortalidade comparada à cirurgia convencional, mesmo após ajuste multivariado da análise, inclusive o diagnóstico de diabetes como variável[10]. De semelhante modo, outros estudos apontam maior mortalidade intra-hospitalar e morbidade pós-operatória para pacientes diabéticos submetidos a cirurgia valvar mitral isolada[11]. Dentre os fatores presentes nestas situações de evolução pós-operatória desfavorável destacamos a influência do diabetes na predisposição a quadros infecciosos, como a endocardite infecciosa, além de sua contribuição direta na degeneração protética[12].

Referências

1. Banovic B, Athithan L, McCann GP. Aortic stenosis and diabetes mellitus: An ominous combination. Diabetes & Vascular Disease Research 2019; 16(4) 310-23.
2. Peter I. Kamel, Xin Qu, Andrew M. Geiszler, Deepak Nagrath, Romain Harmancey, Heinrich Taegtmeyer and K. Jane Grande-Allen. Metabolic regulation of collagen gel contraction by porcine aortic valvular interstitial cells. Journal of the Royal Society Interface, 06 December 2014 Volume 11Issue 101.
3. Tang M, Zhang W, Lin H, Jiang H, Dai H, Zhang Y. High glucose promotes the production of collagen types I and III by cardiac fibroblasts through a pathway dependent on extracellular-signal-regulated kinase 1/2. Mol Cell Biochem 2007; 301:109-14.
4. Barth M, Selig JI, Klose S, Schomakers A, Kiene LS et al. Degenerative aortic valve disease and diabetes: Implications for a link between proteoglycans and diabetic disorders in the aortic valve. Diabetes and vascular disease research 2019; 16(3):254-69.
5. Rossebo AB, Pederson TR, Boman K et al. Intensive lipid lowering with simvastatin and ezetimibe in aortic stenosis: SEAS investigators. New Engl J Med 2008; 359:1343-56.
6. Mourino-Alvarez L, Corbacho-Alonso N, Sastre-Oliva T, Corros-Vicente C, Solis J et al. Diabetes Mellitus and Its Implications in Aortic Stenosis Patients. Int J Mol Sci 2021; 22:6212.
7. Movahed M-R, Hashemzadeh M, Jamal M. Significant Increase in the Prevalence of Non-rheumatic Aortic Valve Disease in Patients with Type 2 Diabetes Mellitus. Experimental and Clinical Endocrinology & Diabetes 2007; 115(2):105-7.
8. Aronow W, Ahn C, Kronzon I et al. Association of coronary risk factors and use of statins with progression of mild valvular aortic stenosis in older persons. Am J Cardiol 2001; 88:693-6.
9. Ram E, Kogan A, Levin S et al. Type 2 diabetes mellitus increases long-term mortality risk after isolated surgical aortic valve replacement. Cardiovasc Diabetol 2019; 18:31.
10. Malik J, Patel J R, Joundi H et al. Incidence and Predictors of In-Hospital Mortality Among Diabetics Undergoing Transcatheter Aortic Valve Replacement. Cureus 2021; 13(6):e16056.

11. Halkos ME, Kilgo P, Lattouf OM, Puskas JD, MD, Cooper WA et al. Thourani, MD The Effect of Diabetes Mellitus on In-Hospital and Long-Term Outcomes After Heart Valve Operations. Ann Thorac Surg 2010; 90:124-30.
12. Lorusso R, Gelsomino S, Lucà F, De Cicco G, Billè G et al. See fewer authors Type 2 Diabetes Mellitus Is Associated With Faster Degeneration of Bioprosthetic Valve Circulation 2012; 125:604-14.

CAPÍTULO 22

Estudos de Diabetes *Mellitus* e Doenças Cardiovasculares

Walid El Andere

As complicações cardiovasculares têm sido as maiores causas de morbidade e mortalidade do diabetes, em mais do dobro, quando comparadas com os indivíduos sem estes fatores de risco. Tais riscos contribuem com a redução da expectativa de vida, além de estarem crescendo em todo o mundo, afetando 1 a cada 10 adultos.

Uma combinação de fatores veem contribuindo nos últimos 20 anos para o rápido aumento da prevalência do diabetes *mellitus* do tipo 2 (DM2), como a obesidade, história familiar, idade, etnia, fatores socioeconômicos, culturais e o estilo de vida. O diabetes é um fator independente de risco para a doença cardiovascular (DCV) e de alto risco microvascular e macrovascular.

A incidência de infarto agudo do miocárdio (IAM), acidente vascular cerebral (AVC), morte coronária, doença vascular periférica e insuficiência cardíaca (IC), são todas condições aumentadas em aproximadamente 100% nos indivíduos com DM2.

A aprovação de novos agentes antidiabéticos no passado, tinha o maior foco na eficácia em diminuir a glicemia, porém com a incidência aumentada de MACE (*Major adverse cardiovascular events* – eventos adversos cardiovasculares maiores) neste grupo de pacientes, começou-se a exigir agentes cardioprotetores.

A maioria dos estudos recentes preencheram os critérios exigidos pelo FDA (*Food and Drug Administration*) dos EUA, para confirmar a segurança cardiovascular em comparação ao placebo.

Visamos, neste capítulo, mostrar os principais estudos realizados com as diversas classes terapêuticas, e as diferentes moléculas da mesma classe utilizadas no nosso país, no tratamento do DM2 e doenças cardiovasculares.

Uma quantidade expressiva de estudos foi publicada nos últimos anos.

Grandes estudos prospectivos, incluindo o DCCT (*Diabetes Control and Complications Trial*) e o estudo EDIC (*Epidemiology of Diabetes Interventions and Complications*) em pacientes com diabetes do Tipo 1; e o UKPDS (*UK Prospective Diabetes Study*) em pacientes com DM2, demonstraram que o controle glicêmico intensivo reduz o risco de desenvolvimento e progressão de complicações microvasculares.

Biguanidas (Metformina) e Sulfonilureas (Clorpropamida, Glibenclamida, Glipizida, Glimepirida; Gliclazida)

DCCT (*Diabetes Control and Complications Trial*) e EDIC (*Epidemiology of Diabetes Interventions and Complications study*)

O DCCT envolveu 1.441 pacientes com diabetes tipo 1, que foram randomizados para terapia intensiva ou convencional, tratando-os por uma média de 6,5 anos entre 1983 e 1993. Com terapia intensiva foram 711 pacientes, com o objetivo de atingir a glicemia e hemoglobina glicada (HbA1c) próximo ao normal; enquanto 730 pacientes mantinham terapia convencional, com prevenção de sintomas de hipo ou hiperglicemia sem alvos de glicose, mas com nível alvo de HbA1c <13,5%. Duas coortes paralelas foram recrutadas: a coorte de prevenção primária (n = 726, não retinopatia ou doença renal na linha de base), e a coorte de intervenção secundária (n = 715, com retinopatia moderada, não proliferativa e excreção urinária de albumina < 200 mg/24 h). Os critérios de exclusão: hipertensão arterial, hiperlipidemia, doença cardiovascular, neuropatia exigindo intervenção médica e hipoglicemias graves recorrentes.

Resultados

Durante 30 anos de acompanhamento no DCCT e EDIC, 149 eventos de doença cardiovascular ocorreram em 82 indivíduos do antigo grupo de tratamento intensivo *versus* 217 eventos em 102 ex-sujeitos do grupo de tratamento convencional. A terapia intensiva reduziu a incidência de qualquer doença cardiovascular em 30% (IC 95% 7, 48; p = 0,016), e a incidência de eventos cardiovasculares maiores (infarto do miocárdio não fatal; AVC ou morte cardiovascular) em 32% (IC 95% 23, 56; p = 0,07). Os níveis baixos de HbA1c durante o DCCT/EDIC foram estatisticamente responsáveis por todos os efeitos observados nos tratamentos sobre o risco de doença cardiovascular. O aumento da albuminúria também foi independentemente associado ao risco de doença cardiovascular. A terapia intensiva para diabetes durante no DCCT (6,5 anos) teve benefícios a longo prazo sobre os efeitos na incidência de doenças cardiovasculares no diabetes tipo 1 que persistiram por até 30 anos.

UKPDS (*UK Prospective Diabetes Study*)

O estudo deu início em 1977, multicêntrico, prospetivo, randomizado, com 5.100 pacientes recém-diagnosticados com DM2 (não insulinodependentes), para determinar se um melhor controle da glicemia poderia evitar complicações e reduzir a morbidade e mortalidade nestes pacientes. As idades variaram entre 25 e 65 anos, com a média de idade de 53 anos, índice de massa corporal média de 28 kg/m² e glicemia de jejum média de 11,3 mmol/L (198 mg/dL), foram recrutados e tratados inicialmente com dieta por três meses. Noventa e cinco por cento permaneceram hiperglicêmicos (glicemia em jejum > 6 mmol/L (108 mg/dL)), e foram distribuídos aleatoriamente para diferentes terapias. Na randomização principal, aqueles que eram assintomáticos e tinham glicemia de jejum abaixo de 15 mmol/L (270 mg/dL), foram distribuídos para dieta ou tratamento ativo com insulina ultralenta 1×/dia ou sulfonilureia (clorpropamida, glibenclamida (estudo da glicose I), glipizida (estudo da glicose II), com o objetivo de reduzir a glicemia em jejum para abaixo de 6 mmol/L (108 mg/dL). Os pacientes obesos (estudo da glicose I), receberam metformina. Por mais de três anos, a média da glicemia em jejum, naqueles alocados para dieta foi de 8,9 mmol/L (106,2 mg/dL), em comparação com 7,0 mmol/L (126 mg/dL), naqueles alocados para tratamento ativo. Os desfechos dos estudos eram eventos clínicos importantes que afetavam a vida e bem-estar dos pacientes, como ataques cardíacos, angina, derrames, amputações, cegueira e insuficiência renal.

Resultados

Até a publicação do estudo em 1991, 728 pacientes tiveram pelo menos um desfecho clínico. O estudo foi encerrado em 1994, com um acompanhamento médio de nove anos (variação de 3-16 anos), para o estudo de glicemia e cinco anos (intervalo de 2 a 6 anos), para o estudo de hipertensão.

O controle intensivo da glicemia com sulfonilureias ou insulina diminuíram substancialmente o risco de complicações microvasculares, mas não da doença macrovasculares, em pacientes com DM2. Nenhuma das drogas individualmente tiveram um efeito adverso no sistema cardiovascular. Todos os tratamentos intensivos aumentaram o risco de hipoglicemia.

ACCORD (*Action to Control Cardiovascular Risk in Diabetes*)

O objetivo foi identificar pacientes que pudessem apresentar risco de mortalidade com a terapia glicêmica intensiva contínua em DM2 (2003-2009). Foram avaliados 10.251 pacientes com DM2 com idade de 40-79 anos, HbA1c ≥ 7,5% com DCV ou múltiplos fatores de risco para DCV, e randomizados visando HbA1c <6,0% no tratamento intensivo, ou 7,0-7,9% no tratamento padrão. Foram testadas três estratégias de tratamento para reduzir a morbidade e mortalidade por DCV. Todos participantes estavam no estudo de glicemia, testando a hipótese de que a estratégia de um nível de HbA1c <6,0% reduziria a taxa de eventos CVD mais do que uma estratégia que visasse um nível de HbA1c de 7,0-7,9%.

O estudo de lípides incluiu 5.518 dos participantes, que recebem fenofibrato ou placebo de forma duplamente cega, para testar a hipótese, no contexto de um bom controle glicêmico, se uma estratégia terapêutica que usa um fibrato para aumentar o HDL-colesterol e reduzir os níveis de triglicerídeos, junto com um inibidor da 3-hidroxi-3-metilglutaril coenzima A redutase (estatina) para diminuir o LDL-colesterol, reduziria a taxa de eventos cardiovasculares em comparação com uma estratégia que usasse apenas estatina mais um placebo.

O estudo da pressão arterial inclui o restante 4.733 dos participantes e testou a hipótese de que uma estratégia terapêutica que atingisse uma pressão arterial sistólica de < 120 mmHg no contexto de um bom índice de controle glicêmico reduziria a taxa de eventos CVD, em comparação com uma estratégia que visasse uma pressão arterial sistólica de < 140 mmHg. O desfecho primário para as 3 perguntas da pesquisa foi a primeira ocorrência de um grande evento de DCV não fatal, infarto do miocárdio, AVC não fatal ou morte cardiovascular.

Resultados

Dos 10.251 participantes incluídos no estudo, 718 morreram por todas as causas, incluindo 327 participantes (6,4%) no braço de terapia padrão e 391 participantes (7,6%) no braço de terapia intensiva. A DCV foi atribuída como causa morte em 331 participantes (3,2% dos participantes, 46,1% das mortes), incluindo 144 (2,8% dos participantes) no braço de terapia glicêmica padrão, e 187 (3,6% dos participantes) no braço de terapia glicemia intensiva. A primeira divisão da árvore foi definida pelo índice de glicação da HbA1c (HGI), que foi selecionado como a variável chave de divisão em 2.390 de 4.000 indivíduos (59,8%). Para participantes com baixo HGI (0,44, ou 75% da amostra do estudo). A outra divisão foi definida pelo índice de massa corporal (IMC), que foi selecionado como uma divisão variável subsequente em 2.322 de 4.000 indivíduos (58,1%). O grupo com baixo IMC (30 kg/m^2, aproximadamente, e foi ainda subdividido por idade (61 anos), que foi selecionado em 1.814 dos 4.000 indivíduos (45,4%). As três variáveis que definem a árvore de decisão estava disponível para 9.801 dos 10.251 participantes do estudo ACCORD (95,6%).

Quatro grupos foram definidos por idade, IMC e HGI com risco variado para mortalidade sob terapia glicêmica intensiva. O grupo de menor risco (HGI < 0,44). O grupo de maior risco (HGI ≥ 0,44), teve um risco de mortalidade absoluto aumentado de 3,7% atribuível à terapia intensiva (IC 95% 1,5 a 6,0; P < 0,001).

ADVANCE (*Action in Diabetes and Vascular Disease, Preterax and Diamicron Modified Release Controlled Evaluation*):

Foram avaliados 10.000 adultos com DM2 recrutados em aproximadamente 200 centros clínicos na Austrália, Ásia, Europa e América do Norte. Os pacientes elegíveis para o estudo tinham o diagnóstico de DM2 há 30 anos ou mais, com 55 anos de idade ou mais, e alto risco para eventos vasculares. O regime de controle da glicose escolhido foi baseado em uma preparação de sulfonilureia de liberação modificada (gliclazida MR 30-120 mg). Terapia não farmacológica, outros agentes orais e, em seguida, insulina podiam ser adicionados, conforme a necessidade para atingir a concentração alvo de HbA1c < 6,5%. Dois desfechos primários incluíam: primeiro, a composição de AVC não fatal ou morte cardiovascular; e em segundo lugar, o composto de nefropatia nova, ou piora da nefropatia, ou doença microvascular ocular. Os desfechos secundários incluíam doença cerebrovascular, doença cardíaca coronária, insuficiência cardíaca, doença vascular periférica, microalbuminúria, deterioração visual, neuropatia, demência e mortalidade por todas as causas. A duração média de acompanhamento pós-randomização programada foi de 4,5 anos. Aqueles que receberam o regime de redução de glicose intensivo baseado em gliclazida MR foram vistos ao menos uma vez a cada três meses, enquanto aqueles randomizados para terapia baseada em diretriz padrão foram vistos uma vez a cada seis meses.

Resultados

O estudo ADVANCE respondeu a uma série de questões importantes sobre o controle glicêmico em pacientes com DM2. Ele demonstrou claramente que é possível atingir níveis rígidos de controle glicêmico com segurança usando agentes convencionais. A abordagem de redução da glicose refletiu nas estratégias convencionais da "vida real" usando sulfonilureia (gliclazida MR), metformina e insulina.

O estudo demonstrou em mais de 10.000 pacientes com DM2, que uma estratégia intensiva com agentes convencionais pode atingir níveis médios de HbA1c de 6,5% com segurança, sem aumento da mortalidade e sem efeito significativo na redução da doença macrovascular, mas reduziu a nefropatia diabética em aproximadamente 20%.

Tiazolidinedionas (Pioglitazona)

PROACTIVE (Pioglitazona)

Foi um estudo randomizado, duplo-cego, placebo controlado para avaliar desfecho em pacientes com DM2 tratados com dieta e/ou com medicamentos orais para baixar a glicemia (combinação de agentes orais). A insulina foi permitida se estivesse em associação com hipoglicemiantes orais), com história de doença macrovascular. Os pacientes foram randomizados para receber pioglitazona (titulação forçada de 15 a 30 a 45 mg, dependendo da tolerabilidade), ou placebo, além da terapia existente.

O desfecho primário foi o tempo desde a randomização até a ocorrência de um novo evento macrovascular ou morte. O acompanhamento foi estimado em 4 anos.

Resultados

Um total de 5.238 pacientes foram randomizados em 321 centros de 19 países europeus. Na inclusão os pacientes homens (66,1%) e mulheres de 35 a 75 anos, com uma idade média de 61,8 anos, com DM2, com HbA1c > 6,5%, com média de 9,5 anos de evolução; 60,9 e 61,5% estavam tomando metformina ou uma sulfonilureia, respectivamente; e 33,6% estavam utilizando insulina, além de medicamentos orais para baixar a glicemia. Os pacientes deveriam atender a um ou mais dos critérios de inclusão, como seguem: 6 meses de história de AVC (46,7%); revascularização da artéria coronária (30,8%), AVC (18,8%) ou síndrome coronariana aguda por 3 meses (13,7%); outras evidências de doença arterial coronariana.

Dos 4873 pacientes que completaram o estudo PROactive após 10 anos de acompanhamento, 74% tiveram acompanhamento com (média de 7,8 anos) e não houve diferença estatisticamente significativa no desfecho primário [mortalidade por todas as causas, enfarte do miocárdio (MI), intervenção cardíaca, AVC, amputação principal da perna, revascularização da perna, ou nos desfechos secundários principais (morte, AVC) para indivíduos originalmente randomizados com pioglitazona e placebo, exceto para amputações de perna durante acompanhamento [4,1% pioglitazona, 5,6% placebo; razão de risco 0,74, intervalo de confiança de 95% (IC) 0,55-0,99; p = 0,046]. Durante o acompanhamento, a incidência de malignidades foi semelhante entre os grupos; câncer de bexiga foi relatado em 0,8% dos pacientes (n = 14) com pioglitazona *versus* 1,2% (n = 21) no grupo placebo [risco relativo (RR) 0,65, IC 95% 0,33-1,28] e câncer de próstata foi relatado em 44 homens (3,7%) na pioglitazona *versus* 29 homens (2,5%) no grupo placebo (RR 1,47, IC 95% 0,93-2,34). As tendências dos benefícios macrovasculares da pioglitazona em comparação com o placebo durante o PROactive não persistiram na ausência da pioglitazona durante este acompanhamento de 10 anos. Tendências de redução do câncer de bexiga e aumento do câncer de próstata foram observadas no grupo da pioglitazona durante o acompanhamento; no entanto, esses desequilíbrios devem ser interpretados com cautela devido às limitações do desenho do estudo observacional.

IRIS (Pioglitazona)

O estudo IRIS foi internacional, multicêntrico, randomizado, duplo-cego, placebo controlado, em 3.876 participantes com resistência insulínica, não diabéticos, com AVC isquêmico recente ou ataque isquêmico transitório (TIA). O objetivo primário foi avaliar se a pioglitazona, iniciada dentro de 6 meses de um AVC isquêmico ou TIA, reduziria a incidência de AVC e infarto do miocárdio subsequentes. Homens e mulheres elegíveis tinham idade ≥40 anos e com AVC isquêmico recente ou TIA, sem um diagnóstico prévio ou atual de diabetes. O recrutamento iniciou em janeiro de 2005 e o protocolo foi ampliado para permitir a inclusão de pacientes com fibrilação atrial não valvar. Em 2006, a elegibilidade foi ainda ampliada para incluir síndromes TIA, e em 2007 para incluir pacientes com AVC manifestado por sintomas neurológicos não focais (por exemplo, tontura, confusão e dor de cabeça), se os sintomas durassem ≥24 horas e fossem associados a uma anormalidade focal na imagem por ressonância magnética (IRM). As inclusões terminaram em Janeiro de 2013 e o acompanhamento dos participantes ocorreu até julho de 2015.

Resultados

Foram incluídos 3.876 participantes no estudo IRIS, 2885 foram incluídos nesta análise (1456 na coorte da pioglitazona e 1429 na coorte do placebo). A idade média dos pacientes foi de 64 anos, e 974 (66,9%) e 908 (63,5%) dos pacientes foram tratados com pioglitazona ou placebo, respectivamente. Na população pré-diabética com boa adesão (644 de 1456 indivíduos [44,2%] no grupo de pioglitazona e 810 de 1429 [56,7%] no grupo placebo). Houve uma redução não significativa na mortalidade geral, câncer e hospitalização, um ligeiro aumento de fraturas ósseas graves e aumento do ganho de peso e edema. A pioglitazona pode ser eficaz para prevenção secundária em pacientes com AVC/ataque isquêmico transitório e com pré-diabetes, particularmente naqueles com boa aderência.

Inibidores da DPP-4 (Dipeptidil-Peptidase 4) (Saxagliptina, Alogliptina, Linagliptina, Sitagliptina)

SAVOR-TIMI 53 (Saxagliptina)

Foi um estudo de fase 4, randomizado, duplo-cego, controlado por placebo e conduzido em 25 países, que foi projetado para avaliar a segurança e eficácia da saxagliptina em reduzir eventos CV em pacientes de alto risco e com DM2, durante o tratamento de longo prazo em aproximadamente 16.500 participantes. Pacientes elegíveis eram virgens de tratamento ou em qualquer tratamento antidiabético de base (exceto terapia com incretinas) e com história de doença cardiovascular (CV) estabelecida ou múltiplos fatores de risco, e foram randomizado 1: 1 para saxagliptina 5 mg QD (2,5 mg em indivíduos com insuficiência renal moderada / grave) ou placebo correspondente, estratificados por doença qualificada. O desfecho primário foi o composto de morte CV, infarto do miocárdio não fatal ou AVC isquêmico não fatal. O estudo continuou até que acumulassem aproximadamente 1.040 desfechos primários, fornecendo 85% de poder para identificar uma redução relativa de 17% de o desfecho primário com saxagliptina *versus* placebo e 98% de poder para testar a não inferioridade da saxagliptina *versus* placebo (rejeitar o limite superior de IC de 95% para uma razão de risco <1.3.

Resultados

Após uma duração média de 2 anos, a saxagliptina não aumentou nem diminuiu o risco dos desfechos compostos primários e secundários em comparação com o placebo, independentemente da função renal. No geral, o risco de hospitalização por insuficiência cardíaca entre os três grupos de pacientes com TFGe foi 2,2% (referente), 7,4% (razão de risco ajustada [HR] 2,38 [IC 95% 1,95-2,91], P < 0,001), e 13,0% (HR ajustado 4,59 [IC 95% 3,28-6,28], P < 0,001), respectivamente. O risco relativo de hospitalização por insuficiência cardíaca com saxagliptina foi semelhante (p para interação = 0,43) em pacientes com eTFG > 50 mL/min/1,73 m^2 (HR 1,23 [95% CI 0,99-1,55]), eTFG 30-50 mL/min/1,73 m^2 (HR 1,46 [IC 95% 1,07-2,00]), e em pacientes com eTFG < 30 (HR 0,94 [IC 95% 0,52-1,71]). Os pacientes com insuficiência renal alcançaram reduções na microalbuminúria com saxagliptina (P = 0,041), que foram semelhantes aos da população geral do estudo. Saxagliptina não afetou o risco de eventos cardiovasculares isquêmicos, aumentou o risco de hospitalização por insuficiência cardíaca e reduziu a progressão da albuminúria, independentemente da função renal basal.

Foi associada HbA1c ≥7% basal ao aumento do risco de morte cardiovascular, infarto do miocárdio ou AVC isquêmico (HRadj 1,35, IC 95% 1,17,1,58), mas não hospitalização por insuficiência cardíaca (HRadj 1,09, IC 95% 0,88,1,36). Saxagliptina não aumentou nem diminuiu o risco de morte cardiovascular, infarto do miocárdio ou AVC isquêmico em pacientes com HbA1c <7% (HR 1,01, IC 95% 0,78,1,31), 7- <8% (HR 0,98, IC 95% 0,80,1,20), 8- <9% (HR 1,09, IC 95% 0,85,1,39), ³9% (HR 0,95, IC 95% 0,77, 1,18).

EXAMINE (Alogliptina)

Envolveu 5.380 pacientes com DM2 e IAM ou angina instável, exigindo hospitalização nos últimos 15 a 90 dias, que foram submetidos à randomização em estudo de não inferioridade, duplo-cego para receber alogliptina ou placebo, adicionados à terapia hipoglicemiante existente e terapia com drogas cardiovasculares, com uma margem de não inferioridade pré-especificada de 1,3 para a razão de risco para o desfecho primário de um composto de morte por causas cardiovasculares, Infarto do miocárdio não fatal ou AVC não fatal. Foram acompanhados por até 40 meses (média de 18 meses).

Resultados

Um evento de desfecho primário ocorreu em 305 pacientes atribuído à alogliptina (11,3%) e em 316 pacientes atribuídos ao placebo (11,8%) com p < 0,001 para não inferioridade. Os níveis de HbA1c foram significativamente mais baixos com alogliptina do que no placebo (diferença média, -0,36 pontos percentuais; p < 0,001). Incidências de hipoglicemia, câncer, pancreatite e início de diálise foram semelhantes com alogliptina e placebo.

Dos 5.380 pacientes na inclusão, 2.701 receberam alogliptina e 2.679 receberam placebo, acompanhados em média de 533 dias. Aproximadamente 60% dos pacientes com insuficiência cardíaca na linha de base, tinham um histórico de insuficiência cardíaca antes da síndrome coronariana aguda. Pacientes com história de insuficiência cardíaca no início do estudo eram mais velhos, com maior frequência em mulheres, e tinham concentrações basais de BNP mais altas e menores valores de eGFR, do que pacientes sem histórico de insuficiência cardíaca.

O desfecho exploratório MACE expandido foi visto em 433 (16,0%) pacientes atribuídos a alogliptina e em 441 (16,5%) atribuídos ao placebo (razão de risco [HR] 0,98, IC 95% 0,86-1,12). Internações hospitalar por insuficiência cardíaca foi em 85 (3,1%) nos pacientes que receberam alogliptina em comparação com 79 (2,9%) nos receberam placebo (HR 1,07, IC 95% 0,79-1,46). A alogliptina não teve efeito nos eventos compostos de morte cardiovascular e admissão hospitalar por insuficiência cardíaca na análise *post hoc* (HR 1,00, IC 95% 0,82-1,21) e os resultados não diferiram entre os valores basais de BNP. As concentrações de NT-pro-BNP diminuíram significativa e similarmente nos dois grupos. Nos pacientes com DM2 e síndromes coronárias agudas recentes, a alogliptina não aumentou o risco de insuficiência cardíaca.

Resultados para o composto primário e secundário, os desfechos MACE foram semelhantes nos grupos da alogliptina e placebo.

TECOS (Sitagliptina)

Foi um estudo clínico multinacional, randomizado, duplo-cego, controlado por placebo, realizado de 2010 a 2012, que recrutou aproximadamente 14.000 pacientes com DM2 em 38 países. Critérios de inclusão: ter pelo menos 50 anos, ter doença cardiovascular e ter HbA1c entre 6,5% e 8,0%. Os participantes elegíveis receberam terapia mono ou dupla estável com metformina, sulfonilureia ou pioglitazona, ou com insulina apenas, ou em combinação com metformina. A randomização foi de 1: 1 para sitagliptina duplo-cego ou placebo correspondente, além da terapia existente. O acompanhamento ocorreu em intervalos de 4 meses no primeiro ano e depois duas vezes por ano até ter ocorrido 1300 desfechos primários confirmados. O desfecho cardiovascular primário composto foi o tempo para a primeira ocorrência de morte cardiovascular, infarto do miocárdio não fatal, AVC não fatal ou hospitalização por angina instável. TECOS foi um estudo de desfecho cardiovascular de desenho pragmático, que avaliou o efeito da sitagliptina quando adicionada ao tratamento do DM2.

Resultados

Durante acompanhamento médio de 3,0 anos, houve uma pequena diferença nos níveis de HbA1c entre a sitagliptina *vs.* placebo, –0,29 pontos percentuais; intervalo de confiança de 95% [IC], –0,32 a –0,27). No geral, o desfecho primário ocorreu em 839 pacientes no grupo da sitagliptina (11,4%; 4,06 por 100 pessoas/ano) e 851 pacientes no grupo do placebo (11,6%; 4,17 por 100 pessoas/ano). A sitagliptina não foi inferior ao placebo para o desfecho cardiovascular primário composto (taxa de risco, 0,98; IC de 95%, 0,88 a 1,09; P < 0,001). As taxas de hospitalização por insuficiência cardíaca não diferiram entre os dois grupos (razão de risco, 1,00; IC de 95%, 0,83-1,20; P = 0,98). Não houve diferenças significativas entre os grupos nas taxas de pancreatite aguda (P = 0,07) ou câncer pancreático (P = 0,32).

CARMELINA (Linagliptina)

Foi um estudo clínico randomizado, duplo-cego e controlado por placebo realizado em 27 países, em pacientes com DM2 e com alto risco para eventos CV e/ou renais. Os participantes apresentavam evidência de doença renal crônica (DRC), com ou sem doença cardiovascular e HbA1c de 6,5-10,0% (48-86 mmol/mol) e foram randomizados 1: 1 para receber linagliptina uma vez ao dia ou placebo. O desfecho primário foi o tempo para a primeira ocorrência de morte CV, enfarte do miocárdio não fatal ou AVC não fatal. O principal desfecho secundário foi um composto de tempo para a primeira ocorrência sustentada de doença renal em estágio final, redução ≥ 40% na taxa de filtração glomerular estimada (eTFG), ou morte renal.

Resultados

De agosto de 2013 e agosto de 2016, 6.991 pacientes foram randomizados em 605 centros. No geral, 98,7% dos participantes concluíram o estudo, sendo 6.766 no grupo linagliptina *versus* 6.586 pacientes no grupo placebo.

A Duração mediana do tratamento foi de 1,9 anos no grupo da linagliptina e no grupo placebo, e o tempo médio de observação foi de 2,2 anos em ambos os grupos. A linagliptina adicionada ao tratamento usual não foi inferior ao placebo adicionada ao tratamento usual para o desfecho primário de 3 pontos MACE e não demonstrou evidência de benefício CV. Da mesma forma, não houve benefício significativo da linagliptina em comparação com o grupo placebo, para a incidência do desfecho secundário de um composto renal. Não houve diferença significante entre a linagliptina e o grupo placebo no risco de hospitalização por insuficiência cardíaca.

CAROLINA (*CARdiovascular Outcome Trial of LINAgliptin vs. Glimepiride in Type 2 Diabetes*) (Linagliptina *vs.* Glimepirida)

Foi um estudo randomizado, duplo-cego, controlado por placebo, de não inferioridade, com triagem de participante de novembro de 2010 a dezembro de 2012, conduzido em 607 hospitais e centros de atenção primária em 43 países. Foram elegíveis para inclusão 6042 participantes adultos com DM2, HbA1c de 6,5% a 8,5% e com aumento do risco cardiovascular, para determinar a longo prazo, o impacto de linagliptina 5 mg/dia *vs.* a glimepirida 1-4 mg/dia, em adição à terapia já em uso. Na randomização, se o paciente estivesse utilizando uma sulfonilureia ou glinida, este secretagogo foi descontinuado e substituído pela medicação do estudo.

O risco cardiovascular elevado foi definido como doença cardiovascular aterosclerótica documentada, múltiplos fatores de risco cardiovascular, idade mínima de 70 anos e evidência de complicações microvasculares. O acompanhamento terminou em agosto de 2018, com um total de 6041 pacientes tratados por uma média de 6,2 anos, 40% mulheres, a média de HbA1c = 7,2 %, 66% com apenas um agente hipoglicemiante, 24% com dois agentes hipoglicemiantes orais e 34,5% tiveram complicações CV previamente.

Resultados

O desfecho primário ocorreu em 356 de 3.023 participantes (11,8%) no grupo da linagliptina e 362 de 3.010 participantes (12,0%) no grupo glimepirida (HR, 0,98 [95,47% CI, 0,84-1,14]; p < 0,001 para não inferioridade), atendendo ao critério de não inferioridade, mas não superioridade (p = 0,76). Os eventos adversos ocorreram em 2822 participantes (93,4%) no grupo da linagliptina e 2.856 (94,9%) no grupo da glimepirida, com 15 participantes (0,5%) no grupo da linagliptina *versus* 16 (0,5%) no grupo da glimepirida com pancreatite aguda confirmada. Pelo menos um episódio de eventos adversos hipoglicêmicos ocorreu em 320 (10,6%) participantes no grupo da linagliptina e 1132 (37,7%) no grupo glimepirida (HR, 0,23 [IC 95%, 0,21-0,26]).

Quando a terapia adicional de redução de glicose é necessária, o inibidor de DPP-4, como a linagliptina, é uma opção com um baixo risco de hipoglicemia e ganho de peso.

SGLT2 *Inhibitors – Sodium glucose cotransporter 2 inhibitors* (Canagliflozina, Ertigliflozina, Empagliflozina, Dapagliflozina)

EMPA-REG Outcome (Empagliflozina)

Entre setembro de 2010 e abril de 2013, 592 centros clínicos, randomizaram e trataram 7.034 pacientes (41% da Europa, 20% da América do Norte e 19% da Ásia). No início do estudo, a idade média era de 63 ± 9 anos, IMC de 30,6 ± 5,3 kg/m², HbA1c 8,1 ± 0,8% e eGFR 74 ± 21 mL/min/1,73 m². Foram incluídos pacientes sem tratamento medicamentoso prévio (HbA1c ≥ 7,0% e ≤ 9,0%) ou em terapia de redução da glicemia basal (HbA1c ≥ 7,0% e ≤ 10,0%), estavam em alto risco para eventos CV e foram randomizados (1:1:1) e tratados com empagliflozina 10 mg e 25 mg ou placebo (duplo-cego, duplo simulado) sobreposto ao tratamento padrão. O desfecho primário foi o tempo para a primeira ocorrência de morte CV, infarto do miocárdio não fatal ou AVC não fatal. Os eventos CV foram avaliados prospectivamente por um comitê de eventos clínicos independente. A avaliação continuou até ≥691 eventos de desfechos primários confirmados tivessem ocorrido. O teste hierárquico de superioridade seguiu para o desfecho primário e o desfecho secundário principal (tempo para a primeira ocorrência de morte CV, infarto do miocárdio não fatal, AVC não fatal ou hospitalização para angina de peito instável), onde a não inferioridade foi alcançada.

Resultados

Um total de 7.020 pacientes foram tratados (tempo médio de 3,1 anos). O desfecho primário ocorreu em 490 de 4.687 pacientes (10,5%) no grupo da empagliflozina combinada e em 282 de 2.333 pacientes (12,1%) no grupo placebo (risco proporção no grupo da empagliflozina, 0,86; Intervalo de confiança de 95,02%, 0,74 a 0,99; P = 0,04 para superioridade). Não houve diferenças significativas entre os grupos nas taxas de infarto do miocárdio ou AVC, mas no grupo da empagliflozina foram significativamente menores as taxas de morte por causas cardiovasculares (3,7% *vs.* 5,9% no grupo placebo; 38% de redução do risco relativo), hospitalização por insuficiência cardíaca (2,7% e 4,1%, respectivamente; redução do risco relativo de 35%) e morte por qualquer causa (5,7% e 8,3%, respectivamente; redução do risco relativo de 32%). Não houve diferença significativa entre os grupos no desfecho secundário principal (P = 0,08 para superioridade). Entre os pacientes que receberam empagliflozina, houve um aumento da taxa de infecção genital, mas nenhum aumento em outros eventos adversos. Pacientes com DM2 com alto risco de eventos cardiovasculares que receberam a empagliflozina, em comparação com o placebo, apresentaram uma taxa mais baixa de eventos cardiovasculares compostos primários e de morte por todas as causas, quando o medicamento em estudo foi adicionado.

CANVAS (Canagliflozina)

Foram recrutados 14.000 indivíduos, em 386 centros de 24 países, com início em dezembro de 2009 e concluído em março de 2011. Os objetivos primários pretendidos no estudo foram 2, o primeiro era determinar os efeitos da canagliflozina em comparação com o placebo, sobre o risco de doença cardiovascular, e o segundo obter dados sobre a segurança e tolerabilidade. A hipótese nula primária testada foi que não haveria diferença no risco de doença cardiovascular entre pacientes tratados com canagliflozina em comparação com placebo. Os objetivos secundários do estudo eram determinar os efeitos da canagliflozina em comparação com o placebo em medidas de eficácia intermediárias, especificamente, na função das células beta (usando a avaliação do modelo de homeostase [HOMA]–B e a relação pró-insulina/insulina), progressões da albuminúria, a relação albumina/ creatinina e a taxa de filtração glomerular estimada. O estudo também foi projetado para definir a curto, médio e a longo prazo, os efeitos da canagliflozina em comparação com o placebo sobre a HbA1c, glicose plasmática em jejum, peso corporal, pressão arterial, lípides plasmáticos em jejum e efeitos colaterais.

Resultados

A idade média dos participantes foi de 63,3 anos, 35,8% foram mulheres, a média de duração do diabetes foi de 13,5 anos, e 65,6% tinham histórico de doenças cardiovasculares. A taxa do desfecho primário foi menor com canagliflozina do que com placebo (ocorrendo em 26,9 *vs.* 31,5 participantes por 1.000 pacientes/ano; razão de risco, 0,86; Intervalo de confiança de 95% [IC], 0,75 a 0,97; p < 0,001 para não inferioridade; p = 0,02 para superioridade). Os resultados mostraram um possível benefício da canagliflozina em relação a progressão da albuminúria (razão de risco, 0,73; IC 95%, 0,67 a 0,79) e o desfecho composto de uma redução sustentada de 40% na taxa de filtração glomerular estimada, necessidade de terapia de substituição renal ou morte por causas renais (razão de risco, 0,60; IC de 95%, 0,47 a 0,77). As reações adversas foram consistentes com o prévio relatado de riscos associados à canagliflozina, exceto por um risco aumentado de amputações (6,3 *vs.* 3,4 participantes por 1.000 pacientes/ano; razão de risco, 1,97; IC de 95%, 1,41 a 2,75); as amputações ocorreram principalmente ao nível do dedo do pé ou metatarso.

Conclusões

Em dois estudos envolvendo pacientes com DM2 com risco elevado de doenças cardiovasculares, os pacientes tratados com canagliflozina apresentaram menor risco de eventos cardiovasculares do que aqueles que receberam placebo, mas um maior risco de amputações.

DECLARE TIMI 58 (Dapagliflozina)

Foi um estudo de fase 3, randomizado, duplo-cego, controlado por placebo, projetado para avaliar a segurança CV e eficácia da dapagliflozina. Foram randomizados 17.160 pacientes com DM2, com história de doença CV estabelecida (n = 6.971) ou múltiplos fatores de risco CV (n = 10.189) para receberem dapagliflozina 10 mg ou placebo. O resultado de segurança primário foi o tempo para o primeiro evento composto de morte CV, infarto do miocárdio (MI) ou AVC isquêmico (eventos adversos cardiovasculares maiores; MACE). Resultados de eficácia coprimária são compostos de morte CV, IAM ou AVC isquêmico e o composto de morte CV ou hospitalização por insuficiência cardíaca (IC). O estudo continuou até que pelo menos 1390 indivíduos tivessem um resultado de "MACE", fornecendo assim > 99% de poder para testar o resultado primário de segurança da dapagliflozina.

O estudo testou a hipótese de que a dapagliflozina é segura, (não aumenta) e pode reduzir a ocorrência de eventos CV maiores. Foi o maior estudo a abordar esta questão com um inibidor de SGLT2 em ambos os grupos de pacientes com DM2, com e sem associação de doença CV estabelecida e aqueles sem doença CV e que possuíam múltiplos fatores de risco.

Resultados

A dapagliflozina atendeu ao critério pré-especificado de não inferioridade em relação ao MACE (mas não para superioridade: 8,8% *vs.* 9,4%; e mostrou significativa redução no risco de morte cardiovascular ou Insuficiência cardíaca (4,9% *vs.* 5,8%; 0,83; 0,73-0,95; P = 0,005 para superioridade), que foi impulsionado principalmente por uma taxa mais baixa de hospitalização por IC no grupo dapagliflozina (2,5% *vs.* 3,3%; 0,73; 0,61-0,88), sem diferença na taxa de morte por doenças cardiovasculares (6,2% *vs.* 6,6%; 0,98; 0,82-1,17). Na população geral, a incidência de doença renal foi significativamente reduzida, especialmente desfechos incluindo morte renal e uma redução de 40% na eTFG (1,5% *vs.* 2,8%; 0,53; 0,43-0,66), enquanto as taxas de amputação, fraturas e a depleção de volume não foi diferente entre os grupos. Cetoacidose foi mais comum nos diabéticos em dapagliflozina (0,3% *vs.* 0,1%; 2,18; 1,10-4,30), assim como infecções genitais que levaram a descontinuação (0,9% *vs.* 0,1%; 8,36; 4,19-16,68), tanto em homens quanto em mulheres, embora infecções genitais graves fossem raras (dois eventos em cada grupo). Seis casos de gangrena de Fournier foram relatados (um com dapagliflozina). FDA alertou sobre a ocorrência de fasceíte necrosante do períneo, e áreas geniturinário e perianal, descrevendo 12 pacientes (7 homens e 5 mulheres) hospitalizados e submetidos à cirurgia com complicações, incluindo um óbito.

VERTIS CV (Ertugliflozina)

Teve o objetivo principal de demonstrar a não inferioridade da ertugliflozina *versus* placebo em eventos adversos CV maiores: tempo até o primeiro evento de morte CV, infarto do miocárdio não fatal ou AVC não fatal. Os objetivos secundários foram demonstrar superioridade da ertugliflozina *versus* placebo em: 1) o desfecho composto de morte CV ou [hospitalização por insuficiência cardíaca (IC) HIC]; 2) morte CV; e 3) o resultado composto de morte renal, diálise / transplante ou duplicação da creatinina sérica da linha de base. Pacientes elegíveis ≥ 40 anos de idade, média de 64,4 anos, 11,0% tinham ≥ 75 anos com DM2 (HbA1c 7,0-10,5%) e doença aterosclerótica CV, cerebral e/ou periférica, foram randomizados 1:1:1 para uma vez ao dia, placebo duplo-cego, ertugliflozina 5 mg ou 15 mg adicionado à terapia existente. 8.246 pacientes foram randomizados e 8.238 receberam pelo menos uma dose dos produtos. A duração média do diabetes foi 12,9 anos com HbA1c de 8,3%. Na entrada, doença arterial coronariana, doença cerebrovascular e doença arterial periférica estavam presentes em 76,3%, 23,1% e 18,8% dos pacientes, respectivamente. A IC estava presente em 23,1% e a doença renal no estágio 3 em 21,6% dos pacientes.

Resultados:

Foram randomizados 8.246 pacientes para ertugliflozina (n = 5.499) ou placebo (n = 2.747); n = 1.958 (23,7%) tinham história de insuficiência cardíaca (IC) e n = 5.006 (60,7%) tinham fração de ejeção (FE) disponível, incluindo n =959 com FE ≤ 45%. Ertugliflozina não reduziu significativamente a primeira HIC/morte CV (HR, 0,88; IC 95%, 0,75, 1,03). No geral, a ertugliflozina reduziu o risco de primeira HIC (HR, 0,70; IC 95%, 0,54, 0,90; p = 0,006). A IC prévia não modificou este efeito (IC: HR, 0,63; IC de 95%, 0,44, 0,90; sem IC: HR, 0,79; IC de 95%, 0,54, 1,15; Interação p = 0,40). Em pacientes com IC, a redução do risco para a primeira HIC foi semelhante para aqueles com FE reduzida ≤ 45% *vs.* preservada FE > 45% ou desconhecida. No entanto, na população em geral, a redução de risco tendeu a ser maior para aqueles com FE ≤ 45% (HR, 0,48; IC 95%, 0,30, 0,76) *versus* FE > 45% (HR, 0,86; IC 95%, 0,58, 1,29). O efeito sobre o risco para a primeira HIC foi consistente na maioria dos subgrupos, mas maior benefício de ertugliflozina foi observado em três populações com eGFR basal < 60 mL/min/1,73 m^2, albuminúria e uso de diuréticos (cada interação p < 0,05). Ertugliflozina reduziu o total de eventos de HIC (RR, 0,70; IC de 95%, 0,56, 0,87) e HIC total/morte CV (RR, 0,83; IC de 95%, 0,72, 0,96).

Em pacientes com DM2 com ou sem IC basal, a ertugliflozina reduziu o risco da primeira HIC e morte por HIC/CV, adicionando mais suporte para o uso de inibidores de SGLT2 na prevenção primária e secundária de HIC.

Glucagon-Like Peptide 1 Receptor Agonits (GLP-1 RAs): (Lixisenatida, Liraglutida, Exenatida, Semaglutida, Semaglutida Oral, Dulaglutida):

ELIXA (Lixisenatida)

Foi um estudo randomizado, duplo-cego, controlado por placebo, multicêntrico de lixisenatida, em pacientes com DM2 e um evento recente de síndrome coronariana aguda (SCA). O objetivo principal foi avaliar o efeito da lixisenatida na morbidade e mortalidade CV em uma população de alto risco CV. O desfecho primário de eficácia foi um composto de tempo para morte CV, infarto do miocárdio não fatal, AVC não fatal ou hospitalização por angina instável. Os dados foram coletados sistematicamente para resultados de segurança, incluindo hipoglicemia, pancreatite e malignidade. As inclusões foram iniciadas em julho de 2010 e encerradas em agosto de 2013; 6.068 pacientes em 49 países foram randomizados; 69% eram homens e 75% eram brancos. No início do estudo, a média ± DP de idade foi de 60,3 ± 9,7 anos, o índice de massa corporal foi 30,2 ± 5,7 kg/m^2, e a duração do DM2 foi de 9,3 ± 8,2 anos. A SCA foi infarto do miocárdio em 83% e angina instável em 17%. ELIXA foi o primeiro estudo a relatar a segurança e eficácia de um agonista do receptor do peptídeo 1 semelhante ao glucagon (GLP-1 Ra) em DM2 com alto risco de evento CV.

Resultados

Foram alocados 6.068 pacientes aleatoriamente entre 9 de julho de 2010 e 2 de agosto de 2013, os dados das taxas de proporção de albumina urinária por creatinina (UACR) basais foram disponível em 5.978 (99%). O tempo médio de acompanhamento foi de 108 semanas; 4.441 (74%; 2191 atribuídos ao placebo e 2250 atribuído a lixisenatida) tinham normoalbuminúria, 1.148 (19%; 596 atribuído ao placebo e 552 atribuído à lixisenatida) tinham microalbuminúria, e 389 (7%; 207 atribuídos ao placebo e 182 atribuídos à lixisenatida) tinham macroalbuminúria. A lixisenatida foi associada a um risco reduzido de macroalbuminúria de início recente em comparação ao placebo, quando ajustado para HbA1c basal (razão de risco [HR] 0,808 [IC 95% 0,660 a 0,991; p = 0,0404]) ou linha de base e HbA1c em ensaio (HR 0,815 [0,66 a 0,999; p = 0,0491]); as estimativas pontuais foram semelhantes quando ajustadas para outros fatores de risco renais tradicionais. Na semana 108, o maior declínio de eTFG da linha de base foi observado no grupo de macroalbuminúria, mas não foram observadas diferenças significativas entre os dois grupos de tratamento. Sem diferenças significativas no declínio da eGFR entre os grupos de tratamento em qualquer subgrupo UACR. Na população de segurança do estudo, a duplicação da creatinina sérica ocorreu em 35 (1%) de 3.032 pacientes no grupo de placebo e 41 (1%) de 3.031 pacientes no grupo da lixisenatida (HR 1,163, IC 95% 0,741-1 · 825; p = 0,5127). Conforme relatado no estudo ELIXA, a proporção de pacientes com eventos adversos renais foi baixa (48 [1,6%] de 3.032 pacientes no grupo placebo *vs*. 48 [1,6%] de 3.031 pacientes no grupo da lixisenatida) e não diferiu significativamente entre os grupos de tratamento.

A lixisenatida diminuiu a progressão da UACR em pacientes macroalbuminúricos e foi associada a um menor risco de macroalbuminúria de início recente após ajuste pela HbA1c basal.

LEADER (Liraglutida)

Para avaliar formalmente a segurança cardiovascular da liraglutida, o efeito e sua ação no diabetes: O estudo de avaliação de desfechos cardiovasculares (LEADER) foi iniciado em setembro de 2010 e as inclusões foram concluídas em Abril de 2012. Foi um estudo clínico internacional de fase 3B, multicêntrico, randomizado, duplo-cego, controlado por placebo com acompanhamento a longo prazo. Pacientes com DM2 de alto risco para doença cardiovascular (DCV) que utilizavam agentes hipoglicemiantes orais ou insulina (NPH humana, análogo de ação prolongada ou pré-misturadas) isoladamente ou em combinação com hipoglicemiantes orais, foram elegível para inclusão. Os pacientes foram randomizados e acompanhados por até cinco anos.

Todos foram randomizados de maneira 1:1 para receber uma vez ao dia a liraglutida ou placebo equivalente como complemento ao seu tratamento usual. Liraglutida foi administrada na dose de 0,6 mg ao dia por uma semana, na semana seguinte 1,2 mg e depois a dose máxima de 1,8 mg ao dia, com base em tolerância, conforme determinado pelo investigador. Uma redução de 20% na dosagem de insulina foi recomendada ao iniciar terapia randomizada nos pacientes com HbA1c ≤ 8%. O *endpoint* primário foi o tempo para ocorrência de um desfecho composto, que consistia em morte cardiovascular, IAM miocárdio não fatal ou AVC não fatal. Foram inclusos 9.340 pacientes em 410 centros de 32 países. A idade média dos pacientes foi de 64,3 ± 7,2 anos, 64,3% eram homens, e a média do índice de massa corporal foi de 32,5 ± 6,3 kg/m^2. Havia 7.592 (81,3%) pacientes com DCV prévia e 1.748 (18,7%) que eram de alto risco, mas sem DCV prévia. O que se esperava era que o estudo fornecesse dados conclusivos sobre a segurança da liraglutida no sistema cardiovascular, em relação ao tratamento usual nos pacientes com DM2.

Resultados

Apresentavam DCV com história de doença polivalente 1.536 (23%) pacientes *versus* 5.239 (77%) com doença vascular única. Em resumo, 5.364 pacientes (57,4%) tinham história de doença arterial coronariana, 1.968 (21,1%) tinha doença cerebrovascular, 1.184 (12,7%) tinha doença arterial periférica e 2.565 (27,5%) sem nenhuma DCV documentada. A média das idades ± DP foi maior (65,1 ± 7,7 *vs*. 63,5 ± 7,3 anos), do sexo masculino (68,8% *vs*. 67,9%), eram ou foram fumantes (67,1% *vs*. 60,1%), os que tiveram a taxa de filtração glomerular estimada < 60 mL/min/1,73 m^2

(27,1% *vs.* 19,0%), que tinham histórico de insuficiência cardíaca (26,4% *vs.* 16,5%), tinham história de infarto do miocárdio (47,2% *vs.* 39,7%), tinham história de AVC (33,5% *vs.* 10,0%), ou tinham história de doença arterial periférica (47,1% *vs.* 8,5%), e houve uma maior frequência de uso de medicação cardiovascular (95,6% *vs.* 92,7% para terapia anti-hipertensiva, 83,8% *vs.* 79,2% para terapia hipolipemiante, e 79,7% contra 75,7% para terapia antiplaquetária). A HbA1c basal foi semelhante entre os grupos. Pacientes com doença polivascular tiveram maior risco de desfechos cardiovasculares do que aqueles com doença vascular única (MACE: HR, 1,52; intervalo de confiança de 95% [CI], 1,33-1,73; MACE expandido: HR, 1,45; 95% CI, 1,31-1,62; morte cardiovascular: HR, 1,41; IC de 95%, 1,13-1,75). A liraglutida reduziu MACE de forma consistente em pacientes com doença polivalente (HR, 0,82; IC 95%, 0,66-1,02) e com doença vascular única (HR, 0,82; 95% CI, 0,71-0,95). Os resultados foram semelhantes para MACE expandido e morte cardiovascular. A redução de risco de MACE e MACE expandido foi semelhante ao da população total no estudo LEADER. Nos pacientes sem DCV no início do estudo, o HR para liraglutida *versus* placebo para MACE foi 1,08 (95% IC, 0,84-1,38), com resultados semelhantes para MACE e morte cardiovascular. No entanto, nenhuma interação significativa foi encontrada entre os grupos de risco, com exceção do MACE expandido, que poderia ser um achado casual, porque nenhum ajuste para múltiplos testes foi realizado, ou pudesse sugerir uma diferença nos efeitos do tratamento entre os grupos de risco, impulsionados pelo grupo sem DCV. A razão para uma resposta neutra em pacientes sem DCV poderia ser devido ao risco inicial menor, e para estabelecer qualquer efeito potencial necessitaria de um período maior de tratamento ou um tamanho amostral maior. No entanto, pacientes com DM2 tiveram benefício do tratamento com liraglutida em relação ao controle glicêmico, reduções de peso e melhor controle da pressão arterial. A liraglutida parece ter reduzido de forma consistente os principais desfechos cardiovasculares em pacientes com doença polivalente e doença vascular única. Ademais, os efeitos do tratamento da liraglutida em pacientes com e sem doença renal foram analisados. Nesse grupo, os pacientes foram randomizados (1:1) para liraglutida ou placebo. Essas análises avaliaram os resultados estratificados por taxa de filtração glomerular estimada basal (eGFR; < 60 *vs.* ≥ 60 mL/min/1,73 m^2) e albuminúria basal. O resultado primário (composto de morte cardiovascular, infarto do miocárdio não fatal ou AVC não fatal) e desfechos secundário, incluindo todas as causas de mortalidade e componentes individuais do desfecho primário composto, foram analisados por meio de regressão de Cox. No geral, 2.158 e 7.182 pacientes tiveram eTFG basal < 60 ou ≥ 60 mL/min/1,73 m^2, respectivamente. Em pacientes com eTFG < 60 mL/min/1,73 m^2, redução do risco para o desfecho cardiovascular composto primário com liraglutida foi maior (razão de risco [HR], 0,69; IC 95%, 0,57-0,85) *versus* aqueles com eTFG ≥ 60 mL/min/1,73 m^2 (HR, 0,94; IC 95%, 0,83-1,07; interação p = 0,01). Reduções de risco naqueles com eTFG < 60 *vs.* ≥ 60 mL/min/1,73 m^2 foram os seguintes: para infarto do miocárdio não fatal, HR, 0,74; IC de 95%, 0,55-0,99 contra HR, 0,93; IC de 95%, 0,77-1,13; para AVC não fatal, HR, 0,51; IC de 95%, 0,33-0,80 *vs.* HR, 1,07; IC de 95%, 0,84-1,37; para cardiovascular morte, HR, 0,67; IC de 95%, 0,50-0,90 *vs.* HR, 0,84; IC de 95%, 0,67-1,05; para mortalidade por todas as causas, HR, 0,74; IC de 95%, 0,60-0,92 *vs.* HR, 0,90; IC de 95%, 0,75-1,07. A redução do risco para o desfecho cardiovascular composto primário não foi diferente para aqueles com ou sem albuminúria basal (HR, 0,83; IC de 95%, 0,71-0,97; e HR, 0,92; IC de 95%, 0,79-1,07, respectivamente; interação P = 0,36).

Liraglutida adicionada ao tratamento padrão reduziu o risco de eventos cardiovasculares e mortalidade por todas as causas em pacientes com DM2 e doença renal crônica. Esses resultados parecem se aplicar também ao espectro da doença renal crônica.

SUSTEIN 6 (Semaglutida)

Foi um estudo randomizado, duplo-cego, controlado por placebo, para avaliar semaglutida 0,5 ou 1,0 mg uma vez por semana *versus* placebo volume correspondente, durante um período de tratamento de 104 semanas e mais 5 semanas de acompanhamento. Um total de 3.297 indivíduos com DM2 (HbA1c ≥ 7%) foram randomizados para receber semaglutida uma vez por semana 0,5 ou 1,0 mg ou placebo por 104 semanas. Os participantes tinham ≥ 50 anos de idade com DCV estabelecida (definida como DCV prévia, doença cerebrovascular ou vascular periférica), insuficiência cardíaca crônica (*New York Heart Association Class II or III*), ou doença renal crônica (CKD) de estágio 3 ou mais, ou tinham ≥ 60 anos de idade com pelo menos um fator de risco CV (microalbuminúria ou proteinúria, hipertensão e hipertrofia ventricular esquerda, ventricular esquerda sistólica ou disfunção diastólica ou índice tornozelo-braquial < 0,9). Todos os indivíduos tratados com semaglutida seguiram um regime de titulação de doses, com uma dose inicial de 0,25 mg por quatro semanas que subiu para 0,5 mg por mais quatro semanas até alcançar a dose de manutenção (0,5 ou 1,0 mg). O desfecho composto primário (MACE) foi a primeira ocorrência de morte por causas CV, infarto do miocárdio não fatal ou AVC não fatal. Outros desfechos incluíam tempo para a primeira hospitalização por angina instável e insuficiência cardíaca, tempo para a primeira revascularização (coronária ou periférica), e mudanças na HbA1c e no peso. Todos os dados foram coletados após 104 semanas de tratamento.

Resultados

Um total de 3.297 indivíduos foram incluídos no estudo. Os participantes (60,7%) foram do sexo masculino; 43% tinham > 65 anos de idade; 41,5% tinham história de IAM ou AVC; e 76,8% tinham DCV estabelecida. Comparado com placebo, a semaglutida reduziu o risco da primeira ocorrência de MACE e cada componente MACE de forma consistente em todos os subgrupos (sexo, idade e perfil de risco CV basal). Revascularizações, HbA1c e o peso corporal também foram reduzidos de forma consistente em todos os subgrupos em comparação com o placebo. Eventos adversos gastrointestinais em todos os grupos de tratamento foram mais comuns entre mulheres do que homens, mas as taxas de descontinuação prematura do tratamento foram semelhantes para ambos os sexos.

Conclusão

Na análise *post hoc* do SUSTAIN 6, semaglutida uma vez por semana *versus* placebo reduziu o risco de MACE em todos os indivíduos incluídos no estudo, independentemente do sexo, idade ou perfil de risco CV basal.

EXSCEL (*Exenatide Study of CV Event Lowering*) (Exenatida)

EXSCEL foi um estudo conduzido academicamente, fase III/IV, duplo-cego, placebo controlado, conduzido em 35 países com o objetivo de incluir 14.000 pacientes com DM2 e uma ampla gama de risco cardiovascular ao longo de aproximadamente cinco anos. Os participantes foram randomizados (1:1) para receber 2 mg de exenatida uma vez por semana ou placebo correspondente com injeções subcutâneas.

Resultados

Os pacientes foram acompanhados por 3,2 anos em média. Um evento de desfecho primário composto ocorreu em 839 de 7.356 pacientes (11,4%; 3,7 eventos por 100 pessoas/ano) no grupo da exenatida, e em 905 de 7.396 pacientes (12,2%; 4,0 eventos por 100 pessoas/ano) no grupo placebo (razão de risco, 0,91; 95% intervalo de confiança [IC], 0,83 a 1,00), indicando que exenatida, administrada uma vez por semana nos DM2, não foi inferior ao placebo com em relação à segurança ($p < 0,001$ para não inferioridade), mas não foi superior ao placebo em relação à eficácia ($p = 0,06$ para superioridade).

HARMONY OUTCOMES (Albiglutida)

Foi um estudo clínico randomizado, duplo-cego, controlado por placebo que avaliou a albiglutida sobre os efeitos adversos importantes em eventos cardiovasculares (CV) em DM2 e doença CV estabelecida.

O estudo foi desenhado para recrutar 9.400 pacientes com idade ≥40 anos com DM2, doença CV aterosclerótica prévia e controle glicêmico subótimo. Os participantes receberam na proporção de 1:1 albiglutida 30 mg ou placebo correspondente com injeção subcutânea semanal. O estudo continuou até ≥ 611 desfechos primários fossem confirmados (morte CV, infarto do miocárdio ou AVC). O tempo de seguimento médio foi de pelo menos 1,5 anos; 9.463 pacientes foram incluídos em 611 centros de 28 países entre julho de 2015 e dezembro de 2016. A média de idade foi de 64,1 anos, a duração do DM2 de 13,8 anos e a HbA1c de 8,7%. A percentagem de pacientes com doença arterial coronariana prévia foi 70,5%, doença arterial periférica 25,0%, AVC 17,7%, insuficiência cardíaca 20,2% e doença renal crônica 22,6%. Foi avaliada a segurança CV da albiglutida em pacientes com DM2 e doença CV. Estudos de outros agentes da classe GLP-1 RA mostraram benefícios CV para apenas alguns destes medicamentos, possivelmente devido a diferenças no desenho do estudo ou, em vez disso, devido a diferenças na estrutura do medicamento ou metabolismo.

Resultados

Foram selecionados 10.793 pacientes; 9.463 participantes foram incluídos e distribuídos aleatoriamente em grupos: 4.731 pacientes receberam albiglutida e 4.732 pacientes receberam placebo. Em 8 de novembro de 2017, 611 desfechos primários em acompanhamento médio de pelo menos 1,5 anos haviam se acumulado, e os participantes retornaram para uma visita final e descontinuar o tratamento do estudo; a última consulta foi em 12 de março de 2018. Os 9.463 pacientes foram avaliados por um a seis anos e foram avaliados para o desfecho composto primário em 338 (7%) de 4.731 pacientes com uma taxa de incidência de 4,6 eventos por 100 pessoas/ano no grupo de albiglutida e em 428 (9%) de 4.732 pacientes a uma taxa de incidência de 5,9 eventos por 100 pessoas/ano no grupo placebo (razão de risco 0,78, 95% CI 0 ,68-0,90), indicando que a albiglutida foi superior ao placebo ($p < 0,0001$ para não inferioridade; $p = 0,0006$ para superioridade). A incidência de pancreatite aguda (dez pacientes no grupo albiglutida e sete pacientes no grupo de placebo), câncer pancreático (seis pacientes no grupo de albiglutida e cinco pacientes no grupo placebo), carcinoma medular da tireoide (zero pacientes em ambos os grupos) e outros eventos adversos graves não diferem entre os dois grupos. Houve três (< 1%) mortes no grupo de placebo e duas (< 1%) mortes no grupo albiglutida.

Em pacientes com DM2 e doença cardiovascular, a albiglutida foi superior ao placebo com relação a eventos cardiovasculares adversos maiores. Os agonistas do receptor do peptídeo-1 semelhante ao glucagon com base em evidências devem, portanto,, serem considerados como parte de uma estratégia abrangente para reduzir o risco de eventos cardiovasculares em pacientes com DM2.

REWIND (Dulaglutida)

Indivíduos com DM2, com 50 anos ou mais, HbA1c ≤ 9,5% e um evento cardiovascular (CV), evidência de doença CV ou> 2 fatores de risco CV foram aleatoriamente alocados para uma injeção subcutânea semanal de dulaglutida (1,5 mg) ou placebo, e acompanhados a cada três a seis meses na pesquisa de eventos cardiovasculares com uma incretina semanal em diabetes (REWIND). O desfecho cardiovascular primário foi a primeira ocorrência do composto de morte cardiovascular ou AVC não fatal ou AVC não fatal. Desfecho secundário incluiu cada componente do desfecho composto cardiovascular primário, um quadro clínico composto de desfecho microvascular, compreendendo doença retiniana ou renal, hospitalização por angina instável, hospitalização por insuficiência cardíaca ou uma consulta de urgência por insuficiência cardíaca e mortalidade por todas as causas. O acompanhamento continuou até o acúmulo de 1200 desfechos primários confirmados. Foram recrutados 9.901 participantes (média de idade de 66 anos, 46% mulheres), em 370 centros de 24 países durante o período de dois anos. A duração média do diabetes foi de 10 anos, a média de HbA1c basal foi de 7,3% e 31% tinham doença cardiovascular prévia.

Resultados

Foram incluídos 9.901 participantes entre agosto de 2011 e agosto de 2013 (idade média de 66,2 anos [DP 6,5], HbA1c média 7,2% [IQR 6,6–8,1], 4.589 [46,3%] mulheres) e aleatoriamente designados para receber dulaglutida (n = 4.949) ou placebo (n = 4.952). Durante acompanhamento médio de 5,4 anos (IQR 5,1-5,9), o desfecho composto primário ocorreu em 594 (12,0%) participantes a uma taxa de incidência de 2,4 por 100 pessoas/ano no grupo de dulaglutida e em 663 (13,4%) participantes a uma taxa de incidência de 2,7 por 100 pessoas/ano no grupo placebo (razão de risco [HR] 0,88, IC de 95% 0,79-0,99; p = 0,026). A mortalidade por todas as causas não diferiu entre os grupos (536 [10,8%] da dulaglutida *versus* 592 [12,0%] do placebo; HR 0,90, IC 95% 0,80-1,01; p = 0,067). 2.347 (47,4%) participantes atribuídos à dulaglutida relataram um evento adverso gastrointestinal durante o acompanhamento, em comparação com 1.687 (34,1%) atribuídos ao placebo (p < 0,0001). A dulaglutida pode ser considerada para o controle glicêmico em pessoas de meia-idade e mais velhas, com DM2 e doença cardiovascular anterior ou fatores de risco cardiovascular.

No início do estudo, 791 (7% a 9%) tinham macroalbuminúria e a eTFG média 76,9 mL/min por 1,73m² (SD 22,7). Durante acompanhamento médio de 5,4 anos (IQR 5,1-5,9) compreendendo 51.820 pessoas/ano, o desfecho renal desenvolvido em 848 (17,1%) participantes, a uma taxa de incidência de 3,5 por 100 pessoas/ano no grupo dulaglutida e em 970 (19,6%) participantes a uma taxa de incidência de 4,1 por 100 pessoas/ano no grupo placebo (razão de risco [HR] 0,85, IC 95% 0,77-0,93; p = 0,0004). O efeito mais claro foi para macroalbuminúria nova (HR 0,77, 95% CI 0,68-0,87; p < 0,0001), com HRs de 0,89 (0,78-1,01; p = 0,066) para declínio sustentado na eTFG de 30% ou mais, e 0,75 (0,39-1,44; p = 0,39) para terapia renal substitutiva crônica. O uso de dulaglutida a longo prazo foi associado a desfechos renais compostos reduzidos em pessoas com DM2.

PIONEER 6 (Semaglutida Oral)

Foi um estudo multinacional, randomizado, controlado por placebo, duplo-cego, em pacientes com DM2, de alto risco para eventos cardiovasculares. Pacientes com idade ≥ 50 anos e com doença cardiovascular estabelecida, ou doença renal crônica moderada (Estágio 3) [DRC], ou ≥ 60 anos com ≥ 1 outro fator de risco cardiovascular. Os pacientes foram randomizados para administração oral uma vez ao dia de semaglutida (escalonada iniciando 3 mg por via oral semaglutida/

placebo uma vez ao dia por quatro semanas, seguido por 7 mg de semaglutida/placebo oral uma vez ao dia por mais quatro semanas e, em seguida, 14 mg de semaglutida/placebo oral uma vez ao dia durante o restante do estudo) adicionado ao tratamento padrão. O desfecho composto primário foi o tempo até a primeira ocorrência de morte cardiovascular ou infarto do miocárdio não fatal ou AVC não fatal. A hipótese primária foi descartar um excesso de risco cardiovascular com semaglutida oral por avaliação de não inferioridade *versus* placebo para o desfecho primário (margem de não inferioridade de 1,8 para o limite superior do intervalo de confiança de 95% da razão de risco). PIONEER 6 foi orientado para eventos, com o acompanhamento continuo, até o acúmulo de pelo menos 122 eventos de desfecho primário. Não houve duração mínima pré-definida. Na inclusão foram 3.183 pacientes (idade média de 66,1 anos, 31,6% mulheres) em 214 centros de 21 países. No início do estudo, a duração média do diabetes foi de 14,9 anos, a HbA1c média foi de 8,2%, e 84,6% dos pacientes tinham doença cardiovascular estabelecida/DRC moderada.

Resultados

Um total de 3.183 pacientes receberam aleatoriamente semaglutida oral ou placebo. A idade média dos pacientes foi de 66 anos; 2.695 pacientes (84,7%) tinham 50 anos de idade ou mais e tinham doença renal crônica ou cardiovascular. O tempo médio no estudo foi de 15,9 meses. Os principais eventos cardiovasculares adversos ocorreram em 61 de 1.591 pacientes (3,8%) no grupo da semaglutida oral e 76 de 1.592 (4,8%) no grupo placebo (razão de risco, 0,79; intervalo de confiança [IC] 95% , 0,57 a 1,11; P < 0,001 para não inferioridade). Resultados para componentes do desfecho primário foram os seguintes: morte por causas cardiovasculares, 15 de 1.591 pacientes (0,9%) no grupo da semaglutida oral e 30 de 1.592 (1,9%) no grupo placebo (razão de risco, 0,49; IC 95%, 0,27 a 0,92); infarto do miocárdio não fatal, 37 de 1.591 pacientes (2,3%) e 31 de 1.592 (1,9%), respectivamente (razão de risco, 1,18; IC de 95%, 0,73 a 1,90); e AVC não fatal, 12 de 1.591 pacientes (0,8%) e 16 de 1.592 (1,0%), respectivamente (risco proporção, 0,74; IC de 95%, 0,35 a 1,57). Morte por todas as causas ocorreu em 23 de 1.591 pacientes (1,4%) no grupo da semaglutida oral e 45 de 1.592 (2,8%) no grupo placebo (risco proporção, 0,51; IC de 95%, 0,31 a 0,84). Eventos adversos gastrointestinais que levam à descontinuação de semaglutida oral ou placebo foram mais comuns com semaglutida oral. Neste estudo envolvendo pacientes com DM2, o perfil de risco cardiovascular da semaglutida oral não foi inferior ao placebo.

Dual GIP e GLP-1 RA – Tirzepatida (TZP)

A associação de peptídeos será uma tendência para resultados mais satisfatórios no controle do DM2 e perda de peso.

A tirzepatida é um peptídeo sintético de 39 aminoácidos com atividade agonista em ambos os polipeptídeo insulinotrópico dependente de glicose (GIP) e (GLP-1 RA), com maior afinidade pelos receptores GIP. Sua estrutura, que se baseia principalmente na sequência de aminoácidos GIP, inclui uma porção diácido graxo C20 que prolonga o tempo de ação, permitindo assim a administração subcutânea uma vez por semana. GIP é produzido e secretado pelas células K do intestino delgado proximal (duodeno e jejuno), em resposta a ingestão de alimentos, principalmente gordurosos. As transcrições do GIP também foram localizadas no sistema nervoso central (SNC) de roedores e células do pâncreas em roedores e humanos. Nos estudos de fase 2b e em progressão de fase 3, a TZP tem mostrado ser muito eficaz na diminuição da HbA1c e do peso em pacientes com DM2.

Insulinas de ações ultralongas

DEVOTE: Insulina Degludeca (IDed) x Insulina Glargina (IGlar)

Foi um estudo entre outubro de 2013 e novembro 2014, multicêntrico em 436 centros de 20 países. Um total de 8.205 pacientes foram selecionados, dos quais 561 foram inelegíveis, randomizado, duplo-cego, controlado por comparador ativo de resultados cardiovasculares, projetado até que pelo menos 633 eventos de desfecho cardiovascular primário fossem acumulados. O desfecho primário foi o tempo desde a randomização até a ocorrência de um evento primário composto. Pacientes com DM2 com alto risco para eventos cardiovasculares foram randomizados 1:1 para receber IDeg ou IGlar. Os pacientes elegíveis ≥ 50 anos, com DM2 tratados com ≥ 1 terapia hipoglicemiante oral ou injetável, HbA1c ≥ 7,0% ou HbA1c < 7,0%, se tratada com ≥ 20 unidades/dia de insulina basal. Duas coortes foram elegível para recrutamento do estudo: Doença cardiovascular (DCV) prévia ou história de doença renal crônica (DRC) moderada.

Foram incluídos 7.637 pacientes (n = 6.506 na Coorte "DCV/DRC prévia"; n = 1.131 na coorte "sem DCV prévia"). A maioria dos pacientes foi do sexo masculino (64,2%) e caucasianos (76,3%). A idade média (DP) foi de 65,0 (± 7,4) anos, com uma duração média de diabetes de 16,0 (± 8,8) anos. O índice de massa corporal médio foi de 33,6 (± 6,9) kg/m^2 e 82,8% tinham hiperlipidemia (em agentes modificadores de lipídios). A média de HbA1c foi de 8,4% (± 1,7), no início do estudo, onde 41,3% dos pacientes estavam em uso de monoterapia oral, 24,1% estavam recebendo terapia dupla oral, e 5,4% estavam recebendo terapia tripla oral, enquanto apenas 15,5% eram virgens de insulina. Em termos de DCV, 34,1% tinham história de infarto do miocárdio, 16,2% tiveram um AVC prévio ou TIA, enquanto 12,4% tinham insuficiência cardíaca crônica (classe NYHA II-III). Aspirina foi usada por 62,4% dos pacientes, 78,2% receberam terapia hipolipemiante, e 93,9% foram tratados com anti-hipertensivos.

Resultados

Receberam IDeg 3.818 pacientes e 3.819 receberam IGlar U100. Após acompanhamento médio de dois anos, a HbA1c diminuiu para 7,5 ± 1,2% em cada grupo. A degludeca não foi inferior à glargina U100 em relação ao desfecho CV primário (taxa de risco 0,91; IC 95% 0,78-1,06). Taxas significativamente mais baixas de hipoglicemia grave e principalmente noturnas, foram observadas com a degludeca em comparação com a glargina U100 (razões de taxas de 0,60; IC de 95% 0,48-0,76 e 0,47; IC de 95% 0,31 a 0,73, respectivamente). DEVOTE demonstrou que a segurança cardiovascular da degludeca foi comparável à da insulina glargina U100 em pacientes com DM2 de alto risco para DCV. Além disso, a degludeca foi superior à insulina glargina U100 no que diz respeito ao risco de hipoglicemia grave. Esses resultados sugerem que a degludeca pode ser preferida em pacientes com risco de hipoglicemia grave, incluindo idosos, aqueles com DCV e/ou aqueles com doença renal crônica.

Antagonistas dos receptores de mineralocorticoide (MRAs)

MRAs se ligam diretamente e bloqueiam o receptor de mineralocorticoide (RM), desativando a aldosterona ou 11-desoxicorticosterona, reduzindo o grau de inflamação e remodelação no coração. A finerenona parece ser uma alternativa adequada quando se considera eTFG, taxas de albuminúria e hipercalemia. Estes achados foram apoiados pelos principais estudos, incluindo ARTS-HF, ARTS-DN, FIGARO-DKD e FIDELIO-DKD.

Fidelio-DKD trial – (Finenerona)

Iniciou em setembro de 2015 e foi concluído em junho de 2018. Um total de 13.911 indivíduos, incluindo 604 pacientes que foram reexaminados, em 1.062 centros de 47 países, resultando em 5.734 pacientes randomizados. O estudo foi duplo-cego, controlado por placebo, grupo paralelo, orientado para estudo de eventos, formalmente projetado para avaliar se a finerenona reduz a mortalidade cardiorrenal e mortalidade em pacientes com DM2 e com DRC. Os pacientes incluídos no estudo possuíam idade ≥18 anos com DM2 e com diagnóstico clínico de DRC, pré-tratados com inibidores da enzima de conversão da angiotensina (IECA) ou antagonistas do receptor de angiotensina (ARA) por pelo menos 4 semanas antes da visita inicial, e tinham potássio sérico ≤ 4,8 mEq/ L.

A população geral do estudo foi predominantemente masculina (70,2%) e brancos (65,9%), com média de idade de 65,6 anos e uma duração média de diabetes de 16,6 anos. A HbA1c basal média foi de 7,7%, eGFR médio 44,3 mL/min/1,73 m^2, potássio sérico médio 4,4 mEq/L, e UACR médio 851 mg/g. A maioria dos pacientes (88,4%) tinha eTFG < 60 mL/min/1,73 m^2 e 54,9% eTFG <45 mL/min/1,73 m^2; a maioria dos pacientes (87,4%) tinha albuminúria elevada no início do estudo; 3.727 pacientes (65,7%) estavam tomando bloqueadores do receptor de angiotensina (ARBs) e 1.942 (34,2%) IECA, conforme solicitado pelo protocolo, e quase todos os pacientes (97,4%) estavam com medicamento para redução da glicose. Aproximadamente dois terços (64,1%) estavam usando insulina, enquanto a metformina foi o hipoglicemiante oral mais frequentemente usado no início do estudo; 7,0% utilizavam agonista dos receptores de GLP-1 e 4,5% utilizavam inibidores SGLT2. Os pacientes tinham de ter albuminúria alta persistente (definida como UACR ≥ 30, mas < 300 mg/g), eTFG ≥ 25, mas < 60 mL/min/1,73 m^2, e presença de retinopatia diabética na história médica ou persistente hiperalbuminúria acentuada (definida como UACR ≥ 300 mg/g) e eTFG ≥ 25, mas < 75 mL/min/1,73 m^2. Os pacientes elegíveis foram randomizados 1:1 para receber tratamento uma vez ao dia com finerenona ou placebo. A dose inicial do medicamento do estudo foi selecionada com base na eGFR medida na consulta de triagem: os pacientes começaram a tomar finerenona 10 mg/dia ou placebo correspondente se a eTFG fosse de 25-< 60 mL/min/1,73 m^2; se a eTFG fosse ≥ 60 mL/min/1,73 m^2, a dose inicial era de 20 mg/dia. A titulação do medicamento do estudo para 20 mg/dia foi permitida a qualquer momento após a visita 2 (mês 1), assim como titulação para 10 mg/dia a qualquer momento após início do tratamento.

Resultados

Durante um acompanhamento médio de 2,6 anos, um evento de desfecho primário ocorreu em 504 de 2.833 pacientes (17,8%) no grupo da finerenona e 600 de 2.841 pacientes (21,1%) no grupo placebo (razão de risco, 0,82; intervalo de confiança de 95% [IC], 0,73 a 0,93; p = 0,001). Um evento de desfecho secundário chave ocorreu em 367 pacientes (13,0%) e 420 pacientes (14,8%) nos respectivos grupos (razão de risco, 0,86; IC 95%, 0,75 a 0,99; p = 0,03). No geral, a frequência de eventos adversos foi semelhante nos dois grupos. A incidência de interrupção relacionada à hipercalemia foi maior com finerenona do que com placebo (2,3% e 0,9%, respectivamente).

Em pacientes com DRC e DM2, o tratamento com finerenona resultou em menores riscos de progressão da DRC e eventos cardiovasculares do que o placebo.

Tabela 22.1 Estudos com DM2 e DCV mais importantes desde 2010

Estudos	Classe	Agente Testado	Participantes (nº)	Sexo, M/F (%)	IMC (Kg/m²)	HbA_{1c} (%)	Início (ano)	Fim (ano)	Duração média (anos)	1º endpoint	Resultados resumidos (comparação ao placebo na maioria dos estudos)
Inibidores DPP-4											
SAVOR-TIMI 53		Saxagliptina	16492	66,6/33,4	30,8	8	2010	2013	2.1	3Pt MACE	Não superioridade. Aumento do risco HIC. Redução albuminúria
EXAMINE		Alogliptina	5380	67,7/32,3	28,7	8	2009	2013	1.5	3Pt MACE	Não inferioridade. Não superioridade para IC e MACE
TECOS		Sitagliptina	14671	70,7/29,3	30,2	7,2	2008	2015	2.8	4Pt MACE	Não inferioridade para desfecho CV. Não superioridade para IC
CARMELINA		Linagliptina	7003	60,0/40,0	31	7,9	2013	2016	~4	3Pt MACE	Não inferioridade. Sem benefício DRC e HIC.
CAROLINA		Linagliptina vs SU	6103	60/40	30,2	7,2	2010	2018	~4	3Pt MACE	Não inferioridade. Não superioridade. Baixo risco hipoglicemia e ganho de peso.
Agonistas Receptores GLP-1											
ELIXA		Lixisenatida	6068	69/31	30,1	7,7	2010	2015	2.1	4Pt MACE	Não inferioridade e Não superioridade. Redução da macroalbuminúria
LEADER		Liraglutida	9340	64/36	32,5	8,7	2010	2016	3.8	3Pt MACE	Menor risco eventos CV e morte por todas as causas
SUSTAIN-6		Semaglutida sc	3297	61/39	32,3	8,7	2012	2016	2.1	3Pt MACE	Redução do risco de MACE
EXSCEL		Exenatida	14752	62/38	32,7	8,1	2010	2017	3.2	3Pt MACE	Não inferioridade na segurança CV. Não superioridade na eficácia
HARMONY		Albiglutida	9574	69/31	32,3	8,7	2015	2018	~2	3Pt MACE	Não inferioridade. Superioridade para eventos CV
REWIND		Dulaglutida	9622	54/46	32,3	7,3	2011	2018	~5	3Pt MACE	Redução de desfecho primário MACE. Redução da macroalbiminúria
PIONEER-6		Semaglutida oral	3176	68/32	32,3	8,2	2016	2018	~1.6	3Pt MACE	Não inferioridade na segurança CV. Diminuição morte CV
Inibidores SGLT2											
EMPA-REG OUTCOME		Empagliflozina	7020	70/30	30,6	8,1	2010	2013	3.1	3Pt MACE	Menor taxa de eventos CV e morte por todas as causas. Diminuição HIC
CANVAS		Canagliflozina	10142	64,2/35,8	35,6*	8,7	2009	2017	2.4	3Pt MACE e Alb.	Superioridade para eventos CV. Maior risco de amputação
DECLARE-TIMI 58		Dapagliflozina	17276	62,6/37,4	32,1	8,3	2013	2018	~4	3Pt MACE	Menor taxa de morte CV e Renal. Diminuição HIC
VERTIS CV		Ertugliflozina	~ 8000	70,6/29,4	31,7**	8,3	2013	2019	~4	3Pt MACE	Redução do risco HIC e morte por HIC / CV
Insulinas de Ações Ultralongas											
DEVOTE		IDeg vs IGlar	7637	64,2/35,8	33,6	8,4	2013	2014	1.8	3Pt MACE	Não inferioridade da IDeg na segurança CV. Menor risco de hipoglicemias graves
MRAs											
FIDELIO-DKD		Finenerona	13911	70,2/29,8	31,1	7,7	2015	2018	2.6	3Pt MACE	Menor risco de eventos primários CV. Menor risco da progressão da DRC

CV: cardiovascular; HIC: hospitalização por insuficiência cardíaca; IDeg: insulina degludeca; IGlar: insulina glargina; DCV: doença cardiovascular; MRAs: antagonistas dos receptores de mineralocorticoide; MACE: Principais eventos adversos cardiovasculares; Alb.: albuminúria.

* No grupo com IMC ≥ 30 Kg/m²

** Grupo sem Insuficiência cardíaca

Referências

1. Gerstein H, Shah R. Cardiovascular Outcomes Trials of Glucose-Lowering Drugs or Strategies in Type 2 Diabetes. Endocrinology and Metabolism Clinics of North America. 2018;47(1):97-116.
2. Bailey C, Marx N. Cardiovascular protection in type 2 diabetes: Insights from recent outcome trials. Diabetes, Obesity and Metabolism. 2018;21(1):3-14.
3. Kim C, Cleary P, Cowie C, Braffett B, Dunn R, Larkin M et al. Effect of Glycemic Treatment and Microvascular Complications on Menopause in Women With Type 1 Diabetes in the Diabetes Control and Complications Trial/Epidemiology of Diabetes Interventions and Complications (DCCT/EDIC) Cohort. Diabetes Care. 2013;37(3):701-708.
4. Intensive Diabetes Treatment and Cardiovascular Outcomes in Type 1 Diabetes: The DCCT/EDIC Study 30-Year Follow-up. Diabetes Care. 2016;39(5):686-693
5. UK prospective diabetes study (UKPDS). Diabetologia. 1991;34(12):877-890.
6. Intensive blood-glucose control with sulphonylureas or insulin compared with conventional treatment and risk of complications in patients with type 2 diabetes (UKPDS 33). The Lancet. 1998;352(9131):837-853.
7. Buse J. Action to Control Cardiovascular Risk in Diabetes (ACCORD) Trial: Design and Methods. The American Journal of Cardiology. 2007;99(12):S21-S33.
8. Basu S, Raghavan S, Wexler D, Berkowitz S. Characteristics Associated With Decreased or Increased Mortality Risk From Glycemic Therapy Among Patients With Type 2 Diabetes and High Cardiovascular Risk: Machine Learning Analysis of the ACCORD Trial. Diabetes Care. 2017;41(3):604-612.
9. Not Available N, Committee A. Study Rationale and Design of ADVANCE: Action in Diabetes and Vascular disease - preterax and diamicron MR controlled evaluation. Diabetologia. 2001;44(9):1118-1120.
10. Heller S. A Summary of the ADVANCE Trial. Diabetes Care. 2009;32(suppl_2):S357-S361.
11. Charbonnel B, Dormandy J, Erdmann E, Massi-Benedetti M, Skene A. The Prospective Pioglitazone Clinical Trial in Macrovascular Events (PROactive): Can pioglitazone reduce cardiovascular events in diabetes? Study design and baseline characteristics of 5,238 patients. Diabetes Care. 2004;27(7):1647-1653.
12. Erdmann E, Harding S, Lam H, Perez A. Ten-year observational follow-up of PROactive: a randomized cardiovascular outcomes trial evaluating pioglitazone in type 2 diabetes. Diabetes, Obesity and Metabolism. 2016;18(3):266-273.
13. Viscoli C, Brass L, Carolei A, Conwit R, Ford G, Furie K et al. Pioglitazone for secondary prevention after ischemic stroke and transient ischemic attack: Rationale and design of the Insulin Resistance Intervention after Stroke Trial. American Heart Journal. 2014;168(6):823-829.e6.
14. Spence J, Viscoli C, Inzucchi S, Dearborn-Tomazos J, Ford G, Gorman M et al. Pioglitazone Therapy in Patients With Stroke and Prediabetes. JAMA Neurology. 2019;76(5):526.
15. Udell J, Bhatt D, Braunwald E, Cavender M, Mosenzon O, Steg P et al. Saxagliptin and Cardiovascular Outcomes in Patients With Type 2 Diabetes Mellitus and Moderate or Severe Renal Impairment: Observations From the SAVOR-TIMI 53 Trial. Diabetes Care. 2014;dc141850.
16. Cavender M, Scirica B, Raz I, Gabriel Steg P, McGuire D, Leiter L et al. Cardiovascular Outcomes of Patients in SAVOR-TIMI 53 by Baseline Hemoglobin A1c. The American Journal of Medicine. 2016;129(3):340.e1-340.e8.
17. Ferreira J, Mehta C, Sharma A, Nissen S, Rossignol P, Zannad F. Alogliptin after acute coronary syndrome in patients with type 2 diabetes: a renal function stratified analysis of the EXAMINE trial. BMC Medicine. 2020;18(1).
18. Zannad F, Cannon C, Cushman W, Bakris G, Menon V, Perez A et al. Heart failure and mortality outcomes in patients with type 2 diabetes taking alogliptin versus placebo in EXAMINE: a multicentre, randomised, double-blind trial. The Lancet. 2015;385(9982):2067-2076.

19. Green J, Bethel M, Paul S, Ring A, Kaufman K, Shapiro D et al. Rationale, design, and organization of a randomized, controlled Trial Evaluating Cardiovascular Outcomes with Sitagliptin (TECOS) in patients with type 2 diabetes and established cardiovascular disease. American Heart Journal. 2013;166(6):983-989.e7.
20. Effect of Sitagliptin on Cardiovascular Outcomes in Type 2 Diabetes. New England Journal of Medicine. 2015;373(6):586-586.
21. Rosenstock J, Perkovic V, Alexander J, Cooper M, Marx N, Pencina M et al. Rationale, design, and baseline characteristics of the CArdiovascular safety and Renal Microvascular outcomE study with LINAgliptin (CARMELINA®): a randomized, double-blind, placebo-controlled clinical trial in patients with type 2 diabetes and high cardio-renal risk. Cardiovascular Diabetology. 2018;17(1).
22. Rosenstock J, Perkovic V, Johansen O, Cooper M, Kahn S, Marx N et al. Effect of Linagliptin vs Placebo on Major Cardiovascular Events in Adults With Type 2 Diabetes and High Cardiovascular and Renal Risk. JAMA. 2019;321(1):69.
23. Marx N, Rosenstock J, Kahn S, Zinman B, Kastelein J, Lachin J et al. Design and baseline characteristics of the CARdiovascular Outcome Trial of LINAgliptin Versus Glimepiride in Type 2 Diabetes (CAROLINA®). Diabetes and Vascular Disease Research. 2015;12(3):164-174.
24. Rosenstock J, Kahn S, Johansen O, Zinman B, Espeland M, Woerle H et al. Effect of Linagliptin vs Glimepiride on Major Adverse Cardiovascular Outcomes in Patients With Type 2 Diabetes. JAMA. 2019;322(12):1155.
25. Zinman B, Inzucchi S, Lachin J, Wanner C, Ferrari R, Fitchett D et al. Rationale, design, and baseline characteristics of a randomized, placebo-controlled cardiovascular outcome trial of empagliflozin (EMPA-REG OUTCOME™). Cardiovascular Diabetology. 2014;13(1):102.
26. Wanner C, Lachin J, Inzucchi S, Fitchett D, Mattheus M, George J et al. Empagliflozin and Clinical Outcomes in Patients With Type 2 Diabetes Mellitus, Established Cardiovascular Disease, and Chronic Kidney Disease. Circulation. 2018;137(2):119-129.
27. Neal B, Perkovic V, de Zeeuw D, Mahaffey K, Fulcher G, Stein P et al. Rationale, design, and baseline characteristics of the Canagliflozin Cardiovascular Assessment Study (CANVAS)—A randomized placebo-controlled trial. American Heart Journal. 2013;166(2):217-223.e11.
28. Neal B, Perkovic V, Mahaffey K, de Zeeuw D, Fulcher G, Erondu N et al. Canagliflozin and Cardiovascular and Renal Events in Type 2 Diabetes. New England Journal of Medicine. 2017;377(7):644-657.
29. Wiviott S, Raz I, Bonaca M, Mosenzon O, Kato E, Cahn A et al. The design and rationale for the Dapagliflozin Effect on Cardiovascular Events (DECLARE)–TIMI 58 Trial. American Heart Journal. 2018;200:83-89.
30. Dhillon S. Dapagliflozin: A Review in Type 2 Diabetes. Drugs. 2019;79(18):1135-1146.
31. Cannon C, McGuire D, Pratley R, Dagogo-Jack S, Mancuso J, Huyck S et al. Design and baseline characteristics of the eValuation of ERTugliflozin effIcacy and Safety CardioVascular outcomes trial (VERTIS-CV). American Heart Journal. 2018;206:11-23.
32. Cosentino F, Cannon C, Cherney D, Masiukiewicz U, Pratley R, Dagogo-Jack S et al. Efficacy of Ertugliflozin on Heart Failure–Related Events in Patients With Type 2 Diabetes Mellitus and Established Atherosclerotic Cardiovascular Disease. Circulation. 2020;142(23):2205-2215.
33. Bentley-Lewis R, Aguilar D, Riddle M, Claggett B, Diaz R, Dickstein K et al. Rationale, design, and baseline characteristics in Evaluation of LIXisenatide in Acute Coronary Syndrome, a long-term cardiovascular end point trial of lixisenatide versus placebo. American Heart Journal. 2015;169(5):631-638.e7.
34. Muskiet M, Tonneijck L, Huang Y, Liu M, Saremi A, Heerspink H et al. Lixisenatide and renal outcomes in patients with type 2 diabetes and acute coronary syndrome: an exploratory analysis of the ELIXA randomised, placebo-controlled trial. The Lancet Diabetes & Endocrinology. 2018;6(11):859-869.
35. Marso S, Poulter N, Nissen S, Nauck M, Zinman B, Daniels G et al. Design of the liraglutide effect and action in diabetes: Evaluation of cardiovascular outcome results (LEADER) trial. American Heart Journal. 2013;166(5):823-830.e5.
36. Verma S, Bhatt D, Bain S, Buse J, Mann J, Marso S et al. Effect of Liraglutide on Cardiovascular Events in Patients With Type 2 Diabetes Mellitus and Polyvascular Disease. Circulation. 2018;137(20):2179-2183.

37. Aroda V, Ahmann A, Cariou B, Chow F, Davies M, Jódar E et al. Comparative efficacy, safety, and cardiovascular outcomes with once-weekly subcutaneous semaglutide in the treatment of type 2 diabetes: Insights from the SUSTAIN 1–7 trials. Diabetes & Metabolism. 2019;45(5):409-418.
38. Leiter L, Bain S, Hramiak I, Jódar E, Madsbad S, Gondolf T et al. Cardiovascular risk reduction with once-weekly semaglutide in subjects with type 2 diabetes: a post hoc analysis of gender, age, and baseline CV risk profile in the SUSTAIN 6 trial. Cardiovascular Diabetology. 2019;18(1).
39. Holman R, Bethel M, George J, Sourij H, Doran Z, Keenan J et al. Rationale and design of the EXenatide Study of Cardiovascular Event Lowering (EXSCEL) trial. American Heart Journal. 2016;174:103-110.
40. Holman R, Bethel M, Mentz R, Thompson V, Lokhnygina Y, Buse J et al. Effects of Once-Weekly Exenatide on Cardiovascular Outcomes in Type 2 Diabetes. New England Journal of Medicine. 2017;377(13):1228-1239.
41. Green J, Hernandez A, D'Agostino R, Granger C, Janmohamed S, Jones N et al. Harmony Outcomes: A randomized, double-blind, placebo-controlled trial of the effect of albiglutide on major cardiovascular events in patients with type 2 diabetes mellitus—Rationale, design, and baseline characteristics. American Heart Journal. 2018;203:30-38.
42. Hernandez A, Green J, Janmohamed S, D'Agostino R, Granger C, Jones N et al. Albiglutide and cardiovascular outcomes in patients with type 2 diabetes and cardiovascular disease (Harmony Outcomes): a double-blind, randomised placebo-controlled trial. 2021.
43. Gerstein H, Colhoun H, Dagenais G, Diaz R, Lakshmanan M, Pais P et al. Design and baseline characteristics of participants in the Researching cardiovascular Events with a Weekly INcretin in Diabetes (REWIND) trial on the cardiovascular effects of dulaglutide. Diabetes, Obesity and Metabolism. 2017;20(1):42-49.
44. Colhoun H, Malik R, Botros F, Atisso C, Gerstein H. Cardiovascular outcomes in patients with type 2 diabetes and reduced eGFR and albuminuria: a REWIND post hoc subgroup analysis. European Heart Journal. 2020;41(Supplement_2).
45. Bain S, Mosenzon O, Arechavaleta R, Bogdański P, Comlekci A, Consoli A et al. Cardiovascular safety of oral semaglutide in patients with type 2 diabetes: Rationale, design, and patient baseline characteristics for the PIONEER 6 trial. Diabetes, Obesity and Metabolism. 2018;21(3):499-508.
46. Husain M, Birkenfeld A, Donsmark M, Dungan K, Eliaschewitz F, Franco D et al. Oral Semaglutide and Cardiovascular Outcomes in Patients with Type 2 Diabetes. New England Journal of Medicine. 2019;381(9):841-851.
47. Frias J, Nauck M, Van J, Benson C, Bray R, Cui X et al. Efficacy and tolerability of tirzepatide, a dual glucose-dependent insulinotropic peptide and glucagon-like peptide-1 receptor agonist in patients with type 2 diabetes: A 12-week, randomized, double-blind, placebo-controlled study to evaluate different dose-escalation regimens. Diabetes, Obesity and Metabolism. 2020;22(6):938-946.
48. Marso S, McGuire D, Zinman B, Poulter N, Emerson S, Pieber T et al. Design of DEVOTE (Trial Comparing Cardiovascular Safety of Insulin Degludec vs Insulin Glargine in Patients With Type 2 Diabetes at High Risk of Cardiovascular Events) – DEVOTE 1. American Heart Journal. 2016;179:175-183.
49. Bilal A, Pratley R. Cardiovascular Outcomes Trials Update: Insights from the DEVOTE Trial. Current Diabetes Reports. 2018;18(11).
50. Rico-Mesa J, White A, Ahmadian-Tehrani A, Anderson A. Mineralocorticoid Receptor Antagonists: a Comprehensive Review of Finerenone. Current Cardiology Reports. 2020;22(11).
51. Bakris G, Agarwal R, Anker S, Pitt B, Ruilope L, Nowack C et al. Design and Baseline Characteristics of the Finerenone in Reducing Kidney Failure and Disease Progression in Diabetic Kidney Disease Trial. American Journal of Nephrology. 2019;50(5):333-344.
52. Bakris G, Agarwal R, Anker S, Pitt B, Ruilope L, Rossing P et al. Effect of Finerenone on Chronic Kidney Disease Outcomes in Type 2 Diabetes. New England Journal of Medicine. 2020;383(23):2219-2229.

Índice Remissivo

Obs.: números em *itálico* indicam figuras; números em negrito indicam quadros e tabelas.

A

B

C

F

G

H

I

L

M

O

U

V